中华医学百科全书

临床医学

肿瘤学（一）

国家出版基金项目
NATIONAL PUBLICATION FOUNDATION

中国协和医科大学出版社

图书在版编目 (CIP) 数据

肿瘤学．一／王明荣，周纯武主编．—北京：中国协和医科大学出版社，2017.1

（中华医学百科全书）

ISBN 978-7-5679-0629-7

Ⅰ．①肿… Ⅱ．①王… ②周… Ⅲ．①肿瘤学 Ⅳ．① R73

中国版本图书馆 CIP 数据核字 (2017) 第 012997 号

中华医学百科全书·肿瘤学（一）

主　　编：王明荣　周纯武

责任编审：张立峰

责任编辑：孙文欣

出版发行：中国协和医科大学出版社

（北京东单三条九号　邮编 100730　电话 010-6526 0431）

网　　址：www.pumcp.com

经　　销：新华书店总店北京发行所

印　　刷：北京雅昌艺术印刷有限公司

开　　本：889×1230　1/16 开

印　　张：14.25

字　　数：400 千字

版　　次：2017 年 1 月第 1 版

印　　次：2017 年 1 月第 1 次印刷

定　　价：182.00 元

ISBN 978-7-5679-0629-7

《中华医学百科全书》编纂委员会

许腊英 那彦群 阮长耿 阮时宝 孙宁 孙光 孙皎
孙锟 孙长颢 孙少宣 孙立忠 孙则禹 孙秀梅 孙建中
孙建方 孙贵范 孙海晨 孙景工 孙颖浩 孙慕义 严世芸
苏川 苏旭 苏荣扎布 杜元灏 杜文东 杜治政 杜惠兰
李龙 李飞 李东 李宁 李刚 李丽 李波
李勇 李桦 李鲁 李磊 李燕 李冀 李大魁
李云庆 李太生 李曰庆 李玉珍 李世荣 李立明 李永哲
李志平 李连达 李灿东 李君文 李劲松 李其忠 李若瑜
李松林 李泽坚 李宝馨 李建勇 李映兰 李莹辉 李继承
李森恺 李曙光 杨凯 杨恬 杨健 杨化新 杨文英
杨世民 杨世林 杨伟文 杨克敌 杨国山 杨宝峰 杨炳友
杨晓明 杨跃进 杨腊虎 杨瑞馥 杨慧霞 励建安 连建伟
肖波 肖南 肖永庆 肖海峰 肖培根 肖鲁伟 吴东
吴江 吴明 吴信 吴令英 吴立玲 吴欣娟 吴勉华
吴爱勤 吴群红 吴德沛 邱建华 邱贵兴 邱海波 邱蔚六
何维 何勤 何方方 何绍衡 何春涤 何裕民 余争平
余新忠 狄文 冷希圣 汪海 汪受传 沈岩 沈岳
沈敏 沈铿 沈卫峰 沈华浩 沈俊良 宋国维 张泓
张学 张亮 张强 张霆 张澍 张大庆 张为远
张世民 张志愿 张丽霞 张伯礼 张宏誉 张劲松 张奉春
张宝仁 张建中 张建宁 张承芬 张琴明 张富强 张新庆
张潍平 张德芹 张燕生 陆华 陆付耳 陆伟跃 陆静波
阿不都热依木·卡地尔 陈文 陈杰 陈实 陈洪 陈琪
陈锋 陈楠 陈士林 陈大为 陈文祥 陈代杰 陈红风
陈尧忠 陈志南 陈志强 陈规化 陈国良 陈佩仪 陈家旭
陈智轩 陈锦秀 陈誉华 邵蓉 邵荣光 武志昂
其仁旺其格 范明 范炳华 林三仁 林久祥 林子强 林江涛
林曙光 杭太俊 欧阳靖宇 尚红 果德安 明根巴雅尔 易定华
易著文 罗力 罗毅 罗小平 罗长坤 罗永昌 罗颂平
帕尔哈提·克力木 帕塔尔·买合木提·吐尔根 图门巴雅尔 岳建民
金玉 金奇 金少鸿 金伯泉 金季玲 金征宇 金银龙
金惠铭 郁琦 周兵 周林 周永学 周光炎 周灿全
周良辅 周纯武 周学东 周宗灿 周定标 周宜开 周建平
周建新 周荣斌 周福成 郑一宁 郑家伟 郑志忠 郑金福
郑法雷 郑建全 郑洪新 郎景和 房敏 孟群 孟庆跃
孟静岩 赵平 赵群 赵子琴 赵中振 赵文海 赵玉沛

赵正言	赵永强	赵志河	赵彤言	赵明杰	赵明辉	赵耐青
赵继宗	赵铱民	郝　模	郝小江	郝传明	郝晓柯	胡　志
胡大一	胡文东	胡向军	胡国华	胡昌勤	胡晓峰	胡盛寿
胡德瑜	柯　杨	查　干	柏树令	柳长华	钟翠平	钟赣生
香多·李先加		段　涛	段金廒	段俊国	侯一平	侯金林
侯春林	俞光岩	俞梦孙	俞景茂	饶克勤	姜小鹰	姜玉新
姜廷良	姜国华	姜柏生	姜德友	洪　两	洪　震	洪秀华
祝庆余	祝蔯晨	姚永杰	姚祝军	秦　川	袁文俊	袁永贵
都晓伟	栗占国	贾　波	贾建平	贾继东	夏照帆	夏慧敏
柴光军	柴家科	钱传云	钱忠直	钱家鸣	钱焕文	倪　鑫
倪　健	徐　军	徐　晨	徐永健	徐志云	徐志凯	徐克前
徐金华	徐建国	徐勇勇	徐桂华	凌文华	高　妍	高　晞
高志贤	高志强	高学敏	高健生	高树中	高思华	高润霖
郭　岩	郭小朝	郭长江	郭巧生	郭宝林	郭海英	唐　强
唐朝枢	唐德才	诸欣平	谈　勇	谈献和	陶·苏和	陶广正
陶永华	陶芳标	陶建生	黄　峻	黄　烽	黄人健	黄叶莉
黄宇光	黄国宁	黄国英	黄跃生	黄璐琦	萧树东	梅长林
曹　佳	曹广文	曹务春	曹建平	曹洪欣	曹济民	曹雪涛
曹德英	龚千锋	龚守良	龚非力	袭著革	常耀明	崔　蒙
崔丽英	庾石山	康　健	康廷国	康宏向	章友康	章锦才
章静波	梁铭会	梁繁荣	谌贻璞	屠鹏飞	隆　云	绳　宇
巢永烈	彭　成	彭　勇	彭明婷	彭晓忠	彭瑞云	彭毅志
斯拉甫·艾白		葛　坚	葛立宏	董方田	蒋力生	蒋建东
蒋澄宇	韩晶岩	韩德民	惠延年	粟晓黎	程　伟	程天民
程训佳	童培建	曾　苏	曾小峰	曾正陪	曾学思	曾益新
谢　宁	谢立信	蒲传强	赖西南	赖新生	詹启敏	詹思延
鲍春德	窦科峰	窦德强	赫　捷	蔡　威	裴国献	裴晓方
裴晓华	管柏林	廖品正	谭仁祥	翟所迪	熊大经	熊鸿燕
樊飞跃	樊巧玲	樊代明	樊立华	樊明文	黎源倩	颜　虹
潘国宗	潘柏申	潘桂娟	薛社普	薛博瑜	魏光辉	魏丽惠
藤光生						

《中华医学百科全书》学术委员会

章魁华	梁文权	梁德荣	彭名炜	董　怡	温　海	程元荣
程书钧	程伯基	傅民魁	曾长青	曾宪英	裘雪友	甄永苏
褚新奇	蔡年生	廖万清	樊明文	黎介寿	薛　淼	戴行锷
戴宝珍	戴尅戎					

《中华医学百科全书》工作委员会

临床医学

肿瘤学

本卷编委会

关新元　　香港大学临床肿瘤学系

孙　莉　　中国医学科学院肿瘤医院

寿成超　　北京大学肿瘤医院

李晔雄　　中国医学科学院肿瘤医院

李恩民　　汕头大学医学院

吴　宁　　中国医学科学院肿瘤医院

吴志浩　　皖南医学院基础医学院

吴健雄　　中国医学科学院肿瘤医院

邹小农　　中国医学科学院肿瘤医院

张　询　　中国医学科学院肿瘤医院

张　钰　　中国医学科学院肿瘤医院

张连峰　　中国医学科学院医学实验动物研究所

陈策实　　美国奥尔巴尼（Albany）医学院

邵建永　　中山大学肿瘤医院

林东昕　　中国医学科学院肿瘤医院

金　晶　　中国医学科学院肿瘤医院

周纯武　　中国医学科学院肿瘤医院

郑　容　　中国医学科学院肿瘤医院

高燕宁　　中国医学科学院肿瘤医院

赫　捷　　中国医学科学院肿瘤医院

潘秦镜　　中国医学科学院肿瘤医院

魏文强　　中国医学科学院肿瘤医院

主编助理

宋　颖　　中国医学科学院肿瘤医院

前　言

《中华医学百科全书》终于和读者朋友们见面了！

古往今来，凡政通人和、国泰民安之时代，国之重器皆为科技、文化领域的鸿篇巨制。唐代《艺文类聚》、宋代《太平御览》、明代《永乐大典》、清代《古今图书集成》等，无不彰显盛世之辉煌。新中国成立后，国家先后组织编纂了《中国大百科全书》第一版、第二版，成为我国科学文化事业繁荣发达的重要标志。医学的发展，从大医学、大卫生、大健康角度，集自然科学、人文社会科学和艺术之大成，是人类社会文明与进步的集中体现。随着经济社会快速发展，医药卫生领域科技日新月异，知识大幅更新。广大读者对医药卫生领域的知识文化需求日益增长，因此，编纂一部医药卫生领域的专业性百科全书，进一步规范医学基本概念，整理医学核心体系，传播精准医学知识，促进医学发展和人类健康的任务迫在眉睫。在党中央、国务院的亲切关怀以及国家各有关部门的大力支持下，《中华医学百科全书》应运而生。

作为当代中华民族“盛世修典”的重要工程之一，《中华医学百科全书》肩负着全面总结国内外医药卫生领域经典理论、先进知识，回顾展现我国卫生事业取得的辉煌成就，弘扬中华文明传统医药璀璨历史文化的使命。《中华医学百科全书》将成为我国科技文化发展水平的重要标志、医药卫生领域知识技术的最高“检阅”、服务千家万户的国家健康数据库和医药卫生各学科领域走向整合的平台。

肩此重任，《中华医学百科全书》的编纂力求做到两个符合：一是符合社会发展趋势。全面贯彻以人为本的科学发展观指导思想，通过普及医学知识，增强人民群众健康意识，提高人民群众健康水平，促进社会主义和谐社会构建；二是符合医学发展趋势。遵循先进的国际医学理念，以“战略前移、重心下移、模式转变、系统整合”的人口与健康科技发展战略为指导。同时，《中华医学百科全书》的编纂力求做到两个体现：一是体现科学思维模式的深刻变革，即学科交叉渗透/知识系统整合；二是体现继承发展与时俱进的精神，准确把握学科现有基础理论、基本知识、基本技能以及经典理论知识与科学思维精髓，深刻领悟学科当前面临的交叉渗透与整合转化，敏锐洞察学科未来的发展趋势与突破方向。

作为未来权威著作的“基准点”和“金标准”，《中华医学百科全书》编纂过程中，制定了严格的主编、编者遴选原则，聘请了一批在学界有相当威望、具有较高学术造诣和较强组织协调能力的专家教授（包括多位两院院士）担任大类主编和学科卷主编，确保全书的科学性与权威性。另外，还借鉴了已有百科全书的编写经验。鉴于《中华医学百科全书》的编纂过程本身带有科学研究性质，还聘请了若干科研院所的科研管理专家作为特约编审，站在科研管理的高度为全书的顺利编纂保驾护航。除了编者、编审队伍外，还制订了详尽的质量保证计划。编纂委员会和工作委员会秉持质量源于设计的理念，共同制订了一系列配套的质量控制规范性文件，建立了一套切实可行、行之有效、效率最优的编纂质量管理方案和各种情况下的处理原则及预案。

《中华医学百科全书》的编纂实行主编负责制，在统一思想下进行系统规划，保证良好的全程质量策划、质量控制、质量保证。在编写过程中，统筹协调学科内各编委、卷内条目以及学科间编委、卷间条目，努力做到科学布局、合理分工、层次分明、逻辑严谨、详略有方。在内容编排上，务求做到“全准精新”。形式“全”：学科“全”，册内条目“全”，全面展现学科面貌；内涵“全”：知识结构“全”，多方位进行条目阐释；联系整合“全”：多角度编制知识网。数据“准”：基于权威文献，引用准确数据，表述权威观点；把握“准”：审慎洞察知识内涵，准确把握取舍详略。内容“精”：“一语天然万古新，豪华落尽见真淳。”内容丰富而精炼，文字简洁而规范；逻辑“精”：“片言可以明百意，坐驰可以役万里。”严密说理，科学分析。知识“新”：以最新的知识积累体现时代气息；见解“新”：体现出学术水平，具有科学性、启发性和先进性。

《中华医学百科全书》之“中华”二字，意在中华之文明、中华之血脉、中华之视角，而不仅限于中华之地域。在文明交织的国际化浪潮下，中华医学汲取人类文明成果，正不断开拓视野，敞开胸怀，海纳百川般融入，润物无声状拓展。《中华医学百科全书》秉承了这样的胸襟怀抱，广泛吸收国内外华裔专家加入，力求以中华文明为纽带，牵系起所有华人专家的力量，展现出现今时代下中华医学文明之全貌。《中华医学百科全书》作为由中国政府主导，参与编纂学者多、分卷学科设置全、未来受益人口广的国家重点出版工程，得到了联合国教科文等组织的高度关注，对于中华医学的全球共享和人类的健康保健，都具有深远意义。

《中华医学百科全书》分基础医学、临床医学、中医药学、公共卫生学、军事与特种医学和药学六大类，共计 144 卷。由中国医学科学院/北京协和医学院牵头，联合军事医学科学院、中国中医科学院和中国疾病预防控制中心，带动全国知名院校、科研单位和医院，有多位院士和海内外数千位优秀专家参加。国内知名的医学和百科编审汇集中国协和医科大学出版社，并培养了一批热爱百科事业的中青年编辑。

回览编纂历程，犹然历历在目。几年来，《中华医学百科全书》编纂团队呕心沥血，孜孜矻矻。组织协调坚定有力，条目撰写字斟句酌，学术审查一丝不苟，手书长卷撼人心魂……在此，谨向全国医学各学科、各领域、各部门的专家、学者的积极参与以及国家各有关部门、医药卫生领域相关单位的大力支持致以崇高的敬意和衷心的感谢！

《中华医学百科全书》的编纂是一项泽被后世的创举，其牵涉医学科学众多学科及学科间交叉，有着一定的复杂性；需要体现在当前医学整合转型的新形式，有着相当的创新性；作为一项国家出版工程，有着毋庸置疑的严肃性。《中华医学百科全书》开创性和挑战性都非常强。由于编纂工作浩繁，难免存在差错与疏漏，敬请广大读者给予批评指正，以便在今后的编纂工作中不断改进和完善。

刘德培

凡　例

一、《中华医学百科全书》（以下简称《全书》）按基础医学类、临床医学类、中医药学类、公共卫生类、军事与特种医学类、药学类的不同学科分卷出版。一学科辑成一卷或数卷。

二、《全书》基本结构单元为条目，主要供读者查检，亦可系统阅读。条目标题有些是一个词，例如“炎症”；有些是词组，例如“弥散性血管内凝血”。

三、由于学科内容有交叉，会在不同卷设有少量同名条目。例如《肿瘤学》《病理生理学》都设有“肿瘤”条目。其释文会根据不同学科的视角不同各有侧重。

四、条目标题上方加注汉语拼音，条目标题后附相应的外文。例如：

áizhèng liúxíngbìngxué
癌症流行病学（epidemiology of cancer）

五、本卷条目按学科知识体系顺序排列。为便于读者了解学科概貌，卷首条目分类目录中条目标题按阶梯式排列，例如：

癌症流行病学 ……………………………………………………………………

　描述流行病学 …………………………………………………………………

　　生态学研究 …………………………………………………………………

　　横断面研究 …………………………………………………………………

　分析流行病学 …………………………………………………………………

　　病例-对照关联研究 …………………………………………………………

　　病例-对照研究 ………………………………………………………………

　　队列研究 ……………………………………………………………………

　　　家族队列研究 ………………………………………………………………

六、各学科都有一篇介绍本学科的概观性条目，一般作为本学科卷的首条。介绍学科大类的概观性条目，列在本大类中基础性学科卷的学科概观性条目之前。

七、条目之中设立参见系统，体现相关条目内容的联系。一个条目的内容涉及其他条目，需要其他条目的释文作为补充的，设为“参见”。所参见的本卷条目的标题在本条目释文中出现的，用蓝色楷体字印刷；所参见的本卷条目的标题未在本条目释文中出现的，在括号内用蓝色楷体字印刷该标题，另加“见”字；参见其他卷条目的，注明参见条所属学科卷名，如“参见□□□卷”或“参见□□□卷□□□□”。

八、《全书》医学名词以全国科学技术名词审定委员会审定公布的为标准。同一概念或疾病在不同学科有不同命名的，以主科所定名词为准。字数较多，释文中拟用简称的名词，每个条目中第一次出现时使用全称，并括注简称，例如：甲型病毒性肝炎（简称甲肝）。个别众所周知的名词直接使用简称、缩写，例如：B 超。药物名称参照《中华人民共和国药典》2015 年版和《国家基本药物目录》2012 年版。

九、《全书》量和单位的使用以国家标准 GB 3100~3102—1993《量和单位》为准。援引古籍或外文时维持原有单位不变。必要时括注与法定计量单位的换算。

十、《全书》数字用法以国家标准 GB/T 15835—2011《出版物上数字用法》为准。

十一、正文之后设有内容索引和条目标题索引。内容索引供读者按照汉语拼音字母顺序查检条目和条目之中隐含的知识主题。条目标题索引分为条目标题汉字笔画索引和条目外文标题索引，条目标题汉字笔画索引供读者按照汉字笔画顺序查检条目，条目外文标题索引供读者按照外文字母顺序查检条目。

十二、部分学科卷根据需要设有附录，列载本学科有关的重要文献资料。

肿瘤学（一）卷缩略语表

缩略语	英文全称	中文
AJCC	American Joint Committee on Cancer	美国癌症联合委员会
ASCO	American Society of Clinical Oncology	美国临床肿瘤学会
ALK	anaplastic lymphoma kinase	间变性淋巴瘤激酶
ANGPTL4	angiopoietin-like 4	血管生成素样因子 4
APC	antigen-presenting cell	抗原提呈细胞
anti-PD-1/PD-L1	anti-programmed death 1/ ligand 1	抗程序性死亡受体 1/配体 1
AF	attributable fraction	归因分数
AAH	atypical adenomatous hyperplasia	不典型腺瘤样增生
AGUS	atypical glandular cells of undetermined significance	意义不明的不典型性腺细胞
ASC	atypical squamous cells	非典型鳞状细胞
ASC-H	atypical squamous cells cannot exclude HSIL	非典型鳞状细胞，不除外高度上皮内病变
ASC-US	atypical squamous cells of undetermined significance	非典型鳞状细胞，不能明确意义
ABMT	auto-bone marrow transplantation	自体骨髓移植
ALPS	autoimmune lymphoproliferative syndrome	自身免疫性淋巴细胞增生综合征
APBSCT	auto-peripheral blood stem cell transplantation	自体外周血干细胞移植
BER	base excision repair	碱基切除修复
bFGF	basic fibroblast growth factor	碱性成纤维细胞生长因子
BED	biology equivalent dose	等效生物剂量
BCR	breakpoint cluster region	断裂点簇集区
CIS	carcinoma in situ	原位癌
CIN	cervical intraepithelial neoplasia	宫颈上皮内瘤变
CDP	chemo/dietary prevention	化学/食物预防
CSMO	Chinese Symposium on Medical Oncology	中国肿瘤内科大会
CIN	chromosome instability	染色体不稳定性
CML	chronic myelogenous leukemia	慢性髓细胞性白血病
CTCs	circulating tumor cells	循环肿瘤细胞
CTV	clinic target volume	临床靶区
CR	complete response	完全缓解
CR	computed radiography	计算机 X 线成像
CAD	computer aided detection/diagnosis	计算机辅助检测/诊断
CBCT	cone beam CT	锥形束 CT
CI	confidence interval	可信区间
Cox-1	cyclooxygenase-1	环氧合酶-1
CK	cytokeratin	细胞角蛋白
CTL	cytotoxic T lymphocyte	细胞毒性 T 淋巴细胞
DC	dendritic cell	树突状细胞
DMR	differentially methylated region	原发性差别甲基化区
DIPNECH	diffuse idiopathic pulmonary neuroendocrine cell hyperplasia	弥漫性特发性肺神经内分泌细胞增生
DR	digital radiography	数字 X 线成像
3D-CRT	3-dimensional conformal radiation therapy	三维适形放射治疗
DTCs	disseminated tumor cells	播散肿瘤细胞
DSBs	DNA double-strand breaks	DNA 双链断裂

续　表

缩略语	英文全称	中文
DARC	Duffy antigen receptor for chemokines	Duffy 抗原趋化因子受体
ECD	E-cadherin	上皮钙黏素
EPID	electronic portal imaging device	电子射野影像系统
EIC	endometrial intraepithelial carcinoma	子宫内膜上皮内癌
ETEC	enterotoxigenic E. coli	肠产毒性大肠埃希菌
EGF	epidermal growth factor	表皮生长因子
EGFR	epidermal growth factor receptor	表皮生长因子受体
EGFR-TKI	epidermal growth factor receptor-tyrosine kinase inhibitor	表皮生长因子受体酪氨酸激酶抑制剂
EMA	epithelial membrane antigen	上皮膜抗原
EMT	epithelial-mesenchymal transitions	上皮间质转化
ESMO	European Society of Medical Oncology	欧洲肿瘤内科学会
ECM	extracellular matrix	细胞外基质
FDR	false discovery rate	错误发现率
FAP	familial adenomatous polyposis	家族性腺瘤性息肉病
FN	fibronectin	纤连蛋白
FITC	fluorescein isothiocyanate	异硫氰酸荧光素
^{18}F-FDG	^{18}F-fluoro-2-deoxy-D-glucose	氟代脱氧葡萄糖
FLT	fluoro-3-deoxythymidine	氟代胸腺嘧啶脱氧核苷
GFAP	glial fibrillary acidic protein	胶质细胞原纤维酸性蛋白
GM-CSF	granulocyte-macrophage colony stimulating factor	粒细胞-巨噬细胞集落刺激因子
GTV	gross target volume	肿瘤区
HapMap	haplotype mapping	单体型图
Hp	haptoglobin	触珠蛋白
HBsAg	hepatitis B virus surface antigen	乙肝病毒表面抗原
HGF	hepatocyte growth factor	肝细胞生长因子
HGFR	hepatocyte growth factor receptor	肝细胞生长因子受体
HNPCC	hereditary nonpolyposis colorectal cancer	遗传性非息肉病性结直肠癌
HGPIN	high grade prostatic intraepithelial neoplasia	高级别前列腺上皮内瘤变
HSIL	high grade squamous intraepithelial lesion	高度鳞状上皮内病变
HRT	hormone replacement therapy	激素替代治疗
HHV-4	human herpesvirus 4	人类疱疹病毒 4 型
HLA	human leucocyte antigen	人类白细胞抗原
HIF-1	hypoxia inducible factor 1	缺氧诱导因子 1
Id	idiotype	独特型
IMRT	intensity modulation radiation therapy	调强适形放射治疗
IM	internal margin	内边界
ITV	internal target volume	内靶区
ICRU	International Commission on Radiation Units and Measurements	国际辐射单位与测量委员会
IPI	international prognostic index	国际预后评分
IOERT	intraoperative electron radiotherapy	术中电子线放疗
LCA	leukocyte common antigen	白细胞共同抗原
LET	liner energy transfer	传能线密度
LSIL	low grade squamous intraepithelial lesion	低度鳞状上皮内病变

续 表

缩略语	英文全称	中文
LRP	lung resistance protein	肺耐药蛋白
LOX	lysyl oxidase	赖氨酰氧化酶
MRCP	MR cholangiopancreatography	MR 胰胆管成像
MRU	MR urography	MR 尿路成像
MHC Ⅰ	major histocompatibility complex Ⅰ	主要组织相容性复合体Ⅰ
MMP	matrix metalloproteinase	基质金属蛋白酶
MIP	maximum intensity projections	最大密度投影
MACC1	metastasis-associated in colon cancer 1	转移相关结肠癌 1 基因
mCSCs	metastasis cancer stem cells	转移癌症干细胞
MIN，MSI	microsatellite instability	微卫星不稳定性
MVD	microvessel density	微血管密度
MIS	minimally invasive surgery	微创外科
MMR	mismatch repair	错配修复
MDT	multidisciplinary team	多学科综合治疗协作组
MRP	multidrug resistance associated protein	多药耐药相关蛋白
MM	multiple myeloma	多发性骨髓瘤
Mdm2	murine double mimute 2	小鼠双微体
MDSCs	myeloid-derived suppressor cells	骨髓来源的抑制性细胞
MTM	myotubular myopathy	肌管性肌病
NCI	National Cancer Institute	美国国立癌症研究所
NCCN	National Comprehensive Cancer Network	美国国立综合癌症网络
NIH	National Institutes of Health	美国国立卫生研究院
NCBI- PubMed		美国国立生物技术信息中心检索系统
NOPR	national oncologic PET registry	美国国家肿瘤 PET 登记
NOTES	natural orifice transluminal endoscopic surgery	经自然腔道内镜手术
NILM	negative for intraepithelial lesion or malignancy	未见上皮内病变细胞或恶性细胞
NCAMs	neural cell adhesion molecules	神经细胞黏附分子
NSE	neuron-specific enolase	神经元特异性烯醇化酶
NC	no change	无变化
NOR	nucleolus organizer region	核仁组织区
ORF	open reading frame	开放阅读框
OAR	organ at risk	危及器官
OER	oxygen enhancement ratio	氧增强比
PTHRP	parathyroid hormone-related protein	甲状旁腺激素相关蛋白
PR	partial response	部分缓解
PEI	percutaneous ethanol injection	无水乙醇注射
PTC	percutaneous transhepatic cholangiography	经皮肝穿刺胆管造影
PS	performance status	功能状态评分
P-gP，P-gp	permeability-glycoprotein	P-糖蛋白
Ph	Philadelphia chromosome	费城染色体
PACS	picture archiving and communication system	图像存档与传输系统
PRV	planning organ-at-risk volume	计划危及器官区
PTV	planning target volume	计划靶区

续　表

缩略语	英文全称	中文
PARP	poly ADP-ribose polymerase	多聚腺苷二磷酸核糖聚合酶
PCR	polymerase chain reaction	聚合酶链反应
PAR	population attributable risk	人群归因危险度
PET	positron emission tomography	正电子发射体层显像
PET-CT	positron emission tomography-computed tomography	正电子发射体层显像计算机体层扫描
PD	progressive disease	疾病进展
PTGS2	prostaglandin G/H synthase 2	前列腺素 G/H 合成酶 2
PTP	protein tyrosine phosphatase	蛋白质酪氨酸磷酸酶
PK	pyruvate kinase	丙酮酸激酶
RD	rate difference	率差
ROS	reactive oxygen species	活性氧
RPM	real-time position management	实时跟踪系统
RR	relative risk	相对危险度
RER	replication errors	复制错误
RECIST	response evaluation criteria in solid tumors	实体肿瘤的疗效评价标准
RFLP	restriction fragment length polymorphism	限制性片段长度多态性
Rb	retinoblastoma gene	视网膜母细胞瘤基因
RSV	Rous's sarcoma virus	劳斯肉瘤病毒
RSS	Russell-Silver syndrome	拉塞尔-西尔弗综合征
SM	setup margin	摆位边界
SIB	simultaneously integrated boost	同步加量照射
SNP	single nucleotide polymorphism	单核苷酸多态性
SCAN	spectral color banding	光谱色带
SCC	squamous cell carcinoma	鳞状细胞癌
SIL	squamous intraepithelial lesion	鳞状上皮内病变
SUV	standardized uptake value	标准摄取值
SRS	stereotactic radiosurgery	立体定向放射外科
SEER	surveillance, epidemiology, and end results	监测、流行病学和最终结果计划
TOFT	tissue organization field theory	组织结构场理论
TACE	transcatheter hepatic arterial chemoembolization	肝动脉化疗栓塞
TGFs	transforming growth factors	转化生长因子
TDT	transmission disequilibrium test	传递不平衡检验
TU-LESS	transumbilical laparoendoscopic single site surgery	经脐单孔腹腔镜手术
TAA	tumor associated antigen	肿瘤相关抗原
TAMs	tumor-associated macrophages	肿瘤相关巨噬细胞
TM	tumor marker	肿瘤标志物
TNFR	tumor necrosis factor receptor	肿瘤坏死因子受体
TSA	tumor specific antigen	肿瘤特异性抗原
VEGF	vascular endothelial growth factor	血管内皮生长因子
VEGFR	vascular endothelial growth factor receptor	血管内皮细胞生长因子受体
VLPs	virion-like particles	病毒样颗粒
XLCNM	X-linked centronuclear myopathy	X 染色体连锁的中央核性肌病

目 录

zhǒngliúxué

肿瘤学（oncology） 研究肿瘤的发生、发展、诊断、治疗及预防的学科。分为基础肿瘤学和临床肿瘤学两大领域。基础肿瘤学包括：肿瘤病因学、肿瘤遗传学、肿瘤生物学、肿瘤基因组学、肿瘤蛋白质组学、肿瘤病理学、肿瘤病理生理学、肿瘤免疫学、肿瘤内分泌学、肿瘤药理学、肿瘤流行病学以及预防肿瘤学。临床肿瘤学包括：肿瘤外科学、肿瘤内科学、肿瘤放射治疗学、肿瘤生物治疗学、肿瘤介入治疗学、肿瘤综合治疗学、肿瘤护理学、肿瘤诊断学、姑息医学、肿瘤心理学、肿瘤营养学以及中医肿瘤治疗学等。

简史 “肿瘤”一词起源于希腊字 onkos。癌症这个词最早是由被誉为医学之父的希腊名医希波克拉底（Hippocrates，公元前 460~前 377 年）提出的。希波克拉底用 carcinos 和 carcinoma 来描述非溃疡性和溃疡性的肿瘤。在希腊语中，carcinos 和 carcinoma 都是指螃蟹，由于癌症的扩散性很容易让人联想到螃蟹的足向四处张开时的样子，这样命名可以形象地展示出恶性肿瘤的表面形状。恶性肿瘤通常有一个坚实的中心，然后向四周伸出一些分支，就像螃蟹的形状。在 carcinos 之后加上了表示膨胀、肿块的字根 -oma，组成 carcinoma，即癌症。

3500 年前，中国殷周时代的甲骨文中，已有“瘤”的字样。西周时期周公旦所著《周礼》中已有专治肿疡医生的记载。战国时期（公元前 476 年）成书的《黄帝内经》，对乳腺癌的临床过程及治疗方法已有详细的描述。西汉时期的“嵒”（yán）字，形象地描述了恶性肿瘤形态为“肿也，凹凸起伏如山岩不平者”，日后的“癌”字进一步把嵒定义为一种恶性疾病。数千年来提出过多种有关癌症的假说：

体液理论 古希腊的希波克拉底首先提出肿瘤有良性和恶性之分，并提出癌症发生的体液理论，他认为身体是由四种体液（血液、黏液、黄胆汁和黑胆汁）组成。当体液平衡时，一个人就健康，任何体液过多或过少都可引起疾病，癌症就是由于体内一些部位黑胆汁过多所致。古罗马人一直相信这个理论，极有影响力的古罗马医生盖伦（Galen）也同意肿瘤是一种由黑胆汁过量造成的全身性疾病。这个理论在学术界占据统治地位长达 1500 年之久。

淋巴理论 1695 年，施塔尔（Stahl）和霍夫曼（Hoffman）提出淋巴理论假说，认为人体所有的液体中，最重要的是血液和淋巴液，癌症是由密度、酸度和碱度不同的发酵和退化的淋巴组成。淋巴理论得到迅速传播，外科医生约翰·亨特（John Hunter）也予以支持，相信肿瘤是由血液分出的淋巴不断增长而成。

胚芽理论 1838 年，德国病理学家约翰内斯·穆勒（Johannes Muller）提出胚芽理论：认为癌是由细胞而不是由淋巴组成，但他相信癌细胞并非来自正常细胞，而是来自正常组织间正在发育生长的胚基（胚芽）。这个理论很快被他的学生、著名的德国病理学家鲁道夫·路德维希·卡尔·菲尔绍（Rudolf Ludwig Karl Virchow）否定，菲尔绍认为所有的细胞，包括癌细胞均来自其他细胞，胚芽理论是错误的。

慢性刺激理论 菲尔绍提出慢性刺激理论，认为慢性刺激是癌症发生的原因。但他错误地推断癌症转移“类似液体扩散”，而德国外科医生卡尔·蒂尔施（Karl Thiersch）则证明癌症是通过恶性细胞扩散而不是通过缺乏根据的液体发生转移。

传染病理论 荷兰医生扎库塔斯·卢斯塔尼（Zacutus Lusitani）和尼古拉斯·蒂尔普（Nicholas Tulp）提出了癌症的传染病理论。他们发现乳腺癌存在家族发病聚集现象，于是在 1649 年和 1652 年先后提出假说，认为癌症是可以传染的。他们甚至建议对癌症患者实行隔离治疗。1779 年，法国建立的首家肿瘤医院由于担心癌症在城内传染扩散而被迫迁到城外。即使现在已经证明癌症本身并不传染，但某些病毒、细菌和寄生虫的感染可以增加癌症发生的风险，17 世纪荷兰赫尔曼·布尔哈弗（Hermann Boerhaave）明确提出炎症可以致癌。

学科发展 肿瘤学经过了数千年的研究，逐渐形成了多个分支学科。

基础肿瘤学 19 世纪显微镜的发明开创了基础肿瘤学的新纪元。1858 年，菲尔绍在《细胞病理学》一书中指出“癌是细胞的疾病”，“机体是一个有序的细胞社会，在发育过程中细胞要服从自然的规律，如有扰乱，即可产生疾病”。在 18 世纪至 19 世纪期间，解剖病理学的发展帮助医学界对人体的解剖和生理有了更加科学的认识。莫尔加尼（Morgagni）、勒·德朗（Le Dran）和达·萨尔瓦（Da Salva）的研究提示肿瘤在出现远处转移前存在局部生长阶段，提出并非所有的肿瘤都会发生全身转移，某些恶性肿瘤造成的死亡是由局部浸润性生长造成的。进入 20 世纪，人们

对恶性肿瘤的认识不断深化。1940年，尤因（Ewing）提出，肿瘤是一种自主性过度生长的新生组织，因此neoplasm这个词的意思就是“新生物或肿瘤”。1961年，彼得罗夫（Petrov）强调肿瘤是机体对各种非致死性有害因素的营养不良性增生的反应结果，这些因素持久地改变了组织和细胞中的物质代谢，结果导致不可遏制生长的病灶，即真性肿瘤。1983年，吴桓兴、哈献文在《中国医学百科全书》中再次重申，肿瘤是机体中成熟的或在发展中的正常细胞，在不同因素的作用下，呈现过度增生或异常分化而形成的新生物。随着科学技术的迅速进步，正常细胞演化成为癌细胞的机制逐渐聚焦到分子水平的研究。基因结构改变学说认为，正常细胞发生恶变的核心问题在于DNA发生结构性变化，从而使正常细胞获得新的遗传学特性，导致变异性的分化增生，并且不会再逆转。基因外癌变学说则认为，正常细胞癌变过程的关键，不在于基因的结构改变，而在于基因表现的失控。这一观点主张基因突变可能是癌变的结果，而不是癌症的起因。根据这种理论，癌变的细胞在一定的条件下有逆转的可能。

预防肿瘤学　中国唐代的孙思邈（公元652年）著《千金要方》中提到“上医治未病，中医治将病，下医治已病”的治则，为预防肿瘤学奠定了理论基础。公元1713年，意大利医生拉马齐尼（Ramazzini）注意到修女很少患子宫颈癌，而乳腺癌却十分常见。他认为这可能与修女独身生活方式有关。1761年，英国的约翰·希尔（John Hill）发现烟草对人的健康有害，吸鼻烟者可能导致鼻咽癌，警告人们“不要过度使用鼻烟”。1795年，德国医生塞缪尔·托马斯·冯·萨默林（Samuel Thomas von Sömmerring）提到吸卷烟的人群中有人患唇癌。1775年，英国外科医生珀西瓦尔·波特（Percival Pott）首先提出扫烟囱工人发生的阴囊癌与职业接触煤烟有关。他建议，用给工人增发工作服、禁止裸体劳动和工后洗澡等措施预防阴囊癌。荷兰采纳了波特的建议，荷兰烟囱清扫工阴囊癌发病率随之下降，而英国却依然保持高发。这项研究的成果对预防职业场所的癌症有重要的指导意义。1879年，捷克的约阿希姆斯塔尔（Joachimsthal）和德国的施内贝格（Schneeberg）发现很多矿工死于肺部恶性肿瘤，经过40~50年的研究发现是由于工人在矿坑下长期接触放射性氡气所致。

1900年以后，癌症逐渐成为常见病和多发病，逐渐引起社会的关注。1910年奥地利第一个国家癌症学术机构——奥地利癌症学会宣布成立。1913年美国组建了美国癌症控制学会（ASCC），1945年改称美国抗癌协会（ACS），第一次提出开展肿瘤登记和分析工作，研究癌症的地理分布和饮食、教育对癌症的影响。1933年国际抗癌联盟正式成立，并在西班牙马德里召开了“第一届世界癌症大会”，大大地推动了全球肿瘤防治事业的开展。1937年美国国会决定成立国立癌症研究所（NCI），其中心任务是承担内部研究和支持外部研究，并将研究成果通过各种途径加以传播、推广。同时执行癌症的预防和控制行动计划，降低癌症的危害。1965年，法国总统戴高乐建议在法国里昂成立一个直属于世界卫生组织的国际癌症研究署专门从事癌症研究。1970年起，世界卫生组织、国际抗癌联盟等国际组织开始推动各国制定国家癌症计划，用于指导和协调各国癌症预防和控制活动。1971年，在尼克松总统倡议下，美国国会通过新的癌症法案，重申对癌症控制的支持并提供专款开展癌症控制。1973年，美国国立癌症研究所成立“癌症控制和康复研究部”，作为资助和从事癌症预防和控制的专责机构，同年还开展了监测、流行病学和最终结果计划（SEER），使癌症预防和控制事业进入了一个新的历史阶段。

20世纪初，德国试图对全国正在治疗的全部癌症病例进行登记。荷兰、西班牙、葡萄牙、匈牙利、瑞典，丹麦和冰岛等国家也进行癌症病例的调查和统计。美国也在1937~1938年、1947~1948年和1969~1971年先后三次开展了十大城市全部癌症病例的调查。这些癌症调查试图获得不同种类癌症发病、死亡和患病数据，但均未获得成功。1927年，在德国汉堡开展的肿瘤登记是全球最早的具有现代意义的肿瘤登记报告系统，随后美国的纽约（1940年）、康涅狄格州（1941年）和丹麦（1942年）也相继建立和开展了以人群为基础的肿瘤登记工作，20世纪40年代以后逐步扩大到世界其他地区。丹麦涵盖全国人口的肿瘤登记报告是全球持续时间最久和质量最佳的、以人群为基础的癌症登记报告系统。1950年，世界卫生组织（WHO）成立了一个肿瘤登记专业委员会，编纂了“肿瘤登记方法指南”。同年国际抗癌联盟（UICC）召开国际地理病理学会和肿瘤人口统计学研讨会，强调必须对特定地区全部新发癌症病例进行登记报告。1966年，国际癌症登记协会（IACR）在东京成立，并与国际癌症研究署协作，组织和举办了肿瘤登记人员培训班，为各国培训肿瘤登记的专业人员，制定肿瘤登记的标准要求和方法指南，共同推进世界各地区的肿瘤登记工作。1975年，美国加州大学癌症研究和编年史专家迈克尔·西姆金（Michael Shimkin）提出创建预防肿瘤学。1976年，美国预防肿瘤学会（ASPO）和国际预防肿瘤学会（ISPO）先后在美国宣布成立，标志着现代肿瘤学的重要组成部分——预防肿瘤学的诞生。预防肿瘤学学科建立后，全球癌症的预防和控制事业进入了一个蓬勃发展新阶段。重要的成就包括：①全球以人群为基础的癌症登记报告处达449个，涵盖世界总人口的21%。②世界卫生组织可收集成员国上报的居民死亡统计数据，已覆盖全球总人口数的1/3以上。③癌症地区分布特点的研究取得重大成绩，显示癌症地理分布特点的癌症地图集愈来愈多，特别是美国、欧盟和中国的癌症地图集的出版，为探索癌症的环境病因提供了有价值的线索。④移民流行病学的调查，特别是日本人、中国人和犹太人的移民研究，为深入研究癌症的环境、遗传、行为生活方式和饮食病因提供了重要参考依据。⑤双生子的研究对鉴别癌症的环境和遗传病因假说做出了巨大贡献。

此外，肿瘤的生物、环境、行为和社会决定因素的研究取得极为重要的进展。其中包括烟草使用，过度饮酒，不健康的饮食，缺乏体力活动、超重和肥胖，病毒、细菌和寄生虫感染，辐射，医源性致癌因素，环境和职业致癌物质，以及癌症的各种社会决定因素等。这些危险因素与人类常见癌症发生的因果关系，都得到了较为明确的验证和确认，为制订综合的癌症预防和控制策略和措施提供了科学的依据。

国际癌症研究署从1972年开始收集有关化学致癌物的动物试验和流行病学调查研究数据，编辑出版了一系列名为《化学物对人体致癌危险性的评价》（《*IARC Monographs on Evaluation of Carcinogenic Risk of Chemicals to Man*》）丛书，为探讨和验证癌症的病因，研究和开发癌症的预防和控制策略及措施奠定了基础。20世纪前半叶，肿瘤的预防控制策略和措施的研发有了一定进展，在化学药物预防，疫苗预防接种，预防性外科和行为干预预防等方面，都进行了有意义的探索，加强了对肿瘤预防的意识。

1980年，世界卫生组织提出肿瘤三级预防的战略措施，拓展了癌症预防与治疗的领域，通过制订和执行肿瘤综合防治行动计划和实施方案，达到逐步降低癌症的危险、发病、患病和死亡率的目的，为预防肿瘤学学科的建立奠定了扎实的基础。上海市在20世纪60年代开展了癌症的发病登记报告工作。2002年，中国卫生部批准成立国家肿瘤登记中心；2009年，批准成立中国国家癌症中心；2015年，中华预防医学会设立了肿瘤预防与控制专业委员会；赵平、王陇德、黎均耀主编出版了中国第一部预防肿瘤学。

临床肿瘤学 1862年，美籍埃及古生物学家埃德温·史密斯（Edwin Smith）发现了公元前1600年前的癌症手术治疗记录，描述了以肿瘤烧灼损坏法为代表的外科治疗。直到公元5世纪，希腊的莱昂尼达斯（Leonidas）才描述了乳腺切除手术，这是第一次正式描述肿瘤的外科治疗。约翰·亨特（John Hunter）被公认为现代外科的鼻祖，他提出：肿瘤是一种局部疾病，可以通过根治性手术进行控制；强调手术广泛切除的重要性，提出要清扫潜在的淋巴结转移区域。他的学说奠定了肿瘤外科学发展的基础。1809年，美国外科医生麦克道尔（McDowell）成功切除了重达22磅的卵巢肿瘤，患者术后生存了30年。1896年，比特森（Beatson）发现卵巢切除对晚期乳腺癌的预后有利，为乳腺癌的内分泌治疗提供了重要的线索。

1851年，瓦谢（Washe）发现了痰中的恶性细胞，开创了痰检进行肺癌诊断和筛查的先河；1881年，拉迪基奥（Radicchio）发明了胃镜，经口、经食管插入胃内，可以发现下端食管和胃的病变和肿瘤；1894年，尼采（Nitze）创制了膀胱镜，可以经尿道插入膀胱发现和诊断膀胱的肿瘤；1896年，德国外科医生柯尼希（König）首先使用X射线胶片（或叫伦琴照片）检查胫骨肉瘤；这些发明为肿瘤的临床诊断与治疗奠定了扎实的技术基础。

进入20世纪后，癌症诊断设备、检查技术和方法的研究和开发继续快速发展。1905年，沃尔克（Voeleker）和利希滕贝格（Lichtenberg）发明了注射对比剂检查膀胱癌的方法，即原始静脉注射/泌尿道造影术；1924年，欣塞尔曼（Hinselmann）发明了阴道镜，作为检查和发现阴道和宫颈病变的器械；1941年，帕帕尼古劳（Papanicolaou GN）开创了女性生殖道肿瘤的巴氏脱落细胞涂片检查法；1942年，卡尔（Karl）和杜西克（Dussik）首次使用超声影像进行颅内肿瘤的诊断；1951年，莱沃尔涅（Leborgne）使用一个圆锥形压板，对乳房进行检查，开发了乳房肿瘤的X线检查技术；60年代，云宁（Gynning）使用闪烁扫描法和放射性核素锶（^{85}Sr）进行骨扫描，作为脊椎转移癌的诊断方法；1968年，麦丘恩（McCune）使用内镜逆向胰胆管造影检查技术（ERCP）诊断胆道和胰腺癌；1969年，沃尔夫（Wolff）开创了结肠镜对全结肠的检查；1971年，罗斯拉赫蒂（Ruoslahti）和塞佩莱（Seppälä）使用放射免疫测定法，对肝癌和睾丸癌患者进行肿瘤标志物甲胎蛋白的检测；1972年，豪斯菲尔德（Hounsfield）发明计算机X线体层扫描（CT）术；1973年，保罗·劳特伯（Paul C Lauterbur）和彼得·曼斯菲尔德（Peter Mansfield）共同开发了磁共振成像（MRI）技术，并利用计算机进行癌症的诊断，因此获得2003年诺贝尔医学奖；1974年，迈克尔·费尔普斯（Michael Phelps）和爱德华·霍夫曼（Edward J Hoffman）开发了第一个正电子发射体层显像计算机体层扫描仪（PET-CT）。这些肿瘤诊断方法和技术的发明与创造，把临床肿瘤的诊断水平推向了新的高度。

肿瘤外科学　源于外科学，同于外科学，随着麻醉、输血、无菌术等技术进展，肿瘤外科学得到了迅猛的发展。可以说人类对肿瘤的治疗是从外科开始的。早在1741年出版的外科学中，就已经用图谱的方式详细描述了乳腺癌切除术的过程。1846年，约翰·科林斯·沃伦（John Collins Warren）撰写了第一部肿瘤外科学著作《*Surgical Observations on Tumors*》。苏格兰著名外科大夫约翰·亨特明确提出某些肿瘤是可以通过手术来治疗的，并且提出了判断手术适应证的重要标准是“肿瘤必须可以推动”。然而，直到19世纪中叶，麻醉术、抗生素药物和无菌操作术的成熟应用，才真正催生了现代外科学以及现代肿瘤外科学的发展。

艾伯特·西奥多·比尔罗特（Albert Theodore Billroth）在1873年施行了第一例全喉切除术；1881年施行了第一例胃切除手术；1890年，霍尔斯特德（Halsted）创立了乳腺癌根治术，对乳腺癌进行局部广泛切除加区域性淋巴结清扫手术，提高了乳腺癌的治愈率，被后世公认为是肿瘤外科的手术原则，也称为霍尔斯特德原则。在20世纪前50年，根据这一原则，开创了很多恶性肿瘤根治性手术，如1905年，沃特海姆（Wertheim）的宫颈癌根治术；1906年，克赖尔（Crile）的颈淋巴结根治性切除术；1908年，迈尔斯（Miles）的直肠癌腹会阴联合根治术；1933年，格雷姆（Graham）的支气管肺癌全肺切除术；1935年，惠普尔（Whipple）的胰腺癌根治术等。这些手术解决了一些恶性肿瘤的根治问题，提高了生存率。

20世纪，中国肿瘤外科学经历了创建和发展阶段。40年代后期，以沈克非、黄家驷、吴阶平、曾宪九、方先之、裘法祖、金显宅、李月云为代表的外科专家开创了肿瘤的外科治疗。1940年，吴英恺在北平协和医院成功施行中国首例食管癌切除并胸内食管胃吻合术；1941年，张纪正教授在天津成功施行第一例肺癌全肺切除术；1941年，金显宅教授首创舌癌根治性联合切除术。

肿瘤外科学在治疗观念上经历了几个阶段的变迁：①霍尔斯特德原则：即肿瘤局部广泛切除加区域性淋巴结清扫术，开创了肿瘤根治性手术。在20世纪的前叶，霍尔斯特德原则在肿瘤治疗上起着主导作用。但这一原则导致一些外科医师强调恶性肿瘤的广泛切除，忽视了器官功能保存。20世纪50年代，高能射线的应用提高了肿瘤放射治疗的效果，减少了肿瘤周围组织的创伤，外科与放疗的协同治疗的效果开始动摇霍尔斯特德原则。②由于麻醉术的发展、抗生素的应用和输血术的完善使外科手术的安全性得以明显提高，激发了外科医生对恶性肿瘤的超根治手术的冲动，手术范围越来越大。但实践并未能证明这种超根治手术能够提高这些恶性肿瘤的生存率。从20世纪50年代起，肿瘤外科不再盲目追求扩大切除。开始注意器官的功能保存。在达到根治切除效果的同时，尽量缩小手术操作范围，力求保存患者机体功能和提高生存质量。功能保存手术在很大的程度上取决于放疗或化疗的配合。③微创外科能够更大程度的保护患者器官功能，帮助肿瘤外科实现精细化，降低创伤，挑战了传统肿瘤外科破坏性的治疗原则。

肿瘤内科学　中国远在周朝就有专门处理肿块和溃疡的“疡医”；公元2世纪的古希腊医生盖伦是西方最早的肿瘤专科医生。但是，直到1946年，美国吉尔曼（Gilman A）和菲利普斯（Philips FS）在《科学》杂志上发表应用氮芥治疗淋巴瘤的报告后，才标志着肿瘤内科学的诞生。1965年，美国成立临床肿瘤学会（ASCO）、

1976年，欧洲成立肿瘤内科学会（ESMO）、2007年，中国召开第一届中国肿瘤内科大会（CSMO）。这些组织的成立有效地推动了肿瘤内科学的发展。

氮芥治疗淋巴瘤的成功，拉开了药物治疗癌症的序幕。1957年，阿诺德（Arnold）和杜斯金斯基（Duschinsky）两位科学家分别人工合成了环磷酰胺和氟尿嘧啶，并且获得了显著的治疗效果。直到目前为止，这两种药物依然是肿瘤治疗的基本药物。20世纪70年代和80年代，顺铂、卡铂和以多柔比星（阿霉素）为代表的蒽环类药物的问世，使睾丸生殖细胞肿瘤、滋养层细胞肿瘤、儿童白血病和霍奇金淋巴瘤的治疗达到了根治的效果，肿瘤内科追求的目标也从最初的姑息治疗走向治愈肿瘤。20世纪90年代，紫杉醇等新的药物使肿瘤内科治疗的效果又有了提高，一些以往疗效不佳的肿瘤也获得了突破性进展。进入21世纪，以表皮生长因子受体酪氨酸激酶抑制剂（EGFR-TKI）为代表的分子靶向治疗的兴起并逐渐代替化疗成为某些肿瘤的一线治疗药物，以及以抗程序性死亡受体1/配体1（anti-PD-1/PD-L1）抗体为代表的肿瘤免疫治疗的脱颖而出，为肿瘤的内科治疗开启了新的篇章。在进行根治性治疗的同时，肿瘤内科在癌症的辅助治疗、新辅助治疗和增强放疗效果的同步化疗等方面也发挥着积极的作用。

肿瘤放射治疗学 1895年，伦琴发现了X线。1896年，即用X线治疗了第1例晚期乳腺癌。1896年，居里夫妇发现了镭。1913年研制成功了X线管，可控制射线的质和量。1922年，研制成功第一台深部X线机。1923年，首次在治疗计划中应用等剂量线分布图，1934年，应用常规分割照射，沿用至今。1936年，穆特拉姆（Moottramd）等提出了氧在放射敏感性中的重要性。20世纪30年代建立了物理剂量单位——伦琴。1951年，研制了钴60远距离治疗机和加速器，开创了高能X线治疗深部恶性肿瘤的新时代。1957年，在美国安装了世界上第一台直线加速器，标志着肿瘤放射治疗开始形成完全独立的学科。肿瘤放射治疗与外科一样均为局部治疗手段。放射线既能杀伤肿瘤，也会杀伤正常细胞。1959年，Takahashi教授提出了三维适形（IMRT）的概念。20世纪50年代开始应用高能射线大面积照射霍奇金淋巴瘤，使其成为可治愈的疾病。70年代随着计算机的应用和CT、MRI的出现，制造出三维治疗计划系统和多叶光栅，实现了三维适形放疗，放射治疗学进入了从二维到三维治疗的崭新时代。80年代出现了多叶光栅，可调节X线的强度，开创了调强放射治疗。IMRT使一些邻近靶区的正常组织得以保护，在提高疗效的同时，降低了对患者的放射伤害。例如鼻咽癌的放射治疗时，对腮腺的保护使患者放疗后口干的并发症大大减轻。最近十年，广泛开展了立体定向放射外科、三维适形放疗（3D-CRT）、调强适形放疗和图像引导放疗（IGRT）等新技术。相对于已经开展百年的传统放疗，新近出现的质子重离子治疗技术，其粒子线可以形成能量布拉格峰，能够在对肿瘤进行集中爆破的同时，减少对正常组织的伤害，代表了目前放射治疗的最高技术和未来趋势。

放射治疗是恶性肿瘤的三大治疗手段之一。大约50%～70%的恶性肿瘤患者需要接受放射治疗。按治疗目的，分为根治性放疗、辅助性放疗和姑息性放疗。近代肿瘤放射治疗的发展是建立在临床放射肿瘤学、放射物理学及放射生物学基础上的。

20世纪90年代以来，多学科综合治疗逐渐在临床肿瘤学界达成共识。治疗其模式包括：辅助放化疗、术前放化疗、放疗与化疗联合以及生物治疗、靶向治疗和免疫治疗的联合应用。

（赵　平　隋晨光）

áizhèng liúxíngbìngxué

癌症流行病学（epidemiology of cancer） 运用流行病学的理论和方法对严重危害人类健康的肿瘤进行专业性研究的学科。又称肿瘤流行病学。主要研究恶性肿瘤在人群中的分布及其影响因素，探索恶性肿瘤的病因，制定相应的干预防治措施并对这些措施加以评价，提高人类对肿瘤临床过程的认识，最终达到降低人群恶性肿瘤发病率和死亡率的目的。

简史 最早可追溯到1775年，英国外科医生珀西瓦尔·波特（Percivall Pott）发现阴囊癌在烟囱清洁工人中发生率很高，而想要通过研究烟囱清洁工人与一般人之间的差异点找出发生阴囊癌症的成因，不过未达成共识。1926年，由英国健康部珍妮特·莱恩-克莱邦（Janet Lane-Claypon）发表的关于乳腺癌研究报告奠定了癌症流行病学研究的基础，这份报告比较了500例乳腺癌患者与500名有相同背景和生活方式的正常人之间的差异。英国流行病学家威廉·理查德·沙博尔·道尔爵士（Sir William Richard Shaboe Doll）和奥斯汀·布拉德福德·希尔（Austin Bradford

Hill）于1950年发表了“吸烟与肺癌——初始报告”；1956年发表了“肺癌和其他死亡原因与吸烟的关系——英国医师死亡率第二份报告”，这两篇重要文献堪称英国医师的研究（British doctors study）。1968年，道尔离开伦敦医学研究中心，到牛津大学创立研究癌症流行病学的实验室，这是第一个将大量癌症调查研究资料建档并借助电脑对其进行流行病学分析的实验室。

分类 分为描述流行病学、分析流行病学和临床流行病学。描述流行病学研究是一种探索性的研究，观察不同地区、不同人群中肿瘤的发病率、死亡率，及其分布差异，以此描述肿瘤地理分布和人群分布特点。肿瘤分析流行病学一般用于帮助确定肿瘤的病因或危险因素，包括病例-对照研究和队列研究，主要用于检验和验证科研假设。肿瘤临床流行病学是运用流行病学的原理和方法，解释和总结肿瘤患者的临床观察结果。通常关注经医生不同处理后患者的转归概率，研究的对象是患者群体而不是个人。筛查与诊断试验的评价是肿瘤临床流行病学的重要内容。

应用 ①用于描述肿瘤的分布状况和疾病负担：例如，中国于1973~1975年开展了第一次全国性癌症死亡回顾调查。为恶性肿瘤病因学研究提供了线索，明确了主要恶性肿瘤的高发区。根据调查资料编辑出版了《中华人民共和国恶性肿瘤地图集》《中国恶性肿瘤死亡调查研究》和《中国恶性肿瘤死亡率资料汇编》等专著，为开展肿瘤高发现场的预防与早期发现、早期诊断、早期治疗提供了科学依据。②研究肿瘤的病因及危险因素：2012年开展的一项肿瘤归因风险研究数据显示：中国常见癌症发病和死亡的第一位原因是感染（29.39%），主要来自乙肝病毒（肝癌）、人乳头瘤病毒（宫颈癌）、幽门螺杆菌（胃癌）、血吸虫（膀胱癌）、肝吸虫（胆管癌）以及人类免疫缺陷病毒（卡波西肉瘤和淋巴瘤）；其次是主动和被动吸烟（22%），食用青菜、水果不足，饮酒和暴露于职业和环境致癌物质或场所。③评估肿瘤筛查、干预、治疗方法等预防措施的效果，为公共卫生政策的制订提供依据。

（乔友林　王少明）

miáoshù liúxíngbìngxué

描述流行病学（descriptive epidemiology）

按事先设计的要求在某一人群中应用普查和抽样调查的方法收集特定时间内疾病的描述性资料，以描述疾病的分布及观察某些因素与疾病之间的关联。是流行病学研究方法中最基本的类型，是分析流行病学研究的基础。主要用于：①描述疾病或健康状况的三间分布（人群、地区和时间）情况，从而发现高危人群及防治的重点疾病，为疾病的防治提供依据。②描述某些因素与疾病或健康状况之间的关联，以逐步建立病因假设。③为评价防治措施及其效果提供现况及有价值的信息。④为疾病的监测或其他类型流行病学研究提供基础。主要包括现况研究、生态学研究、病例报告、病例系列分析、个案研究、历史资料分析和随访研究等。

（乔友林　王少明）

shēngtàixué yánjiū

生态学研究（ecological study）

在群体的水平上研究某种因素与疾病之间的关系，以群体为观察和分析的单位，通过描述不同人群中某因素的暴露状况与疾病的频率，分析该暴露因素与疾病之间的关系。又称为相关性研究，是描述性研究的一种类型。疾病测量的指标可以是发病率、死亡率等；暴露也可以用一定的指标来测量。主要用于提供病因线索和评估人群干预措施的效果。分为生态比较研究和生态趋势研究。

（乔友林　王少明）

héngduànmiàn yánjiū

横断面研究（cross-sectional study）

通过对特定时点（或期间）对特定范围内人群中的有关变量（因素）与疾病或健康状况关系的研究。即调查该特定群体中的个体是否患病、是否具有某些变量（或特征）等情况，从而描述分析所研究的疾病（或某种健康状况）以及有关变量（因素）在目标人群中的分布，进一步比较分析具有不同特征的暴露与非暴露组患病情况或患病组与非患病组的暴露情况，为研究的纵向深入提供线索和病因学假设。由于所收集的资料是调查当时所得到的现况资料，故又称现况研究或现况调查。横断面研究所用的指标主要是患病率，因此也称患病率调查。

（乔友林　王少明）

fēnxī liúxíngbìngxué

分析流行病学（analytic epidemiology）

旨在研究疾病的危险与保护因素，又称分析性研究。在完成描述性研究后，对调查和观察结果做进一步检验，是有选择地整理人群中观察到的可疑病因与疾病和健康状况之间关联的一种研究方法，以便发现高危因素，确定病因，提供预防措施和新的健康服务。分析流行病学主要有病例-对照研究和队列研究两种方法，目的都是检验病因假设，估计危险因素的作用程度。

（乔友林　王少明）

bìnglì-duìzhào guānlián yánjiū

病例-对照关联研究（case-control association study）　基于病例-对照设计的关联分析，主要是检验基因型分布在病例组与对照组是否有差异。旨在研究一个或多个基因靶点（如基因多态性位点或微卫星），与某种疾病或某种表型及体征（如血清细胞因子水平、ABO 血型）之间的关联。该研究类型是遗传学关联研究的重要方法之一，病例通常来自于诊所、疾病登记中心，对照来自随机的整群抽样等。

研究简史　19 世纪中期，奥地利遗传学家格雷戈尔·约翰·孟德尔（Gregor Johann Mendel）首创了将形态学性状作为遗传标记的应用先例，遗传标志研究得到了发展和丰富。20 世纪 80 年代以来，分子克隆及 DNA 重组技术日趋完善，学者们开始在分子水平上寻找 DNA 的多态性并进行各种遗传关联分析。1996 年，单核苷酸多态性（SNP）被正式定为第三代遗传标记，随着基因组验证 SNP 数量的增加与基因分型费用的急剧减少，病例-对照关联研究在遗传流行病学中的重要性也逐渐提高，遂使在整个基因组筛选大量 SNP 进行疾病易感基因的研究成为可能。2005 年，《科学》杂志报道了第一项具有年龄相关性的黄斑变性全基因组关联研究（GWAS）。之后陆续出现了有关冠心病、肥胖、2 型糖尿病、三酰甘油、精神分裂症以及相关表型的报道。已运用 GWAS 开展了对 200 多种复杂疾病/性状的研究，发现了 3000 多个疾病相关的遗传变异。《遗传流行病学》《生物计量学》等杂志也在遗传统计学角度对 GWAS 进行了数据统计学方面的探讨和研究，以实现低成本、高效益地找到遗传标记与疾病间的关联，同时解决 GWAS 分析过程中出现的假阳性问题。

分类　①候选基因关联研究：是根据已知证据表明某个基因序列的变异可能与表型的变异有关（如连锁分析的结果或者基因表达产物的功能信息等）来选定候选基因，并借助于直接测序或等位基因特异性扩增等实验方法，通过比较病例和对照中候选基因的序列差异来确定候选基因与患病状态或数量性状间是否存在关联。候选基因关联研究能识别出微效基因，其检验效能要高于连锁分析，因此被广泛应用于遗传流行病学研究。②全基因组关联研究（GWAS）：是指在人类全基因组范围内找出存在的序列变异，即单核苷酸多态性，从中筛选出与疾病相关的 SNP。

特点　病例-对照方法用于研究遗传变异具有独特的优势：①可以同时探索基因和人群为基础的危险因素。②与其他生物标志物（例如激素水平，DNA 加合物）不同，遗传标记是宿主疾病易感性的稳定指标。③可以在多个遗传与环境因素间做广泛的研究。④适用于癌症等发病率低的疾病。由于环境因素随着时间不断变化，前瞻性队列研究仍是检验病因关联的金标准，但病例-对照关联研究具有多态位点选择简单、总费用低、统计检验效率高、操作简便、不需要随访等特点，应用广泛。需要注意的是，该研究需认真选择对照，最好应从病例存在的同一人群中选择，或必须采用基因组对照法来矫正人群的分层偏倚。

应用　用于描述基因在人群中的分布，并评价基因型疾病关联；评价基因-环境以及基因-基因交互作用对发病危险的影响；评价人群基因检测的作用和影响。

（乔友林　王少明）

bìnglì-duìzhào yánjiū

病例-对照研究（case-control study）　以一组患有某种疾病的患者与未患这种病的个体相对照，调查他们过去是否暴露于可疑致病因子及其程度，通过比较，推断某种因子作为病因可能性的方法。是一种探索病因的流行病学研究方法。如果病例组有暴露史者的比例显著高于对照组可认为这种暴露与患病存在联系。该法的原理为：以现在确诊的患有某特定疾病的患者为病例，以未患有该病但具有可比性的个体作为对照，通过询问、实验室检测或复查病史，收集既往各种可疑致病因素的暴露史，测量并比较病例组和对照组中各种因素的暴露比例，经统计学检验两组差别有显著性意义，则可认为致病因素与疾病间存在着统计学关联，在估计了各种偏倚对研究结果的影响之后，再借助病因推断技术，推断出某个或某些暴露因素是疾病的危险因素，从而达到探索和检验病因假说的目的。该研究是回顾性的、由果及因检验病因假说的方法。

（乔友林　王少明）

duìliè yánjiū

队列研究（cohort study）　通过直接观察危险因素暴露状况不同的人群的结局，探讨危险因素与所观察结局的关系，将范围明确的人群按是否暴露于某种可疑因素及其暴露程度分为不同的亚组，追踪其各自的结局，比较不同亚组之间结局频率的差异，从而判定暴露因子与结局之间有无因果关联及关联大小的一种观察性研究方法。是分析流行病学研究中的重要方法之一，也称为群组研究或定群研究，根据研究对象进入队列时间及终止观察的时间不同，分为前瞻性队列研究、历史性队列研究和双向性队列研究。

（乔友林　王少明）

jiāzú duìliè yánjiū

家族队列研究（kin-cohort study）

在研究者感兴趣的某种遗传突变病发病率较高的人群中，从患遗传病的先证者中选择志愿者开展的研究。先证者即某个家族中第一个被医生或遗传研究者发现的罹患某种遗传病的患者或具有某种性状的成员。遗传病的先证者分为基因突变携带者和非携带者两组。通过比较这两组先证者的一级亲属罹患该遗传病的风险，用遗传模型对其加权，估计基因突变携带者和非携带者患病风险的加权均值。家族队列研究就是通过这样一种方式推断突变的外显率的研究，家系研究是遗传流行病学的传统优势方法。

研究简史　1998 年，绍洛莫·瓦霍尔德尔（Sholom Wacholder）在《美国流行病杂志》发表了一篇题为“用家族队列研究估计遗传外显率”的文章。文章以德系犹太人中 *BRCA*1 和 *BRCA*2 基因携带者为例，详细介绍了家族队列的横断面研究方法在特定基因突变携带者患癌风险中的优势。家族队列研究，可通过检测患病先证者的基因分型，结合孟德尔遗传定律推断其家属的基因分型。该研究方法与普通的病例-对照或者队列研究相比，从一个独特的视角评估杂合子/纯合子突变基因携带者和非携带者的患病风险，并评估这种间接推断基因分型的不确定性。因此，该方法学在后来的肿瘤遗传学研究中也得到广泛的应用。

特点　与病例-对照研究和队列研究相比，更适合于肿瘤致癌基因的罕见突变外显率的研究。家族队列研究更易用较少费用得到足够的病例数，也能在较短的时间内评估突变的效果。此外，该种研究由于对遗传病的先证者进行基因分型，获得患者家族史也更完整和准确，也可获得突变基因携带者和非携带者的患病率和等位基因频率。

应用　家族队列研究适合于肿瘤致癌基因中突变基因外显率的研究，可以在人群中较准确地评估没有明确遗传家族史但携带一般突变基因的患癌风险。该研究设计介于以高危人群为基础的研究和以普通人群为基础的研究之间，是一个较好的中间备选方案。但其也有一定的局限性，并不适用于癌症以外的所有疾病。例如，在一些精神疾病或轻度出生缺陷疾病的研究中，参加研究的志愿者或许并不了解其亲属的病史，因此难以应用此类研究类型。而对于一些高发疾病，也很难找到没有研究疾病家族史的受试者。此外，该研究类型也容易因志愿者效应而高估疾病风险。

（乔友林　王少明）

qiánzhānxìng yánjiū

前瞻性研究（prospective study）

根据研究对象当前的暴露情况，将其分为暴露组和非暴露组，追踪观察一定时间，比较两组发病率或死亡率的差异，从而判定暴露因子与结局之间有无因果关联及关联大小的一种观察性研究方法。是队列研究的基本形式。这种研究开始时研究结局尚未出现，可获得暴露与结局的准确资料，可信度高。由于所需观察的人群样本量很大，费时（对慢性病通常为 10 年甚至 20～30 年）、费人力、物力和财力，故开展该类研究时，一般要求所研究疾病的发病率较高，如不低于 5‰。

（乔友林　孙海魁）

huígùxìng yánjiū

回顾性研究（retrospective study）

在结局发生后开展的研究。常见的有回顾性病例-对照研究、回顾性死因调查研究。利用回顾性研究可以用较短时间在较少的资源环境下比较和分析各类病例的临床特点和治疗方法的预后情况，研究其病因和影响疗效的相关因素。回顾性研究可用于了解疾病在人群中发生的水平、分布情况和变化趋势，寻找影响疾病发生发展的线索，为明确致病原因、检验病因假设和制订干预措施提供科学依据。

（邹小农）

jīyú rénqún de áizhèng yánjiū

基于人群的癌症研究（population-based cancer research）

以具有某种或某些特征的人群为对象的癌症研究。在评估人类致癌物毒性时，基于人群的癌症研究可以提供重要的科学证据。国际癌症研究署（IARC）选用于评估致癌物的人群癌症研究有三类：队列研究、病例-对照研究和相关研究。研究的质量，如是明确指定的研究人群，在设计和匹配方面考虑了可能影响疾病风险的其他因素并处理得当，提供获得研究结论的基础数据，对用来估计相对风险、绝对发病率或死亡率、置信区间以及调整混杂的统计学方法描述清晰，与其提供的科学证据的级别有关。在对作用机制的推断时需要有详细的时序变量与相对风险和绝对风险关系的分析，如初次暴露的年龄、自第一次暴露以来的时间、暴露时间、第一次暴露至死亡的累计暴露量。推断因果关系时需采用标准术语，如判断证据的强度，结果能否在数项同类设计的研究或用不同流行病学方法在不同环境中均能重复，是否有剂量反应关系。如果停止或减少暴露可降低疾病风险，也可提示暴露与发生疾病之间可能存在因果关系。

（邹小农）

fēnzǐ liúxíngbìngxué

分子流行病学（molecular epidemiology） 研究人群中疾病或健康状态相关生物标志的分布及其影响因素、医学相关生物群体特征及其与人类疾病或健康的关系，制订防治疾病和促进健康的策略与措施的学科。

简史 分子流行病学的概念产生于20世纪70年代。1972年，美国学者基尔伯恩（Kilbourne）在美国传染病学会第10次年会上作了题为“流感的分子流行病学”的学术报告，第一次使用了“分子流行病学”这一术语，该论文发表在1973年《传染病杂志》，探讨了流感病毒抗原分子结构的变异与流感大流行的关系。1977年，法国学者希金森（Higginson）对分子流行病学作了解释，即应用精细技术进行生物材料的流行病学研究。20世纪80年代以后，分子流行病学应用于慢性非传染性疾病，如肿瘤、心脑血管病等。1982年，佩雷拉（Perera）和温斯坦（Weinstein）提出癌症分子流行病学的概念，定义癌症分子流行病学是一种方法，是用先进的实验室技术结合分析流行病学，在生化或分子水平确定人类癌症病因中起作用的特异性外源因素和（或）宿主因素。

分类 从研究方法上按照生物分子标志物检测技术，可分为检测基因表达和检测基因结构变化；从研究内容角度，可分为病因的探讨及病因致病机制的研究、疾病易感性的测定、疾病防治措施的研究和疾病治疗效果和预后评价。

研究内容 主要有：①病因探讨及病因致病机制，包括探讨传染病病因及流行规律（研究已知传染病和新发传染病的病原体和流行特点）和研究非传染病的病因及其致病机制。②疾病易感性的测定。③疾病防治措施的研究。④疾病预后的评价，研究治疗中体内某些分子生物学指标变化，对治疗效果进行评价，预测不同基因表达的个体治疗后生存率水平，进行疾病预后的评价。

特点 传统流行病学在研究暴露与疾病关系时，常常采用“黑箱”原理。虽然通过对发病和死亡的测量可以直接反映人群疾病和健康状态，但由于黑箱的存在，使暴露与疾病关系的判断缺乏直接证据，且对于疾病易感性的研究也仅限于对整个发病过程中的粗略估计，无法判断暴露-发病连续带或暴露-健康状态连续带中不同阶段的易感性情况。分子流行病学研究不仅能阐明上述进程中不同阶段的暴露-效应关系（即因果关系），还能研究其不同阶段机体易感性的具体特征和意义，揭示传统流行病学中的“黑箱”秘密，使之成为“白箱”，以阐明疾病发生、发展过程及其规律。“白箱”中的各种生物标志，又可以成为分子生物学进一步研究的工具（即“工具箱”），作为暴露标志、易感标志、效应标志，研究人群中疾病/健康的影响因素、防治策略与措施，并准确评价其效果。从“黑箱”到“白箱”，再到“工具箱”是分子流行病学研究的重要内容，也是分子流行病学对流行病学发展的最大贡献（图）。

应用 中国在20世纪80年代开始用分子流行病学方法开展研究，如戴国珍“1979～1981年昆明地区人轮状病毒分子流行病学研究”（1984年）、俞守义“用LT基因探针对广州市儿童肠产毒性大肠埃希菌（ETEC）腹泻的分子流行病学研究”（1985年）。林东昕等、沈洪兵等发表的一系列肿瘤单核苷酸多态性（SNP）和全基因组关联研究（GWAS）的研究结果，均是癌症分子流行病

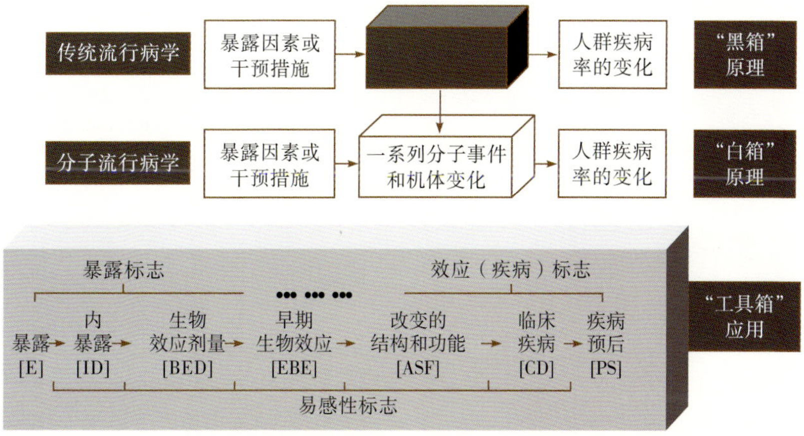

图　分子流行病学与传统流行病的关系

学的范例。

（邹小农）

yíchuán liúxíngbìngxué

遗传流行病学（genetic epidemiology） 研究基因及其变异和环境因子相互作用与疾病发生、流行和控制之间关系的遗传学分支学科。也有学者将其定义为研究与遗传有关的疾病在人群中的分布、发生原因以及制订预防和控制对策的学科。遗传流行病学的分析方法主要有家系调查和系谱分析、双生子分析、病例-对照研究、家系调查与群体调查相结合、半同胞与养子分析、患病率与死亡率分析、通径分析、分离分析、连锁分析和相关分析以及生态遗传学方法等。近年来遗传流行病学分为两个分支：一个是宏观遗传流行病学，主要研究人群和家系的资料，首先探明疾病有无家庭聚集性，主要是垂直的，即代与代之间的；其次是水平的，即同胞之间的。另一个分支是微观遗传流行病学，即细胞及分子水平的遗传流行病学，主要应用分子遗传学的方法，为从人群或家系资料得到的结果提供进一步的证据。完整的遗传流行病学研究应当既要有亲代与子代传递的实验室证据，还要有人群和家系的资料，从而揭示遗传因素、环境因素以及二者的交互影响在疾病形成中定性和定量的作用。

（邹小农）

Guójì Kàng'ái Liánméng

国际抗癌联盟（Union for International Cancer Control，UICC） 创立于1933年，具有非营利性、非政治性和非宗教性的性质。截至2016年10月是拥有155个国家、900余个团体成员的独立的非政府的抗癌组织，总部位于瑞士日内瓦。国际抗癌联盟在全球与各大抗癌组织和志愿者合作，共同开创并执行全球抗击癌症的计划，致力于显著降低全球癌症负担。国际抗癌联盟的全球计划包括：呼吁各国建立有效的癌症防控计划；减少烟草消费、肥胖和乙醇摄入；全面接种癌症相关病毒疫苗；通过筛查和早期检测提高癌症检出率；实施普遍有效、可接受的减痛措施；提高全球癌症患者生存率。国际抗癌联盟号召成员组织共同努力抗击癌症，到2020年实现以下11个目标：①可持续运载系统将到位，确保有效的癌症控制方案在世界各国都能采用。②全球癌症负担测量和癌症控制干预措施的影响将有很大提高。③全球烟草消费、肥胖和乙醇摄入水平将大幅下降。④受到人乳头瘤病毒和乙型肝炎病毒影响地区的人群将会得到普遍的疫苗接种。⑤公众对癌症的态度将会改善，有关这些疾病的破坏性神话和误解将会被驱散。⑥通过提供的筛查和早期检测方案和高水平的公众和专业认识的重要癌症警告标志，更多癌症尚在局部时即被诊断。⑦精确的癌症诊断、适当的癌症治疗、支持护理、康复服务和姑息治疗将使世界各地的癌症患者获益。⑧有效的疼痛控制措施将会普遍应用，让每一位癌症患者不必生活在病痛中。⑨为癌症控制的各方面保健专业人员提供培训机会的数量将明显增加。⑩接受癌症控制专业训练的卫生工作者的移民将大幅减少。⑪各国癌症患者的生存率有较大提高。

（邹小农　代　珍）

Guójì Áizhèng Yánjiūshǔ

国际癌症研究署（International Agency for Research on Cancer，IARC） 世界卫生组织下属的一个跨政府机构，办公地点设在法国里昂。该机构的宗旨在于促进癌症研究的国际合作，各参与国及世界卫生组织通过该机构与国际抗癌联盟及其他有关国际组织联系与合作，推动并支持有关癌症研究各阶段的合作。主要任务是通过合作应用流行病学调查、实验室研究和生物统计学方法确认癌症病因，从而采取有效的预防措施，降低疾病负担。该机构的职能包括：开展癌症的病因和预防研究，收集和发布全球癌症信息，建立癌症生物信息库，教育和培养癌症研究人员，提供全球癌症防控策略的科学证据。

（邹小农　代　珍）

áizhèng dēngjì

癌症登记（cancer registration） 按一定的组织系统经常性地收集、储存、整理、统计分析和评价肿瘤发病、死亡及生存资料的统计制度。是肿瘤和癌症登记报告制度的简称，又称肿瘤登记。这些资料包含肿瘤病例的基本特征（如年龄、性别、民族、住址、婚姻状况、职业等）、肿瘤的临床和病理检查及相关信息（如肿瘤部位、病理学类型、诊断日期、诊断方法和依据、是否原发等）。肿瘤登记是国际公认的有关肿瘤信息的收集方法。在慢性非传染性疾病中，只有恶性肿瘤采用登记方法。

研究简史 肿瘤登记始于19世纪中叶的人口出生、死亡、婚姻状况登记报告制度，即人口统计与生命统计。英国现行死亡登记报告制度始于1836年《出生与死亡登记法》。美国在1880年时有2个州实行死亡登记。1934年美国康涅狄格州和1942年丹麦首先实行肿瘤登记制度，为当时工业化国家居民的肿瘤分布情况提供了非常有价值的情报。迄至1978年，全世界肿瘤登记区已达78处，分布于24个国家，遍及五大洲，其后迅速发展，到20世纪90年代已有200处登记点。中国肿瘤登记工作始于20世纪60年代，当时仅上海市和河南省林县开展了人群肿瘤登记工作，80年代后期逐渐发展，至2013年中国肿瘤登记点总数达到249个，覆盖人口约2.29亿。

分类 根据登记的目的要求不同，肿瘤登记可以分为以医院为基础的肿瘤登记和以人群为基础的肿瘤登记。前者收集记录患者的诊断、治疗及转归的资料，反映医院的医疗诊治和管理水平；后者收集某一地区全人群中肿瘤病例的有关资料，目的是阐述人群中肿瘤的发生情况。

特点 肿瘤登记报告是肿瘤控制活动的一个重要组成部分，收集的材料可直接用来分析登记地区人群的肿瘤发病水平和分布特点，具有重要的实际意义，这就要求保证这些数据的准确性和完整性。因此，拟开展肿瘤登记报告工作前，应该考虑本地区是否具备下列基本条件：①建立肿瘤登记报告制度、法规和卫生行政领导的重视是做好肿瘤登记报告的前提。②有健全、有效的基层医疗保健网，能够准确诊断癌症病例。③有死亡统计制度，能够以死亡统计资料为基础作发病补充登记。④有可靠的人口学资料，来源于人口普查及统计部门。⑤登记区域内及周边地区能够及时、便利地获得癌症病例的相关信息资源。

应用 肿瘤登记报告提供的资料主要应用于以下几个方面：①为制订卫生工作规划和肿瘤防治计划提供依据：在制订肿瘤防治计划时，卫生行政部门要根据肿瘤登记机构提供的癌谱结构和分布特点、时间变化趋势等来确定重点防治的目标肿瘤和防治的人群，以及应采取的主要防治措施，使肿瘤防治工作更有针对性、科学性和可行性。②评价和考核肿瘤防治措施效果：肿瘤防治工作的效果主要反映在降低发病率、死亡率，提高生存率三个方面，而这些资料的取得都需要有完整、准确的肿瘤发病死亡登记报告资料。③为防癌健康教育和教学培训提供有价值的资料：健康教育是肿瘤预防措施中的一个重要手段，在健康教育和教学培训中，需要由肿瘤登记报告提供基础数据，如肿瘤的流行现状和分布特征，过去和将来不同部位肿瘤流行的趋势的估计等。④为肿瘤病因和防治研究提供基础资料和线索：比较不同地区、不同人群、不同时间描述性资料可以为病因学研究提供有意义的线索。在开展探讨肿瘤危险因素所进行的全人群的病例-对照研究、队列研究以及预防、干预方法措施的研究时，须选择以人群为基础的肿瘤登记的病例为研究对象。

（邹小农　代　珍）

yǐ rénqún wéi jīchǔ de áizhèng dēngjì

以人群为基础的癌症登记 (population-based cancer registration) 收集某一地区全人群中肿瘤新发病例的有关资料，目的是了解目标人群中不同性别、种族和地区的肿瘤发病率、死亡率等流行病学信息，阐述该地区整个人群中肿瘤的发生发展情况，提供一个评价和控制癌症对公共社会影响的框架。着重点在于流行病学和公共卫生学。主要用途包括：描述公共社会中癌症危害的范围和特征，帮助建立优先的公共卫生策略；病因学研究的原始资料；帮助检测和评价癌症控制措施的效果。

（邹小农　代　珍）

yǐ yīyuàn wéi jīchǔ de áizhèng dēngjì

以医院为基础的癌症登记 (hospital-based cancer registration) 收集和保存在某一家医院或某一组医院接受诊治的肿瘤病例（无需区分是否为限定区域内人口）的有关资料，旨在了解医院癌症患者的人口学分布、诊断、治疗和预后的情况，评价和改进对肿瘤患者的医疗服务水平和质量。同时，医院的肿瘤登记也是人群肿瘤登记工作的基本核心单元。登记资料主要用于卫生行政管理和有关癌症患者医疗服务的临床研究，在一定范围内也应用于临床流行病学研究。

（邹小农　代　珍）

Guójì Áizhèng Dēngjì Xiéhuì

国际癌症登记协会 (International Association of Cancer Registration, IACR) 创建于1966年，是与世界卫生组织有正式关系的一个非政府组织，致力于促进和推动世界各地的癌症登记工作。主要工作内容是以人群为基础的肿瘤登记，收集特定人群（通常是一个城市、地区或国家的居民）的肿瘤发生发展信息。对于每一个新发肿瘤病例，登记处都要按照既定的标准详细记录病例的个人信息、肿瘤特征和诊疗信息以及随访的生存信息等。该协会的成立便是为了促进各国癌症登记处之间的信息交流，从而提高肿瘤登记的数据质量和各登记处之间的数据可比性。

（邹小农　代　珍）

áizhèng shāichá

癌症筛查 (cancer screening) 通过体格检查，或进行实验室检测、影像学检查，以及分子生物学检测等方法，在表面健康即无症状人群中发现癌症的可疑患者或癌症患者，从而实现癌症的早期发现、诊断和治疗，提高治疗效果，改善预后。癌症筛查可能会出现假阳性的结果，将健康人误判为患者，从而导致一系列的严重后果；也会出现假阴性的结果，将患病者误判为正常人，从而漏掉癌症病例。所以，筛查方法必须安全、有效、易于接受，并有较低的假阳性率和假阴性率。重要的是，癌症筛查所带来的经济和社会效益应该远远大于伴随的检测诊断和治疗风险。

（邹小农　代　珍）

zhǒngliú gāofā xiànchǎng

肿瘤高发现场（high-risk area of tumor）　由于遗传背景、环境条件和人群生活方式的不同，肿瘤发病的地区分布极不平衡，呈地域性高发特征或在地区分布上有聚集性现象。例如，20 世纪 70 年代以来的流行病学调查显示，肝癌、胃癌、食管癌、宫颈癌及鼻咽癌等恶性肿瘤在中国一些地区的发病水平很高，数倍至数十倍高于全国平均水平，形成了独特的肿瘤高发现场。如食管癌的高发地区主要集中在河南、河北和山西等华中的一些地区，胃癌在甘肃、山东、辽宁、福建的部分区域比较高发，鼻咽癌集中在东南沿海一带，肝癌在华东、华南较多见。中国已在数十个癌症高发区建立了现场基地，积极开展综合防治工作，包括改变不健康的生活方式、避免接触致癌物质、改善机体营养状况、积极治疗癌前病变、开展癌症筛查、早诊早治以及其他干预措施等，推动了当地的癌症防治工作，同时也为其他地区的癌症防治工作提供了经验和借鉴。

（邹小农　代　珍）

gāowēi rénqún

高危人群（high-risk population）

具备疾病发病的某些危险因素或特征，导致疾病发病的风险较一般人明显高的人群。高危人群的界定是相对的，不同的疾病，不同的地区，其界定可能有很大不同。但是，不是所有癌症高危者都会患病，不属高危人群的人不会患病，而是高危人群的发病风险比一般人群高数倍至几十倍。因此，该人群是某种疾病的重点防治对象。肿瘤高危人群即是指具有发生肿瘤的高度危险因素的人群，如长期重度吸烟人群是肺癌的高危人群，人乳头瘤病毒持续感染者是宫颈癌的高危人群。

（邹小农　代　珍）

áizhèng zǎoqī jiǎncè

癌症早期检测（early detection of cancer）　有组织、系统地实施早期诊断或筛查、诊断、治疗和随访的活动。目标是对在癌症仍然局限于原发部位、尚未扩散到周围组织和器官时及时进行检测，甚至在某些部位检测到癌前病变。癌症早期检测的理念是：癌症被诊断的时间越早，被治愈的概率越大。

分类　早期检测包括两个主要组成部分：早期诊断和筛查。早期诊断是指在病情恶化前，普通老百姓和医疗卫生专业人员能够知晓癌症的早期信号和症状，以促进诊断。早期诊断能够使后续治疗措施更加简单、高效。有时早期诊断也称为“降期”。筛查是指采用筛查工具对假定无临床症状人群开展系统化的检测。筛查的目的在于找出提示某种癌症异常症状的个体，这些人需要接受进一步的检查。筛查比早期诊断更为复杂，需具备以下特征：①应使 70% 以上的高危人群能够接受有效的检查。②为所发现的癌症或癌前病变患者提供定期检查，以及进行充分治疗的基础条件和资源必须已经到位。此外，应对不同目标群体筛查出的癌症患者有系统的随访和相应的服务机制。③有组织的筛查应比无组织的筛查或机会性筛查具有更高的成本-效益。④有组织的筛查导致的伤害小于机会性筛查，因为它避免了过度筛查和过度治疗。

特点　全球大约 1/3 的癌症通过早期检测和及时治疗是可能治愈的。在全面的癌症控制规划指导下，通过早期检测可以治愈相对数量的癌症患者，或者显著延长患者生存时间。如果缺少早期检测环节，会显著增加癌症治疗成本，降低资源利用率，增加姑息治疗需求。开展早期检测项目可能是降低癌症晚期患者比例、提高生存率最有效的策略。早期患者如果能够得到及时的诊断和治疗，每年成百万的癌症患者能够避免过早死亡和病痛折磨。

应用　符合以下情况时可将早期检测项目列入癌症综合控制计划：①适合早期检测的癌症患病率高。②进展期的癌症患者比例较高。③具备经济、有效、易于接受，且能够被大多数高危人群获得的早期检测方法。④能够在合适的医疗服务水平提供诊断、治疗、随访和质量保证措施。⑤早期检测带来的好处超过风险，如并发症和副作用。

对于肿瘤而言，世界卫生组织的具体建议：推荐早期诊断和筛查的肿瘤有乳腺癌、宫颈癌、结直肠癌和口腔癌，推荐早期诊断的肿瘤有鼻咽癌、喉癌、胃癌、皮肤黑色素瘤、其他皮肤肿瘤、膀胱癌、前列腺癌、视网膜母细胞瘤和睾丸癌。

（邹小农）

áizhèng zǎozhěn zǎozhì

癌症早诊早治（early diagnosis and early treatment of cancer） 癌症的早期诊断和早期治疗。见癌症早期检测。

（邹小农）

áizhèng yùfáng

癌症预防（cancer prevention） 应用预防医学的原理和方法，通过流行病学监测，掌握和预测人群中肿瘤的分布规律和变化趋势；探索和验证导致癌症流行的生物学、社会学和行为学因素及致病机制；研究和开发有科学根据的、且切实可行的癌症预防策略与措施；推广和评价以循证为基础的癌症综合防控计划与模式。又称肿瘤预防。其目的是逐步降低癌症的发病率和死亡率，力求改善患者及其家庭的生活质量。

（邹小农）

áizhèng yījí yùfáng

癌症一级预防（primary cancer prevention） 对癌症病因的预防，指通过实施降低人群对癌症危险因素的暴露以达到预防癌症发生的各种干预活动。又称肿瘤一级预防。其策略是弄清楚癌症的致病因素，通过政府的法律、法规控制并消除致癌因素，使国民免受致癌因素的伤害。对国民进行防癌健康教育，提高癌症防治知识的知晓率，也是重要的癌症一级预防措施。

世界卫生组织明确指出，40%的癌症所导致的死亡是可以预防的。癌症预防是癌症控制规划不可或缺的组成部分。重要的癌症危险因素包括吸烟、饮酒、饮食因素、体力活动不足、超重和肥胖，这些也是心血管疾病和糖尿病等慢性疾病的危险因素。因此必须将癌症预防置于预防其他慢性疾病行动的范围内，在慢性疾病预防项目中予以实施。癌症一级预防中，还需避免和降低暴露的其他重要危险因素，包括物理性致癌物，如紫外线和电离辐射；化学致癌物，如苯并（a）芘、甲醛和黄曲霉毒素（食品污染物）和纤维（石棉）；生物致癌物，如病毒（肝炎病毒、人乳头瘤病毒、人类免疫缺陷病毒）、细菌（幽门螺杆菌）和寄生虫感染。在工作环境中接触致癌物质，亦可增加患癌风险。一般来说，减少癌症风险有两种预防方法：一是将干预重点放在最有可能从干预措施中受益的高危人群上，另一种是设法减少整个人群的风险，而不管每个个体的风险或潜在利益。这两种预防方法均有效。

（邹小农）

áizhèng èrjí yùfáng

癌症二级预防（secondary cancer prevention） 通过癌症的早期发现、早期诊断和早期治疗，提高癌症的治愈率、降低死亡率的干预活动。又称发病学预防。随着生物医药技术的发展，应用简便有效的早期诊断方法在高风险人群中开展癌症筛查，可以提高癌症的早诊率，提高癌症患者5年无进展生存率。早期发现、早期诊断、早期治疗是癌症二级预防策略的核心。由于人体所患的肿瘤约有75%以上发生在身体的易于查出或易于发现的部位，因此在癌症高风险人群中开展癌症专科体检，有利于在可治愈阶段及时地发现和诊断癌症，使之得到有效治疗。加强癌症知识的健康教育，可提高公众对癌症的知晓度和熟悉癌症引起的症状，积极参与体检。世界卫生组织列举了适合开展早期诊断的癌症相关症状和体征如下：①乳腺癌：乳房肿块，不对称，皮肤凹陷，乳头血样溢液，皮肤湿疹样改变。②宫颈癌：性交后出血，阴道出血。③结直肠癌：排便习惯改变，不明原因的体重减轻，贫血，血便（直肠癌）。④口腔癌：白斑（黏膜白斑病）或红斑（增生性红斑），口腔黏膜增生或溃疡。⑤鼻咽癌：鼻出血，持续性的鼻塞，耳鸣，颈上部淋巴结肿大。⑥喉癌：持续性的声音嘶哑。⑦胃癌：上腹痛，消化不良，体重减轻。⑧皮肤黑色素瘤：不规则生长的棕或黑色斑，或颜色不均斑块，常有发痒或出血。⑨其他皮肤癌：角化病（不能治愈的斑块或溃疡）。⑩膀胱癌：疼痛，间歇性的排尿困难，血尿。⑪前列腺癌：长时间的排尿困难，间歇性的夜尿次数增加。⑫视网膜母细胞瘤：瞳孔白斑，斜视（儿童）。⑬睾丸癌：一侧睾丸增大（不对称）。

（邹小农）

áizhèng sānjí yùfáng

癌症三级预防（tertiary cancer prevention） 对中晚期癌症患者给予治疗与康复，减少复发或转移；对无法治愈的癌症患者给予医学护理，提供必要的帮助和指导，减少疾病造成的残疾和后遗症，提高生活质量，延长生存时间。大多数癌症患者需要给予姑息治疗和止痛。世界卫生组织强烈推荐对晚期癌症患者进行中等或强效镇痛治疗，保护其生存的尊严。

（邹小农）

áizhèng huàxué yùfáng

癌症化学预防（chemoprevention of cancer） 利用天然的和（或）人工合成的药物或生物物质

来预防、抑制或逆转癌症发生，阻止侵袭性癌的发展，从而降低癌症发生率和死亡率的方法策略。即通过化学方法预防癌症发生和进展的方法。

研究简史 最早关于癌症化学预防的报道可以追溯到1929年描述芥子气抑制焦油导致皮肤癌的研究。化学预防的概念最早是由迈克尔·斯波恩（Michael Sporn）等提出，原本是特指维生素A对癌症发展的预防作用。癌症化学预防研究从20世纪70年代兴起，到90年代末美国食品和药品管理局（FDA）批准第一个乳腺癌化学预防药物他莫昔芬；2003年美国国立卫生所（NIH）正式设立化学/食物预防评审部，标志着癌症化学预防成为癌症研究的一个重要领域。

分类 已经发现可能具有肿瘤预防作用的物质达到数百种。这些化合物主要是食物来源的天然化合物，如维生素类（维生素D、叶酸、维生素A、维生素E、维生素C等）、矿物质（钙、硒、铁、锌）、胡萝卜素类（番茄红素、叶黄素）、黄酮类（染料木黄酮、白藜芦醇、槲黄素、芦丁、橘素、川皮苷、儿茶素、没食子酸盐）、吲哚类（花青素）以及一些传统的人工合成药物，如雌激素受体调节剂、非甾体抗炎药、维A酸类化合物等。化学预防剂的作用机制可包括：①阻断致癌物活性：抑制致癌物的吸收，抑制致癌物的生成或激活，灭活/解毒致癌物，阻止致癌物结合在DNA上，上调DNA修复的水平和精确度等。②抗氧化活性：活性亲电子试剂，清除氧自由基，抑制花生四烯酸代谢等。③抗增殖活性：调节信号传导，调节激素/生长因子活性，抑制癌基因激活，抑制多胺代谢，诱导终末分化，恢复免疫反应，诱导凋亡，校正DNA甲基化失衡，抑制血管生成，抑制基底膜降解，激活转移基因等。

应用 在癌症的化学预防领域最强有力的证据来源于激素依赖的乳腺癌的化学预防——他莫昔芬和雷洛昔芬以及前列腺癌的化学预防——5a还原酶抑制剂非那雄胺。20世纪80年代起中美两国科学家合作开展的人群化学预防实验，如在河南省林州市（原林县）开展的营养干预研究，是用多种维生素和矿物质组方进行癌症预防研究。经过5年零3个月的干预，在癌症高发区林州市普通人群中的营养干预取得了降低总死亡率、总癌死亡率和胃癌死亡率等预防效果。

（邹小农）

gānyù yánjiū

干预研究（intervention study）

通过改变人群中某个假设的病因因素来检验假定的因果联系的方法。不同于观察性研究，干预研究者需要分配暴露因素。研究对象来源于同一个研究人群，将研究对象分为两组，一组接受干预，另一组不接受干预（即对照组）。在研究结束时比较两组结局变量，评价干预的效果。干预研究主要用于评价干预实施的效果或健康服务是否有效实施，也用于确定干预的安全性、成本效益和接受度。而观察性研究（如队列研究和病例-对照研究）的目的在于探讨研究对象的某种特征或危险因素与发生某种疾病的关系。干预研究分为两种：随机对照试验和非随机或类实验研究。随机对照研究被认为是临床试验的金标准，因为它是唯一的可以避免选择偏倚和混杂偏倚的方法。采用随机对照的目的是将试验研究结果应用于普通人群。随机对照研究的重要特征是随机化。研究对象完全按照随机原则分配到干预组或对照组，这样就减少了结论产生时偏倚发生的可能性以及研究过程中的选择偏倚和混杂偏倚。如果研究对象和研究者都不知道分组情况（双盲），信息偏倚也可减少。应用简单随机、区组随机、分层随机或最小化可将研究对象分配到干预组和对照组。

（代　敏）

yíngyǎng gānyù shìyàn

营养干预试验（nutrition intervention trials，NIT）

应用试验的方法对人们营养上存在的问题进行相应改进，从而评价改进对于相关疾病的防治效果。将来源于同一个人群的研究对象分为两组，一组接受营养给予（即营养干预组），另一组不接受营养给予（即对照组），在研究结束时比较两组与营养相关的结局变量，评价营养干预的效果。中美两国科学家为了验证多种维生素和矿物质在人群中预防食管癌和其他慢性退行性疾病的效果，于1985年至1991年在食管癌高发区中国河南省林州市（原林县）开展了两项营养干预试验。第一项研究为食管重症人群营养干预试验，研究对象是林县经细胞学拉网普查诊断患有食管上皮重度增生的患者。受试者被随机分为服药组和对照组，每日分别给予含26种维生素/矿物质的营养补充丸剂或安慰剂。营养素补充量为美国建议普通人群每日摄入量标准的2~3倍，为期6年。第二项研究为普通人群的营养干预试验，研究对象是除癌症、其他严重慢性疾病患者及食管重症患者以外的普通人群，采用“部分析因设计”，随机分为8组，从1986年3月起补充复方维生素/矿物质药丸或安慰剂，为期5年零3个月。通过营养干预试验证明，补充复合维生素和微量元素不但能降低人类癌症的发生和死亡，而且可减少某些常见疾病的患病风险。

（代 敏）

zhǒngliú yìmiáo

肿瘤疫苗（cancer vaccine） 含肿瘤抗原基因或肿瘤抗原肽的疫苗。利用肿瘤细胞、肿瘤细胞裂解物或肿瘤抗原激活机体免疫系统产生特异性抗肿瘤细胞免疫效应，是一种治疗性的、新型的肿瘤治疗方法，也是一种主动性免疫疗法。

研究简史 1796年，英国医生爱德华·琴纳（Edward Jenner）研制成功了牛痘疫苗，使人类应用接种疫苗的方法消灭了天花，成为人们利用免疫学方法治疗疾病的先驱，为人类疾病治疗创立了崭新的方法。此后免疫治疗的方法被广泛应用于传染性疾病的预防和治疗中。在利用疫苗预防和治疗传染病取得成功后，人们的目光逐渐转移到肿瘤上。有人开始尝试应用疫苗对肿瘤进行预防和治疗，当时是通过提高肿瘤自身免疫原性的方法，增加机体的抗肿瘤免疫反应。在此方面最先进行尝试的是威廉·科利（William Coley），他向肿瘤患者肿瘤结节内注射活的丹毒患者的链球菌，以期激发起肿瘤患者机体对肿瘤的免疫应答。此后，又有许多类似的尝试，诸如用牛痘病毒感染的肿瘤细胞制备成肿瘤溶解物注射人体；用混合有卡介苗或短小棒状杆菌与经过照射灭活的肿瘤细胞共孵育后注射人体等方法。但是由于尚未真正了解人体的免疫机制，这些方法都没有取得明显肯定的治疗效果。经过近1个世纪的艰苦探索，直到20世纪60年代末期，弗兰克·麦克法兰·伯内特（Frank MacFarlane Burnet）和刘易斯·托马斯（Lewis Thomas）提出的免疫监视学说才真正为肿瘤免疫学理论奠定了基础。此后，伴随着分子生物学技术的进一步发展，各种肿瘤疫苗制备的策略应运而生。但是直到20世纪末，肿瘤疫苗才真正成为能够应用于临床的肿瘤治疗方法。随着一些肿瘤抗原被发现和特异性细胞免疫的机制，如T淋巴细胞活化原理的阐明，使得肿瘤免疫治疗策略和方法的设计与构建有了质的飞跃。

原理 通过激活患者自身免疫系统，利用肿瘤细胞或肿瘤抗原物质诱导机体的特异性细胞免疫和体液免疫反应，增强机体的抗癌能力，阻止肿瘤的生长、扩散和复发，以达到清除或控制肿瘤的目的。

分类 ①根据肿瘤疫苗的具体用途，可分为两种：一种是*预防性疫苗*，控制肿瘤的发生。据统计，大约16%的肿瘤发生与病原体有关，如乙型及丙型病毒性肝炎与原发性肝癌、人乳头瘤病毒与宫颈癌、EB病毒与伯基特淋巴瘤、幽门螺杆菌感染与胃黏膜相关淋巴组织淋巴瘤及胃癌等。通过制备相应的病毒及细菌疫苗，在高危人群接种以预防相应的病原体感染，可使相关的肿瘤发生率明显下降。另一种是*治疗性疫苗*，以肿瘤相关抗原（TAA）为基础，主要用于化疗后的辅助治疗。肿瘤发生后应用肿瘤疫苗，激活机体免疫系统产生特异性免疫反应，以控制肿瘤生长或清除肿瘤。尽管TAA在肿瘤细胞及正常细胞中均可表达，但可在肿瘤细胞异位表达或出现量的变化。所以，以TAA为基础的肿瘤疫苗主要应用于肿瘤切除术或化疗后患者的辅助治疗。对于无法进行手术切除或对化疗无效的进展期肿瘤，肿瘤疫苗也可以诱发机体的免疫系统产生免疫应答，起到延缓疾病进展的作用。②根据疫苗作用的对象不同，又可分为特异性肿瘤疫苗和通用肿瘤疫苗。③根据肿瘤疫苗的来源，又可分为肿瘤细胞疫苗、树突状细胞疫苗、基因疫苗等。

肿瘤细胞疫苗 是从机体肿瘤组织中提取肿瘤细胞，经灭活处理后使瘤细胞丧失致瘤性，但仍保持其免疫原性，然后对机体进行主动免疫。理论上这类疫苗可提供肿瘤抗原，包括肿瘤特异性抗原（TSA）和TAA，诱导机体产生抗肿瘤免疫应答。但肿瘤细胞TSA表达低下，并缺乏一些免疫辅助因子的表达，免疫原性较低，常无法有效地诱导抗肿瘤免疫应答。因此，通常采用在疫苗中加入诱导免疫应答的细胞因子，如IL-2、IL-4和粒细胞-巨噬细胞集落刺激因子（GM-CSF）等，或导入细胞因子的编码基因，或导入协同共刺激分子的编码基因，借此来达到增强疫苗免疫原性的目的，其中以GM-CSF被认为最为有效。在疫苗接种的部位，局部表达的GM-CSF能够增加抗原提呈细胞（APC）数量，从而有效地捕获、加工和提呈抗原给T细胞。而在肿瘤细胞疫苗中导入协同共刺激分子，能够提供T细胞活化所需的非特异性第二信号，促进免疫应答。

树突细胞疫苗 是树突状细胞（DC）在体外用肿瘤抗原冲击后制备的疫苗，已进入临床试验。用于冲击DC的肿瘤抗原包括肿

瘤抗原多肽、肿瘤抗原蛋白、肿瘤细胞裂解产物或肿瘤来源的RNA。其他方法包括表达肿瘤抗原的病毒载体转染DC或整个肿瘤细胞与DC融合。用DC疫苗免疫动物已表现出对动物肿瘤模型的排斥。由于肿瘤患者产生的有功能的DC可在体外大量扩增，DC已成为一个应用于人体临床试验的有吸引力的媒介。Hsu等人报道了第一个DC疫苗临床试验，针对的是滤泡性B细胞淋巴瘤患者。滤泡性B细胞淋巴瘤可表达独特的B细胞克隆受体，即独特型（Id），此受体能将淋巴瘤细胞和正常淋巴细胞相区分。多发性骨髓瘤细胞也表达克隆性免疫球蛋白独特型，骨髓瘤细胞可被由人类白细胞抗原（HLA）分子递呈的Id肽段的细胞毒性T细胞（CTL）所发现。

基因疫苗　又称DNA疫苗，是利用基因工程技术将编码肿瘤特异性抗原的基因结合于表达载体上（重组病毒或质粒DNA），再将疫苗直接注入机体，借助载体本身和机体内的基因表达系统表达出期望的抗原，从而诱导特异性的细胞免疫应答。因此，如何确定针对性强的肿瘤相关抗原编码基因，以及如何有效保证目的基因在体内充分表达，是肿瘤基因疫苗研究重点。里纳尔迪（Rinaldi）等研究发现，源于B细胞淋巴瘤的VH-CDR3区序列的DNA疫苗免疫小鼠可以获得比较持久的抗VH-CDR3独特型抗体反应。他们的实验结果为应用CDR3区基因疫苗治疗B细胞淋巴瘤提供了依据，该方法更具有方法学上的便利性，便于独特型的DNA疫苗在临床上的广泛应用。

生物学特点　肿瘤疫苗来源于自体或异体肿瘤细胞或其粗提取物，带有TSA或TAA。其可以通过激发特异性免疫功能来攻击肿瘤细胞，克服肿瘤产物所引起的免疫抑制状态，增强TAA的免疫原性，提高自身免疫力来消灭肿瘤。TSA的免疫治疗可以启动以肿瘤特异性CTL反应为主的抗肿瘤效应，有效打击肿瘤，防止转移、复发且不伤及无关组织，其抗肿瘤特异性和免疫记忆性是其他方法所不能比拟的。它既可以独立地治疗肿瘤，又可与手术及放化疗结合，具有疗效高、特异性强、不良反应小等优点，尤其对于中晚期已经发生转移的恶性肿瘤而言，它具有独到的治疗作用，故在肿瘤综合治疗中占有重要地位。

肿瘤的免疫逃逸机制　肿瘤在机体内能引发体液免疫应答和细胞免疫应答，肿瘤抗原在细胞内加工成肽段后与细胞表面的主要组织相容性复合体（MHC）Ⅰ类分子结合并呈递给$CD8^+$细胞毒性T细胞，或先从肿瘤细胞上脱落，再由抗原提呈细胞摄取、加工成肽段后与表面MHCⅡ类分子结合并呈递给$CD4^+$辅助性T淋巴细胞，进而诱发机体的抗肿瘤细胞免疫应答。值得注意的是，$CD4^+$T淋巴细胞和$CD8^+$T淋巴细胞的激活都需要MHC抗原肽复合物和免疫共刺激分子的协同刺激作用，而共刺激分子的缺失正是肿瘤引发的机体外周免疫耐受的可能机制之一。肿瘤由于其极大的异质性和遗传不稳定性，在机体环境长时间的免疫选择压力下，会启动一系列的免疫逃避机制，对抗机体的抗肿瘤免疫反应。这些机制分别针对T细胞对肿瘤的识别阶段和效应阶段，包括肿瘤抗原的丢失、MHCⅠ类分子表达下调、抗原加工缺陷、表达干扰细胞毒作用的蛋白酶及表达Fas配体等。

上调Fas配体和下调Fas配体的表达　Fas配体（Fas-L）属于肿瘤坏死因子家族，是一种跨膜蛋白，Fas-L与Fas结合后，使表达Fas的细胞凋亡。在多种肿瘤（如黑色素细胞瘤、大肠癌等）均有Fas-L的过度表达。Fas-L通过诱导Fas^+T细胞凋亡来逃避免疫监视。肿瘤细胞在化疗的诱导下可以表达Fas，从而控制了Fas介导的T细胞凋亡。此外，Fas6是CTL重要的效应分子，肿瘤细胞通过下调Fas的表达，来逃避Fas介导的肿瘤细胞凋亡。

MHC-Ⅰ类分子的缺陷　多种实体瘤细胞MHC分子的表达下调或MHC-Ⅰ分子部分丢失（如β2微球蛋白）导致CTL无法识别肿瘤细胞。这种缺陷可以通过γ-干扰素的治疗得以部分恢复。

抑制DC的成熟分化　肿瘤细胞释放某些细胞因子（如IL-10、血管内皮生长因子等）抑制DC的成熟分化，影响DC提呈TAA的能力。

下调TAA和共刺激分子的表达　肿瘤细胞可下调TAA和共刺激分子（CD80，CD86）的表达，使CTL无法识别肿瘤细胞。

下调CD3ζ链的表达　肿瘤患者下调CD3ζ链的表达，ζ链的缺失使T细胞表达死亡受体，诱导T细胞凋亡，从而使T细胞免疫受到抑制。IL-2的应用可恢复ζ链表达。

*Ras*突变　在多种肿瘤中发现有*Ras*突变，如胰腺癌（90%）、结肠癌（50%）等。肿瘤细胞出现*Ras*突变后主要通过以下几条途径逃避免疫监测：下调肿瘤细胞的MHCⅠ类分子表达，从而干扰肿瘤抗原提呈，使CTL无法识

别肿瘤细胞；提高转化生长因子-β（TGF-β）的含量，通过抑制 CTL 的应答使肿瘤细胞逃避监测；促进肿瘤细胞血管内皮生长因子（VEGF）的表达，VEGF 是肿瘤血管新生和生长所需的细胞因子，VEGF 的含量增加可明显促进肿瘤生长。

设计策略 对肿瘤抗原在机体内免疫原性下降，造成特异性细胞免疫激活不足，外周免疫耐受的状况，肿瘤疫苗设计策略的总体思路是应用各种技术，增强免疫系统对肿瘤抗原的识别能力，改善免疫微环境，引发有力的特异性抗肿瘤细胞免疫，阻止肿瘤进展，最终消除肿瘤。

（代 敏）

yùfángxìng yìmiáo

预防性疫苗（prophylactic vaccine）

所有用减毒或灭活的病原微生物（细菌、病毒、立克次体等）或其抗原物质所制成，可使机体产生特异性免疫的用于预防接种的生物制品。疫苗保留了病原微生物刺激动物体免疫系统的特性。当动物体接触到这种不具伤害力的病原微生物后，免疫系统便会产生一定的保护物质，如免疫激素、活性生理物质、特殊抗体等；当动物再次接触到这种病原微生物时，动物体的免疫系统便会依循其原有的记忆，制造更多的保护物质来阻止病原微生物的伤害。在中国应用的疫苗有上百种，最常用的有以下十类：①基础免疫用疫苗：卡介苗、脊髓灰质炎疫苗、百白破三联疫苗和麻疹疫苗。②乙脑疫苗。③乙肝疫苗。④狂犬病疫苗。⑤出血热疫苗。⑥肺炎疫苗。⑦流脑疫苗。⑧甲肝疫苗。⑨腮腺炎疫苗。⑩流感疫苗。

（代 敏）

yǐxíng gānyán bìngdú yìmiáo

乙型肝炎病毒疫苗（hepatitis B virus vaccine，HBV vaccine）

从乙型肝炎病毒携带者血浆中分离乙肝病毒表面抗原（HBsAg），经处理后而制成的预防乙肝病毒感染的生物制品。乙肝疫苗接种后，可刺激免疫系统产生保护性抗体，这种抗体存在于人的体液之中，乙肝病毒一旦出现，抗体会立即发挥作用，将其清除，阻止感染，并不会伤害肝，从而使人体具有预防乙肝的免疫力。HBV 疫苗免疫接种无论对儿童还是成人都取得巨大的经济效益，是当前预防和控制 HBV 感染的最经济、最有效的措施。

研究简史 1969 年，美国生化学家巴鲁克·塞缪尔·布伦博格（Baruch Samuel Blumberg）采用简单的热处理技术，开发了第一个血源乙型肝炎疫苗。1970 年，欧文·米尔曼（Irving Millman）发明了第一个诊断 HBV 感染的试剂，并应用于感染 HBV 供血者的筛选。20 世纪 70 年代中期，血源乙型肝炎疫苗进入开发和临床试验阶段。1981 年，美国食品和药品管理局（FDA）首先批准血源乙型肝炎疫苗在人群中使用。1985 年，中国卫生部批准血源乙型肝炎疫苗在人群中使用。20 世纪 80 年代中期，基因重组技术被发明。1986 年，基因工程或 DNA 重组乙型肝炎疫苗问世。1989 年，美国只批准基因工程乙型肝炎疫苗上市。1992 年，世界卫生组织（WHO）建议全球所有国家应把乙肝疫苗纳入所有儿童享有的常规免疫程序中。同年，中国卫生部将乙型肝炎疫苗纳入计划免疫管理。1995 年，中国批准基因工程乙型肝炎疫苗使用。1996 年以后，血源乙型肝炎疫苗在中国逐步被停止使用，而在其他许多国家和地区仍被继续应用。

分类 包括血源性乙肝疫苗、基因工程乙肝疫苗、含前 S 蛋白的乙肝疫苗。目前，中国生产的乙肝疫苗为基因重组疫苗，分为哺乳动物细胞表达的疫苗和重组酵母乙肝疫苗：①哺乳动物细胞表达的疫苗：采用基因工程技术将 HBsAg 基因片段重组到中国仓鼠卵巢细胞（CHO）内，通过对细胞培养增殖，分泌 HBsAg 于培养液中，经纯化加佐剂氢氧化铝制成。疫苗外观有轻微乳白色沉淀。②重组酵母乙肝疫苗：利用现代基因工程技术，构建含有 HBsAg 基因的重组质粒，经此重组质粒转化的酵母能在繁殖过程中产生 HBsAg，经破碎酵母菌体，HBsAg 释放经纯化、灭活加佐剂氢氧化铝后制成乙肝疫苗。重组酵母乙肝疫苗为 adw 亚型，用于预防所有已知亚型的乙肝病毒的感染。

接种程序 共 3 针，按照 0、1、6 个月程序，即接种第 1 针疫苗后，间隔 1 及 6 个月注射第 2 及第 3 针疫苗。新生儿接种乙型肝炎疫苗越早越好，要求在出生后 24 小时内接种。接种部位新生儿为大腿前部外侧肌内，儿童和成人为上臂三角肌中部肌内注射。

WHO 关于乙肝疫苗的立场 为了对抗 HBV 诱发的疾病，在婴儿中实施统一的免疫接种是最有效的预防措施，并且成功的实施乙肝疫苗接种计划将逐渐减少 HBV 导致的慢性肝炎、肝硬化和肝细胞肝癌。在乙肝高流行和乙肝是主要的母婴传播疾病的国家，婴儿在出生后 24 小时内接种第一针乙肝疫苗是非常必要的。另外，没有证据显示在常规的免疫程序中，需要增加乙肝疫苗的剂量。

接受疫苗初免后，几乎所有的儿童都可受到保护。全球已有160多个国家采纳了世界卫生组织的建议，将乙肝疫苗纳入国家儿童免疫规划。近年来，随着乙肝疫苗价格在发展中国家的大幅下降，乙肝疫苗已被进一步推广到许多乙肝高发区。大规模接种乙肝疫苗的成本效益在许多国家都已得到了令人信服的证实。不过，在一些乙肝流行率极低的国家也有例外——在这些国家，根据所使用的不同经济学模型，经济评估得出了相互矛盾的结论。

（代　敏）

rénrǔtóuliúbìngdú yìmiáo

人乳头瘤病毒疫苗（human papilloma virus vaccine，HPV vaccine）

抗原以HPV基因型16和18的L1衣壳蛋白为基础，整合入非感染病毒样颗粒，主要用于预防致癌性HPV基因型16和18导致的子宫颈癌及其癌前病变的疫苗。预防性HPV疫苗通过重组DNA技术表达L1蛋白，诱导机体的体液免疫应答，产生中和性抗体抵抗HPV感染。目前，国际上广泛使用的HPV疫苗有两种，这两种疫苗都采用重组技术，从纯化L1结构蛋白制备，经自行组装后形成HPV基因型特异性空壳或病毒样颗粒（VLPs）。这两种疫苗均不含活生物制品或病毒DNA，因此均不具有感染性。HPV疫苗仅供预防使用，它们并不能清除已有的HPV感染或治疗HPV相关疾病。

研究简史　HPV疫苗的研究经历了一个漫长的过程，因为致癌性HPV的典型特征是检测中感染病毒的颗粒含量极低。这使得即使科学工作者在解决了病毒致癌复杂机制的情况下，仍然因缺乏研究材料而拖延了早期疫苗的研究。直到1991年澳大利亚、美国的科学家在实验室中分别研制出HPV样颗粒，随后HPV疫苗才研究成功。

分类　美国默沙东公司和英国葛兰素史克（GlaxoSmithKline，GSK）公司分别研制出预防性四价疫苗（Gardasil）和二价疫苗（Cervarix），均属此列。①加卫苗（Gardasil）：于2006年首度获得上市许可，该疫苗为灭菌悬液注射剂，其抗原是HPV主要衣壳蛋白的L1片段，通过重组DNA技术，L1蛋白在酵母中表达，并自我组装成为构象完整且无感染性的病毒样颗粒（VLPs）。HPV共有100多种型别，而最容易致病的主要为6、11、16、18型，HPV16、18型则是最主要的致癌型别，可引起宫颈癌及女性宫颈、外阴、阴道癌前病变，HPV6、11型容易引起生殖道疣。加卫苗可针对上述四种病毒提供保护作用，故被称为四价疫苗，该疫苗不仅适用于女性预防宫颈癌及其癌前病变，而且用于预防男性的尖锐湿疣。②希瑞适（Cervarix）：于2007年9月被欧洲医药评价署批准上市。希瑞适是针对HPV16、18型的疫苗，其抗原也是HPV主要衣壳蛋白的L1片段，利用重组杆状病毒系统生产VLPs并使用新型佐剂AS04。重组的病毒样颗粒不含病毒DNA，但是其形态以及抗原性与真正的HPV类似。该疫苗不适用于男性。

接种程序　四价疫苗以接种第一剂为基线，在之后的2个月和6个月后分别接种第二剂和第三剂，如果需要对接种程序做出调整，则在第一剂和第二剂之间至少应间隔4周，在第二剂和第三剂之间至少应间隔12周。二价疫苗以接种第一剂为基线，在之后的1个月和6个月后分别接种第二剂和第三剂，如果需要对接种程序做出调整，则在第一剂后的1~2.5个月内接种第二剂。

世界卫生组织高度重视已成为全球性公共卫生问题的宫颈癌和其他HPV相关疾病，建议具备下述条件的国家在其国家免疫规划中引入HPV疫苗常规接种：预防宫颈癌和其他HPV相关疾病（或两者）已成为公共卫生领域重点任务；引进HPV疫苗在规划方面是可行的；持续的资金来源能得到保障；对HPV疫苗在本国或本区域的接种策略的成本效益已进行过评估。HPV疫苗在既往未暴露于疫苗相关HPV基因型的女性中接种效果最佳，因此，选择主要目标人群应充分考虑本国/本地区女性初次性交的年龄。这两种HPV疫苗均为灭活、无感染性疫苗，可与其他灭活疫苗和活疫苗同时接种，但应使用单独的注射器，并选择不同的注射部位。有关疫苗的宣传教育材料应强调指出：HPV疫苗并不能治疗癌症，它们只能预防部分（而非全部）HPV相关癌症，只有在发生性行为前接种该疫苗才能发挥最大效力，需要接种3剂次，不建议孕妇接种，疫苗不能预防艾滋病病毒感染及其他性传播疾病。

（代　敏）

zhìliáoxìng yìmiáo

治疗性疫苗（therapeutic vaccine）

在已感染病原微生物或已患有某些疾病的机体中，通过诱导特异性的免疫应答，达到治疗或防止疾病恶化的天然、人工合成或用基因重组技术表达的产品或制品。其基本思想是通过构建具有治疗作用的疫苗用于病毒感染、肿瘤等疾病的治疗。治疗性疫苗与预防性疫苗不同，预防性疫苗作用于从未感染的机体，天然结构的病毒蛋白质可直接用作疫苗抗原。而治疗性疫苗的作用对象则为曾经感染的病毒，天然结构的病毒蛋白质一般难于诱导机体产生特异性免疫应答。因此，治疗性疫苗必须经过分子设计，重新构建，以获得与原天然病毒蛋白质结构类似，但又不同的新的免疫分子。1995 年前医学界普遍认为，疫苗只作预防疾病用，随着免疫学研究的发展，人们发现了疫苗的新用途，即可以治疗一些难治性疾病。从此，疫苗兼有了预防与治疗的双重作用，治疗性疫苗属于特异性主动免疫疗法。治疗性疫苗已作为很多传染病（艾滋病、乙型肝炎、丙型肝炎、麻风、疱疹等）综合治疗的一种辅助手段。另外，由于治疗性疫苗的副作用比化疗药物小得多，也被用于肿瘤的治疗。

（代 敏）

Quánqiú Yāncǎo Kòngzhì Xíngdòng Diàochá

全球烟草控制行动调查［International Tobacco Control（ITC）survey］ 首次全球性的关于烟草使用的前瞻性队列研究，研究团队来自澳大利亚的维多利亚癌症研究协会、加拿大滑铁卢大学等。该调查的主要目标是评价《全球烟草控制框架公约》下的国家级政策的行为及心理影响力。该调查始于 2002 年，最初是测量部分签署《全球烟草控制框架公约》并已生效的国家全国性烟草控制政策效果的一个研究工具。最早是在 4 个主要的英语国家开展，包括加拿大、美国、澳大利亚和英国。目前增加至 20 个国家，由世界卫生组织和 20 个国家的政策制定者共同合作进行，包括了全球 50% 的人口、全球 60% 的吸烟者、全球 70% 的烟草使用者。全球烟草控制行动调查在每个国家进行前瞻性队列研究，从以下方面评价《全球烟草控制框架公约》的效果并确定烟草控制策略有效性的决定因素：健康警示标签和包装描述；无烟立法；烟草产品的定价和税收；沟通宣传和教育；戒烟；烟草广告和促销。中国自从 2006 年加入全球烟草控制行动调查，在中国的 7 个城市开展：北京、上海、广州、沈阳、长沙、银川和昆明。由中国疾病预防控制中心控烟办公室和 7 个项目城市的卫生行政部门和专业机构负责技术指导与现场实施。

（代 敏）

Quánqiú Yāncǎo Kòngzhì Kuàngjià Gōngyuē

全球烟草控制框架公约（Framework Convention on Tobacco Control，FCTC） 1996 年 5 月，世界卫生大会提议进行《全球烟草控制框架公约》的谈判。2003 年 5 月，在日内瓦召开的世界卫生大会上，世界卫生组织 192 个成员国一致通过了第一个限制烟草的全球性公约。本公约是在世界卫生组织主持下谈判制定的第一份具有法律效力的国际公共卫生条约，也是针对烟草的第一个世界范围的多边协议，重申了所有人民享有健康水平的权利。本公约的主要目标是提供一个由缔约方在国家、区域和全球各级实施烟草控制措施的框架，以便减少烟草使用和接触“二手烟”的频率，从而控制烟草危害、共同维护人类的健康。《全球烟草控制框架公约》与以往的药物控制条约不同的是，它坚持减少需求战略和供应问题的重要性。《全球烟草控制框架公约》中减少需求的主要规定列于第 6～14 条：减少烟草需求的价格和税收措施，以及减少烟草需求的非价格措施。《全球烟草控制框架公约》中减少供应的主要规定列于第 15～17 条：禁止烟草制品非法贸易，禁止向未成年人销售和由未成年人销售；对经济上切实可行的替代活动提供支持。《全球烟草控制框架公约》的另一个特点是列入一项处理责任问题的规定。中国于 2003 年 11 月 10 日正式签署《烟草控制框架公约》，成为该公约的第 77 个签约国。

（代 敏）

wèishēng jīngjìxué

卫生经济学（health economics）

研究卫生服务和人体健康与社会经济发展之间的相互制约关系、卫生领域内的经济关系和经济资源的合理使用，以揭示卫生领域内经济规律发生作用的范围、形式和特点的学科。是应用经济学基本理论和方法研究卫生领域中的经济现象和经济活动，以揭示经济主体之间的经济关系和经济活动中的经济规律，以解决卫生领域中的经济问题，并为制定相关的卫生经济政策提供信息。

简史 医疗经济问题很久以前就引起了人们的注意。公元前 3 世纪，古希腊思想家亚里士多德（Aristotle）曾谈到农民和医生之间在生产和交换中的关系。17 世纪，英国古典经济学家威廉·佩第（William Petty）在《献给英明人士》（1691）一书中指出：花在工人身上的医疗保健费用会带来经济上的收益。1940 年，西格里斯特（Siegrist HE）发表了《医疗经济学绪论》一文，认为医疗经济学应该阐明阻碍现代医学应用的各种社会经济条件，分析贫困与疾病给国民经济带来的巨大损失，解决医疗价格与患者的经济负担能力之间的矛盾。卫生经济学起源于20世纪50年代，中国的卫生经济学研究始于70年代末期。1978年以后，卫生部门总结了新中国成立以来卫生事业建设的经验与教训，分析了卫生管理体制上存在的弊病和造成卫生资源严重浪费的原因，探讨卫生工作中提出的一系列经济理论问题和实际问题，着手改革管理体制，并采取了加强经济管理的措施，从而推动了卫生经济学研究的开展。1982年建立了中国卫生经济研究会，1984年改名为卫生经济学会。

主要内容 ①卫生服务市场：需求、供给和价格的相互关系、卫生服务提供者和需求者的相互作用、影响它们的主要因素以及市场和政府各自在什么领域发挥作用、发挥何种作用以及作用的结果等，构成了卫生经济学的基本内容。②卫生服务提供体系：由各类不同特征的卫生服务提供者（卫生机构）所组成，成为提供各种卫生服务的资源基础和前提条件；对卫生服务体系的研究，将描述卫生服务提供体系的特征、影响因素以及对卫生服务提供类型、提供数量、提供结构和卫生费用的影响。③卫生资源的筹资、分配和使用：是指卫生资源的筹资渠道和筹集水平、卫生资源的分配方式、流向与结构以及卫生资源的使用效果与效率等。④卫生经济学评价：是应用一定的技术经济分析与评价方法，对卫生资源投入效果与效益的评价，目的是探讨有限的资源如何发挥其最大的作用，卫生经济学评价包括了成本效益分析、成本效果分析和成本效用分析。⑤医疗保障制度：医疗保障制度作为收入再分配和卫生资源筹集的一种方式，调节着卫生资源的配置，并通过不同的支付方式和费用分担方式影响供需双方的行为，进而对卫生服务利用、提供以及卫生费用产生影响。主要内容包括各种形式的医疗保险、如医疗保险系统、医疗保险模式以及医疗保险费用的控制等。⑥卫生机构的经济管理：涉及卫生机构产权制度改革、管理体制改革、运行机制完善以及相应的卫生机构管理制度、人事制度、分配制度、成本控制制度等内容的研究。⑦药品经济学：是应用经济学的原理和方法研究药品资源的配置、利用效率以及药品与其他卫生服务和资源的关系，以促进临床的合理用药，控制药品费用的不合理增长，完善医疗机构的补偿机制，为政府制订药品政策提供依据。

作用 随着社会的发展，卫生经济学在现代社会中具有越来越重要的作用，其可以指导政府制订科学而高效的卫生政策，指导医疗机构和医药企业制订科学的经营策略，指导消费者选择正确的消费行为。此外，近年来医疗卫生问题日益受到社会关注，卫生经济学作为解决“卫生资源有限性与需求无限性”矛盾的一门学科，是中国医疗体制改革的重要理论依据，为新医改的实施、职能的发挥起着引导和辅佐的作用。

应用领域 卫生经济学与医学、卫生学、人口学、社会学有着密切的联系。卫生经济学在发展过程中又产生若干分支，包括医疗经济学、保健经济学、卫生计划经济学、卫生技术经济学、医院经济管理学、医学经济学等。

（代　敏）

wèishēng jìshù píngjià

卫生技术评价（health technology appraisal） 一般技术评价理论与方法在卫生领域的具体应用，是从临床效果、经济效果、社会伦理以及政治影响等方面对医疗卫生服务中使用的药品、器械、诊治、程序，以及所涉及的卫生服务的组织系统、政策措施等各项卫生技术和干预项目进行评价。这种评价是系统、连续、综合性的，包括评价对象的属性、实施可能产生的效果以及对医疗卫生系统和社会的影响，其目的是为各层次的决策者提供合理选择卫生技术的科学信息和决策依据，对卫生技术的开发、应用、推广与淘汰实行政策干预，从而合理配置卫生资源，提高有限卫生资源的利用质量和效率。20世纪70年代以来，世界各国相继成立医学技术评价组织，美国是最早开展医学技术评价的国家。中国是90年代开始卫生技术评价工作，起步较晚，但在评估理论与方法学等方面也做了有益的探索。目前，国际上卫生技术评价已广泛应用在临床诊治指南、合理配置医学装备、确定医疗保险报销范围、卫生技术服务价格的制订、卫生技术及机构的准入等领域。

（代　敏）

Kǎshì gōngnéng zhuàngtài píngfēn

卡氏功能状态评分（Karnofsky performance score，KPS） 应用于肿瘤学领域，是评定肿瘤患者正常机体功能和日常生活能力的指标。1949年，卡尔诺夫斯基（Karnofsky DA）和伯奇纳尔（Burchenal JH）共同研究了行为状态评分等级，最后以卡尔诺夫斯基的姓氏命名。KPS用于确定肿瘤患者是否可以接受化学疗法、是否需要剂量的调整以及对保守疗法强度的测定。另外，KPS在肿瘤学的随机对照试验中用于生命质量的评定。行为状态评分从

100~0，100 分代表体力状况最佳，0 分代表死亡。得分越高，健康状况越好，越能忍受治疗给身体带来的副作用，因而也就有可能接受彻底的治疗。得分越低，健康状况越差。

（代　敏）

shēngmìngbiǎo cānshù píngjià

生命表参数评价（life table estimates）

以时间为横轴，生存率为纵轴，表示时间与生存率关系的曲线。见卡普兰-迈耶生存分析。

（代　敏）

jiāndū xuéxí

监督学习（supervised learning）

一个由训练资料中学到或建立的机器学习任务。训练资料是由一系列训练依照案例组成。在监督学习中，每一个例子是一对输入物件（通常是向量）和预期输出所组成（又称监督标记）。监督学习法则分析训练资料和产生一项推测功能，也就是所谓的分类器（如果输出是独立部件，称作分类）；或者回归功能（如果输出是连续部件，称作回归）。这些推测功能为任何有效的输入预计正确的输出。要达到此目的，学习者必须以“合理”的方式从现有的资料中一般化到非观察到的情况。在人类和动物感知中，则通常被称为概念学习。

监督学习是利用一组已知类别的样本调整分类器的参数，使其达到所要求性能的过程，也称为监督训练或有教师学习。若所给的学习样本不带有类别信息，就是无监督学习。任何一种学习都有一定的目的，对于模式识别来说，就是要通过有限数量样本的学习，使分类器在对无限多个模式进行分类时所产生的错误概率最小。在无监督学习的情况下，用全部学习样本可以估计混合概率密度函数，若认为每一模式类的概率密度函数只有一个极大值，则可以根据混合概率密度函数的形状求出用来把各类分开的分界面。监督学习方法是目前研究较为广泛的一种机器学习方法，例如神经网络传播算法、决策树学习算法等已在许多领域中得到成功的应用。但是，监督学习方法需要给出不同环境状态下的期望输出（即导师信号），完成的是与环境没有交互的记忆和知识重组的功能，因此限制了该方法在复杂的优化控制问题中的应用。

（代　敏）

jiāndū fēnlèifǎ

监督分类法（supervised classification）

以建立统计识别函数为理论基础，依据典型样本训练方法进行分类的技术。又称训练场地法，即根据已知训练区提供的样本，通过选择特征参数，求出特征参数作为决策规则，建立判别函数以对各待分类影像进行的图像分类，是模式识别的一种方法。要求训练区域具有典型性和代表性。判别准则若满足分类精度要求，则此准则成立；反之，需重新建立分类的决策规则，直至满足分类精度要求为止。常用算法有：判别分析、最大似然分析、特征分析、序贯分析和图形识别等。

主要方法有：①平行六面体法：将用一条简单的判定规则对多光谱数据进行分类。判定边界在影像数据空间中是否行成了一个 N 维的平行六面体。平行六面体的尺度是由标准差阈值所确定的，而该标准差阈值则是根据每种所选类的均值求出的。②最大似然法：是假定每个波段中的每类的统计都呈现正态分布，并将计算出给定象元都被归到概率最大的那一类里。③最小距离法：使用了每个感兴趣区的均值矢量来计算每个未知象元到每一类均值矢量的欧氏距离，除非用户指定了标准差和距离的阈值，否则所有象元都将分类到感兴趣区中最接近的那一类。④马氏距离法：是一个方向灵敏的距离分类器，分类时将使用到统计信息，与最大似然法有些类似，不同之处是假定了所有类的协方差都相等，所以是一种较快的分类方法。⑤二值编码分类法：根据波段值落在均值的上方或下方，把数据波普和端元波普编码为 0 或 1，抑或用逻辑函数将每种编码后的参考波普同编码后的数据波谱进行比较，生成一副分类影像。⑥波谱角填图分类法：是一个基于物理的波谱分类法，是用 N 维角度将象元与参考波谱进行匹配，此方法将波谱看成是空间中的矢量，矢量的维数就等于波段的个数，通过计算波谱间的角度，来判断连个波谱间的相似程度。

（代　敏）

Zhōnghuá Rénmín Gònghéguó Zhǒngliú Sǐwánglǜ Dìtú

中华人民共和国肿瘤死亡率地图（Atlas of Cancer Mortality of the People's Republic of China）

20 世纪 80 年代由中国地图出版社出版的一套描述中国肿瘤死亡率的地图，包括引导性的地图、肿瘤分布的地图、相对频率的地图，以及辅助性的表和图。该地图是由卫生部全国肿瘤防治研究办公室和中国科学院南京地理研究所根据一项全国范围内的肿瘤死亡率的调查绘制而成的，中国医学科学院肿瘤研究所及相关院校、研究所参与了地图绘制前的准备。

该套地图有中文和英文两个版本，其中的58幅地图和数十张表格用七种颜色绘制而成。该套地图中肿瘤死亡率的分布囊括了中国2392个县和县级行政单位的9种常见肿瘤（胃癌、食管癌、肝癌、子宫颈癌、肺癌、结直肠癌、乳腺癌、鼻咽癌和白血病）和5种不太常见的肿瘤（脑及神经系统肿瘤、恶性淋巴瘤、膀胱癌、阴茎癌和绒毛膜癌）。这套地图的绘制不仅发现了肿瘤是中国主要的致死性疾病，描述了因肿瘤死亡病例的地区和年龄分布，而且为肿瘤的研究提供了病因学的线索，对肿瘤的预防和研究提供了帮助。

（代　敏）

áizhèng fābìnglǜ

癌症发病率（cancer incidence rate）　一定时期内（一般为一年）某地每10万人口恶性肿瘤新发病例数，是反映恶性肿瘤对人群健康影响和描述疾病分布状态的一项测量指标。又称癌症粗发病率，可用于探讨恶性肿瘤的危险因素，评价肿瘤防治的效果。其计算公式如下：发病率=(某年某地恶性肿瘤新发病例数/某年某地平均人口数)×100 000/10万

（代　敏）

áizhèng sǐwánglǜ

癌症死亡率（cancer mortality rate）　一定时期内（一般为一年）某地每10万人口因恶性肿瘤死亡的人数，用于衡量某一时期一个地区人群因癌症死亡危险性大小的一个常用指标。又称癌症粗死亡率，可用于探讨恶性肿瘤的危险因素，评价肿瘤防治的效果。其计算公式如下：死亡率=(某年某地恶性肿瘤死亡病例数/某年某地平均人口数)×100 000/10万

（代　敏）

sǐwáng jiēduàn

死亡阶段（mortality stage）　现代医学认为，死亡是一个动态的过程，主要包括三个时期：①濒死期：主要特点是脑干以上神经中枢功能丧失或深度抑制，表现为反应迟钝、意识模糊或消失，各种反射迟钝或减弱，呼吸和循环功能进行性减弱。②临床死亡期：主要特点是延髓处于深度抑制和功能丧失的状态，各种反射消失、心脏停搏和呼吸停止。后两者认为是临床死亡标志。③生物学死亡期：是死亡的最后阶段。此期各重要器官的新陈代谢相继停止，并发生不可逆性的代谢，整个机体不可能复活。

（代　敏）

zhòngyào shēngmìng shìjiàn

重要生命事件（major life event）

在生命过程中所经历的对自己情感、健康或生活产生重大影响的事件，如结婚、妊娠、离异、丧子等。这些事件不但是最基本的人口动力，左右人口的组成与成长，而且在个人生命历程当中的所有社会事件里，也是以这些事件最为根本和重要；甚至，生命历程的变化（不论是个人或是家庭）总是围绕这些事件而变迁。

（代　敏）

bǐzhíbǐ

比值比（odds ratio，OR）　病例-对照研究中表示疾病与暴露之间关联强度的指标。所谓比值是指某事物发生的可能性与不发生的可能性之比。假定某病例-对照研究资料如下表，对一个病例-对照研究资料的暴露比值比是病例组中暴露人数与非暴露人数的比值（a/c）与对照组中暴露人数与非暴露人数的比值（b/d）之比，此时的 OR=(a/c)/(b/d)=ad/bc。比值比（OR）的含义与相对危险度类似，指暴露者的疾病危险性为非暴露者的多少倍。病例-对照研究（某些衍生类型除外）不能计算发病率，所以也不能计算相对危险度，只能用比值比作为反映关联强度的指标。

（魏文强）

xiāngduì wēixiǎndù

相对危险度（relative risk，RR）

暴露组的危险度（测量指标是累计发病率）与对照组的危险度之比。又称危险度比。暴露组与对照组的发病密度之比称为率比。危险度比和率比都是反映暴露与发病（死亡）关联强度的最有用的指标，相对危险度的值表示暴露组发病或死亡的风险是对照组的多少倍，RR值越大，表明暴露的效应越大，暴露与结局关联的强度越大。

（魏文强）

guīyīn fēnzhí

归因分值（attributable fraction，AF）　暴露人群中的发病或死亡归因于暴露的部分占全部发病或死亡的百分比。又称归因危险度百分比或者病因分值。

（魏文强）

表　病例-对照资料示例

暴露或特征	病例	对照	合计
有	a	b	$a+b=n_1$
无	c	d	$c+d=n_2$
合计	$a+c=m_1$	$b+d=m_2$	$a+b+c+d=t$

guīyīn wēixiǎndù

归因危险度（attributable risk, AR） 暴露人群中可归因于暴露因素的发病率或其他结局的率。又称特异危险度、率差和超额危险度。假设其他因素对暴露组和非暴露组的影响是相同的，归因危险度等于暴露组结局（通常为发病或死亡）率减去非暴露组结局率，如果暴露因素消除，就可以减少这个数量的结局发生，具有疾病预防和公共卫生学意义。

（魏文强）

tǐzhòng zhǐshù

体重指数（body mass index, BMI） 体重公斤数除以身高米数的平方得出的数字，是国际上常用的衡量人体胖瘦程度以及是否健康的一个标准。又称体质指数、身高质量指数，是人体测量指标之一。世界卫生组织把超重界定为体重指数等于或大于25，肥胖界定为体重指数等于或大于30。

（魏文强）

kěxìn qūjiān

可信区间（confidence interval） 按一定的概率或可信度用一个区间来估计总体参数所在的范围，该范围通常称作参数的可信区间或者置信区间，预先给定的概率称为可信度或者置信度，常取95%或99%。

（魏文强）

piānyǐ

偏倚（bias） 在研究或推理过程的任何阶段、任何影响，使得所获得的结果系统地偏离真实值。可发生在流行病学研究的设计、实施、分析以及推论的各个阶段。偏倚的种类很多，一般分为三大类，即选择偏倚、信息偏倚和混杂偏倚。

（魏文强）

xuǎnzé piānyǐ

选择偏倚（selection bias） 在研究对象的选取过程中，由于选取方式不当，导致入选对象与未入选对象之间存在系统差异，由此造成的偏倚。例如，研究对象采用志愿者、方便样本，或者研究对象无答应或失访。

（魏文强）

xìnxī piānyǐ

信息偏倚（information bias） 来自于测量或资料收集方法的问题，使得获取的资料存在系统误差。又称测量偏倚或观察偏倚。又由于流行病学的暴露或疾病多为分类测量，所以信息偏倚有时也称错分偏倚。

（魏文强）

hùnzá piānyǐ

混杂偏倚（confounding bias） 暴露因素与疾病发生的相关（关联）程度受到其他因素的歪曲或干扰。导致混杂产生的因素称为混杂因素，是疾病的危险或保护因素，并且与研究的暴露因素存在相关。混杂偏倚的判定原则为：比较混杂因素调控前后的暴露因素效应估计值，如果存在专业上有意义的差异（注意不是统计学的显著性差异），则认为产生了混杂偏倚。

（魏文强）

dānyīnsù tǒngjì fēnxī

单因素统计分析（univariate statistical analysis） 通常只描述某一变量的统计特征，并对该变量在各组间的差别进行比较。是一种最简单的定量统计分析，其基本方法是通过描述样本中研究对象某一变量的各种属性，来绘制该变量的频数分布图，以便根据资料分布情况选择合适的统计方法作进一步的统计分析。

（魏文强）

duōyīnsù tǒngjì fēnxī

多因素统计分析（multivariate statistical analysis） 研究客观事物中多个变量（或多个因素）之间相互依赖的统计规律的方法。又称多元统计分析。如每个研究对象有多个观测数据，或者从数学上来说，每个个体的观测数据是多维空间里的点，那么这样的数据便称为多元数据，分析多元数据的统计方法即多因素统计分析。医学研究中常用的多因素统计分析方法有：多重回归分析、判别分析、聚类分析、主成分分析、对应分析、因子分析、多元方差分析等。

（魏文强）

shēngcún fēnxī

生存分析（survival analysis） 将事件的结果和出现这一结果所经历的时间结合起来分析的一种统计分析方法。如对慢性病如恶性肿瘤的预后及远期疗效观察，需作长期的随访研究，除观察痊愈、死亡等指标外，还要考虑出现这些结果所经历的时间的长短。这种方法不仅可以从事件结局的好坏（如疾病的痊愈和死亡），而且可以从事件的持续时间进行分析比较，因而能够更为全面地反映某种治疗的效果。

（魏文强）

Kǎokèsī bǐlì wēixiǎn móxíng

考克斯比例危险模型（Cox proportional hazards model） 由英国统计学家考克斯（Cox DR）于1972年在生存分析中提出的一种统计学方法。用于分析多因素生存数据的回归模型，而且允许截尾数据的存在。其主要用于肿瘤和其他慢性病的预后分析，也可用于队列研究的病因探索。

（魏文强）

Kǎpǔlán-Màiyē shēngcún fēnxī

卡普兰-迈耶生存分析（Kaplan-Meier survival analysis） 将生存资料编制成寿命表的一种非参数方法。由卡普兰和迈耶于1958年提出，又称为乘积极限法、卡普兰-迈耶曲线。其以时间t为横轴，生存率P（x>t）为纵轴，表示时间与生存率关系。卡普兰-迈耶生存分析将计算的生存概率和估计值结合起来考虑，以便对截尾观测进行调整。这时，假定截尾都是随机发生的，时间间隔定义为一事件发生的时间末尾，因此是不相等的。

步骤：①将生存时间由小到大排序，其中遇到数值相同的完全数据与删失数据时，将删失数据排在完全数据之后。②列出各个时刻的死亡例数，其中删失数据对应的死亡例数为0。③列出各时刻的期初观察例数，即该时刻之前的生存例数。④计算各时间段的生存概率。⑤计算各时刻的生存率，注意删失数据所对应的死亡例数是0，其生存概率为1，所以它所对应的生存率与前一个完全数据的生存率相同。

特点：卡普兰-迈耶生存分析中最基本的两个描述统计量为生存概率和生存率，前者用*P*表示，是指单位时间段开始存活的个体到该时间段结束时仍然存活的可能性；后者用非参数方法S（t）表示，是指观察对象活过t个单位时间的概率，是生存概率的累积结果。

应用：主要用于生命科学。适用于小样本或大样本未分组的生存资料。

（魏文强）

huìcuì fēnxī

荟萃分析（Meta analysis） 对具有相同研究目的的相互独立的多个研究结果加以汇总综合再分析的研究方法。其目的是将某一已经完成的研究结果以更为客观、真实、综合性的形式反映出来，其优点是改进和提高了由于各种原因所导致的统计效能不佳，或单个研究容易出现的系统误差等。同时可以进一步确定某些研究结果不一致的原因，得出较为可靠的结论或假说，也有利于了解所分析的科学问题的研究进展与动态，明确进一步研究的方向。又称元分析、Meta分析。20世纪20年代，英国统计与遗传学家罗纳德·艾尔默·费舍尔（Ronald Aylmer Fisher）最早提出对若干个独立试验结果的*P*值合并方法，60年代以后，医学文献中对每个独立研究统计量进行合并的报道逐渐多起来。1976年，英国教育心理学家格拉斯（Glass GV）将合并统计量的文献综合研究方法称为Meta分析；80年代末传入中国，中文翻译为荟萃分析或元分析。荟萃分析最初的含义是从文献中收集足够多的研究结果，经统计分析后加以汇总。1991年，弗莱斯（Fleiss）和格罗斯（Gross）对其定义："Meta分析是一类统计方法，用来比较和综合针对同一科学问题所取得的研究结果。比较和综合的结论是否有意义，取决于这些研究是否满足特定的条件。"

（魏文强）

liánhé fēnxī

联合分析（pooled analysis） 将原始的数据资料进行整合后再分析的过程。又称pooled分析。与荟萃分析（Meta分析）都属于综合统计分析方法，但是Meta分析是将发表的研究结果进行综合。例如在肿瘤流行病学研究中，某些危险因素的暴露率很低，而研究的规模要求较大，一个地区或国家的资料往往不足以说明问题，在这种情况下，收集不同地区（国家）、不同作者基于同一研究目的的各项研究原始资料（不论发表与否）合并起来作综合分析，就是十分必要的。联合分析对已确定的及可疑的危险因素间的混杂和交互作用也可较易地做出检验，与荟萃分析相比，可获得有关特殊暴露与疾病关系的更为有效的正确结论。联合分析还可检验在不同人群中采用不同的研究方法所做出的研究结论的一致性，而且还可以解释单一研究中先前不曾发现的误差或不一致性，以及过去不清楚或仅仅是假设的联系或剂量-反应效应。

（魏文强）

jùlèi fēnxī

聚类分析（cluster analysis） 以被观察对象实际观察到的有关特征为依据，通过统计学处理，将具有不同特征的研究对象归纳为不同类型的统计学方法。是医学专家研究分类常用的方法。聚类分析一般可分为对样品的聚类和对指标的聚类。聚类分析的方法有系统聚类法和动态聚类法等。系统聚类法的基本思想是：开始是各样品自成一类，然后每一次将距离最近（或相关系数最大）的两类合并，每次减少一类，直至全部样品并成一类为止，最后作出聚类图，全面分析归纳成适当类别。动态聚类法的基本思想是先选择凝聚点，得初始分类，然后按一定原则修改分类，直至分类比较合理为止。

（魏文强）

shùjù guòdù nǐhé

数据过度拟合（data overfitting） 在统计分析尤其是回归分析中，纳入的解释变量过多的情况。数据过度拟合的一个显著特征是大得不可思议的估计系数和估计标准误，当样本量较少时尤为麻烦。一般来说，一个模型包含的变量越多，标准误估计就越大，模型就越依赖于观察数据。

（魏文强）

Kēhuò fǎzé

柯霍法则（Koch's postulate）

由德国解剖学家和病理学家雅各布·亨勒（Jacob Henle FG）首先提出，1877年由德国细菌学家罗伯特·柯霍（Robert Koch）改进并于1882年详细阐述的关于病因学的法则。柯霍认为，只有符合这些原则，才能认为某一细菌或病原体与所研究的疾病之间存在因果联系，柯霍法则如下：①通过分离和纯培养可以证明病原体在每个病例身上都存在。②在其他疾病的患者体内没有发现该病原体。③该病原体一旦被分离出后，必须能在实验动物中复制这种疾病。④在所产生的实验疾病中必须重新找到该病原体。

研究背景 因果关系是指一定的原因产生相应的结果。流行病学大多数内容都涉及因果关系。但必须强调仅靠流行病学证据本身不足以建立因果联系，虽然其可以提供强有力的环境证据。当一种变量必定发生在一种结果之前，称该变量为“必需”病因，但此结果不一定是该变量的唯一结果；当某种特定变量必然导致或产生一种结果时，该变量称为“充分”病因。任何特定的原因可能是必需的、充分的、两者都不是、或者两者都是这四种类型。自变量X引起Y的四种情况如下：①X既是Y的充分病因又是必需病因。X和Y总是同时存在，仅有X就能引起Y即X→Y。②X是产生Y的必需病因但不是充分病因。当Y存在时X必须存在，但有X时并非总是有Y。必须还有其他因素才引起Y，即X和Z→Y。③X不是必需病因，而是导致Y的充分病因。X存在时Y也存在，但Y存在时X可以存在也可以不存在，因为还有其他原因引起Y，没有X时也能发生，即X→Y还有Z→Y。④X既不是导致Y的必需病因也不是其充分病因。Y存在时，X可能存在也可能不存在。不过，如果X和Y同时存在，也必须还有其他一些因素存在。在病因网中，X只是其中一个起作用的因素：X和Z→Y还有W和Z→Y。

流行病学因果联系 希尔因果关系准则是指由英国统计学家希尔首次比较完整表述的流行病学因果联系。因素与疾病有因果关系的准则为：①联系一致性：即在不同的环境，采用不同的方法重复研究，联系是一致的。②联系强度：即通过合适的统计学检验测量的危险性大小。③联系特异性：即一个假定原因能导致一种特异的结果。④剂量反应关系：即暴露水平增加（在数量和/或时间上）危险性增加。⑤时间顺序：即暴露总是在结果之前，这是唯一绝对必要的准则。⑥生物学合理性：在医学和生物学上言之有理，即所述因果关系能被当前公认的医学和生物学知识解释。⑦疾病的空间和时间与病因分布应相符合。⑧可实验性：即疾病情况可以被适合的实验措施改变（如预防或改善）。

发展 由于生物医学知识的发展，要求我们重新考虑柯霍法则。美国耶鲁大学教授伊文思（Evans）即在在柯霍法则的基础上发展了伊文思法则：①在暴露于假定的病因者中，患病率应显著高于对照组或暴露较少者。②当所有其他危险因子保持恒定时，病例组暴露于假定原因的频率应高于无病的对照组。③前瞻性研究显示，在暴露于假定原因的人群中，发病率应显著高于暴露较少的人群组。④疾病的发生应在暴露于假定病因因子之后，疾病的潜伏期呈正态或对数正态分布。⑤宿主在暴露于假设的病因因子以后出现可测量的反应（如抗体、癌细胞），在暴露以前无此种反应者出现这种反应的概率应该很大；若在暴露前已有此种反应者，则表现出程度上的增加。此种反应在未暴露者或较少暴露者中应不常见到。⑥在暴露于假设的病因因子后，其反应谱显示从轻到重的合理生物学梯度。⑦通过实验来复制这种疾病时，适当暴露于假设的病因的动物或人的发病率应当高于未同样暴露者，这里所讲的暴露可以是在实验室中对志愿者进行的实验，也可以是自然暴露。⑧消除或减少假设病因的影响，应能降低发病率（如减少病毒的毒力，除去烟草中的焦油）。⑨预防或减轻宿主对假设病因的暴露，应能减少或防止疾病的发生（如免疫接种、用药降低血胆固醇、用特异性淋巴因子预防癌症）。⑩一切联系或发现应合乎生物学或流行病学的一般规律。

（魏文强）

shānshī

删失（censoring）

在随访研究中，由于某种原因未能观察到随访对象发生事先定义的终点事件，无法得知随访对象的确切生存时间的现象。又称终检、截尾。对于发生在测量阈值之外的频数分布一端数值未知的观察结果，左侧或小数字一端的截尾称为左删失，右侧或大数字一端的截尾称为右删失。产生删失的原因包括：随访对象失访、随访结束时对象仍存活、治疗措施改变等。含有删失值的资料需采用特殊的方法进行分析：如乘积极限法、寿命表法或考克斯回归模型等。

（魏文强）

zhǒngliú fāshēng

肿瘤发生（tumorigenesis） 正常细胞内发生的某些分子水平的遗传学或表观遗传学异常改变，使得常态下细胞增殖与程序性死亡之间的严格平衡遭到破坏，导致受累细胞失去控制地分裂的现象。这些失控而迅速增殖的细胞一部分可能生成良性肿瘤，另一部分则可能变为能够破坏原发组织、侵袭周围器官并向体内远处转移播散、危及生命的癌（恶性肿瘤，即癌发生）。在此，肿瘤发生大多指癌发生，是一个多因素诱导、多阶段形成、多分子通路相互作用的极其复杂的病理过程。

（高燕宁）

zhǒngliú qǐshǐ

肿瘤起始（tumor initiation） 正常细胞发生了某些异常改变，使其可能形成肿瘤的过程。这是肿瘤形成的第一阶段。在此，肿瘤起始大多指恶性肿瘤（癌）起始。这一过程涉及受累细胞内发生的遗传学或表观遗传学损伤。这些分子水平的损伤可以由机体细胞内在因素造成，也可以由外环境中的致突变、致癌因素所引起；若未被机体内的修复机制有效修复，而发生原癌基因活化、抑癌基因失活等关键分子事件，则可能诱导细胞具有了癌变倾向，致使肿瘤起始。见癌发生、肿瘤多阶段发生、肿瘤形成。

（高燕宁）

zhǒngliú xíngchéng

肿瘤形成（tumor formation） 在肿瘤发生发展过程中，除起源于淋巴造血系统的病变之外，绝大部分异常增殖的细胞首先逐渐在局部组织器官内形成原发性占位病变，即实体肿瘤。见肿瘤发生、癌发生。

（高燕宁）

áifāshēng

癌发生（carcinogenesis） 正常细胞发生恶性转化而生成恶性肿瘤的过程。此过程涉及一系列基因组水平和细胞水平的异常改变，最终导致失去控制的细胞分裂增殖，形成恶性细胞群——癌。

研究简史 1863年，基于显微镜观察，德国病理学家鲁道夫·路德维希·卡尔·菲尔绍（Rudolf Ludwig Karl Virchow）最先推断癌的细胞起源。1914年，德国细胞学家特奥多尔·博韦里（Theodor Boveri）注意到癌细胞中源自父方和母方的染色体数目失衡；从而提出假说：癌症可能起源于异倍体细胞。1944年，美国细菌学家奥斯瓦尔德·埃弗里（Oswald Avery）首先用实验证明基因的化学本质是DNA分子，而不是RNA或蛋白质——DNA是遗传信息的载体。1953年，弗朗西斯·克里克（Francis Crick）和詹姆斯·沃森（James Watson）成功模拟出DNA的双螺旋结构模型，阐释它如何携带遗传信息，从而开辟了现代分子生物学的新纪元。而20世纪70年代发展起来的DNA重组技术则提供了认识基因、根据人们的意愿来操作基因、改造基因的重要手段。此外，自20世纪50年代中期之后，体外细胞培养技术有了很大的改进。哺乳动物细胞体外恶性转化模型的建立，使人们得以在体外观察正常细胞逐步转化成恶性细胞的动态过程；并可对癌变过程中细胞形态学、生物学、生物化学、分子生物学方面的指标进行细致而客观的分析。细胞遗传学研究使人们能深入到作为遗传学物质基础的染色体层面，观察肿瘤细胞染色体的特异性改变，为进一步寻找肿瘤的相关基因奠定了良好的基础，为日后癌基因和抑癌基因的发现提供了线索。

1983年，美国杰弗里·库珀（Geoffrey Cooper）、罗伯特·温伯格（Robert Weinberg）和迈克尔·维格勒（Michael Wigler）等几个实验室同时报道了从癌细胞系中分离到活化的癌基因*ras*，并证明其第12位密码子处发生了点突变，从而把癌发生与基因突变直接联系起来。1986～1987年间抑癌基因的发现，以及此后围绕着癌基因和抑癌基因展开的大量研究，把癌发生机制研究推向更加深入的领域。

生物学特征 正常细胞内发生的某些分子水平的遗传学异常改变，使得常态下细胞增殖与程序性死亡之间的严格平衡遭到破坏，导致受累细胞失去控制地分裂。这些失控而迅速增殖的细胞之中的一部分可能生成良性肿瘤，另一部分则可能变为能够破坏原发组织、侵袭周围器官并向体内远处转移播散、危及生命的癌（恶性肿瘤）。癌发生是一个多因素诱导、多阶段形成、多分子通路相互作用的极其复杂的病理过程。癌（细胞）的重要生物学特征包括：①基因组不稳定和发生突变。②生长信号自给自足。③对于抗生长信号不敏感。④细胞死亡信号抵抗。⑤具有无限复制潜能。⑥具有持续生成血管的能力。⑦具有组织浸润和转移的能力。⑧具有免疫逃逸的能力。⑨其异常改变与促癌性炎症相关。

⑩细胞能量代谢异常等。

癌发生的诱因见致癌物、促癌物。癌发生的多阶段过程见肿瘤多阶段发生。

分子机制 癌发生过程，即一个正常细胞转化为癌细胞，必须有一系列遗传学改变参与。其中大多为突变，或基因组DNA核苷酸序列的结构改变。小范围的突变包括点突变、缺失和插入，可发生于基因的启动子影响其表达，或发生于基因的编码序列而改变其编码蛋白的功能或稳定性。另外一类遗传学改变发生于染色体水平，如：非整倍性表现为一条或数条染色体数目增加或者减少；某一染色体区域扩增导致定位其中的癌基因拷贝数大大增加——由此引发基因剂量改变，形成大规模的突变。由染色体易位造成基因异常融合的经典案例是，9号和22号染色体易位生成的费城染色体上的融合基因*bcr-abl*，其蛋白产物具有致癌的酪氨酸激酶活性，导致慢性髓细胞性白血病发生。

影响癌变发生的基因在细胞分裂、细胞凋亡和DNA修复功能中都发挥重要作用；而它们的突变则导致失去控制的细胞增殖。其中，原癌基因激活成为癌基因可以促进细胞生长和有丝分裂（见癌基因）；而抑癌基因的失活使得细胞生长失去控制（见抑癌基因）；损伤细胞生长和细胞凋亡调控基因则导致细胞周期和程序性死亡紊乱等一系列结果。这些基因的功能变化为启动细胞增殖失控提供了重要信号。然而，局限于单个癌基因的突变效应可以被正常有丝分裂调控元件和相应的抑癌基因功能所抑制。同样，由于具有其功能副本的多个后备基因的存在，单个抑癌基因的突变也难以诱发癌变。只有在多个原癌基因突变活化为癌基因并且足够数量的抑癌基因失活或损伤，在多条分子通路相互作用的过程中细胞增殖信号相较于其调控通路处于绝对优势的情况下，细胞才能分裂失控并引发癌症。

除了上述关于癌发生的经典理论外，一些研究者相信是由于表观遗传学改变（如：DNA异常甲基化，等）导致肿瘤的产生。癌症也被认为是代谢病，细胞代谢产氧（氧化磷酸化）的通路被转变为产生活性氧（ROS）的通路，这一氧化磷酸化到糖酵解的转变和ROS的累积也是诱发癌症的重要因素。

关于癌症发生的另一项新理论是将发育生物学与肿瘤学相联系的肿瘤干细胞假说——认为癌症其肿瘤内部不同类型的细胞是由被定义为肿瘤干细胞的极少量细胞所产生。肿瘤干细胞可能是由成熟的干细胞产生或分化而来。这些细胞成为肿瘤的亚成分并具有干细胞的部分特征，它们产生多种可以自我更新并维持内稳态控制的细胞（见癌症干细胞假说）。此外，癌的浸润和转移也与肿瘤干细胞有密切关系。

（高燕宁 郗 昊）

èrcì dǎjī xuéshuō

二次打击学说（two-hit model）

原指视网膜母细胞瘤的发生是由于遭受两次“遗传学打击”而癌变这一模型。随后的研究表明，“二次打击”是指视网膜母细胞瘤基因（*Rb*，又称*Rb*1）的两个等位基因都发生突变而失活。*Rb*基因具有隐性遗传的特质，在遗传性视网膜母细胞瘤中，第一个突变由亲代生殖细胞携带而来，使子代具有一个失活和一个正常的等位基因——不显示疾病表型。多数情况下，视网膜内残存的正常*Rb*等位基因会在童年早期发生体细胞突变（第二个突变）而失活，继而导致视网膜母细胞瘤发生。而在非遗传性视网膜母细胞瘤中，*Rb*的两个等位基因的突变则都发生于体细胞。这种情况亦可用于对其他抑癌基因失活的解释（见克努森假说）。

（高燕宁）

Kènǔsēn jiǎshuō

克努森假说（Knudson hypothesis）

在一个细胞的DNA中突变累积发生导致癌变。又称多重打击假说，此推断最初由卡尔·努德林（Carl O Nordling）提出，而阿尔弗雷德·乔治·克努森（Alfred George Knudson）对之进行了修正。

1953年，根据工业化国家中癌症的发生率逐渐升高的现象，努德林（Nordling）提出癌症的多重突变理论；他推测癌症的发生需要多个突变的逐步累积。1971年，克努森以视网膜母细胞瘤病例为分析对象，进行统计学研究。这种多发生于儿童的视网膜的恶性肿瘤的发生形式既有遗传性又有散发性。根据统计数据克努森发现，与散发性视网膜母细胞瘤相比，遗传性视网膜母细胞瘤的患儿发病年龄早，并且肿瘤常累及两只眼睛；从而提示，遗传性视网膜母细胞瘤存在潜在的遗传易患倾向。

克努森认为，DNA遭受“多次打击”是癌症发生的必要条件。在罹患遗传性视网膜母细胞瘤的儿童，其DNA的第一次损伤是由亲代遗传所得，随后遭受任何第二次损伤将很快导致发病。而对于散发性视网膜母细胞瘤而言，针对DNA的两次“打击”都只发生在个体的肿瘤形成之前。这就解释了遗传性和散发性视网膜母细胞瘤的患者发病年龄存在差异的现象。

而第一个被发现鉴定的人类抑癌基因正是视网膜母细胞瘤基因（*Rb*，又称 *Rb*1）。在遗传性视网膜母细胞瘤中，*Rb* 基因的第一个突变由亲代生殖细胞携带而来，使子代具有一个失活和一个正常的等位基因。当视网膜内残存的正常 *Rb* 等位基因遭受打击发生体细胞突变（第二个突变）后，*Rb* 失活。在散发性视网膜母细胞瘤中，*Rb* 的两个等位基因的突变则都发生于体细胞。*Rb* 基因失活的机制成为诠释克努森假说、二次打击学说的经典范例。

之后的大量研究则进一步扩充了克努森假说的内涵：癌变发生既需要原癌基因的激活，也需要抑癌基因的失活。对于某一个癌基因的初次打击并不足以致癌，这是因为具有正常功能的抑癌基因可以控制阻止癌变发生；在这种情况下，只有抑癌基因也遭受打击而失活才会使细胞增殖失控，导致癌症。反之，一个受损的抑癌基因也不足以致癌，除非有癌基因也遭受打击而激活，使得细胞增殖完全失控。

克努森的工作和他提出的克努森假说间接引领了人们对癌症相关基因的识别与鉴定。为此，他获得了 1998 年的拉克斯医学研究奖。

（高燕宁　郝　昊）

zhǒngliú duōjiēduàn fāshēng

肿瘤多阶段发生（multistep development of tumor）　关于肿瘤发生和发展是一个有序连贯的多阶段过程的学说。多阶段发生是癌生物学的重要概念，也是癌的本质特征之一。癌变是一个有序连续的多阶段过程，靶细胞在机体内外环境因素作用下，通过分子遗传学改变的不断累积——每一个新阶段启动必须有附加的遗传学或表观遗传学改变——致使细胞分裂、凋亡和组织自稳性的正常调控紊乱而获得生存优势、克隆增殖和演进，最终成为高度恶性的肿瘤。在这演变过程中所积累的一系列基因突变，可涉及不同染色体上多种基因的变化，包括：癌基因、抑癌基因、细胞周期调节基因、细胞凋亡相关基因、维持细胞基因组稳定性的基因（如 DNA 修复、DNA 复制及染色体分离基因）、浸润和转移相关基因，以及血管生成和免疫逃避相关基因等。

研究简史　从接触致癌物到癌症的临床症状出现，常有一个相当长的潜伏期；对人的致癌过程可长达 4～30 年之久，平均 15～20 年，故癌症大多发生在生命的晚期。这也正说明，癌症的发生是由多种基因及其产物异常在多年中积累的结果。在实验动物中，潜伏期可仅为 1～2 周或长达 2～12 个月以上。潜伏期的长短也反映了机体寿命的一个可估计的阶段。1941 年，劳斯（Rous FP）和贝伦布卢姆（Berenblum I）等在小鼠诱发皮肤肿瘤的研究中发现，单独用致癌物或促癌物处理，均不能诱发肿瘤；而促癌物的反复处理十分重要，在乳头状瘤形成之后，如中断促癌物的处理，肿瘤可自行消失，同时提示促癌物的作用在一定范围内是可逆的。据此而提出了癌变二阶段发生学说，认为癌变发生的过程可分为两个阶段：在启动过程中正常细胞转变为潜在的肿瘤细胞，在促进过程中细胞受到反复刺激，分裂增殖而生长为真正的肿瘤。以癌变二阶段学说为基础，20 世纪 70 年代，随着癌变模型系统的发展和完善，大量在癌变不同阶段的遗传学改变被确认。1971 年，克努森（Knudson）通过对儿童视网膜母细胞瘤发病率的分析，提出了基因突变的二次打击学说，认为癌发生需在同一细胞中至少经历两次突变。此后大量研究也已证实了这种由统计学分析提出的二次打击学说（见克努森假说）。二次打击学说的提出是对癌变二阶段发生学说的重要证据和有力解释。过去半个多世纪的研究使人们认识到，癌变过程除了传统的启动和促进阶段外，癌变过程还需要增生细胞从良性向恶性状态转变和进一步的演进，肿瘤侵袭与转移的表型是遗传学和表观遗传学改变的表现。1990 年，费伦（Fearon）和福格尔斯坦因（Vogelstein B）提出结直肠癌变的多阶段遗传学模型，证实结直肠癌发生过程中经历了增生、良性肿瘤、原位癌、浸润癌等一系列序贯性变化，为恶性肿瘤的多阶段发生学说提供了直接的证据。随后的肿瘤分子生物学进展从分子水平确定了上述各个阶段发生的分子事件，阐明了这种多阶段性发展的本质是一个多因素影响、多基因参与、多步骤的过程。癌的发生与发展过程大致可分启动、促进、进展和转移等几个阶段。这种多阶段性在实验性肿瘤以及肿瘤组织病理学阶段演变过程中均已得到证实。随着肿瘤分子生物学的进展，癌变多阶段性演变过程中许多癌基因、抑癌基因所介导的分子事件相继被揭示，从而在分子水平上阐明了多阶段发生的本质。

分子机制和特征　癌变多阶段性演变过程中，各期均涉及细胞水平和分子水平的不同机制，并显示不同的生物学特征（见癌发生）。

启动阶段 这是癌变的第一阶段，是造成细胞遗传学损伤的过程。这些遗传学损伤可以是自发的，即由细胞内在因素引起，如低频率的DNA复制和染色体分裂错误以及内源性代谢反应产生的氧自由基等引发的DNA损伤；也可以是环境中化学物质、电离辐射、特殊病毒等各类理化、生物致癌因素所引起的DNA序列的结构改变、表观遗传学改变（如异常的DNA甲基化）、基因表达改变，导致细胞过度增殖和去分化，从而启动癌变过程。致癌因素中的有效致癌成分作用于DNA分子的不同部位，引起DNA结构的异常改变，或形成DNA加合物，以致在DNA复制时诱发突变。这些致癌因素在细胞内可引起许多种基因的突变，包括原癌基因和抑癌基因。突变可通过简单的易位、倒位，也可由基因组序列的插入或缺失，基因的扩增，或两个正常基因融合产生一个嵌合基因等机制而发生。在关键的基因中发生突变是导致癌发生的启动事件；甚至极低剂量的致癌物也可引起启动，而这种低剂量致癌物在环境中往往容易接触到。因此，在人和动物体内常自发或诱发产生启动阶段细胞，使得“启动”成为一种常见的事件。然而这类遗传学损伤对于癌变启动来说不是必然事件，因为它们可通过细胞内各类DNA修复机制而恢复正常。这些修复机制包括：碱基切除、核苷酸切除、直接逆转、重组修复及错配修复等；只有未被修复的DNA损伤引起的原癌基因的活化、抑癌基因的失活才是核心的起始事件，这些分子改变使得启动阶段细胞具有了癌变倾向。

促进阶段 促进阶段是指潜在的癌细胞经促癌物作用后转变成癌细胞的过程，是致癌过程中重要的阶段。它所反映的是肿瘤发生机制中的潜伏性和可逆性，提示恶性肿瘤防治的可能。促进阶段的初期具有可逆性，而后期是不可逆的。在癌发生的促进阶段，已经“启动”的细胞在促癌物的作用下更快地分裂与生长，并选择性地克隆性增殖，所形成细胞群体宏观可表现为结节、乳头状瘤或者息肉。促癌物多为非诱变剂，它本身并无或仅有极微弱的致癌作用，一般无需代谢激活即可发挥其生物学效应。促癌物能降低致癌物的剂量，缩短暴露组织的发生癌变的潜伏期，或增加形成肿瘤的数量。促癌物的反复作用能增加细胞分裂，使启动细胞产生肿瘤发生早期所需的增生细胞群，并可形成良性肿瘤。它们的作用相对短暂，且在细胞和组织水平上是可逆的。研究促癌物在癌变促进阶段的具体生物学机制主要是在TPA（12-O-十四烷酰佛波-13-乙酸酯）作用于小鼠皮肤和苯巴比妥作用于大鼠肝两个实验模型上进行的。目前认为，促癌物进入细胞发挥生物学效应是由细胞膜上的受体介导的；它们与靶细胞特异性受体作用，级联放大引起一系列生物学效应。蛋白激酶C被认为在促癌阶段的膜相关信号传导过程中处于中心地位，其活化可引起许多底物磷酸化，并通过一系列反应导致加强或抑制基因表达。

进展和转移阶段 癌症的进展阶段是指由良性肿瘤转变为恶性肿瘤，并进一步演变成更具恶性表型的肿瘤的过程。这个阶段是不可逆的。这一阶段的细胞具备如下特征：①持续的增殖信号。②逃避生长抑制。③抵抗细胞（程序性）死亡。④获得无限复制潜能。⑤诱导血管生成。⑥激活浸润和转移。⑦基因组不稳定和突变。⑧促癌性炎症。⑨能量代谢重编程。⑩免疫逃逸。具体可表现为：肿瘤组织的自主性和异质性增高，生长加速，侵袭性加强，出现浸润和转移的恶性生物学行为，以及对抗癌药物的耐药性等。进展期是一个动态的过程，它与促进期的主要区别是出现核型不稳定性及由它演变而引起染色体异常。在进展阶段的初期，这种改变可以非常细微而难以鉴定，随癌变进程而出现越来越多的明显核型畸变和染色体不稳定性。DNA的破坏和基因突变的修复机制缺陷、原癌基因（如*c-mos*、*c-myc*等）、抑癌基因（如*p53*、*Rb*等）和细胞周期调节基因的结构和产物水平异常改变引起的分子生物学和细胞功能改变，都可能是引起细胞核型不稳定性增加的机制。细胞染色体核型的不稳定继而又可以引起：癌基因或抑癌基因功能的活化或抑制、激素和生长因子的异位表达、细胞表面MHC抗原表达丧失、对药物的抗性加强、癌胚基因表达增高等。经过上述变化，肿瘤在不断的演进中获得优势生长和局部侵袭的能力，最终出现远处转移播散。

（高燕宁　陈　皇）

dānkèlóng qǐyuán xuéshuō

单克隆起源学说（monoclonal origin hypothesis） 认为肿瘤通常起源于单一细胞，一个肿瘤色块通常表现为只由一个细胞（或极少的几个细胞）繁衍而来的肿瘤起源理论。这是恶性肿瘤（癌）起源的理论之一。

一个细胞的癌变过程需要一

系列的基因突变参与，从而逐步完成从正常到癌前，进而到癌的转变。而与癌变密切相关的突变则一般只涉及几类基因，主要包括：维持基因组（染色体和DNA）稳定性的基因，监控并平衡细胞分裂和死亡的基因，以及通过影响微环境而促进细胞失控性增殖的基因，等。发生于这些基因的系列突变涉及细胞水平和分子水平的不同机制，导致受累细胞逐渐显示不同的癌生物学特征，最终发生癌变，进而克隆性增殖形成肿瘤。见癌发生、肿瘤多阶段发生。

（高燕宁　陈文挺）

áizhèng gànxìbāo jiǎshuō

癌症干细胞假说（stem cell hypothesis in cancer）　认为肿瘤起源于具有自我更新能力并能产生异质性肿瘤细胞的细胞的学说。干细胞是机体内来源于胚胎或成体的，在一定条件下具有自我更新能力和多向分化潜能的细胞群体。它们能够产生基因型及表现型与自己完全相同的子细胞，也能够分化为组织器官特化的细胞，或者祖细胞。而癌症干细胞是从造血系统肿瘤或实体肿瘤组织中发现的极少量的具有正常组织干细胞特征的一类细胞，它们既能够自我更新，又能够分化为多种类型的肿瘤细胞。因此，癌症干细胞具有真正意义上的成瘤性。由于它们可以通过其自我更新和分化功能形成新的肿瘤，这样一个特殊细胞群体的持续存在是导致肿瘤治疗后复发与转移的重要原因。有鉴于此，研发专门针对癌症干细胞的治疗方法对于改善癌症患者（特别是肿瘤复发/转移患者）的生存和生活质量意义重大。

癌症干细胞仍为一个相对新的研究领域。其中研究得比较早、比较深入的是白血病干细胞；随后在实体肿瘤（如脑肿瘤、乳腺癌、大肠癌、卵巢癌、胰腺癌、前列腺癌、黑色素瘤等）中也发现了癌症干细胞。迄今，生物医学界对此尚存有许多争议，其中包括：癌症干细胞是否真的存在、癌症干细胞的起源等。

（高燕宁）

áiqián bìngbiàn

癌前病变（precancerous lesion）

具有发展成为恶性肿瘤的潜在可能性的病变。也可定义为能够发展到或不发展到癌变的更晚期阶段的病变。从癌前病变发展为癌，可以经过很长时间；上皮组织的癌前病变，有时可以观察到先出现不典型增生，再进一步发展为局限于上皮内的原位癌；对间质性、血液和淋巴系统肿瘤的癌前病变尚缺乏明确的定义。

研究简史　20世纪30年代，对于癌前病变的定义为“与肿瘤发生相关的一种状态”，这个定义曾被广泛接受，但一直存在着争议。其他术语包括早期肿瘤和癌前状态也用来描述相似的病变。两者相比而言，癌前状态是指不包括原位癌在内的其他全部病变，而后者是指存在浸润性癌前状态而并非指癌前病变。这些围绕术语方面的争议提示发生癌变相关的组织学异常并不意味着在这一部位发生的肿瘤一定来源于这一病变，也并不说明这种异常一定具有恶性特征。

常见癌前病变　癌前病变可以是获得性的或者遗传性的。遗传性肿瘤综合征患者具有一些染色体和基因异常，使他们比其他人患肿瘤的机会大大增加。获得性癌前病变则可能与环境因素、某些生活习惯、感染性疾病或一些慢性炎症有关，对于癌前病变病因的了解来源于不同组织的肿瘤。下面列举一些常见部位的癌前病变。

上消化呼吸道　包括口腔、咽和喉。黏膜白斑、黏膜红斑和口腔黏膜下纤维化是比较容易诊断的口腔癌前病变，其组织学表现为局部的异常增生。喉角化病和红斑样病是喉部，特别是声带黏膜的癌前病变，其与口腔黏膜白斑极为相似。

胃　胃癌是一种非同质性的疾病，发生于大多数国家的主要类型为肠型胃癌，主要是因为其源于胃黏膜的肠上皮化生。肠型胃癌的癌前阶段，在组织病理学上由以下病变组成：慢性胃炎、胃萎缩、肠上皮化生和异型增生。胃黏膜慢性炎症最常见的原因是幽门螺杆菌感染，胃癌高危人群中常见的胃炎主要累及胃窦，与多灶性腺体消失（多灶性萎缩性胃炎）相关，此型胃炎可能导致肠上皮化生和异型增生。异型增生是胃癌前阶段进展中的较晚期阶段，特征为部分或完全丧失分化，部分表现为黏液分泌的减少或丧失，由于异型增生的细胞具有肿瘤细胞的特征，但仍局限于腺体的基底膜内，这种病变被认为是一种非浸润性肿瘤。当肿瘤性细胞突破基底膜时，就成为浸润性肿瘤，即平常称之的肿瘤。

结直肠　结直肠癌的癌前病变研究较多，一般认为大多数结直肠癌是由腺瘤样组织转变而来，这一变化可发生在由正常黏膜转变成浸润性癌过程中的任意时期。腺瘤性息肉为经典的大肠癌癌前病变。结直肠腺瘤与正常黏膜分界清楚，由不典型增生上皮细胞的隐窝组成。虽然腺瘤通常是息肉样的、突出管腔、有时有蒂，但这些组织学定义并不能完全反

映病变的大体形态，组织学上腺瘤通常与正常组织分界清楚，而且有结构异常，例如腺管分支或折叠，间质减少，从腺腔面向腺腔内伸出叶状绒毛。绒毛伸展程度特征被用来区别绒毛状腺瘤和管状绒毛状腺瘤。

肝　肝癌患者中，一些出现频率较高的解剖学改变，包括肝硬化、局灶异型增生和异型增生结节，被认为是可能恶变的前体病变。然而肝癌的发病机制中涉及这些病变的证据仍不充分，因为与结直肠癌不同，目前还没有建立从正常肝组织到异型增生到肝癌进展过程的实验模型。

胰腺　已经明确的一些可发展为胰腺癌的前期病变，其中主要是胰腺小导管上皮的增生。组织学上，这些病变主要表现为上皮的乳头状增生及细胞的不典型性。导管内乳头状黏液性肿瘤和黏液性囊性肿瘤组织中含有大量的非侵袭性成分，是研究胰腺癌癌变过程的一个较理想的模型。

肺　1981 年首次提出肺癌癌前病变的概念，这一概念包括鳞状细胞的异常增生以及原位癌，被认为是鳞癌的癌前病变。通常认为基底细胞的增生、环状细胞增生和鳞状上皮化生是鳞癌发生的早期形式。在 1999 年加入了另外两种类型：伴不典型腺瘤样增生（AAH）和原发性弥漫性特发性肺神经内分泌细胞增生，分别是支气管肺泡癌和胸膜恶性间皮瘤的癌前病变。

皮肤　皮肤癌的危险因素包括宿主易感性（肤色、发色和日光敏感性），环境因素（紫外线），皮肤斑点和痣。黑色素细胞痣和光化性角化病分别是黑色素瘤和鳞状细胞癌的前体病变。

乳腺　发生在乳腺小导管以及终末导管小叶单位的增殖性异常，特别是伴有不典型性特点的增殖性异常，会导致乳腺癌的发病风险上升，因此乳腺上皮的良性增殖性病变被认为有发展成为乳腺癌的可能。

子宫颈　根据来源是宫颈鳞状上皮或是腺上皮，宫颈癌及其癌前病变主要分为两种组织学类型。鳞状细胞上皮内病变（SIL）又称宫颈上皮内瘤变（CIN），通常没有症状，仅能通过巴氏涂片的细胞学检查发现，通过阴道镜检查和活检证实。来源于宫颈管的异常可以提示宫颈腺癌或其相应的浸润前病变、原位腺癌；意义不明的不典型性腺细胞（AGUS），属于不明确的不典型性分类中的一种，同样被巴氏分类系统用来提示腺细胞的良性反应性或恶性改变。

子宫内膜　子宫内膜癌主要分为两类：内膜样癌和非内膜样癌。内膜样腺癌也叫Ⅰ型内膜癌，通常伴有鳞状上皮分化，其分化程度可能是介于良性和恶性之间，若为恶性，则称为腺鳞癌；Ⅱ型或非内膜样癌只占较少的一部分，组织学类型包括浆液性腺癌、透明细胞腺癌或混合性癌。不典型内膜增生（EIN）是Ⅰ型内膜癌的癌前病变。Ⅱ型内膜癌与内膜增生无关，可能是从腺上皮或表层的原位癌发展而来，后者被称为内膜上皮内癌（EIC）。

卵巢　已公认的卵巢癌癌前病变有：浆液性包涵囊肿、卵巢上皮或囊肿内壁异型增生、交界性肿瘤及子宫内膜异位症。迄今为止仍不能在组织学上确认早期病变，因为卵巢癌经常在晚期才有表现，确认前期病变非常困难。

前列腺　多种证据显示高级别前列腺上皮内瘤变（HGPIN）是前列腺癌的癌前病变。HGPIN 与前列腺癌在前列腺内的分布相似，均常见于前列腺的外周部，且常为多灶性。HGPIN 的高发期比前列腺癌高发期提前 20~30 年，这事实表明，从 HGPIN 进展为前列腺癌需 20~30 年的时间。

膀胱　关于膀胱癌前期病变的认识仍存在较大的分歧，目前命名系统将与平坦型膀胱原位癌发生密切相关的癌前病变命名为泌尿道上皮内肿瘤，包括单纯增生、伴有不典型性增生和异型增生或伴有中度不典型性增生。另外，发生异型增生的鳞状上皮化生是与血吸虫相关性膀胱癌中鳞状细胞癌关系密切的癌前病变。

（寿成超）

zhǒngliú yuánfāzào

肿瘤原发灶（primary cancer site）

肿瘤起始的部位。各种不同种类肿瘤常常发生于它们正常来源的自身组织，有些肿瘤具有体内转移能力。肿瘤细胞会扩散并在体内其他部位形成新的肿瘤细胞集落，这些集落为转移灶，而肿瘤发生的最初部位为原发灶。针对原发灶的手术、放射和药物治疗是肿瘤治疗的重要内容之一，但在肿瘤的诊断中存在着部分患者原发灶不明确的现象，这对于肿瘤防治带来了一定的困难。

（寿成超）

kèlóng yǎnhuà

克隆演化（clonal evolution）

一个突变细胞可以产生一个细胞克隆群体；而这些克隆子代细胞中，一个新的突变事件可以驱动新一轮的克隆增殖；当双重突变细胞克隆发展到一定程度时，第三个突变可能会发生从而使克隆增殖和演变不断重复。这是公认的关于肿瘤发生、发展演化的理论，这种演变方式解释了肿瘤在细胞和遗传水平上的发生、发展过程。肿瘤的来源可分为单克隆演化和多克隆演化，前者是指肿瘤是由单个细胞从正常状态转变为具有癌性行为的状态，生成的肿瘤细胞均源于同一个细胞；后者是指多个细胞跨越了正常到恶性转化细胞的界限，从而变成了一个肿瘤块中含有多种遗传学上有显著区别的细胞亚群。1965年，报道了非洲裔美国人杂合体中发生的平滑肌瘤，每一个平滑肌瘤总是只表达G6PD酶（葡萄糖-6-磷酸脱氢酶）两种可变形式中的一种；之后，有骨髓瘤研究也证明了肿瘤的单克隆性。但是单一的克隆演变并不能反映肿瘤进展的真实性，随着肿瘤进展，肿瘤基因组的稳定性越来越低，每一代细胞所获得的突变不断上升。因此，实际的肿瘤进展并非是一个线性的克隆演变过程，而是一个高度分支的框架，即一个肿瘤细胞团中存在多个遗传异质的亚克隆。

（寿成超）

zhǒngliú cùjìn

肿瘤促进（tumor promotion）

大多数肿瘤是由肿瘤细胞基因组改变的累积所驱动，这种遗传学改变促进了细胞生物学表型变化的累积，从而促进了肿瘤的发生和发展。多种因素可以引发大量遗传学改变，包括诱变剂（紫外线、辐射等）、细胞毒素（如香烟中的3-甲基胆蒽等）、有丝分裂剂（类固醇激素等）、炎性因子（如肿瘤坏死因子、白细胞介素等）。遗传学改变结合表型改变逐步将正常细胞转化为生长、增殖不受控制的恶性肿瘤细胞。

（寿成超）

zhǒngliú jìnzhǎn

肿瘤进展（tumor progress） 恶性肿瘤在生长过程中变得越来越富有侵袭力的现象。其过程涉及肿瘤细胞之间及肿瘤与宿主之间的一系列复杂的相互作用，包括肿瘤细胞的增殖与死亡，肿瘤细胞-宿主细胞黏附力、肿瘤细胞-基质黏附力的改变，胞外基质的降解，细胞的游走与移动，肿瘤血管生成，逃避宿主的免疫监视等，主要表现在细胞无限增殖、分化异常、具有侵袭力和转移性等特征。

研究简史 一个多世纪来，人们已经认识到，随着时间的推移，大多数肿瘤在临床上变得更具侵袭性且更加“恶性”，这个现象被称为肿瘤进展。早在20世纪50年代，莱斯利·福尔兹（Leslie Foulds）首先提出此过程在肿瘤的不同阶段以逐步递增的方式发展；1960年，彼得·诺埃尔（Peter Nowell）等发现了慢性髓细胞性白血病（CML）中的费城染色体（Ph），且在每个典型的CML患者中都能检测到费城染色体的存在，提示其可能是CML的一个重要发病机制；20世纪70年代，随着染色体“带”技术的进展，能够检测到肿瘤中更多的连续的基因改变，因此诺埃尔提出了克隆演化的概念，即所有肿瘤皆由体内的单个细胞（通常为体细胞）的一个或多个基因突变所致，其赋予了一个细胞选择性的生长优势并允许其克隆扩增；另外肿瘤在生长过程中，附加基因的突变及其编码产物的异常使得肿瘤保留了其适应存活、生长、浸润及转移的亚克隆，称为肿瘤的异质性。20世纪80年代至今，随着分子生物学等相关技术的发展，对特定基因及产物的功能有了更深入的了解，随着一系列影响细胞生长、生存、基因稳定性及侵袭和转移相关基因的鉴定，人们对肿瘤进展的认识更加深入。

生物学特性 有以下几点：①肿瘤细胞生长、增殖失控。②肿瘤细胞的分化异常。③肿瘤的侵袭和转移能力增加。④肿瘤在治疗过程中发生药物耐受及逃避宿主的免疫监视。

形成机制 有以下几方面。

细胞增殖调节失控 肿瘤细胞增殖调节失控是由于细胞周期的调控异常所致。在细胞周期中有多个检查点调节着细胞周期的正常运转，这些检查点受到多种基因（癌基因和抑癌基因）的调控。当这些基因出现突变或异常表达可引起细胞基因组的不稳定，从而导致细胞周期失控。凋亡是指在生物体内细胞在特定的内源和外源信号诱导下，其死亡途径被激活，并在有关基因的调控下发生的程序性死亡过程。当肿瘤细胞的死亡途径丧失时就会产生自主性无限增殖。因此，凋亡诱导基因（如*bax*、*caspase*、*Fas*等）失活以及凋亡抑制基因（*bcl-2*、*survivin*等）的过表达皆可导致凋亡抑制和肿瘤进展。此外，某些癌基因（如*c-fos*、*c-jun*、*c-myc*、*PCNA*等）的异常表达，也导致细胞生长失控，从而促进肿瘤的进展。

肿瘤细胞黏附力降低 肿瘤细胞的浸润和转移是整个转移事件中密不可分的相互关联的两个方面，浸润是转移的基础，转移是浸润的结果。肿瘤细胞在浸润过程中首先需脱离原发灶黏附后才能向间质扩展。另一方面，肿瘤细胞又需依赖黏附才能移动。因此，肿瘤的侵袭和转移的过程首先是黏附和去黏附的交替过程。上皮钙黏素（ECD）和*CD*44基因的改变引起肿瘤的侵袭力增强，即是基因表达紊乱使细胞间黏附

力减弱甚至消失、最终导致肿瘤进展的典型实例。肿瘤转移抑制基因*KAI*1的增强表达能提高Ca^{2+}依赖的同型细胞黏附，其表达能力下降或缺失与多种人类恶性肿瘤的演进有关。近些年的研究认为，对肿瘤转移的抑制作用可能通过改变肿瘤细胞黏附力以调节细胞-细胞、细胞-基质的相互作用而实现。

蛋白溶解酶降解细胞外基质　在肿瘤细胞的浸润和转移过程中会遇到一系列的组织屏障，这些屏障由细胞外基质（ECM）中的基底膜及间质基质所组成。肿瘤能浸润转移到远处器官，是由于它们能分泌或诱导宿主分泌一系列降解基底膜和间质的蛋白溶解酶，包括基质金属蛋白酶（MMP，分为胶原酶，明胶酶，基质溶解酶等）、纤维蛋白溶解酶（PA，分为尿激酶型PA，组织型PA）和组织蛋白酶。MMP产生于正常组织和肿瘤细胞中，其主要功能是特异性地降解ECM成分，并且通过调节细胞黏附，参与新生血管形成。MMP几乎能降解所有的ECM成分，且同一种MMP可降解多种细胞外基质成分，而某一种细胞外基质成分又可以被多种MMP降解，其与肿瘤的转移有相当密切联系。纤溶酶可降解细胞外基质，并可促使胶原酶原变为活性的胶原酶，共同参与ECM的降解过程。这种组织基质的降解作用在肿瘤的转移过程中（如肿瘤血管生成、肿瘤细胞脱落、基质浸润、侵入和逃逸循环系统、继发器官转移等）极为重要。组织蛋白酶是半胱氨酸蛋白酶家族的主要成员，激活的组织蛋白酶可使尿激酶型PA途径激活，然后再通过纤维蛋白酶和MMP系统来降解ECM。

肿瘤细胞运动能力增强　肿瘤细胞的高侵袭和转移力离不开细胞活跃的运动能力，当促进细胞运动的基因表达增强或细胞运动相关分子及细胞因子数量增多，就能提高细胞的运动性，促进肿瘤转移。Mts-1蛋白可能通过钙结合蛋白以维持细胞的移动力，其高表达能够导致转移的形成。Rho蛋白属于小分子量G蛋白，具有GTP酶活性，习惯被称为Rho GTP酶，是影响细胞运动的主要因子之一，主要功能是调节细胞内肌动蛋白骨架的聚合状态、细胞的迁移、细胞周期进展、上皮细胞的极性和凋亡等。Rho蛋白在多种恶性肿瘤中高表达，与肿瘤的发生、侵袭和转移密切相关。*nm*23基因参与调节细胞微管的聚合解聚，其突变导致的肿瘤演进的机制可能与其参与细胞的移动有关。

血管生成增加　肿瘤的生长与转移依赖于血管新生，在无血管新生的情况下，肿瘤细胞团块靠扩散方式从周围环境获得充足的营养，其体积一般较小（1～2mm^3）。如果没有新生毛细血管长入，肿瘤组织将保持休眠状态或发生退化；一旦有新生血管与其相连，肿瘤获得营养，就会迅速增长；同时肿瘤细胞还可以通过新生血管转移到其他器官，引起肿瘤转移。促使肿瘤血管生成的因素有：①微环境的改变：缺氧、营养缺乏、pH变酸性、一氧化氮（NO）升高等，其中缺氧是肿瘤组织血管生成的主要诱因。②相关基因的改变：如*p*53突变可以上调血管内皮生长因子（VEGF）、碱性成纤维细胞生长因子（bFGF）的表达，下调TSP-1的表达，从而促进肿瘤组织的血管生成。③肿瘤细胞与内皮细胞的双向旁分泌作用：肿瘤细胞释放的生长因子能促血管生长，而内皮细胞释放的胶原酶、尿激酶等则破坏基底膜，使内皮细胞移出，便于肿瘤细胞的侵袭和生长。

遗传不稳定性　是肿瘤细胞的一个重要特征，涉及能够使基因组发生暂时或永久性改变的一系列遗传学改变，可分为染色体不稳定性（CIN）和微卫星不稳定性（MIN或MSI）。人类遗传不稳定细胞中的遗传改变随机发生，很可能影响基因组中任何一个基因。大多情况下，患者的体细胞中生长相关基因发生突变导致了遗传的不稳定。在已经确定的不同的人类肿瘤中，遗传突变包括了DNA的合成、损伤修复的异常，以及有丝分裂过程中发生的改变（如中心体缺陷），从而导致染色体的重排和非整倍体的发生。一旦肿瘤克隆中发生了非整倍体，即使可能是早期或者晚期，往往都会进一步增加有丝分裂过程中染色体数量和结构的异常。DNA损伤修复与细胞周期的调节、DNA复制和转录等生命过程紧密相关，参与这一过程的基因称为DNA修复基因，包括*MGMT*，*OGG*1，*XRCC*1，*TOP*1，*MSH*2，*PMSH*2等。当这些DNA修复基因发生突变时，引起包括直接修复、切除修复、损伤修复及错配修复的机制紊乱，从而导致整个基因组的不稳定，促进肿瘤的发生和进展。

逃避宿主的免疫监视　影响肿瘤细胞逃避宿主免疫监视的因素主要包括免疫抑制和免疫耐受两个方面。肿瘤诱发的免疫抑制主要表现在：①调节性T细胞（Treg）增多。②肿瘤相关巨噬细胞（TAMs）。③髓源性抑制细胞（MDSCs）增多。④肿瘤局部免疫抑制因子TGF-β，IL-10和前列腺素E等增高。导致肿瘤免疫耐受的因素主要包括：①免疫原性相对较弱的肿瘤细胞逃脱免疫监视选择性增殖。②肿瘤细胞 MHC 分子的低表达/不表达，不能有效激活机体 T 细胞。③肿瘤细胞缺乏共刺激因子 B7，不能激活 T 细胞，导致了 T 细胞免疫无应答。④抗原递呈功能障碍。⑤NKG2D 配体功能失调，降低了 NK 和 T 细胞功能。⑥肿瘤细胞诱导免疫细胞凋亡。

在肿瘤的演进过程中，除了上述特征以外，大量的细胞生长因子如 TGF-β 和 HGF 等、外界刺激因子如 SP、各种致癌病毒的作用以及端粒酶活性的改变等都参与了肿瘤的进展，也有报道提出 miRNA 与肿瘤的进展有相关性。因此，肿瘤的进展过程是一个极其复杂的多层次、多分子参与调节的过程，也是肿瘤细胞基因组在环境致癌因素影响和自身遗传性继承中不断进行选择性变更和演进的过程。在此过程中，优势生长的异质性亚克隆在获得性的基因改变中不断加强其侵袭性和转移力，促成了肿瘤的进展。

（寿成超）

zhǒngliú xìbāo qīnxí

肿瘤细胞侵袭（tumor cell invasion） 癌细胞侵犯和破坏周围正常组织、进入循环系统的过程，同时癌细胞在继发组织器官中定位生长也包含侵袭。侵袭和转移是恶性肿瘤重要的生物学特征。侵袭作为肿瘤转移的起始阶段主要包括四个过程：①肿瘤细胞的增殖和扩展。②肿瘤细胞的分离脱落。③恶性肿瘤细胞的运动迁移。④在继发器官形成新的肿瘤。

（寿成超）

xúnhuán liúshuān

循环瘤栓（circulating tumor microemboli，CTM） 脱落的肿瘤细胞进入循环系统并通过肿瘤细胞本身或与血液中其他细胞相互聚集形成的团块状有型固体物质。由于肿瘤细胞的黏附力相对较弱，因此有可能从瘤体脱落。脱落的肿瘤细胞如果进入血液循环，便成为循环肿瘤细胞。大多数循环肿瘤细胞由于受许多因素的影响不能存活，只有少数具有高转移潜能的肿瘤细胞才能存活下来。这些成活的肿瘤细胞可以自身相互聚集形成同类瘤栓，也可以与白细胞或血小板集结成簇形成异类瘤栓。循环瘤栓可以通过循环系统到达继发器官，通过锚定黏附并逸出血管，最终在继发器官增殖生长形成转移癌灶。循环瘤栓的存在常常预示着癌已经发生转移的可能性较高，是判断预后的重要参考指标。

（寿成超）

zhuǎnyíxìng'ái

转移性癌（metastatic cancer） 癌细胞从原发部位转移到身体的其他部位并形成新的肿瘤。几乎所有的癌症都有可能发生转移性癌。肿瘤是否转移取决于多种因素，包括癌症的类型、肿瘤细胞的分化程度、肿瘤所处的部位、大小和癌症存在的时间以及基因表达谱的特征等。转移性癌和原发癌虽然具有相同的肿瘤细胞组成，但细胞的生物学特性有所不同，转移性癌的肿瘤细胞具有更高的恶性程度。常见的转移发生部位为肺、骨、肝和大脑。针对转移性癌的治疗方案主要取决于癌症的类型、转移肿瘤的大小和位置以及转移性癌的数目。

（寿成超）

zhuǎnyízào

转移灶（secondary cancer site）

恶性肿瘤细胞脱离原发肿瘤的部位后，通过各种转移方式连续地迁徙，到达其他部位（如继发组织或器官），并得以继续增殖生长，形成与原发肿瘤相同性质的继发肿瘤病灶。肿瘤转移灶的形成是恶性肿瘤的基本生物学特征之一，也是临床上绝大多数肿瘤患者的致死因素。一般而言，肿瘤细胞的间变程度越高或原发肿瘤灶越大，形成转移灶的可能性就越高。恶性肿瘤形成转移灶的途径有以下三种：①淋巴道转移。②血行转移。③种植性转移。癌细胞通过以上途径，到达特定的继发组织或器官后，通过黏附作用锚定在毛细血管壁上，并穿透管壁进入周围组织。这些肿瘤细胞能够逃脱宿主局部的非特异免疫杀伤作用，并在各类生长因子的刺激下增殖生长，最终形成肿瘤转移灶。

（寿成超）

zhuǎnyízào kèlóng xíngchéng

转移灶克隆形成（metastatic colonization） 从原发灶脱离下来的肿瘤细胞经过转移，在新的“定居点”从小的转移灶逐渐生长形成临床上可见的、大的转移灶的过程。

研究简史 2011 年麻省理工学院的罗伯特·温伯格（Robert Weinberg）等在总结了肿瘤转移研究的相关进展后，提出了转移灶克隆形成的概念。肿瘤转移细胞适应了远隔器官的微环境之后在该处继续生长的行为，也被称为定居繁殖。并非所有肿瘤细胞转移后都能成功形成转移灶。癌细胞转移后有三种结局：在循环过程中死亡；或是因不适应新的微环境，在免疫系统的介导下发生死亡；或停留在到达部位，形成微转移灶并休眠。成功形成微转移灶后，经某些因子刺激而重新获得繁殖能力，经克隆形成长成可见的转移灶，而未成功形成可见的转移灶者属于无效转移。

克隆形成是肿瘤转移过程中的限速步骤，这是因为肿瘤细胞向远隔器官播散的能力与形成克隆的能力与否是有区别的：来源于原发部位的许多肿瘤细胞均可转移播散至全身，但它们大部分并不具有克隆形成能力，很少能成功形成肉眼可见的转移灶。产生这种情况的原因是新的组织环境无法提供迁移的肿瘤细胞以合适的微环境，如各种生长因子等。19世纪英国外科医生斯蒂芬·佩吉特（Stephen Paget）提出的土壤和种子学说很好地说明了新的肿瘤微环境对于转移的肿瘤细胞的选择作用，这也在一定程度上可以解释部分肿瘤嗜器官性转移，如乳腺癌易转移至骨、肺、脑；前列腺癌易转移至骨；结直肠癌易转移至肝。确定肿瘤嗜器官性转移的规律将有助于发现调节肿瘤细胞克隆形成的关键因子。

肿瘤转移形成过程 与人们长期以来所认为的相反，大量证据表明，肿瘤的转移在癌症早期就已经开始发生，但形成肉眼可见的转移灶则需要相当长时间。肿瘤转移灶克隆形成可大致分为三个阶段：第一个阶段即为癌细胞从原发灶的转移，经局部浸润、血管内渗、转运、血管外渗到达外围组织器官，形成微转移；第二阶段涉及微转移细胞克隆分化能力的获得；第三阶段为微转移发展为可见的转移灶，由此致肿瘤的复发和远隔器官的转移。肿瘤细胞经历上述各个步骤的效率和所需时间各不相同。

肿瘤转移形成机制 为了能够进入循环系统并转移到远隔器官，肿瘤细胞首先必须能够侵入周围组织。肿瘤细胞的扩散能力可能早在细胞恶性变之前就已经具备了，而实际上，很多正常的细胞也被认为在发育成熟的过程中参与了迁移和侵袭过程，如骨髓前体细胞、内皮前体细胞和间充质前体细胞都具有侵入周围组织的能力。正常的上皮细胞也具有运动能力，例如，正常上皮细胞形成乳腺小叶过程中采用的侵袭和迁移机制在乳腺增生的过程中发挥了作用。在乳腺癌早期，有一部分管腔前体细胞可能也是运用这种侵袭和迁移机制而转移到肺部。

在转移过程中，细胞主要通过主动运动或者降解基底膜的方式进入循环系统。诸如Rho C一类的细胞支架修饰因子失调能特异性地增强肿瘤转移能力；发育相关转录因子的异常表达等信号可能会激活上皮-间质转化（EMT）途径，从而提高细胞的可塑性和侵袭性，进一步增强肿瘤细胞的扩散能力。另一方面，脉管系统的某些特点也非常适合肿瘤细胞扩散。比如肿瘤转移抑制蛋白CD82（又名KAI1），在正常情况下能够通过与Duffy抗原趋化因子受体（DARC）间的相互作用将肿瘤细胞锚定在内皮细胞上。因此，如果细胞内缺乏CD82蛋白，就会促使肿瘤转移。肿瘤细胞与血小板间的相互作用也能促进肿瘤细胞发生转移。因为肿瘤细胞可以凭借这种作用形成聚集物，从而逃避机体免疫系统的监视，而且这种肿瘤细胞与血小板间的相互作用在肿瘤细胞移出毛细血管时也发挥了促进的作用。

肿瘤转移形成特点 具有以下几方面。

早发性 长期以来，转移被视为癌症晚期的标志之一。但实验数据和流行病学数据都表明，在患者被确诊身患肿瘤时，已经有肿瘤细胞从原发灶处脱落而进入循环系统了。这些散播细胞中有一部分会在循环系统或者远隔器官中死亡，但还有一部分则能够存活下来，繁殖形成微小转移灶。由于新环境与原发灶相比，缺乏某些必需的生长因子，因此这些微小转移灶缺乏大量增殖的能力，此时的癌症危害尚不明显，治疗难度也较小。但在某些环境因素、异常信号以及肿瘤毒力基因的调控下，微转移灶获得大量增殖的能力，发生克隆性增殖，形成临床上可见的转移灶。因此，如何抑制微小转移灶向可见转移灶转变是一个关键问题，而肿瘤转移抑制基因也将提供全新的肿瘤治疗途径。

嗜器官性转移 肿瘤转移最为突出的一大特征就是各种不同的肿瘤能在人体内相同或不同的部位形成转移灶。临床上最常见的四个肿瘤转移部位是骨、肺、肝和脑，但有些肿瘤的转移目标器官要比其他肿瘤特异得多，比如前列腺癌几乎只转移到骨，而眼黑色素瘤毫无例外地只转移到肝。肿瘤细胞转移到特定器官的过程会部分受到循环模式的影响。以结肠癌为例，正是因为源自肠道的肠系膜循环以及肝血窦的高通透性特点，所以结肠癌容易转移到肝。肝的血流和降结肠（原发灶部位）的血流又都回流到肺，因此结肠癌第二多见的转移部位就是肺部。然而，除了循环系统的影响之外，结肠癌细胞本身也比较容易与肝和肺的内皮细胞相粘连，这说明还存在着某种特殊的分子间相互作用，能够帮助肿瘤细胞滞留在这些器官里。已经发现，乳腺癌细胞会过量表达细胞黏连分子异黏蛋白，这些异黏蛋白能与内皮组织表面分子发生相互作用，帮助扩散细胞滞留。在小鼠模型中发现，异黏蛋白能特异性地与肺血管系统相结合，促进肺转移灶的形成。另一项重要的特征就是肿瘤转移的时相问题，比如乳腺癌和肺腺癌都会在相同的几个器官，例如骨、肺、肝和脑部发生转移，但是这两种肿瘤转移的动力学特性却完全不同。肿瘤细胞浸润远隔器官与在该处克隆性增殖之间的这段时间差就是临床上所说的转移潜伏期。乳腺癌复发/转移通常都发生在几年甚至是几十年之后，但是肺腺癌通常在几个月之后就会在远隔器官发现新的转移灶。由此可见，肿瘤细胞侵入其他器官的能力并不总是与它们侵入远隔器官之后继续克隆性增殖的能力正相关的。

肿瘤转移影响因素 已知影响转移灶克隆形成的因素可能包括以下几点。

肿瘤转移相关基因 转移灶克隆的形成受到相关基因的调控。根据参与调控肿瘤转移的具体步骤，可以将肿瘤转移相关基因分为以下几类。

肿瘤转移启动基因 如*KRAS*、*BRAF*、*EGFR*、*HER*2、*P*13*K*、*APC*、*p*53、*PTEN*、*BRCA*1 及 *VHL*1 等，它们部分属于癌基因，部分属于抑癌基因，与肿瘤细胞无限的增殖潜力、生存及基因组不稳定性有关。

肿瘤转移起始基因 就是那些在原发灶部位或转移灶部位能促使已转化肿瘤细胞侵入周围组织，并吸引支持性间质促进肿瘤细胞扩散的基因。这些基因能够增强肿瘤细胞的活动力，如促进上皮-间质转化（EMT），促进细胞外基质降解，促进骨髓原始细胞动员，促进血管生成以及帮助肿瘤细胞逃避机体免疫系统的杀灭等。比如EMT过程就受到机体发育过程的调控，而机体的发育过程又受到一系列转录因子，如*TWIST*1、*SNAI*1 和 *SNAI*2（也被称为*SLUG*）等的调控。还有一些因子参与肿瘤细胞的浸润，比如肝细胞生长因子受体（HGFR）信号通路，乳腺癌患者常见的异黏蛋白以及结肠癌中的转移相关结肠癌1基因（*MACC*1）等。肿瘤转移细胞的生长还会因为一些非编码RNA的抑制而启动，比如乳腺癌中的*miR*-126和结肠癌中的*miR*-335等。这些转移起始基因的表达以及它们靶点的表达都预示着患者的预后不佳。

肿瘤转移进展基因 处于循环系统中的肿瘤细胞侵入远隔器官的过程，包括细胞穿越毛细血管壁的过程以及在被侵入器官存活的过程。从原发灶处新鲜脱落的恶性细胞必须具有上述两项能力才能成功形成转移灶。这些能力都是肿瘤细胞在脱离原发灶之后，由于某些基因被激活从而赋予转移细胞的，这些基因称为转移进展基因。虽然这些基因是在转移过程中发挥作用，但它们在原发灶细胞中可能已经能够大量表达了。例如，一些因子能够调控乳腺癌细胞从肺血管中渗出的过程，而这些因子在有肺转移的乳腺癌患者的原发灶乳腺癌细胞中的表达都是上调的。这些因子包括外调蛋白、前列腺素G/H合成酶2（PTGS2，COX2）、基质金属蛋白酶1（MMP1）和基质金属蛋白酶2（MMP2）。它们不仅能促进原发灶处的血管重构，也能帮助肿瘤细胞从肺血管中渗出，进入肺实质。另一个能够帮助肿瘤细胞从肺血管中渗出、进入肺实质的重要因子是血管生成素样因子4，该因子能使血管内皮细胞间的连接解离，从而促进肿瘤细胞浸润肺实质。

肿瘤转移毒力基因 能够帮助肿瘤细胞在转移部位定居、繁殖，其表达只有在肿瘤细胞成功转移到达目的地之后才能被检测到，并且能够真正展现出转移肿瘤细胞的组织偏好性，这类基因称为转移毒力基因。比如，破骨细胞活动因子、甲状旁腺激素相关蛋白（PTHRP）和白介素11（IL-11）等。它们虽然不能为原发灶处的乳腺癌细胞提供任何帮助，但是它们能够帮助乳腺癌细胞转移到骨组织并形成转移灶。如果转移毒力基因的表达失控，得以大量表达，那么它们对细胞造成的影响就不仅会是像在基因组不稳定情况下那样造成随机的效应，而是会给肿瘤细胞造成一种稳定的选择优势，使肿瘤细胞非常适合在某种组织中生长。不过转移毒力基因的表达情况无助于对肿瘤患者的预后判断。

肿瘤转移抑制基因 能够在肿瘤转移（血行或淋巴道转移途径）的多个步骤中发挥抑制作用的基因。这些步骤包括肿瘤细胞侵入血液循环系统及淋巴系统并在其中存活、随其转运以及到达远隔器官并在其中克隆性增殖等。如果有一些肿瘤转移抑制基因不表达或者无功能，那么肿瘤就会发生转移，这些能够抑制肿瘤侵入、散播、停滞与存活，并开始新一轮克隆性生长的基因就是肿瘤转移抑制基因。肿瘤转移抑制基因不会抑制转化细胞在原发灶形成肿瘤的过程。到目前为止，已经明确具有抑制肿瘤转移功能的基因包括*KISS*1、*KAI*1、*NM*23（又名*NM*23-*H*1或*NME*1）以及*MAP*2*K*4基因等。

器官结构特点 不同器官毛细血管壁的结构特点的不同也会影响肿瘤细胞的浸润。骨髓中的毛细血管被称为血窦，它是由多孔的内皮细胞组成的，主要负责运输造血细胞，因此，多孔、高通透性的骨髓血窦就极有可能受到循环肿瘤细胞的侵袭。肝毛细血管也是多孔的血窦状结构，因此相比其他器官，肝也是非常容易受到肿瘤细胞“攻占”的一个器官。相比之下，肺毛细血管在内皮细胞外还有一层基底膜和肺泡上皮细胞包绕。基底膜就构成了阻挡肿瘤细胞的一层屏障，除非肿瘤细胞能够表达某种特殊的因子以帮助自己跨越内皮细胞，否则就无法穿越基底膜。肿瘤细胞与基底膜之间的接触可能会促进肿瘤细胞浸润靶器官，比如乳腺癌细胞表达的 $\alpha_3\beta_1$ 整合素与肺毛细血管基底膜上的层黏连蛋白5之间的相互作用就能促进肿瘤细胞形成肺转移灶。血脑屏障是由紧密排列的内皮细胞和星形胶质细胞环绕而成的，因此是人体内最坚固的“堡垒”，肿瘤细胞要形成脑转移，必须具备更强的浸润和侵袭能力。

原发灶对转移灶克隆形成的影响 早在转移发生之前，原发灶癌细胞所分泌的因子就有可能通过循环系统到达潜在的转移位点，改变该处的微环境，使之利于转移灶的定位形成，这些位点被称为转移潜在位点。例如，皮下接种B16黑色素瘤细胞的小鼠在肺等器官的远端组织，在转移的癌细胞出现之前就表现出 VEGFR1$^+$造血前体细胞和 Mac-1$^+$髓细胞等骨髓相关细胞的聚集，为转移灶形成做准备。最近的几项研究表明，原发灶癌细胞可能分泌赖氨酰氧化酶（LOX），该物质能够促进Ⅳ型胶原和肺部基底膜的连接，同时促进 Mac-1$^+$髓细胞在这一部位聚集。另外，原发灶细胞分泌的糖蛋白——骨桥蛋白，能够加强骨髓细胞的迁移能力，从而吸引肿瘤细胞的转移，为转移灶的形成奠定基础。

（寿成超）

qūyùxìng áibiàn

区域性癌变（field cancerization）

某一器官发生相对较为广泛的癌前病灶和多发性原发肿瘤。斯劳特（Slaughter）等于1953年通过对大量口腔癌患者的组织学检查，发现头颈部鳞癌患者的上呼吸消化道常会有广泛的癌前病灶和多发性原发肿瘤，根据这一发现，他们提出并确立了区域性癌变的概念。区域性癌变涉及的器官主要包括：上消化道、结肠、肺、外阴、宫颈、乳腺、膀胱和皮肤等。

（寿成超）

áijīyīn

癌基因（oncogene）

通过其表达产物可在体外培养条件下引起正常细胞发生转化并可在动物体内促进肿瘤发生发展的基因。在癌细胞中这些基因通常都发生了突变和（或）表达水平的升高。原癌基因是细胞中广泛存在的一类基因，其表达产物是控制细胞生长、分化和信息传递的正常组分。原癌基因在受到某些生物、理化等因素作用下，在数量、结构或位置发生异常时则可成为癌基因，导致肿瘤的发生。

研究简史 癌基因的发现与肿瘤病毒的研究有着密不可分的关系。早在1911年，美国微生物学家弗朗西斯·佩顿·劳斯（Francis Peyton Rous）发现，通过接种鸡肉瘤组织可使健康鸡发生肿瘤，继而他又发现将鸡肉瘤组织的无细胞滤液注射到健康鸡体内也能使鸡产生肉瘤。几十年后，他证实了能使健康鸡产生肿瘤的病原体为劳斯肉瘤病毒（RSV）。1970年，特明（Temin）和巴尔的摩（Baltimore）证实了RSV是一种反转录病毒。此时，人们已经明确很多种恶性肿瘤起源于病毒。但随着研究的深入，发现很难再找到具有传染病特性的典型癌症病例，因此出现了两种不同的观点：一部分人认为，当潜伏在人体内的病毒接触到物理或化学致癌物时，其诱发肿瘤的能力会被激活，因此他们开始在病毒体内寻找癌基因，事实上第一个成功克隆出来的癌基因就是从病毒体内分离出来的。与此同时，另外一部分人则完全抛弃病毒致癌学说，转而在人类基因组中寻找潜在的致癌基因，并陆续成功克隆出一些癌基因。1970年，瓦默斯（Varmus H）和毕晓普（Bishop JM）分别从RSV中分离获得了第一个癌基因 *src*，同时当他们用 *src* 的 cDNA 和其他基因组 DNA 杂交，发现 *src* 的同源物普遍存在于动物细胞中，并从动物细胞中克隆获得了 *src* 基因。随后的研究很快发现，细胞中固有的原癌基因无需病毒参与就可以直接突变为癌基因。不管是理化诱变，还是病毒感染，最终都可导致正常细胞内出现变异的癌基因，而这些癌基因归根结底都来自于细胞中固有的原癌基因。

分类 根据癌基因的来源分为病毒癌基因和细胞癌基因。病毒中存在的癌基因统称为病毒癌基因。各种动物及人体细胞基因组中存在的癌基因统称为细胞癌基因。根据癌基因编码的蛋白质的功能分为以下几类：①生长因子及其受体：如 *EGF*、*VEGF*、

EGFR、*VEGFR* 等。②小分子 G 蛋白：如 *Ras*、*Rac*。③非受体蛋白激酶：如 *src*。④核转录因子，如 *myc*。⑤其他：如线粒体膜蛋白 *Bcl-2* 和泛素连接酶 *Mdm-2*。

活化方式 有以下几种。

基因突变 是癌基因激活的一种主要途径，包括点突变和缺失突变，前者指基因核苷酸序列发生了变化，后者指基因核苷酸组成发生了缺失。例如 *K-Ras* 基因，点突变使得该原癌基因编码的第 12 位氨基酸由甘氨酸残基变成了缬氨酸残基，导致 Ras 蛋白的 GTP 酶活性降低或丧失，不能将 GTP 水解为 GDP，因此 Ras 蛋白一直处于结合 GTP 的活化状态，使得下游信号通路持续激活，引起细胞的无限制生长。大量临床标本检测结果表明，30%左右的肿瘤组织都带有 *Ras* 基因的点突变。

DNA 扩增 即基因拷贝数增加也是激活癌基因的一种方式。例如在约 30%的儿童神经母细胞瘤病例中，*N-myc* 基因都被检测到有基因扩增的现象。*myc* 基因表达产物具有促进细胞增殖的作用。由于 *N-myc* 基因拷贝数的增加而引起肿瘤细胞中 Myc 蛋白表达水平的升高，最终导致细胞生长失去控制。

染色体易位 染色体易位在分子水平可能表现为基因重排，导致癌基因转录水平上调或其表达蛋白质结构异常，是癌基因激活的另一种常见形式，通常在血液肿瘤和淋巴瘤中较为常见。伯基特淋巴瘤细胞中广泛存在染色体易位的现象，其 8 号染色体上的 *myc* 原癌基因与 14 号染色体上的免疫球蛋白重链基因发生融合，使 *myc* 基因与具有强转录活性的免疫球蛋白启动子排列在一起，使得 *myc* 基因转录水平升高，产生大量 myc 蛋白，从而导致淋巴细胞大量增殖。另外，慢性髓细胞性白血病（CML）患者的绝大多数肿瘤细胞中，都发现 9 号染色体的 *abl* 原癌基因（发现于 Abelson 鼠白血病病毒）与位于 22 号染色体的断点簇集区（BCR）发生融合，融合基因编码产生 Bcr-Abl 融合蛋白，该融合蛋白具有酪氨酸激酶活性，可通过活化 *Ras*、*PI3K-AKT* 等不同信号通路，促进细胞的持续增殖，最后导致癌变。融合后的异常短小染色体也被称为费城染色体（Ph）。

病毒基因插入诱导癌基因转录 当反转录病毒基因插入到细胞基因组中，插入基因的表达受反转录病毒的启动子控制，而且反转录病毒的长末端重复序列（LTR）含强启动子和增强子。因此，当反转录病毒的 LTR 插入原癌基因附近或内部时，使该原癌基因获得强启动子和增强子的调控而不受细胞本身信号通路的正常调控，进而处于不可控制的高表达状态。

主要的癌基因 主要的常见癌基因包括 *Ras* 基因，*myc* 基因，*Her-2* 基因，细胞周期蛋白，端粒酶，*AKT* 基因，*Mdm2* 基因等。

Ras 基因 首先在 Harvery 鼠肉瘤病毒（Ha-MSV）和 Kirsten 鼠肉瘤病毒（Ki-MSV）的子代基因中被发现，命名为 *H-Ras*。克龙蒂里斯（Krontiris）在人肺癌细胞中发现 Kirsten 鼠肉瘤病毒基因的同系物，称为 *K-Ras*。另一种相似的基因是在人神经母细胞瘤 DNA 感染 NIH3T3 细胞时发现的与 *Ras* 同源基因，称为 *N-Ras*。这三种 *Ras* 基因在正常细胞中都分别编码一种鸟苷酸结合蛋白，分子量为 21kD（通常命名为 *p*21）。Ras 蛋白在细胞增殖分化信号从激活的跨膜受体传递到下游蛋白激酶的过程中起中介作用。*Ras* 基因编码第 12、13 或 61 位氨基酸残基的核苷酸发生点突变，均可降低 Ras 蛋白水解 GTP 为 GDP 的能力，导致 Ras 蛋白与 GTP 持续结合并促进细胞生长。目前发现约 50%的结肠癌、70%～90%的胰腺癌及 30%的肺腺癌中有 *K-Ras* 基因的突变。相比之下，肿瘤中其他两种 *Ras* 基因的突变率则较少。*H-Ras* 基因只在少数肿瘤中发生突变，其中在膀胱癌中的突变率最高，约 10%。*N-Ras* 基因的在结肠癌等上皮癌细胞中突变较少，但在急性非淋巴细胞性白血病中的突变率为 20%～30%。

myc 基因 是较早发现的一组癌基因，包括 *C-myc*、*N-myc*、*L-myc*，分别定位于 8 号染色体、2 号染色体和 1 号染色体，结构上由不编码蛋白质的第 1 外显子和编码蛋白质的第 2、3 外显子构成。三个基因都编码一种与细胞周期调控有关的核内 DNA 结合蛋白，可促进基因组不稳定、细胞增殖、永生化、去分化和转化等，在多种肿瘤形成过程中处于重要地位。在伯基特淋巴瘤中 *myc* 基因通过与 14 号染色体上的免疫球蛋白重链基因发生融合而导致其活化。临床检测发现 *myc* 基因扩增表达在多种肿瘤中存在，例如非小细胞肺癌，乳腺癌，食管癌，宫颈癌，卵巢癌以及头颈部癌等。*myc* 基因的扩增也与肿瘤的发病进程相关。

Her-2 基因 人类表皮生长因子受体-2 也被称作 *Neu*，*ErbB-2*，*CD*340 或者 *p*185，定位于染色体 17q12-21.32 上。Her-2 蛋白是表皮生长因子受体家族蛋白质的成员之一，这个跨膜蛋白质具有酪

氨酸激酶活性。*Her*-2基因的扩增或者过表达能促进乳腺癌的侵袭和转移，并且导致患者的预后相对较差。

细胞周期蛋白（cyclin）是一组参与细胞周期调控的蛋白质家族。主要的细胞周期蛋白有cyclin A，cyclin B，cyclin D及cyclin E，它们分别在细胞周期的不同时期发挥调控作用。细胞周期蛋白通过与细胞周期蛋白激酶（CDK）结合形成复合物，激活CDK，从而促进细胞周期进展。肿瘤的发生发展通常都伴随着编码细胞周期蛋白的基因的激活。

端粒酶　其生物学功能是通过其反转录酶活性，复制和延长端粒DNA，稳定染色体端粒DNA的长度。端粒酶在正常人体组织中的活性被抑制，在肿瘤细胞中被重新激活，参与肿瘤的恶性转化。有关端粒酶与肿瘤关系的研究进展表明，在肿瘤细胞中端粒酶还参与了对肿瘤细胞的凋亡和基因组稳定的调控过程。与端粒酶的多重生物学活性相对应，肿瘤细胞中也存在复杂的端粒酶调控网络。端粒酶重激活的现象已经在90%左右的人类肿瘤组织中观察到。在头颈部癌、肺癌、结肠癌、胰腺癌、乳腺癌、卵巢癌、前列腺癌、胶质母细胞瘤、脑膜瘤、神经母细胞瘤、鳞状细胞癌、黑色素瘤、骨髓瘤、淋巴瘤、慢性髓细胞性白血病以及急性髓细胞性白血病等患者的癌细胞中，端粒酶重激活表达的比例极高。

*AKT*基因　也称作蛋白激酶B（PKB），是一种在多种细胞信号途径中具有关键调控作用的丝/苏氨酸蛋白激酶。*AKT*主要参与PI3K/AKT/mTOR信号通路，通过对其下游底物的作用参与葡萄糖代谢、细胞凋亡、增殖和迁移等过程的调控。*AKT*基因的激活是人类肿瘤中最为常见的现象之一，由于其参与对细胞凋亡的抑制，因此*AKT*基因的激活可以使肿瘤细胞逃避细胞凋亡，同时*AKT*基因对细胞增殖及迁移的促进也使得肿瘤进展的恶性程度更为严重。

*Mdm*2基因　是1992年从一个含有双微体的自发转化的BALB/3T3DM细胞中克隆出来的。*Mdm*2基因在BALB/3T3DM细胞系中存在高度扩增，其扩增程度是正常细胞的50倍以上。随后发现该基因（在人类中为*Hdm*2基因）在多种人类肿瘤中存在突变与扩增，与许多肿瘤的发生发展和浸润转移有关，尤其在软组织和骨肉瘤中，其扩增现象更为普遍。*Mdm*2促肿瘤转移机制主要与其能同P53蛋白结合、并通过泛素化降解P53、降低细胞内P53水平有关。

与肿瘤诊断及治疗的关系　有以下几方面。

有助于对肿瘤的诊断　因为癌基因参与了肿瘤的发生发展过程，因此对癌基因的检测就有助于对肿瘤的诊断。例如*Ras*基因参与肿瘤的发生发展过程，通过对其突变的检测，有助于对某些肿瘤的诊断。

有助于对患者病情的监测及预后的判断　许多癌基因与肿瘤的转移和复发密切相关，所以对癌基因的检测有助于对某些肿瘤的预后判断及病情监测。如癌基因*Her*-2过表达能增加乳腺癌的侵袭性，乳腺癌患者如存在*Her*-2基因的扩增和过表达，往往易复发、预后较差。有研究表明，在单个细胞中如*Her*-2基因拷贝数超过5个，则与肿瘤患者生存率降低有关。Her-2蛋白表达正常的乳腺癌患者中位生存期为6~7年，而高表达患者只有3年。因此，通过荧光原位杂交（FISH）方法检测*Her*-2基因拷贝数或用免疫组化方法检测其蛋白表达量，已成为临床上判断乳腺癌患者预后和监测病情的常用手段。此外，Her-2表达水平还与肿瘤患者对放化疗的敏感性相关，因此对*Her*-2基因的表达状态监测，也有助于指导临床用药。

有助于研发抗肿瘤靶向药物　传统的化疗药物由于缺乏肿瘤细胞特异性，在治疗肿瘤的同时往往对正常细胞也造成极大伤害，这是长期困扰肿瘤治疗的一个重大问题。而针对肿瘤细胞中特异存在的癌基因产物进行靶向治疗则有可能从根本上解决这个问题。由于癌基因是一群在肿瘤细胞中被激活的高表达的基因，因此针对癌基因及其编码蛋白的靶向药物，其毒副作用也将显著低于目前使用的常规化疗药物。

（寿成超）

yì'ái jīyīn

抑癌基因（tumor suppressor gene）

在肿瘤发生、发展过程中起抑制作用的基因。

研究简史　抑癌基因的发现与早期对于视网膜母细胞瘤的研究有重要关联。视网膜母细胞瘤是一种罕见的儿童期眼部肿瘤，发病年龄主要集中在8岁以前，随后则很少发生。常见的临床表现有两种：一些没有视网膜母细胞瘤家族史的孩子表现为单侧眼的单个肿瘤，如果通过手术等将肿瘤清除，这个孩子以后不会有患视网膜母细胞瘤或其他肿瘤的风险，被认为是一种散发病例；而患有家族性视网膜母细胞瘤的儿童，发病年龄较早，常为双侧多发肿瘤，这些患儿在青春期患骨肿瘤的概率较正常人高出500多倍，以后也容易患其他肿瘤，早期手术或放疗等也不能降低这些肿瘤的发病率，这些患者的后代中有一半的孩子也将患有家族性视网膜母细胞瘤。通过对上述家族性和散发性视网膜母细胞瘤的发病现象进行研究，阿尔弗雷德·乔治·克努森（Alfred George Knudson）在1971年提出了二次打击学说以解释上述两类患病情况。该学说认为：在家族性患者中，患者通过受精卵获得一个缺陷的*Rb*等位基因（即种系突变，第一次打击），其所有视网膜细胞都仅携带一个完整的功能性*Rb*基因。如果这一仅存的*Rb*基因发生体细胞突变（第二次打击），细胞将会失去所有*Rb*基因功能，从而形成肿瘤细胞。因体细胞基因的突变易于发生，故家族性视网膜母细胞瘤常表现为发病年龄早、易多发。而在散发性视网膜母细胞瘤中，受精卵中的*Rb*基因是野生型的，需要通过两次连续的体细胞突变以改变视网膜母细胞携带的两个野生型*Rb*等位基因后才能产生肿瘤。因在同一体细胞内的两个等位基因发生两次突变的概率较低，故散发性视网膜母细胞瘤多为单侧单个肿瘤，且发病年龄相对较晚。遗传学家们通过研究杂合性丢失证实了这个学说。杂合性丢失（LOH）是指某一基因的两个等位基因出现不同的基因组变化，丧失该基因的一个等位基因的部分或全部基因组序列。LOH一般都与肿瘤的抑制基因有关，当两个等位基因都存在时，会发挥抑制肿瘤发生的作用；而当抑癌基因发生杂合性丢失时，细胞就容易转化为癌细胞。1978年，通过对视网膜母细胞瘤细胞的核型分析，发现13号染色体长臂存在缺失现象，多个病例的研究发现，它们都引起13q14区段染色体物质的丢失，提示抑癌基因可能存在于这个区段。直到1986年，*Rb*基因最终被成功克隆，确如人们所预测，一条染色体上的*Rb*等位基因失活后，另一条染色体相关区域缺失，导致*Rb*基因的杂合性丢失，失去其抑癌作用，使细胞发生转化。

失活机制 失活方式多种多样，对多数抑癌基因来说，可能通过多种失活方式共同作用，其中以突变、杂合性丢失和启动子区甲基化异常三种方式最为常见。在肿瘤形成过程中，抑癌基因主要倾向于发生杂合性丢失，同时抑癌基因的表观遗传修饰如启动子区甲基化异常等也是常见的一种失活机制。

常见的抑癌基因 有*Rb*基因，*p53*基因，*INK4*家族基因，*PTEN*基因等。

*Rb*基因 编码一个105kD的磷酸化蛋白，称为pRb，在多种肿瘤中都有该蛋白的缺失或结构缺陷。研究发现pRb的磷酸化状态与细胞周期密切相关，pRb的低磷酸化抑制细胞周期G1进程，而高磷酸化失去抑制作用。当pRb处于非磷酸化或低磷酸化状态时，能够结合转录因子E2F，抑制转录；当pRb被高度磷酸化时，E2F与pRb解离，解离后的E2F可以激活多个下游基因的转录，其中包括cyclin E。*Rb*基因在细胞周期调控中非常重要，在很多人类肿瘤中都出现*Rb*基因失活的现象，如膀胱癌、乳腺癌、肺癌等。

*p53*基因 是另一个非常重要的抑癌基因。P53蛋白在细胞DNA发生损伤时抑制细胞周期进展，同时参与细胞DNA修复而避免持续性损伤；在细胞DNA损伤过多无法完全修复的情况下，P53蛋白也能够激活细胞死亡信号通路，以清除那些功能紊乱或不可修复的损伤细胞。很多信号，如X线、紫外线、引起DNA损伤的化疗药物、低氧等都能诱导P53的表达，导致细胞中P53水平快速升高，而P53作为一个转录因子，可激活上百种靶基因的表达，这些由P53诱导表达的靶基因直接参与细胞周期的调控和DNA损伤的修复，同时也参与细胞代谢、衰老、分化和死亡的调控。1982年，发现了一种被称为利-弗劳梅尼（Li-Fraumeni）综合征的家族性肿瘤综合征，患者对许多肿瘤都有高度的易感性，如恶性胶质瘤、白血病、乳腺癌、肺癌、胰腺癌、肾母细胞瘤和软组织肉瘤等。1990年，研究者发现利-弗劳梅尼综合征的大多数病例都存在*p53*基因所在染色体区域的异常。除了利-弗劳梅尼综合征这种极端的例子外，在30%～50%的人类散发性肿瘤中存在*p53*基因的突变，它是目前为止发现突变类型最多、在肿瘤组织中分布最广泛的基因突变。迄今为止人们已经发现了多于15 000个*p53*的点突变类型，其中75%的突变都是能引起编码氨基酸改变的错义突变。

*INK4*家族基因 包括p16INK4a、p14ARF及其他蛋白质。INK4家族蛋白通过与CDK4和CDK6等细胞周期蛋白激酶的结合而抑制其正常功能，从而导致细胞周期阻滞在G_1期。在一些肿瘤组织中发现存在有INK4家族蛋白的活性缺失，例如膀胱癌和黑色素瘤中。

*PTEN*基因 属于蛋白质酪氨酸磷酸酶（PTP）基因家族。

PTEN 蛋白主要通过使 *AKT* 去磷酸化参与细胞调控，从而起到抑癌基因的作用。它还能参与维持基因组的稳定以及细胞周期的调控，避免细胞生长和增殖过快。*PTEN* 基因也是在人类肿瘤中最容易发生活性缺失的抑癌基因之一，特别是在胶质母细胞瘤、子宫内膜癌、前列腺癌、肺癌及乳腺癌中。

（寿成超）

dānbèitǐ jìliàng bùzú

单倍体剂量不足（haploinsufficiency） 一个二倍体生物体的某一等位基因只有一个有功能的拷贝，而另一个拷贝失活，这个单独的功能基因拷贝无法产生足够的基因产物（通常是蛋白质），因此无法形成野生型的表型，造成异常或疾病。某些抑癌基因的表达水平十分重要，如果一个拷贝失活，另一个拷贝就无法维持正常的细胞功能，会导致肿瘤产生。例如在小鼠中，抑癌基因 *PTEN* 的一个拷贝失活时，其前列腺癌的发生明显加快。

（寿成超）

jiēchù yìzhì

接触抑制（contact inhibition） 正常细胞在生长过程中达到相互接触时停止分裂的现象。又称密度抑制或局部抑制。1954 年，由阿伯克龙比（Aberchrombie）等首先发现。与之形成鲜明对比的是，恶性细胞明显失去接触抑制作用，在相同培养条件下不会在相互接触时停止生长，而是继续分裂生长，最终相互堆积形成多层的细胞团。这个特征常被用于区别正常细胞和肿瘤细胞。

（寿成超）

máodìng yīlàixìng shēngzhǎng

锚定依赖性生长（anchorage-dependent growth） 正常真核细胞，除成熟血细胞外，体外培养时大多须黏附于特定的细胞外基质上才能生长的现象。

（寿成超）

fēimáodìng yīlàixìng shēngzhǎng

非锚定依赖性生长（anchorage-independent growth） 肿瘤细胞体外培养时可以悬浮式培养，不需要黏附在固体基质（如培养皿壁）也能生长的现象。是肿瘤细胞的标志之一。非锚定依赖性生长的调节非常复杂，研究发现肿瘤细胞的非锚定依赖性生长受到整合素家族的调控。

（寿成超）

yǒngshēnghuà

永生化（immortalization） 细胞在体外培养过程中，经自发或诱发而从增殖衰老危机中逃离，获得具有无限增殖能力的现象。1963 年，伯沃尔德（Berwald）首先进行细胞永生化的研究，在仓鼠成纤维细胞内观察到多环芳烃对原代培养细胞的转化作用。通过对一些永生化而无恶性转化的细胞系（如 NIH3T3）的研究，证明永生化和恶性转化受不同基因调控。但是一般认为，细胞永生化是细胞癌变的必经过程。

（寿成超）

xìbāo zhuǎnhuà

细胞转化（cell transformation） 体外培养的细胞自然发生或在外界因素作用下，发生遗传物质的改变，导致一定的可遗传性状的改变，如细胞表面结构、细胞骨架、细胞基因表达谱的改变等，在永生化的基础上，进一步失去生长限制因素，获得无限增殖潜能的过程。通过转化获得了许多肿瘤细胞特征的培养细胞，又称为转化细胞。转化后的细胞成簇堆叠生长，在培养基上形成一些细胞密度极高的区域，即转化灶。

研究简史 1958 年，杜尔贝科（Dulbecco）实验室的鲁宾（Rubin）和特明（Temin）使用体外培养技术首次用 Rous 肉瘤病毒感染新鲜培养的鸡胚，获得转化细胞。1960 年，杜尔贝科本人和福格特（Vogt）使用多瘤病毒再次成功地完成对鸡胚细胞的转化。1962 年，麦克弗森（Macpherson IA）和斯托克（Stocker MGP）从地鼠的肾细胞株 BHK/21 中分离出一个亚株，并且用这种细胞完成了多种病毒转化实验，首次获得有转化前正常对照细胞（即转化前 BHK/21 亚株）的转化细胞。同年托达罗（Todaro G）建立了鼠成纤维细胞 NIH 3T3 细胞株，并且在该年的冷泉港会议上广泛采用了“细胞转化”这一名称，统一使用 3T3 进行体外癌变的研究。1963 年，伯沃尔德（Berwald）等成功转化叙利亚仓鼠成纤维细胞 SHF，成为最常用的原代培养的转化细胞。1978 年，日本人角永（Kakunaga）转化人成纤维细胞成功，首次建立了人体细胞体外转化系统。中国也在 20 世纪 80 年代初开始细胞转化的相关研究。

分类 细胞转化按照转化方式的不同分为细胞自发转化与人工诱发转化。细胞自发转化是指体外培养的细胞在无任何诱变剂的情况下自然发生转化。一般认为，自发转化是细胞在长期传代培养中，由于受到外界环境的影响发生自然突变获得的异常生长特性，其转化效率极低，介于 10^{-6}~10^{-4}之间。人工诱发转化又称人工诱变，是指使用物理、化学、病毒诱变剂致使细胞发生的转化，1~3 个月就可以完成实验，而且转化率远高于自发转化。研究中常使用人工诱变实验替代动物实验检测可疑致癌因素，具有实验周期短、干扰因素少等优点。此外，细胞转化按照转化程度（主要标准为是否具备致瘤性）又可分为一般转化和恶性转化。

特点 转化的细胞一般具有以下特点：①形态学特点：细胞整体趋向于变圆，突出结构变少，并且失去了正常细胞规则排列的特征，与周围细胞的联系及贴壁能力减弱。②生长特性：细胞不仅具有无限增殖的能力，而且失去了接触抑制和黏附依赖性，对生长因子的需求降低，有些细胞通过自分泌刺激自身的生长与分裂，同时还失去了在低浓度营养环境下生长停滞的应答机制，可以堆叠生长形成多层结构。③细胞表面与细胞骨架：转化后的细胞表面蛋白质的流动性增加，可以更有效地转运营养物质，纤连蛋白（FN）显著减少，细胞骨架组分也发生了变化，常常出现微管结构消失、F-肌动蛋白和G-肌动蛋白比例失调、微丝束减少等性状。④生理生化变化：氧化磷酸化减少，糖酵解增加，对葡萄糖需求量激增，但利用率较低。⑤其他：如凋亡逃逸、TGFs与蛋白酶的异常分泌、核型的改变（转化后的细胞通常失去正常细胞的二倍体核型，表现为多倍体或非整倍体）以及基因表达谱发生显著改变等。

转化与永生化的区别 细胞转化是细胞永生化之后进一步失去生长限制的过程，转化细胞和永生化细胞有一个重要的共同点，那就是细胞无限增殖。但是与永生化的细胞相比，转化后的细胞失去了细胞生长受限制的因素，例如转化后的细胞不依赖于生长因子、不需要血清、无黏附依赖性、没有接触抑制，并且通常细胞外形发生改变，细胞整体变圆，并形成细胞集落，此外分泌转化生长因子与蛋白酶的行为也是转化细胞的所特有的。

（寿成超）

èxìng zhuǎnhuà

恶性转化（malignant transformation）

细胞获得多种癌细胞属性向肿瘤组织发展的过程。又称癌变。在这个过程中细胞通常获得了侵袭性生长和在裸鼠体内致瘤的能力。目前认为恶性转化包括正常组织向癌细胞转化，也包括良性肿瘤组织向恶性肿瘤组织转化。虽然细胞的恶性转化是由细胞内部的变化导致的，但是恶性转化也能被外界的化学致癌物诱导发生。

恶性转化的过程 体外培养的正常细胞群体，在诱变剂（或非人工的环境诱因）作用下，一小部分细胞（自然发生比例为10^{-6}～10^{-4}，人工诱变下比例约为5%）的遗传物质受到损伤，失去接触抑制并且增殖加快，分裂后细胞不断堆积形成可见的转化灶。这些细胞由于生长分裂活动旺盛，而引起遗传物质变化的外界因素又没有撤除，因此遗传物质的变异进一步积累，DNA损伤修复机制的失效导致整个基因组的不稳定，细胞趋于获得更多恶性表型，具备更多恶性表型的转化细胞获得生长优势，最终完成整个癌变过程，彻底变为肿瘤细胞。

因此，一般转化和恶性转化，可能是癌变发生过程中的不同阶段，一般转化是指细胞仅完成了癌变开始的部分变化，而恶性转化是指正常细胞完成了上述癌变所有阶段的过程。

恶性转化的特点 恶性转化的细胞一般具备肿瘤细胞应有的全部特点，具体说来，除一般转化细胞具备的特点外（见细胞转化），还包括以下几个方面：①生长的浸润性与扩散能力：恶性转化的细胞在软琼脂培养基中能形成集落，能完成细胞迁移和侵袭实验。②致瘤性；将一定的恶性转化细胞注射到裸鼠皮下，一般在4～6周会有明显的肿瘤形成（鼠脑、鸡胚相应的植瘤实验也能获得阳性结果）。③基因组的稳定性：恶性转化的细胞不仅具备异常核型，其基因组稳定性也比一般转化细胞更低，更容易产生各类变异，从而更容易获得更多的肿瘤细胞性状。④其他：如对化疗药物和辐射的耐受能力增强、致瘤实验中的远端转移能力、促血管生成、免疫逃逸等。

另外需注意，一株恶性转化的细胞系并不一定会具备以上所有的细胞恶性转化特征，例如，稳定转染环加氧酶-1（Cox-1）的人脐静脉内皮细胞，依然具有接触抑制机制，并且不能够摆脱黏附依赖性，不能够在软琼脂培养基中形成集落，但是在裸鼠体内却依然具备很强的致瘤性，因此我们依然认为稳定转染环加氧酶-1的人脐静脉内皮细胞完成了恶性转化。

恶性转化与转化的区别 与正常细胞相比，细胞转化后虽然遗传性状、细胞表型与生长特性均发生了改变，解除了各种限制生长的因素，但是在免疫缺陷动物致瘤实验中却并不一定具备致瘤性，这些转化后的细胞与恶性肿瘤细胞具有一定区别，我们一般仅把能够获得致瘤能力的细胞转化称为恶性转化。

（寿成超）

zhuǎnhuà jīyīn

转化基因（transform gene）

内源性激活或外源性导入，甚至其

表达产物的导入，能够激活体外培养的正常细胞的特定信号通路，使得这些细胞获得某些表型性状，发生细胞转化的基因。

研究简史 1978 年，美国麻省理工学院的 Shih 从转化后的小鼠成纤维细胞中提取 DNA，并将这些 DNA 转染到 NIH/3T3 细胞中，结果 NIH/3T3 细胞中也形成了转化灶，首次证实了转化基因的存在。1983 年，伊娃（Eva）通过分析不同限制性内切酶组合处理对转化的影响，检测出这一转化基因实为 *c-kis* 片段。同年，巴尔曼（Balmain）发现类似方式制备的 NIH/3T3 细胞转化灶中另一个基因 *H-Ras* 也存在扩增现象，并证实了 *H-Ras* 的转化活性。至此 DNA 转化和病毒转化细胞两种途径殊途同归，研究人员证实了某些基因（病毒来源或细胞自身来源）表达的产物具备引起细胞转化的能力，这些基因即被称为转化基因。

常见的转化基因 ①腺病毒来源的基因（*E1A*、*E1B-55k*）：*E1A* 能够与 pRb 特异性结合，*E1b-55k* 则与 P53 特异性结合，分别抑制后者的功能；目前虽然没有腺病毒导致人类肿瘤的确切证据，但是腺病毒作为一种病毒转化细胞的实验模型已被广泛使用。②HPV 来源的基因（*HPVE6* 和 *HPVE7*）：E6 蛋白靶向 P53，促进 P53 泛素化并降解，导致细胞越过 G_1 期阻滞；E7 蛋白靶向 pRb，阻止 pRb 与 E2F-1 的结合，导致 E2F-1 的释放及 S 期相关蛋白转录活化。③SV40 来源的基因（小 T 抗原和大 T 抗原）：大 T 抗原能特异性结合最重要的两个抑癌蛋白 P53 与 pRb，帮助细胞越过细胞周期的检查点，完成转化；而小 T 抗原也能结合 PP2A，转化细胞。④EBV 来源的基因（*LMP1*）：LMP1 是一种跨膜蛋白，能够特异性结合肿瘤坏死因子受体（TNFR）并使其持续激活，影响 TNF-α/CD40 通路，促进细胞的生长与转化，*LMP1* 已被证实是 EB 病毒转化细胞必需的基因。⑤*src* 基因家族：主要成员有 *src*、*abl*、*raf* 以及 *erbB* 等，其中 *src* 在所有脊椎动物中存在并且高度保守，一般认为 *v-src* 来源于动物自身的 *c-src*，也是第一个被克隆的病毒癌基因的蛋白质。⑥*Ras* 基因家族：主要以 $p21^{Ras}$ 为代表，是一种小分子 G 蛋白，能够活化腺苷酸环化酶，参与信号传导。*Ras* 基因通过多种方式的激活均可以导致细胞的转化，最常见的是点突变，导致 GTPase 酶活性降低，使 *Ras* 和 GTP 持续结合，一直维持高度活性，导致细胞不可控增殖与转化。⑦*myc* 基因家族：编码一系列核转录调节因子，其基因重排、基因扩增和过表达均能导致细胞的转化。基因扩增是其引起细胞转化的主要机制，另外转录抑制因素丢失及启动子活性增强等也能引起细胞转化。⑧其他基因：如 *sis*、*myb*、*erbB*、*kis*、*jun* 等也均被发现能通过不同的机制引起不同细胞的转化与癌变。

转化基因的应用 常用于体外培养细胞的人工转化，转染正常细胞以建立不同转化程度的细胞系，这种转化方式在癌生物学基础研究及肿瘤疾病模型的建立中被广泛使用。

（寿成超）

zhǒngliú kuòsàn

肿瘤扩散（tumor spread）

恶性肿瘤具有浸润性生长的特性，并可以从其原发部位通过各种途径转移到身体另一部位的现象。恶性肿瘤的扩散常有以下几种方式：①直接侵袭周围组织。②经淋巴道扩散。③经血行扩散。④通过开放性的腔隙，如胸腔或腹腔扩散。然而，多数肿瘤并非通过一种途径扩散，因而其扩散的途径和转移的过程是不可预测的。

特征 肿瘤侵袭是肿瘤转移的一个必要的先驱。肿瘤细胞要到达远处淋巴结或其他器官和腔隙，必须先从自身原发肿瘤中分离出来，不论以单个细胞还是成团细胞的形式。肿瘤微环境在调节肿瘤的侵袭和转移潜能起着重要作用。例如缺氧的肿瘤要比氧含量正常的肿瘤更容易发生转移。浸润到肿瘤组织中的细胞包括成纤维细胞、巨噬细胞和 NK 细胞也会影响其扩散潜能。肿瘤细胞通过淋巴网经由淋巴隙侧枝扩散至邻近的淋巴结。肿瘤沿淋巴系统扩散至局部或远处淋巴结有很重要的临床意义。即局部淋巴结发现肿瘤细胞提示远处转移的可能性（即使临床症状不明显）。肿瘤学专家认为实体肿瘤首先侵犯局部淋巴结，然后通过胸导管进入血液，随后到达身体其他部位。肿瘤细胞也可通过毛细血管或穿透较薄血管壁的小静脉入血。血管侵袭常见于各种恶性肿瘤中，且预后较差。肿瘤细胞可偶然突破器官壁进入胸腔或腹腔生长。这种腹腔扩散和种植常见于胃肠肿瘤和卵巢癌。

机制 基于一系列在实验动物中进行的观察，菲德勒（Fidler）等提出了克隆选择性模型来解释肿瘤细胞是怎样获得扩散和转移能力的。这个模型假设在肿瘤进展过程中，原发性肿瘤中的基因组不稳定性导致了遗传和表观遗传缺陷的随机累积，从而导致了基因表达谱有所不同的肿瘤细胞亚群共同存在于肿瘤组织中。

某些细胞亚群因此获得局部侵袭能力，而那些成功形成转移的肿瘤细胞是具有完成所有侵袭和转移步骤的细胞亚群。通过对人体肿瘤组织的遗传分析，发现肿瘤组织基因表达存在异质性。这是对克隆选择学说的有力支持。但按照克隆选择学说，肿瘤细胞需要积累足够的遗传和表观遗传学的改变，才能获得全部的转移能力，因而在肿瘤生长过程中转移是一个相对较晚的事件，因为其需要去积累一些相应的变异。这个观点与人们普遍接受的关于原发性肿瘤大小、淋巴结的扩散及远距离转移之间关系的看法是不一致的，与转移肿瘤基因在原发性肿瘤中早已表达出的观察也不一致。

许多证据表明，肿瘤细胞在肿瘤发生非常早期就可能进行了播散。血液中的循环肿瘤细胞（CTCs）和骨髓中的播散肿瘤细胞（DTCs）可以同时在癌症患者的肿瘤发展早期阶段被检测到。同时动物的转移模型证明了肿瘤细胞在体内的扩散在肿瘤发生恶变之前就已发生。由此产生了一个平行发展的假说。即肿瘤细胞在肿瘤发展的早期就已发生扩散和转移，随后获得额外的遗传改变最终允许它们在远端组织发展为转移性肿瘤。在这个模型中，原发肿瘤和转移性肿瘤作为独立的病变来进行平行的发展。另外一个值得注意的是肿瘤干细胞（CSCs）的假说。若CSCs为发起并驱动肿瘤生长的细胞，它们有可能会通过应答环境线索，从原发性肿瘤中分离出来并且扩散到身体的其他器官，因此成为了所谓的转移癌症干细胞（mCSCs），由此预测mCSCs可能就是继发肿瘤的转移性种子。所有这些假说都有待更多实验验证。

（吴志浩）

jìfā zhǒngliú

继发肿瘤（secondary tumor）

随着肿瘤的不断生长，肿瘤细胞会通过血液、淋巴液转移到远离肿瘤的部位生成肿瘤。又称转移性肿瘤或次生肿瘤。继发肿瘤部位就是发生转移的肿瘤离开其原有部位进行播散后最终所生长的部位。对转移至骨的乳腺癌，其继发部位就是骨。另一相关术语是转移性定植，指癌细胞在继发肿瘤处形成明显的转移性肿瘤。然而，在某些情况下，单个肿瘤细胞或肿瘤细胞簇在继发部位保持休眠状态而不能形成明显的临床转移性肿瘤，这一现象称之为微转移。

（吴志浩）

dì-èr yuánfāxìng zhǒngliú

第二原发性肿瘤（second primary tumor）

继患有第一肿瘤之后，又患有另一种原发性恶性肿瘤。第二原发性肿瘤并非来源于第一原发肿瘤的扩散或转移，因而二者在组织学和（或）遗传学上明显不同。第二原发肿瘤可以与第一肿瘤发生在相同的组织或器官，也可以发生在机体的其他部位。

发生机制 肿瘤患者发生第二原发肿瘤的概率远高于正常人群。其主要原因可能归因于病因学，例如免疫缺陷、吸烟和酗酒。其次，癌症患者可能具有某种遗传易感性。再次，癌症的治疗方式如手术、化疗和放疗，本身有致癌作用。因而化疗、放疗后发生第二癌的可能性进一步增大。

大多数第二原发肿瘤可能与致癌因素的持续接触有关，在所有的致癌因素中，吸烟是最常见也是最重要的因素。与烟草相关的癌症包括肺癌、头颈部的鳞状细胞癌、胰腺癌、膀胱癌、肾癌和子宫颈癌。现已证明，具有长期吸烟史的肺癌患者，患有第二肺癌、喉/下咽癌、膀胱癌和胰腺癌的风险均明显增高。艾滋病患者或器官移植后免疫抑制的患者易患肺霍奇金淋巴瘤、子宫颈癌以及某些特定的皮肤癌如卡波西肉瘤。病原学暴露导致第二或更高等级原位肿瘤的机制目前还不明确。区域性癌变假说认为，反复暴露于致癌物可能导致不同区域癌变，即不同区域的黏膜细胞独立累积遗传学改变，最终诱导复杂的、独立的恶性病变。这一理论目前在分子生物学研究上获得了广泛的赞同和支持。

癌症患者经过治疗后存活率升高，但是长期治疗的并发症越来越严峻。如上所述，通常用来治疗癌症的手段包括手术、化疗和放疗均有可能引起第二原发性肿瘤。因此，一些第二原发性肿瘤是医源性的，尽管这种概率很低，特别是与对原发肿瘤的治疗效果相比。

与临床关系 对大多数治疗成功的癌症患者需要长期随访，因此大多数第二原发性肿瘤也是在例行的治疗后随访中诊断发现的。第二原发性肿瘤的诊断过程与第一原发性肿瘤并无二样。如果新发现的恶性肿瘤其组织学类型不同于之前的，那么第二原发性肿瘤的诊断就可以明确。第二原发性肿瘤的治疗目标和原则与原发性肿瘤类似，但经常受到先前治疗和相关并发症的限制。如果有可能，应当考虑第二原发肿瘤的有效治疗。与第一原发肿瘤一样，第二原发肿瘤的治疗方法也包括外科手术、化疗、放疗、免疫治疗、激素治疗及分子靶向治疗。

有效预防第二原发肿瘤的方法需要对其发生发展机制的深刻理解。尽管有效预防第二原发肿瘤需要更丰富的知识，但是避免暴露于一些已知的危险因子（如通过戒烟戒酒等）则是最有效的预防第二原发肿瘤的方法。

（吴志浩）

zhǒngliú xuèguǎn mìdù

肿瘤血管密度（tumor vessel density） 肿瘤切片上特定区域内总血管网的百分比。常作为临床上肿瘤患者判断预后及治疗方案选择的参考因素之一。但也有研究指出，肿瘤微血管密度（MVD）自身并不是治疗效果的指标，也不能用于指导患者的临床试验。已有很多血管内皮标记物用于标记肿瘤微血管进行 MVD 计数，常用的是第八因子相关抗原、血小板-内皮细胞黏附分子（CD31）、白细胞分化抗原 34（CD34）和转化生长因子 β 受体Ⅲ（CD105）。

（吴志浩）

zhǒngliú xiāngguān xuèguǎn shēngchéng

肿瘤相关血管生成（tumor-associated angiogenesis） 从前体血管形成新的毛细血管的过程，称为血管生成。成人中，大多数血管处于静止状态，生理性血管生成只发生于女性月经周期时的子宫内膜及怀孕时的胎盘。但在某些病理条件（如肿瘤、关节炎、感染）下也可发生。对于超过 $2mm^3$的肿瘤，必需一个新的血管网来保证营养和氧的供给。肿瘤相关血管生成与肿瘤的进展是同时进行的，是肿瘤生长和发展过程中的重要事件。血管生成受到正性（促血管形成）和负性（抗血管形成）调控因素的调控。当两者间的平衡发生改变，即促血管生成因素强于负性调控因素（又称血管生成转换），肿瘤相关的血管生成随即开始。在促血管生成因子中，研究最多的是内皮细胞生长因子（VEGF），其是内皮细胞增殖和迁移的关键调控因素。其他促血管生成因素，包括血管生成素、FGFs、PDGFs、肝细胞生长因子（HGF/SF）家族，抗血管生成因素则包括血管抑素、内皮抑素、血小板应答蛋白和白介素 12（IL-12）。各种刺激因素如缺氧、炎症均可影响血管生成转换，从而导致肿瘤新生血管的生成。

（吴志浩）

zhǒngliú dàixiè

肿瘤代谢（tumor metabolism） 肿瘤细胞用于维持生长的一系列化学反应的过程。对于快速分裂细胞来说，足够的能量［腺苷三磷酸（ATP）］和充足的生物大分子前体是必不可少的两个要素。为了满足快速生长的需要，肿瘤细胞“重塑”了许多代谢通路。最明显的例子就是瓦博格效应。德国生化学家奥托·瓦博格（Otto Warburg）在 1920 年观察到肿瘤细胞即使在氧气充足的情况下，也偏向于利用糖酵解作用而非正常细胞的有氧循环来代谢大量摄取的葡萄糖。相对于在低氧或者氧不足的情况下作出适应性应答的无氧糖酵解，这种效应也被称为有氧糖酵解。有氧糖酵解不仅为肿瘤细胞提供了 ATP，而且为合成生物大分子输送了有效的碳源。

大部分肿瘤细胞通过有氧糖酵解途径将丙酮酸转化成乳酸，乳酸分泌到细胞外，因而降低肿瘤细胞微环境的 pH，分泌到胞外的乳酸以及此步骤回收的 NAD^+维持肿瘤细胞内糖酵解继续进行。相比于线粒体内氧化磷酸化，糖酵解产生 ATP 速度快但效率低。因此大部分肿瘤细胞都显示葡萄糖摄取极度增加的特点。这一现象在临床上被用来作为发现和诊断肿瘤的基础。利用放射性核素标记的氟代脱氧葡萄糖正电子发射体层显像（FDG-PET）可有效检测和跟踪许多不同类型的肿瘤。除了提供 ATP 以外，肿瘤细胞糖酵解另一重要功能是为合成生物大分子（蛋白质、核酸和脂肪酸）提供中间产物和维护细胞内氧化还原状态。糖酵解最后一步由丙酮酸激酶（PK）催化磷酸烯醇式丙酮酸转变为丙酮酸。丙酮酸激酶有多种异构体，大部分肿瘤细胞只表达 M_2异构体，后者正常情况下仅存在于胚胎或成人干细胞内。M_2增加了包括酪氨酸在内的几种氨基酸。此酪氨酸可被生长因子信号通路中激酶磷酸化。磷酸化的 PKM_2活性降低，因此肿瘤细胞中糖酵解最后一步是减速的。这导致了许多糖酵解的中间产物进入旁路途径，如磷酸戊糖途径（PPP）、氨基己糖途径等，以产生合成核酸、蛋白质以及脂肪酸的前体，从而满足肿瘤细胞快速生长的需要。由 PKM_2促进磷酸戊糖途径的另一后果是产生大量还原型辅酶Ⅱ（NADPH）。NADPH 对消除胞内自由基和维持胞内氧化还原状态起到至关重要作用。

随着肿瘤代谢研究的深入，人们发现瓦博格效应并非像他当初假设的那样，是由线粒体功能异常或缺陷造成，而是在癌基因、抑癌基因以及肿瘤微环境指导下，肿瘤细胞代谢“重塑”的结果。癌基因 *Akt*、*c-Myc* 和抑癌基因 *p53* 以及 HIF-1α 都与肿瘤细胞核心代谢紧密相连。肿瘤细胞癌基因和抑癌基因突变大大提高了糖酵解反应速率，不仅产生充足的 ATP，而且将大量中间产物转变为合成脂类、蛋白质、核酸等生物大分子前体，为细胞增殖提供了能量基础和物质基础。

肿瘤细胞的另一个代谢改变是对谷氨酰胺的消耗和依赖。谷氨酰胺为肿瘤细胞提供了必不可少的氮源。研究表明，c-Myc 蛋白在肿瘤细胞谷氨酰胺代谢中发挥关键作用。葡萄糖和谷氨酰胺为肿瘤细胞两大关键代谢物质，它们代谢过程的关键调控分子，可能作为肿瘤治疗的新的分子靶点。

（吴志浩）

zhǒngliú wēihuánjìng

肿瘤微环境（tumor microenvironment） 围绕肿瘤细胞的结缔组织和存在其中并支持肿瘤细胞恶性表型的良性细胞和分子所共同构成的肿瘤组织中的特定环境。肿瘤微环境是复杂的，包括许多细胞类型，例如成纤维细胞、平滑肌细胞、免疫和炎症细胞、脂肪细胞、内皮细胞，以及由肿瘤细胞和良性细胞释放的许多物质，如生长因子、细胞因子、趋化因子、抗体、蛋白酶、其他类型的酶、各种代谢物等。另外组织缺氧和细胞外低 pH 也是实体瘤微环境的主要特点。尽管肿瘤微环境这个术语通常仅在实体瘤中使用，其他恶性疾病（例如白血病）也有它们特定的微环境。一个恰当的例子就是骨髓充当了白血病和骨髓瘤的微环境。

肿瘤组织可以被看做是由两个密切相关的部分所组成的生态系统。第一部分即恶性肿瘤细胞，第二部分就是肿瘤微环境。肿瘤细胞基因的异常和突变通常发生在疾病进程的早期，而肿瘤微环境通过发挥调节功能和选择性压力，决定和塑造了癌细胞的恶性表型。肿瘤微环境的主要功能是调节。许多生长因子和细胞因子在微环境中被激活，这些信号分子参与了肿瘤和微环境中非肿瘤细胞中基因的调节，因此塑造了癌症细胞的表型并且驱动了它们的进展。其中，转化生长因子 β（TGF-β）就是一个例子。TGF-β 是由正常上皮细胞、肿瘤和基质的成纤维细胞所产生和分泌的一种钝性分子，由位于成纤维细胞或者肿瘤细胞表面的细胞外蛋白酶（包括金属蛋白酶 MMP-2，MMP-9，MT1-MMP）所激活。在肿瘤发生的早期，TGF-β 抑制肿瘤细胞的生长。然而，在肿瘤发生的后期，TGF-β 通过诱导上皮细胞向间质细胞转化（EMT）促进了肿瘤细胞的侵袭和转移。在肿瘤微环境中另一个基因调节的例子是白介素 6（IL-6），是由肿瘤细胞以及渗入肿瘤微环境中的巨噬细胞所分泌的细胞因子，IL-6 主要功能是激活肿瘤细胞内 STAT3 信号传导途径。激活的 STAT3 通过上调基质金属蛋白酶（MMPs）的表达，降解和破坏细胞外基质和基底膜，从而促进肿瘤细胞的侵袭，并通过激活转录因子 Twist 的表达促进上皮细胞间质化。STAT3 另一个重要功能是通过抑制如 TNF-α、IFN-γ 等炎症趋化因子和分泌免疫抑制细胞因子如 IL-10、VEGF 等，有效抑制肿瘤微环境的免疫反应，从而促进肿瘤细胞的免疫逃逸及侵袭转移。组织缺氧也是实体瘤微环境的主要特点。缺氧可诱导新生血管生成、有氧糖酵解、局部浸润性生长以及其他过程，使得肿瘤细胞能够在缺氧环境下存活并且逃离缺氧环境。这些在缺氧条件下生存和繁殖的肿瘤细胞，又会加重肿瘤组织缺氧的状态，反过来会促进基因组不稳定性并进一步发展。

肿瘤细胞不仅被微环境所调节，而且影响微环境成分向更适合支持肿瘤的发生和转移的方向发生变化，这种现象又称为基质发展。最显著的例子是肿瘤微环境中的成纤维细胞（又称肿瘤相关成纤维细胞）。它们与正常微环境中的成纤维细胞相比，在 DNA 水平和基因表达水平上都有显著变化。有大量的证据表明，肿瘤相关的成纤维细胞产生一个支持肿瘤的微环境，从而促进了肿瘤细胞的生长、发展和播散。因此总的来说，在肿瘤和基质细胞中彼此动态的逐步分化和相互的交叉对话导致了肿瘤的进化。

（吴志浩）

zhǒngliú quēyǎng

肿瘤缺氧（tumor hypoxia） 实体肿瘤中呼吸率超出了氧的供应量，加上瘤中新生血管及微循环的结构和功能异常以及氧弥散减弱等因素，导致了肿瘤组织中的某些区域氧含量很低（低氧、氧缺乏区域）或氧完全缺失（缺氧）的现象。是实体肿瘤的一种常见特征，与肿瘤复发、局部浸润、远处转移密切相关。肿瘤缺氧与临床分期、分级、组织学类型等肿瘤参数无关。即使在单体肿瘤中也含有大量不均一的氧气缺乏区域（瘤内不均一性）。一般来说，缺氧肿瘤对治疗反应性差而且比非缺氧肿瘤更具侵袭性。缺氧可诱导新生血管生成、有氧糖酵解、局部浸润性生长以及其他过程，使得肿瘤细胞能够在缺氧环境下存活并且逃离缺氧环境。缺氧诱导因子 1（HIF-1）在调节肿瘤细胞适应低氧环境方面发挥了关键作用。因此，干扰 HIF-1 的活性正成为癌症治疗的一个重

要治疗靶点。

（吴志浩）

zhǒngliú yǎngyā

肿瘤氧压（oxygenation of tumor）

肿瘤组织中的氧分压状态（PO_2值）或O_2浓度。一般来说，肿瘤的氧压均值要低于肿瘤所在部位的正常组织。

特征 当肿瘤生长至一定大小后，新生血管结构和功能异常以及氧气弥散减弱，都会导致肿瘤发生显著缺氧。缺氧的肿瘤内平均氧分压小于5mmHg。另外，癌症治疗诱发的贫血也可降低血液中的含氧量。这些因素共同作用可导致实体瘤中存在氧分压很低的区域。但肿瘤缺氧和低氧压与肿瘤的大小或所处阶段没有关系。而且在单体肿瘤中氧压也是不均匀的（瘤内不均一性）。

测量方法 早期检测肿瘤氧压的技术需要分析肿瘤活检标本。使用外源性的缺氧标记物（如醚醇硝唑、哌莫硝唑、依他硝唑或硝基咪唑-胆茶碱）进行免疫组化，可以获得细胞水平缺氧的详细资料。目前，临床肿瘤氧压测定最直接和经常使用的方法是极谱描记术。其他直接测定方法包括氧光导纤维传感器和电磁共振血氧定量法。

与临床关系 已知肿瘤缺氧与化疗和放疗抵抗相关。而且缺氧肿瘤比不缺氧肿瘤的侵袭能力要高。缺氧细胞中有多条信号通路和转录因子如NF-κB，p38的激活。然而，研究最为清楚的是缺氧诱导因子1（HIF-1）。HIF-1由一个可诱导α亚单位（HIF-1α）和组成型表达β亚单位（HIF-1β）组成，α亚单位与β亚单位结合成有活性的HIF-1后，结合到与许多肿瘤进展相关基因启动子区域上的缺氧反应元件（HREs）上并诱导其mRNA转录。因此，HIF-1蛋白往往在实体肿瘤中缺氧区域高度表达，并且成为肿瘤恶性表型的一个重要指标。在正常情况下，HIF-1α不断地合成和降解，其降解是由脯氨酰羟化酶（PHD）在有氧的条件下羟化其两个脯氨酸残基，所以减少氧供可以阻止HIF-1α的羟化而保持其稳定。由此，HIF-1α是确定HIF-1的功能和下游靶基因表达的决定性因素。HIF-1α除了受氧供调控外，其表达水平还与生长因子刺激和细胞内活性氧族（ROS）生成有关。已经明确HIF-1α可以激活许多缺氧适应必需的基因，包括葡萄糖转运酶、糖酵解酶和血管生成因子。一般认为HIF-1靶向的基因对肿瘤侵袭、转移和血管生成至关重要。正因如此，HIF-1正成为肿瘤治疗中极其重要的靶向分子。

缺氧可诱导细胞凋亡。但在某些肿瘤细胞中，过表达*Bcl*-2或肿瘤抑制基因如*p*53突变可以阻断缺氧所诱导的凋亡。因此，只有具有较强抗凋亡能力的缺氧细胞可以存活下来，从而导致了那些治疗反应性差并且具有更高侵袭能力的细胞被选择了下来。

缺氧细胞有基因不稳定性倾向，导致肿瘤抑制基因的失活或癌基因的激活。这可能是由于缺氧所产生的活性氧族（ROS）对DNA的损伤。这些机制都可能与肿瘤由缺氧引起的放疗、化疗耐受有关。

对治疗有益的调节肿瘤氧压已探索了很多年，目前主要通过增加肿瘤微血管氧含量，或通过提高肿瘤的血流量来实现。因为肿瘤许多缺氧因子彼此相互影响，目前为止似乎不太可能有一个单一的解决方案以克服肿瘤缺氧。

（吴志浩）

huóxìng yǎngfēnzǐ

活性氧分子（reative oxygen）

含氧自由基如O_2^-和OH·以及一些氧气的非自由基衍生物，如过氧化氢（H_2O_2）、次氯酸（HOCl）的统称。一些类似的术语，如活性氮族和活性氯族也越来越被广泛使用。体内各种活性氧分子的活性有较大差别，如O_2^-和NO·很少与人体内分子发生反应，而OH·则与任何分子都可以反应。一旦体内产生了OH·，就可以在形成部位与其他分子发生反应。

（吴志浩）

yǎnghuà sǔnshāng

氧化损伤（oxidative damage）

过氧化和抗氧化之间的失衡（更倾向于前者的异常）所导致的体内潜在的损伤。自由基作用于细胞和组织，引起各种大分子物质如脂质、糖类、蛋白质和脱氧核糖核酸等发生各种氧化反应，引起变性、交联、断裂等氧化损伤，从而导致细胞结构和功能的破坏以及组织损伤和器官病变，从而导致损伤和突变。

造成氧化损伤的原因总体上包括以下两个方面：①抗氧化剂的减少：例如抗氧化防御系统中的酶（超氧化物歧化酶、过氧化氢酶、谷胱甘肽过氧化物酶）的突变（如CuZnSOD，MnSOD，GSHPX）或者毒性物质对该防御体系的损害。举例来说，许多外源性异物通过联合谷胱甘肽（GSH）进行新陈代谢，高剂量的这些外源性异物可能消耗更多的GSH，从而引起氧化应激，即使这些外源性异物本身不会产生反应氧族。另外，饮食中抗氧化剂的消耗以及其他饮食成分也可导致氧化应激，如恶性营养不良。

②反应氧族的产生增加：例如暴露于高水平的毒素，它们本身就是反应氧族（如二氧化氮，NO_2），或者通过代谢而生成反应氧族，或者过度激活“天然”的反应氧族产生系统（如风湿性关节炎和溃疡性结肠炎等慢性炎症性疾病中巨噬细胞的过度激活）。通常认为后一种机制与人类疾病的关系更密切，并且越来越成为临床干预治疗的靶标，但是患者体内的抗氧化状况可能会因此而受到影响。

自由基引起的氧化损伤被认为是引起机体衰老和疾病的重要因素。许多疾病比如心脏病、帕金森病、阿尔茨海默病、癌症、糖尿病、动脉硬化症等均与氧化损伤有一定关系。研究表明，抗氧化剂可以减缓氧化损伤带来的伤害。

（吴志浩）

kàngyǎnghuàjì

抗氧化剂（antioxidant） 具有延缓或阻止氧化的化合物。包括超氧化物歧化酶、谷胱甘肽、过氧化物酶、氧化还原酶和过氧化氢酶以及非酶化合物，如多酚类、维生素E（生育酚）、类胡萝卜素等。抗氧化剂可以清除损伤细胞组件的过剩活性氧，还可以作为体内高分子如受体、酶等的配体。人体的抗氧化剂有自身合成的，也有由食物供给的，如维生素A、C、E，类胡萝卜素（虾青素、角黄素、叶黄素），β-胡萝卜素等。植物中存在有大量抗氧化剂，因此，科学家建议每日应摄入新鲜的蔬菜和水果，作为健康饮食和生活的一部分。但是如果抗氧化剂不被吸收，或者被改变，不被激活，快速被消除，那么抗氧化的体外性能在体内就可能不存在。

食品科学家用抗氧化剂来抑制脂质过氧化，脂质过氧化可以引起食物原料的腐败，因此食品科学家认为一个好的抗氧化剂可以有效抑制脂质过氧化。博物馆管理人员用抗氧化剂来保护文物。高分子科学家用“抗氧化剂”来控制橡胶、塑料和油漆生产过程中的高分子聚合作用，以保护清洁的塑料制品免受紫外线的损伤。燃烧也是一个产生自由基的过程，石油行业广泛利用抗氧化剂及自由基相关机制的知识来设计更好的汽车燃料和润滑油。以上所有这些科学家对什么才是好的抗氧化剂都有他们自己的观点。

在活性器官中，体内一旦产生反应氧族，许多抗氧化剂就开始发挥作用。这些抗氧化剂的相对重要性取决于其所属的种族、产生的方式、产生的部位及靶向损伤的生物分子。为了包罗上述各种复杂情况，可以用一种较广泛的抗氧化剂定义，即任何以低于氧化底物的浓度出现的、且可以明显延迟或阻止该底物氧化的物质。氧化底物包括体内各种类型的分子，强调了体外检测抗氧化反应时，损伤研究的目标靶的重要性和反应氧族的来源。没有通用的“最好”的抗氧化剂，人体内需要利用不同的抗氧化剂来保护不同的生物分子。

植物源性抗氧化剂已经被作为药物、营养品和化妆品使用，希望可以保持健康以及延缓衰老和防治神经退行性疾病、癌症和动脉粥样硬化等多种疾病，然而补充抗氧化剂是否可以预防慢性疾病，尚未得到可靠干预实验结果的支持。关于抗氧化剂的疗效、安全、合适剂量以及与慢性疾病的关系需要进一步的证据。并且在某些情况下，过分补充抗氧化剂会对人体构成伤害。近来科学的公共健康建议是增加植物性食物的摄入，这样的饮食模式可以降低患慢性疾病的风险。

（吴志浩）

zìyóujī

自由基（free radicals） 外层轨道上含单个不配对电子的原子、原子团和分子。可以在各种化学和生物系统中产生，包括塑料的形成，油漆的老化，燃料的燃烧和人体内。在活性器官，自由基和其他反应氧族的水平受到许多抗氧化防御体系的调控，它们可以将生物分子的氧化损伤减少到最低（但不能完全阻止）。在人类疾病中，这种氧化剂-抗氧化剂的失衡有利于反应氧族发挥作用，从而使氧化损伤的水平升高。在有些疾病氧化损伤可造成人体内组织的损伤，因此，这些研究为疾病的抗氧化药物干预治疗提供了广阔的前景。

在原子和分子的结构中，电子通常是成对的，每对电子都是沿着预定的轨道运行（一个原子轨道或分子轨道）。配对电子中的一个电子含有自旋量子数的+1/2，另一个电子则含有-1/2。自由基是指任何可以独立存在的（“自由”一词因此而得名）包含有一个或多个不配对电子的基团，不配对的电子单独在一个轨道。最简单的自由基是氢原子，含有一个质子和一个单电子；以氧为中心的自由基（即O原子上有不配对单电子）有超氧离子（$O_2^{\bar{\cdot}}$）和羟基（OH·）；硫自由基是以硫为中心的自由基（RS·）；三氯甲基（CCl_3·）是以碳为中心的自由基；一氧化氮（NO·）自由基的不配对电子则离域在这两个原子中间。小圆点通常用来表示自由基。

自由基可以相加到一起，例

如，氢原子可以形成双原子氢（方程式 1：H· + H· →H_2），超氧离子可以和一氧化氮反应（方程式 2：O_2^- + NO· →$ONOO^-$）。在所有情况下，非自由基都是形成的。它们通常比亲代自由基的活性低，但也不总是如此。例如，$ONOO^-$对人体组织的损伤就比O_2^-和 NO· 的任何一个都要高。

大多数生物分子都是非自由基。自由基和非自由基反应可以生成新的自由基。比如 OH· 和碳水化合物（包括膜脂类的脂肪酸侧链）反应可以丢掉一个 H·，留下一个以碳原子为中心的自由基（方程式 3：→CH + OH· → → C· + H_2O）。这一过程可以启动脂质过氧化的链式反应。上述反应中的羟基（OH·）自由基从脂肪酸侧链夺取一个氢原子后，形成的以碳原子为中心的自由基可以和氧气反应（方程式 4：→ C· + O_2→ → C-O-O-O·）。氧化自由基可以攻击膜蛋白，也可攻击邻近的脂肪酸侧链（方程式 5：→C-O-O-O· +→ CH → → C-O-OH+ → C·）。C· 自由基和 O_2 反应又生成了另外一个氧化自由基，链式反应因此而继续下去。因此，单独的一个 OH· 就可以引起脂肪酸侧链的氧化而形成脂质过氧化物。多元不饱和脂肪酸侧链对细胞膜的流动性至关重要，因而也最容易受到自由基攻击形成脂质过氧化物的。

另一个不同的例子是 OH· 结合到 DNA 鸟嘌呤的嘌呤碱上，又产生一个新的自由基，8-羟基鸟嘌呤自由基（方程式 6：鸟嘌呤+ OH· → ［8-羟基鸟嘌呤］·）。通过氧化（失去单电子）形成的 8-羟基鸟嘌呤自由基可以致突变，导致 GC-TA 的颠换突变。

（吴志浩）

áizhèng jīyīnzǔ jìhuà

癌症基因组计划（cancer genome project，CGP） 由英国剑桥的桑格研究院于 2000 年开展的大规模针对性的基因序列分析，包括多种人类癌症的 210 个样本的 518 个蛋白激酶基因的外显子和剪接体的系统性测序，目的是建立一份无偏见的导致人类肿瘤发生的候选基因全序列突变的一览表。这一研究鉴定出了肿瘤样本中的 1007 个体细胞突变，其中绝大多数是单个碱基替换。在 921 个单碱基替换中有大约 2/3（n = 620）是错义突变，54 个是无义突变。蛋白激酶基因中的大多数体细胞突变发生于不同类型癌症样本的单一位点。这一发现支持癌症基因组的复杂异质性。

（吴志浩）

bǐjiào zhǒngliúxué

比较肿瘤学（comparative oncology） 将人类的动物同伴（宠物）中自然的、自发产生的肿瘤用于肿瘤生物学和肿瘤治疗研究的学科。这些动物同伴为人们在自然系统中研究肿瘤生物和治疗提供了一个平台，可以看做是介于小鼠模型和肿瘤患者之间的一个中间步骤。

分类 包括两个分支学科：所有动物以及人类的自发肿瘤学和实验肿瘤学。自发肿瘤学所用到的动物模型包括可以自然产生肿瘤的动物同伴和狗。研究方面包括癌症的发生、流行病学、诊断以及治疗。从动物研究中获得的结果有时也可延伸至人类肿瘤学，并使人们对癌症发生发展有更好的了解。比如犬和人类自然生长的肿瘤有许多共同的特性，如组织学表型、肿瘤遗传性、生物学行为及对传统治疗的反应等。对于人类和犬，其肿瘤的发生和进展受到相同因素的影响，包括年龄、营养状况、性别、生育情况及周围环境等。许多在人类肿瘤中起重要作用的遗传学改变和信号通路也与犬的肿瘤有关。实验肿瘤学主要研究与癌症发生、诊断以及治疗有关的特化作用。这些特化作用包括导致肿瘤发生的病毒、化学和放射因素，以及有关的残余污染、食品添加剂和环境条件等。实验肿瘤学利用发生于不同物种的自发肿瘤以及实验动物的自发肿瘤进行研究。

与临床关系 动物同伴自发肿瘤作为人类癌症模型的价值被认识已经有 30 多年了。早期关于骨髓移植术的研究就是利用患有非霍奇金淋巴瘤的犬进行试验，确定骨髓移植的最理想方案。从那时起，许多抗肿瘤药物的最佳使用信息等都得益于这些动物的自发肿瘤模型。癌症药物的研发（药物设计）是昂贵的，随着进程的发展花费逐渐上升。药物研发失败最常见的两个原因是其毒性或缺乏疗效。

对于细胞毒性药物，以及更为重要的新型非细胞毒性药物而言，需要额外的模型系统。同伴动物癌症模式的优点是可将其整合到新的抗癌药物的发展道路中。预期结果将包括早期剂量活性和毒性的评估以及生物点和替代标记物验证，在第一阶段和第二阶段的人体临床试验中更为关键。临床试验中使用的模型狗不仅提供重要的人类早期临床试验（Ⅰ期）的信息，也将为后续实验的设计（第Ⅱ/Ⅲ期）提供重要信息。通过整合比较肿瘤模型，抗癌药物的发展有望变得更加灵活、高效，成本也将更为低廉。

值得注意的是，鉴于动物与人体毕竟有较大区别，动物模型研究获得的结果在未经人体临床试验验证之前，是不可随意直接推衍到人体的。

（吴志浩）

áizhèng bìngyīnxué

癌症病因学（cancer etiology）

研究肿瘤发生原因的学科。从古希腊希波克拉底时代一直到中世纪，肿瘤和其他疾病都被认为是四种决定个人生理和病理属性的体液（血液、黏液、黄胆汁和黑胆汁）改变的结果。随着20世纪生物医学的飞速发展，人类对肿瘤病因的认识已经深入到了细胞水平和分子水平。根据现代细胞生物学观点，肿瘤是一类细胞疾病，其基本特征是细胞的异常生长。由于每个肿瘤都起源于单一细胞，所以肿瘤细胞的恶性行为是通过细胞增殖传递给子代细胞的，这表明肿瘤是涉及遗传基因（DNA）改变的疾病。然而，这绝不是说肿瘤是遗传病，尽管有小部分肿瘤确实是直接由某些突变基因的遗传而产生的。说肿瘤是涉及遗传基因改变的疾病，是指肿瘤的发生与形成肿瘤的那些细胞的DNA损伤密切相关。DNA极易损伤和改变，这是生物进化和适应的关键所在。如果DNA不能被环境的力量改变的话，那么就不会有允许自然选择发生的多样性遗传潜能的存在。从肿瘤的基本特征及定义而言，理论上任何引起DNA改变并最后导致细胞异常生长和异常分化的物质，都是潜在的肿瘤病因。实际上，肿瘤是我们人类长期对环境的适应所付出的代价。

绝大多数肿瘤是环境因素与遗传因素相互作用引起的。这里所说的“环境因素”是指诸如香烟、膳食成分、环境污染物、药物、辐射和感染原等。肿瘤分布的世界性地区差异、移民流行病学、动物致癌实验以及人类细胞体外恶性转化实验，都支持环境因素是大多数肿瘤的病因。然而，虽然环境因素是肿瘤发生的始动因素，但个人自身因素（如遗传特性、年龄、性别、免疫和营养状况等）在肿瘤的发生和发展过程中起重要作用。同样暴露于特定的环境致癌物，有些人发生肿瘤，而另一些人则不发生肿瘤。例如，在吸烟者中只有部分人发生肿瘤，而大多数人却能活过正常寿命期；同样生活在一个发生特定肿瘤的高危险地区，也只有某些个体发病，只是总的发生率较高罢了。这些事实以及越来越多的研究表明，大多数肿瘤是环境-基因相互作用的结果。这个概念不但科学地概括了大多数肿瘤发生的原因，而且提供了一个乐观的信息，即大多数肿瘤的病因是外源性的而不是先天的或遗传的，因此是可以预防的。

致癌的环境因素 一般分为三大类：生物（主要是病毒）、物理（主要是辐射）和化学物质。人类主要是通过各种生活方式或职业接触暴露于这些致癌因素。而且，在多数情况下，人类不是简单地暴露于单一的致癌因素，而往往是通过各种生活方式暴露于复杂的致癌物的混合物。

生物致癌物 据估计，15%的人类肿瘤是病毒引起的。病因关系比较明确的有乙型肝炎病毒与原发性肝癌，人乳头瘤病毒与子宫颈癌，人T细胞白血病病毒1型与成人T细胞白血病，EB病毒与伯基特（Burkitt）淋巴瘤，人类免疫缺陷病毒（艾滋病病毒）与卡波西（Kaposi）肉瘤。此外，有证据表明EB病毒可能还与鼻咽癌有关，丙型肝炎病毒可能也与肝癌有关。根据致癌病毒的性质和结构，一般将其分为RNA肿瘤病毒和DNA肿瘤病毒。肿瘤病毒除具有病毒的一般生物学特征外，可通过整合其DNA或RNA到宿主细胞DNA上发挥作用，致使细胞恶性转化。除病毒外，还有一些微生物感染有致癌作用。幽门螺杆菌是导致慢性胃炎和十二指肠溃疡的主要原因，而慢性萎缩性胃炎是胃癌的癌前病变，这提示此种细菌感染可能与胃癌的发生有密切关系。许多研究证实，幽门螺杆菌感染率与胃癌发病率或死亡率呈正相关。国际癌症研究署根据现有的研究结果，已将幽门螺杆菌列为“有充分证据的人类致癌物”。此外，最新研究发现，存在于人体肠道的菌群失调跟癌症有密切关系。某些寄生虫感染也可能诱发肿瘤，例如，已有充分证据证明，裂体吸虫属中的埃及血吸虫感染可诱发膀胱癌，因此埃及血吸虫已被国际癌症研究署列为“有充分证据的人类致癌物”。存在于中国和亚洲其他一些地区的日本血吸虫感染与结肠直肠癌发生率增高显著相关，华支睾吸虫感染与肝细胞癌和胆管癌相关，国际癌症研究署已将这两种吸虫列为“人类可能的致癌物”。慢性感染和炎症可通过若干机制导致细胞癌变。首先，在感染原的刺激下，炎症细胞被激活产生活性氧和活性氮以杀灭入侵的病原。然而，这些自由基对周围正常组织中的DNA也具有损伤作用，可引起基因突变、DNA链断裂和染色体异常，从而启动细胞癌变。其次，被感染的组织中细胞增生速度增高但DNA修复效率降低，以致被固定下来的突变频率增加。再者，炎症细胞可分泌各种细胞因子和酶，促进癌变

细胞生长。此外，细菌和其他寄生虫可能产生毒物和致癌物，受感染的宿主对致癌物和某些内源性物质代谢的改变，也可能在癌变过程中起一定的作用。

物理致癌物 迄今已肯定的物理致癌因素主要有电离辐射、紫外线辐射和一些矿物纤维如石棉。这些物质天然而普遍地存在于环境中，原本对人类是无害的，因为人类在进化过程中已经适应了它们的存在。它们之所以成为与人类肿瘤的危险因素，是由于人们的生活和生产活动所造成的。例如电离辐射，地球上的生物普遍暴露于而且适应于宇宙射线和地球本身放射性的辐射，但核工业和核医学等人为的使用核素却大大增加了辐射强度。石棉之所以成为致癌物，更是与它被开采和商业化使用密不可分。总的说来，物理致癌因素主要与某些职业性肿瘤关系密切而且易于防护，因此对人类肿瘤总负荷而言，其重要性远小于生活方式接触的化学致癌物以及病毒等感染原。

化学致癌物 18世纪时人们就提出化学物质与癌症有关，那时的医生发现，长期职业接触煤烟、煤焦油、沥青、页岩和石油的工人，皮肤癌、肺癌和其他肿瘤的发病率显著增加。到20世纪初，人们弄清上述有机物中主要的致癌成分是多环芳烃类化合物，直接涂抹这些致癌物可诱发啮齿类动物皮肤癌。在这个时期，还发现另一类化合物即芳香胺类也具有致癌性，当时这些化学物质正作为合成染料的中间体和橡胶及润滑油的抗氧化剂被广泛使用。后来证实，这类化合物可引起职业接触者患膀胱癌。到20世纪，人们通过动物实验或已知的人类暴露资料，又发现了一些化学致癌物。对人类总的癌症风险而言，最重要的化学致癌物是香烟中的许多致癌成分。其他的化学致癌物主要是燃烧和有机合成产物、某些食物成分、微生物污染产物或食品制备过程产生的物质。此外，人体本身的某些生理和病理过程如炎症、氧化应激反应、营养和激素失衡以及反复的组织损伤等，也可产生致癌的化学物质如氧自由基等。化学致癌物种类繁多，其性质和作用机制多种多样，但大多数化学致癌物都具有一个共同的性质，即可形成亲电子性的衍生物。在细胞内，亲电子的致癌物极易与亲核的DNA反应，导致基因突变进而诱发细胞癌变。

致癌的遗传因素 在肿瘤的发生和发展过程中，遗传因素决定个体的易感性。就遗传因素而言，至少有三种机制导致某些个体对肿瘤易感：一是通过遗传获得突变基因，而这种突变基因是细胞癌变通路的关键基因；二是通过遗传获得的突变基因使携带者对环境因素作用的敏感性增高，从而导致和加速癌变事件的发生和累积；三是通过遗传获得突变基因而有利于癌变细胞的克隆选择和生长。这三种机制都能促使遗传易感的组织更快发生癌变，使易感个体发生肿瘤的概率高、发病年龄小；而非遗传易感组织的癌变则需要长时间和更多的突变累积。现在已经知道，癌基因和抑癌基因是癌变通路的关卡，这两类数量过百的基因在调控细胞生长和分化中起中心作用。所以，遗传的癌基因或抑癌基因突变使之获得功能（癌基因）或丧失功能（抑癌基因）是肿瘤易感性的决定因素。儿童遗传性成视网膜细胞瘤就是一个典型的例子。患者之所以对该肿瘤易感，是因为天生携带一个由父亲或母亲遗传而来的突变的*Rb*（一种重要的抑癌基因）等位基因。在这种情况下，只要另一个*Rb*等位基因发生体细胞突变即可导致肿瘤发生。而非易感的正常个体则需要两次体细胞突变才能使*Rb*基因失活而产生肿瘤。一般而言，在同一细胞的同一个基因上发生两次体细胞突变的概率非常低。用连锁分析和定位克隆的方法，已经克隆出包括*Rb*基因在内的多种肿瘤易感基因。这些基因的先天性改变除了赋予携带者很高的患癌风险外，常常还伴随其他症状，所以通常被称为遗传性肿瘤综合征。已经知道遗传性基因突变的肿瘤综合征有家族性视网膜母细胞瘤（*Rb*突变）、利-弗劳梅尼（Li-Fraumeni）综合征（*p53*突变）、家族性结肠腺瘤样息肉病（*APC*突变）、家族性乳腺卵巢癌（*BRCA1/2*突变）、运动失调性毛细血管扩张症（*ATM*突变）、着色性干皮病（*XP*基因突变）等等。携带这些先天性突变基因的个体不但特定肿瘤的发病率高，而且还常常患其他肿瘤。例如，先天性突变*Rb*基因携带者发生视网膜母细胞瘤的概率几乎为100%；对治疗成功的病例的随访发现，患者发生其他部位肿瘤特别是骨肉瘤的风险也大大增高。这进一步说明*Rb*基因是一个较"广谱"的肿瘤易感基因。在其他各种散发性肿瘤中也常常发现有高频率的*Rb*、*p53*等基因的体细胞突变。

然而，尽管上述遗传性肿瘤综合征发生肿瘤的风险非常高，但这些遗传病却极其罕见。实际上，大多数常见肿瘤是散发性的而不是家族性的，是起源于环境致癌因素的作用。哪些遗传因素参与这些散发肿瘤的形成，这个问题还不是十分清楚。研究表明，不同个体对致癌物的代谢能力、对致癌物损伤DNA的修复能力、对癌细胞的免疫监视能力，以及对肿瘤细胞的生长调控能力方面存在显著的差异。这些差异很大程度上是由遗传多态性造成的。人类基因组计划研究结果显示，不同个体的基因99.9%是一样的，但在结构上有0.1%的差异即存在遗传的单核苷酸多态性。可能正是这些遗传多态导致不同的个体对环境因素的刺激产生不同的反应，因此使有些人在致癌因素的作用下容易发生肿瘤，而另一些人则不然。致癌物代谢酶细胞色素P4501A1（简称CYP1A1）基因遗传多态性与肺癌风险的关系就是一个范例。CYP1A1在人肺组织中代谢激活香烟致癌物苯并(a)芘，其基因有多个功能性单核苷酸多态。病例-对照研究发现，携带*CYP1A1*变异基因型者患肺鳞癌的风险比携带常见*CYP1A1*基因型者高。携带变异基因者如果吸烟，发生肺鳞癌的风险比携带常见基因型者高约30倍。而且，累积吸烟量越高，变异基因型携带者患肺鳞癌的风险越高：同样是携带变异基因型的人，累积吸烟量小于20包/年者患肺鳞癌的风险增加8倍，而累积吸烟量大于20包/年者的风险增加近50倍。这说明*CYP1A1*基因遗传变异可能是导致吸烟相关性肺癌的遗传因素。基因多态性对肿瘤风险的作用一般比遗传性肿瘤综合征要小得多，但是前者在人群中的频率非常高，因此对总的肿瘤风险而言则格外重要。

虽然环境因素和遗传因素在肿瘤的发生和发展中起重要作用，但特定和具体的肿瘤的病因并不十分清楚。肿瘤的病因和发病机制非常复杂，常常是一种致癌因素可诱发多种肿瘤，而一种肿瘤又可能有多种病因。由于人类活动和生活的复杂性，在多数情况下，人们不是简单地暴露于单一的致癌因素，而往往是暴露于复杂的混合因素，这使得对环境致癌因素的鉴定极其困难。同样，由于大多数肿瘤的发生和发展涉及多因素作用、多步骤形成和多基因参与，识别影响肿瘤发生和发展的遗传因素也是极其困难的，至今还没有完全阐明影响人类肿瘤风险的遗传因素。

（林东昕　于典科）

áizhèng wēixiǎndù

癌症危险度（cancer risk）　一定期间内、一定人群中发生癌症的概率。癌症危险度越大表示发生癌症的可能性越大。无论癌症的病因研究还是机制研究，主要目的都是降低癌症的发生概率，即其危险度。社会和公众对癌症危险度的可接受程度不一，如美国食品和药品管理局（FDA）提出，终生接触某一化学物质，癌症发生率因此而增加百万分之一是可接受的癌症危险度。通过不同的研究方法对癌症进行研究，人们常采用相对危险度、归因危险度、人群归因危险度、比值比等作为癌症危险度的常用统计指标。

癌症的相对危险度（RR）是指人群中暴露于某种因素后癌症发病率与非暴露组癌症发病率的比值。RR>1时，表示该因素为危险因素，使癌症危险度增大；RR<1时，表示该因素为保护因素，使癌症危险度降低；RR=1时，表示该因素对癌症的危险度无影响。*归因危险度*（AR）又称特异危险度、率差（RD）和超额危险度，指暴露组癌症发病率与非暴露组癌症发病率相差的绝对值。RR是暴露组与非暴露组比较癌症危险增加的倍数，而AR表示危险特异地归因于暴露因素的程度，即增加癌症发生的数量，若消除暴露因素就可减少这个数量的癌症发生。人群归因危险度（PAR）是指总人群中癌症发病率中归因于暴露的部分。以上三个癌症危险度的评价指标中，RR具有病因学意义，而AR和PAR更具有社会效益和癌症预防的意义。由于癌症的发病率较低（<5%），比值比（OR）可以近似地估计相对危险度，即OR可作为癌症危险度的一个常用评价指标，与RR含义类似，即指暴露者的癌症危险度为非暴露者的多少倍。OR>1说明癌症危险度因暴露而增加；OR<1说明癌症危险度因暴露而减少。

虽然在不同的研究方法中这些常规统计指标可以体现癌症发生可能性的大小，但是癌症危险度的精确预测仍然存在很大困难，某些因素（未知致癌因素、研究设计方案等）可导致癌症危险度发生偏差或误差，正是这些因素的存在导致部分不同癌症危险度的研究成果存在争论。

（林东昕）

áizhèng wēixiǎn yīnsù

癌症危险因素（risk factors of cancer）　增加某种肿瘤发生可能性的因素。危险因素与疾病的发生有一定的因果关系，当消除该因素时，疾病的发生风险降低。危险因素包括年龄、遗传因素、吸烟、饮酒、不良饮食、辐射、职业接触、生物因素和心理因素等。这些危险因素在肿瘤的发生发展中具有重要的推动作用。

分类　肿瘤的发生，可能是

由几种危险因素共同作用造成的。年龄和遗传因素是不可控制的危险因素。随着年龄的增长，肿瘤的发病风险增高。遗传因素决定了个体的肿瘤易感性，具有肿瘤家族史的个体患特定肿瘤的风险显著增高。其他危险因素是可以人为控制的。

吸烟　是肺癌发生的主要危险因素，90%的肺癌是由吸烟引起的。吸烟者肺癌的发病率高出不吸烟者10倍，且吸烟量越大肺癌的发病率越高。不吸烟者若长时间暴露于二手烟的环境同样增加肺癌的发病风险。吸烟的过程中可产生多种致癌物质，如多环芳烃类化合物、苯、砷、丙烯、尼古丁、一氧化碳、煤焦油等。除肺癌外，其他部位肿瘤如咽喉癌、膀胱癌、肾癌、食管癌和胰腺癌等也与吸烟有关。咀嚼烟草可引起口咽癌、喉癌等。

饮酒　少量饮酒可增强血液循环，缓解心血管疾病，但经常过量饮酒会增加肿瘤的发生。乙醇在体内可代谢为具有致癌作用的乙醛，并且乙醇可作为溶剂促进致癌物在体内的吸收和扩散。过量饮酒可使乙醛在体内积累，导致DNA损伤。过量饮酒还会导致机体免疫力下降，对抗肿瘤的能力降低。研究证实饮酒还与其他部位肿瘤相关，如肺癌、口腔癌、结肠癌、胰腺癌、食管癌、喉癌等。

不良饮食　一些食物中含有致癌物质。亚硝胺及其前体物质亚硝酸盐广泛分布于环境中，可通过食物进入人体。烟熏、盐腌、霉变的食物中含有大量的亚硝胺。肉类食物防腐剂中的亚硝酸盐，在胃内的酸性环境下，可与二级胺反应合成亚硝胺。亚硝胺类化合物是已被公认的一种强致癌物质，可引起食管癌、胃癌、肝癌、结肠癌、膀胱癌等。烟熏和烧烤的鱼、肉等食物中含有多环芳烃，经常食用可增加胃癌的发病风险。食用色素中的偶氮化合物可在体内分解，形成致癌的芳香胺类化合物，增加膀胱癌的发病风险。黄曲霉菌存在于霉变的食物中，可产生具有致癌作用的黄曲霉毒素，主要导致肝癌、胃癌和肠癌。

不合理的饮食习惯，可导致某些肿瘤的发生。食盐摄入过量可导致胃癌。高脂肪膳食使人体肥胖，可诱发乳腺癌、结直肠癌和胰腺癌。进食速度过快、食物温度过高可使食管反复损伤，易导致食管癌。

辐射　X线、γ射线、亚原子微粒的电离辐射和紫外线辐射都可引起肿瘤的发生。事实证明，长期接触电离辐射及放射性核素可引起肿瘤。放射工作者发生白血病和皮肤癌的概率增高，接触放射性物质的矿工易患肺癌，原子弹爆炸和核辐射造成白血病的发病率增高。过度紫外线辐射可造成黑色素瘤和皮肤癌。

生物因素　一些生物因素与肿瘤的病因关系明确，如乙型肝炎病毒与原发性肝癌，人乳头瘤病毒与子宫颈癌，人Ⅰ型T细胞白血病病毒1型与成人T细胞白血病，EB病毒与伯基特（Burkitt）淋巴瘤，艾滋病病毒与卡波西（Kaposi）肉瘤，幽门螺杆菌与胃癌。寄生虫感染也与肿瘤的发生相关，如埃及血吸虫感染与膀胱癌，日本血吸虫感染与结直肠癌，华支睾吸虫感染与肝细胞癌和胆管癌。这些生物因素的慢性感染通过若干机制导致细胞癌变。

其他环境危险因素　氡是由岩石或土壤中的铀、镭等衰变产生的放射性气体。当花岗岩、大理石等用于装修建材后，室内可检测出致癌物氡，长期接触氡的个体易产生肺癌。空气污染物中存在的致癌物苯并（a）芘，其在大气中的浓度与肺癌的发生密切相关。

社会心理因素　不良的心理反应易引起生理变化，导致疾病的发生。研究发现经常抑郁、忧伤的人群易患肿瘤。长期处于孤独、压抑状态影响机体的免疫能力，是促进恶性肿瘤生长的重要因素。家庭的不幸事件、工作学习紧张过度、人际关系不协调等影响患者的精神状态并可导致癌症的发生。然而这些社会心理因素与肿瘤发生相关的程度仍有待于进一步证实。

预防　当接触危险因素的时间越长，接触的危险因素越多，肿瘤发生的风险越高。消除生活中的危险因素，如戒烟、限酒、合理饮食可降低肿瘤的发病风险。增加锻炼可提高机体的免疫能力，增强抗肿瘤细胞的能力。

（林东昕）

zhíyè jiēchù

职业接触（occupational exposure）　工作环境中具有某些有害物质，长期接触会对人体造成损害。职业接触某种致癌物可增加特定肿瘤的发病风险，这种肿瘤称为职业性肿瘤或职业性癌。1775年，英国外科医生波特（Pott P）揭示清扫烟囱的工人容易患阴囊癌，这是首次发现的职业性肿瘤。据统计2%~20%的肿瘤发生与职业接触有关。2007年，世界卫生组织（WHO）的报告显示，每年至少有200 000人由于职业接触死于癌症。在美国，每年由于职业接触新发肿瘤40 000例，死亡20 000例。

国际癌症研究署确定，21种职业性化学物质具有致癌性，它们是砷化合物、石棉、双氯甲醚与工业品氯甲醚、甲醚、镉的氧化物、铬、氡、芥子气、镍、多环芳烃、沥青、矿物油、煤焦油煤气、4-氨基联苯、金胺、联苯胺、β-萘胺、氯乙烯、苯、异丙基油、镍和镍化合物。

工作环境中的化学致癌物可通过呼吸道、消化道、皮肤接触进入人体，职业接触主要引发肺癌、膀胱癌和皮肤癌。肺癌是最常见的职业性肿瘤。多种致癌物可通过呼吸道进入肺内，造成肺部疾病。从事砷化合物、石棉、铍、铬、镍、氡等相关行业的工人易发生肺癌。致癌物通过皮肤接触可导致皮肤癌。职业接触煤焦油类、沥青、石蜡、氯丁烯、砷化物等与皮肤癌发生相关。长期接触X线的医务工作者皮肤癌的发病率增高。进入人体内的致癌物可在膀胱内累积，产生职业性膀胱癌。芳香胺类是造成职业性膀胱癌的主要致癌物。含有萘胺、联苯胺和4-氨基联苯等芳香胺类的化工行业、制造业、电缆电线行业工人发生膀胱癌较常见。另外，接触苯或放射线的人员易发生白血病，氯乙烯生产者易发生肝血管肉瘤和肝癌。

职业性肿瘤的发生需要一定的潜伏期，为20~60年。职业接触诱发的肿瘤发病年龄早，且恶性程度高，如芳香胺类引起的膀胱癌往往多位点发病，累及整个泌尿系统，预后较差。

职业性肿瘤的预防需要多方共同努力：控制工作环境中致癌物的浓度，降低接触水平；定期对高危人群进行医学监护，筛查早期肿瘤，做到早诊早治；加强对高危人群的健康教育，提高自我防护能力。

（林东昕）

zhǒngliú yìgǎnxìng

肿瘤易感性（cancer susceptibility）

大多数肿瘤是由环境因素引起的，但在相同的环境下，一些人发生肿瘤而大多数人则不发生肿瘤，这种差异被称为肿瘤易感性。人体有3万多个基因，每个基因都有其特定功能，如有些基因决定身高，而有些基因决定肤色等。肿瘤易感性在一定程度上也是由基因决定的。

大多数肿瘤产生于体细胞突变，但有一小部分（5%~10%）肿瘤产生于先天性基因改变（此种改变发生于受累个体的所有细胞）。先天性基因改变可能来自父母一方的遗传，也可能起源于受精前的精子或卵子。先天性全身细胞的基因改变决定了受累个体对肿瘤的高度易感性，使此种个体出生后的随机突发事件或环境致癌因素的作用下极易发生肿瘤。直到1971年，美国学者阿尔弗雷德·乔治·克努森（Alfred george Knudson）首先提出成视网膜细胞肿瘤发生的“两次突变”学说，肿瘤遗传易感性的理论才真正建立。个体可以通过遗传获得突变基因，而这种突变基因是癌变通路的关键基因；通过遗传获得突变基因使携带者对环境因素的敏感性增高，从而导致或加速癌变通路事件的发生和累积；通过遗传获得突变基因有利于克隆的选择和生长。通过这三种机制能促使遗传易感的组织更快发生癌变，使遗传易感个体发生肿瘤的概率高和发病早，而非易感个体癌变则需要长时间和更多的突变累积。抑癌基因种系突变是强烈的肿瘤遗传易感性因素，DNA修复基因种系突变也是强烈的肿瘤遗传易感性因素。这种基因种系突变通过孟德尔遗传，形成所谓的“遗传性肿瘤综合征”，外显度极高，易感基因携带者发生特定肿瘤和其他部位肿瘤的风险是正常人的数十倍至数百倍。

然而，高度易感的肿瘤基因种系突变不能解释大多数散发性常见肿瘤的发生，因为绝大多数散发性肿瘤并无癌基因或抑癌基因的种系突变。研究表明，不同个体对致癌物的代谢能力、对致癌物损伤DNA的修复能力、对癌细胞的免疫监视能力，以及对肿瘤细胞的生长调控能力方面存在显著的差异。这些差异很大程度上是由遗传多态性造成的。人类基因组计划研究结果显示，不同个体的基因99.9%是一样的，但在序列或结构上有0.1%的差异即存在遗传多态性。可能正是这些遗传多态导致不同的个体对环境因素的刺激产生不同的反应，因此使有些人在致癌因素的作用下容易发生肿瘤，而另一些人则不然。不言而喻，阐明肿瘤易感性的机制对肿瘤的预警、预防和预后等有重要意义。

（林东昕）

gètǐ zhǒngliú yìgǎnxìng

个体肿瘤易感性（individual cancer susceptibility）

携有某些特殊因素的个体要比不含有该特殊因素的普通个体更易患肿瘤的特性。个体肿瘤易感性越大，患肿瘤的风险就越大。由于个体自身或与自身相关的因素存在，个体肿瘤易感性的差异较大。个体肿瘤易感性相关的因素包括：个体遗传背景、生活方式、环境（生活或社会环境）、种族、年龄、性别、免疫、营养、健康状况等。针对个体肿瘤易感性因素，给予相应的预防措施可以有效降低肿瘤的发病率。

个体对芳香胺等致癌物的致癌性与年龄有关，如生理不成熟、婴儿、儿童对致癌物的易感性要比成年人更大，即肿瘤危害性更大。某些肿瘤对激素有选择性，如女性患乳腺癌的概率要远远大于男性，这可能与女性激素作用于细胞受体，使细胞生长和分化失调有关。机体免疫系统的差异也影响个体肿瘤易感性，当细胞遗传物质发生变异通过表达异常蛋白，由细胞主要组织相容性复合体（MHC）提呈到细胞表面，被机体免疫系统识别并进行清除。倘若个体间的免疫监视清除能力存在先天或是后天不足，可能就易患肿瘤。另外，研究显示高摄入脂肪，低摄入纤维素、水果和蔬菜可以增加肿瘤的危险性。由此可见，免疫功能受损、患病、营养缺乏都会增加个体肿瘤易感性。

个体是否患肿瘤更大程度上取决于个体遗传因素。不同个体长期暴露于相同致癌物，由于个体遗传背景不同，导致致癌物代谢酶或解毒酶能力大小不一，进而影响到个体肿瘤易感性。基因多态性与肿瘤易感性的研究已成为日益活跃的领域，而单核苷酸多态性和拷贝数变异又是基因多态性中的重要部分。例如，DNA修复酶 *XRCC1* 基因 28152 位点 G→A 变异，导致第 399 密码子编码的氨基酸发生精氨酸→谷氨酰胺（Arg→Gln）改变，第 399 密码子位于 XRCC1 蛋白质与多聚腺苷二磷酸核糖聚合酶（PARP）结合区，变异可能改变了 *XRCC1* 与 PARP 相互作用，从而影响 DNA 修复功能，最终影响个体肿瘤易感性。

这些个体肿瘤易感性因素间相互作用、相互影响，共同构成了肿瘤发生发展的重要因素。总之，对个体肿瘤易感性更深入的研究有利于肿瘤的防治。

（林东昕）

zhǒngliú yìgǎn gètǐ

肿瘤易感个体（cancer-susceptible individual） 暴露在相同致癌因素剂量下，肿瘤发生风险远远高于人群平均肿瘤发生风险的个体。由于大部分肿瘤都是环境因素和遗传因素相互作用引起的，因此环境因素诸如物理、化学和生物因素以及个体自身的遗传因素在这些个体的肿瘤形成过程中发挥了重要的作用。

肿瘤分布的地理差异、移民流行病学、动物致癌实验以及人类细胞体外恶性转化实验结果，都支持环境因素是大多数肿瘤的病因，如目前已明确的携带有人乳头瘤病毒（HPV）的女性其宫颈癌的发生率大大增加，艾滋病患者自身细胞免疫缺陷，导致机体免疫和清除能力异常，常常伴发淋巴瘤、卡波西肉瘤等肿瘤性疾病。

然而，同样暴露于特定的环境，有些个体患肿瘤，而另一些人却不发病，提示个体自身遗传性因素在肿瘤的发生中起重要作用。这些肿瘤易感个体通过遗传获得有突变的基因，而这种突变基因或者是癌变通路的关键基因，或者使携带者对环境因素作用的敏感性增高，从而导致和加速癌变通路事件的发生和累积，或者是这些突变基因有利于癌变克隆的选择和生长。这三种机制都能促使易感的组织更快发生癌变，使遗传易感个体发生肿瘤的概率高和发病早；而非易感个体的癌变则需要长时间和更多的突变累积。先天性全身细胞的基因改变决定了受累个体对肿瘤的高度易感性，使此种肿瘤易感个体在出生后的随机突变事件或环境致癌因素的作用下极易发生肿瘤。遗传性肿瘤综合征外显度极高，易感基因携带者发生特定肿瘤和其他部位肿瘤的风险比正常人高数十倍至数百倍。此外，遗传性的基因结构多态如单核苷酸多态性、拷贝数变异等也与肿瘤易感性关系密切，研究证实携带危险等位基因的个体其肿瘤的发生风险明显高于不携带个体，这些因素都构成了个体对肿瘤的高度易感性。

（林东昕）

zhǒngliú yìgǎn yàqún

肿瘤易感亚群（cancer-susceptible subgroup） 暴露在相同致癌因素剂量下，肿瘤发生风险较高的人群。人类亚群是指具有某种相似基因型的所有个体的集合，他们常常具有相似的表型特征、生活环境、饮食习惯等。肿瘤分布的地理差异、移民流行病学、动物致癌实验以及人类细胞体外恶性转化实验的结果，都支持环境因素是大多数肿瘤的病因。所处的环境不同，人群中肿瘤的发生风险也大不相同，在中国，城市中肺癌占首位，而农村占首位的是胃癌。

在东南亚及中国华南等地区（广东、广西、云南、江西、湖南等）高发的鼻咽癌，在新加坡、日本、美国和泰国的华侨中其发病率也高于当地人，说明亚群的遗传特性在肿瘤易感性方面同样占有重要的作用。这种亚群在相同的致癌因素作用下其发生肿瘤的风险要远远高于其他亚群的平均水平。

癌遗传综合征外显度极高，常常有家族聚集性，如加德纳（Gardner）综合征、遗传性非息肉病结肠癌等。易感亚群中常常带有一些高外显度的肿瘤易感基因，因为这些基因大都是出于癌变通路中的肿瘤抑制基因和癌基因，所以其先天性突变是强烈的肿瘤易感性因素。此外，遗传性基因结构多态性（拷贝数变异、单核苷酸多态等）与肿瘤易感性亚群同样关系密切，研究发现不同亚群中 SNP 出现的频率也不同，而这些有差异 SNP 既可能影响癌变通路的关键基因、也可能使这种危险等位基因的携带者对环境因素作用的敏感性增高，进而导致和加速癌变通路事件的发生和累积，促使易感的组织更快发生癌变，使遗传易感亚群发生肿瘤的概率明显高于非易感亚群。

（林东昕）

huàxué zhì'ái

化学致癌（chemical carcinogenesis） 世界卫生组织（WHO）指出，人类癌症 90% 与化学因素有关。已有 7000 多种化学物经过动物致癌试验，其中 1700 多种为阳性结果，800 多种对人类有致癌危险性。常见的化学致癌物如亚硝胺类可以引起肝、肾等多个器官的肿瘤；4-氨基联苯可诱发泌尿系统的癌症；芥子气、环磷酰胺可引起白血病、肺癌、乳腺癌等；氯乙烯能引起肝血管肉瘤等。人类在与环境进行长期斗争和适应的过程中，外来化合物代谢转化系统已进化成复杂的多酶体系。这些代谢转化系统的原本功能，是将进入体内的亲脂性化合物转变成亲水性产物以便排出体外。然而不幸的是，大多数化学致癌物在生物转化过程中往往形成具有高度反应活性的代谢产物，正是这些代谢产物具有致癌性。还有一些化合物本身就具有亲电子性质（如某些烷化剂），或在生物体内不经生物转化即可转变成最终致癌物。

化学致癌物引起人体肿瘤的作用机制非常复杂，尚不清楚。已有几种化学致癌的理论学说：①亲电子代谢产物学说：该学说认为化学致癌物之所以致癌，是因为它们在细胞内经代谢转化后形成具有亲电子性质的代谢产物，这些亲电子剂可自发地与细胞内的 DNA 和蛋白质反应，导致遗传物质的损伤而使细胞癌变（非随机性：每一类致癌物都有其选择性的碱基攻击对象和特定的结合部位，取决于致癌物性质、核酸序列和细胞类型）。②自由基代谢产物学说：致癌物在酶促和非酶促代谢过程中可产生缺一个电子的代谢产物，即自由基衍生物。自由基衍生物具有高度的反应性，可攻击 DNA 导致 DNA 氧化损伤而引起突变。③DNA 甲基化学说：许多人类肿瘤在发生和发展过程中均有 DNA 甲基化异常，即全基因组的低甲基化和特定区域的过甲基化。许多化学致癌物已被证明可抑制甲基转移酶催化的脱氧胞嘧啶的甲基化。④DNA 修复异常理论：该理论认为 DNA 修复能力缺陷或低下是化学致癌的重要机制。⑤其他理论：化学致癌物与病毒协同作用理论、化学致癌物损伤 RNA 理论、致癌性金属与 DNA 聚合酶的离子反应理论、激素致癌的细胞增殖理论等。

化学致癌已在实验动物模型中进行了广泛的研究。几乎所有的人类肿瘤都可以用特定的化学致癌物在实验动物身上复制出来。最典型的例子有黄曲霉毒素与肝细胞癌、氯乙烯与肝血管肉瘤、芳香胺与膀胱癌，以及煤焦油与鳞状细胞癌等。而且，所诱发的动物肿瘤的细胞生物学特征，如细胞的形态、表型标记、遗传学改变等，与人类肿瘤也极为相似。因此，动物模型研究是我们认识化学致癌机制及其过程的重要的手段。动物实验表明，化学致癌物诱发的细胞癌变是一个多阶段的过程。这个过程包括以一系列基因突变事件为特点的启动阶段；然后是已启动的细胞的克隆选择和扩展，在促癌剂的作用下，已启动的细胞扩展成界限明显的癌前病灶，此阶段为促进阶段。癌前病变进一步发展，形成具有高度侵袭性的肿块，并常常伴有向身体其他部位转移的特征，这个阶段为进展阶段。在这个过程中，转化的细胞逐渐获得如下生物学特征：①失去终末分化。②生长不受控制。③对细胞毒物产生抗性。④不进行细胞程序性死亡。在动物实验中，大多数组织都可用不同的化学致癌物人为地造成这种连续有序、而不重复的三个阶段。然而，对于暴露于复杂环境因素的人类，则不大可能存在这种界限明显的情形。人类癌的形成，是导致细胞稳定性丧失的基因改变不断累积的结果。事实上，许多病理学研究已经发现，在自然状态下，靶组织中常常同时存在程度不同的不典型增生细胞和具有恶性行为的癌细胞。此外，就致癌物而言，一些环境致癌因素（如香烟）所含致癌物在致癌过程中既作用于启动阶段，又作用于促进和进展阶段。

（林东昕）

jīsù zhì'ái

激素致癌（hormonal carcinogenesis） 美国明尼苏达州大学医学院的医生比特纳（Bittner）于 1948 年首先发现卵巢分泌的雌激素具有促进小鼠自发性乳腺癌发生的作用。机体乳腺、子宫、卵巢、前列腺、睾丸、甲状腺组织中存在未完全获得自主增殖能力的部分转化细胞，可在具有生长因子功能的内源性或外源性激素的刺激下，促进肿瘤形成。一项包括了15万名妇女的流行病学荟萃分析（Meta分析）证明，长期口服组合避孕药有增加乳腺癌的风险；围绝经期（更年期）补充雌激素的激素替代治疗（HRT）也有增加乳腺癌发病的风险。相反，雌激素拮抗剂则常规用于治疗雌激素受体阳性的乳腺癌和预防其术后复发。

（邓大君）

fúshè zhì'ái

辐射致癌（radiation carcinogenesis）

辐射是一种能量流，包括电离辐射和电磁辐射。人类辐射类致癌物包括波长和粒子能量不同的各种致癌性辐射线。电离辐射主要来源于宇宙射线和地表土壤和岩石中所含放射性元素的衰变；许多放射性医学诊断和治疗装置、核材料生产加工场所及核电厂内也可产生电离辐射。电离辐射包括高能和高速的α粒子、β粒子、质子、光子（X线和γ射线）、中子。这些射线的波长小于10nm，粒子能量大于10eV（电子伏特），能够使其他物质电离，继而损伤DNA等生物大分子，主要诱发白血病、甲状腺癌等。电磁辐射中的紫外线、可见光、红外线、微波和无线电波没有电离作用，X线和γ射线则有电离作用（见电离辐射致癌）。紫外线的光子能量在2～10eV之间，能够使有机分子内的共价键断裂，增加与邻近分子/基团发生聚合反应的概率，特别是诱发DNA中相邻的胸腺嘧啶形成二聚体。阳光中包含有大量波长为315～400nm的A段紫外线（UVA），可穿透大气层抵达地表，诱发皮肤癌。长期反生物节律的人工光源照射、高强度微波和无线电波辐射，会干扰人体的神经内分泌和基因转录的表观遗传调控机制，促进内分泌等器官肿瘤的发生，但是尚未发现对人体有直接致癌作用。

研究简史 1895年，德国物理学家伦琴（Röntgen WC）发现阴极射线—X线，获1901年诺贝尔物理学奖。1899年，英国物理学家欧内斯特·卢瑟福（Ernest Rutherford）根据各种射线穿透物体的能力不同，首先将射线分为α射线、β射线和γ射线，获1903年诺贝尔化学奖。1886年，德国物理学家欧根·戈尔德施泰因（Eugen Goldstein）首先发现了带正电的阳极射线。1920年，卢瑟福发现用α射线轰击放射性核素^{14}N时有氢核形成，并将这种带正电的粒子命名为质子。1928年，英国科学家芬德利（Findlay）首先报道水银弧光灯照射会引起白化有毛小鼠的耳朵等无毛部位的皮肤癌。1930年，德国科学家普奇尔（Putschar）和霍尔茨（Holtz）报道，石英水银灯照射大鼠27周后开始出现皮肤肿瘤；此后人们开始对不同波段的紫外线分别进行了广泛的致癌性研究，发现不同波长的紫外线照射之间有累积致癌作用。

预防和应用 由于对放射线危害性认识的缺乏，20世纪初，从事放射性核素和射线发生装置研究、生产、使用的人员基本没有使用防护措施，经常发生包括恶性肿瘤在内的慢性放射性疾病。原子弹爆炸有巨大的杀伤力和致癌作用；核电站事故产生的放射性尘埃扩散地域广阔，暴露人口众多。这些使得人类对放射性核材料及其所产生的电离辐射的毁灭性和致癌性易产生恐惧感，不仅国际上形成了防核武器扩散条约，各国对放射性核材料生产和使用及各种核装置使用的安全性也有严格的管理规范。紫外线致癌性的确定则直接改变了人们的生活习惯。浅肤色的人们开始减少过度的日光浴。20世纪70～90年代，在欧洲和北美地区曾经流行过用人工紫外光源照射皮肤，以产生类似日光浴后的褐色。目前使用人工紫外光照射的人数已大为减少。在对高胆红素血症的新生儿进行光照治疗时，不再使用含紫外线的光源。具有过滤紫外线作用的防晒护肤用品不断出现，大幅度减少了光致癌的伤害。值得注意的是，这些防晒品中的紫外线吸收剂在紫外线照射后自身也会产生少量游离基，穿透皮肤造成轻度的DNA损伤。因此，即使是使用防晒品，也应避免过度暴晒。

（邓大君）

diànlí fúshè zhì'ái

电离辐射致癌（ionizing radiation carcinogenesis）

α射线、β射线、质子射线带电荷，统称带电粒子，当它们在体内组织细胞中经过时，根据其电荷的极性，吸引或排斥原子的外层电子，使物质电离，在其经过的路径上产生大量活泼的正、负离子对。X线和γ射线及中子为不带电粒子。高速不带电粒子的撞击不仅能够使分子成为分子离子或带电的分子碎片（例如DNA双链断裂），而且撞击离位的电子或质子还能进一步与其他分子发生反应，生成离子对和高度活泼的游离基。高剂量的电离辐射导致急性放射病；中、低剂量的电离辐射则导致恶性肿瘤等慢性放射病的发生。

α射线致癌 α射线为高速运动的α粒子。α粒子由2个质子和2个中子构成，与带2个正电子的氦核（He^{2+}）相同。10%~12%的宇宙射线为α射线构成。宇宙射线中的α粒子能量较高，能够穿透人体，是宇航员需防范的射线之一。在地表，α粒子主要由粒子回旋加速器和放射性铀、钚、钋、钍、镭、锕等重原子α衰变产生，这些α粒子能量较低，穿透能力弱（<0.1mm），人体皮肤的角化层能够阻挡。如果这些放射性元素通过空气、食物、饮水、伤口、注射等途径进入体内，所产生的α射线能够产生较大的损伤效应，具有致癌作用。一些医学诊断用的放射性核素能够产生α粒子。土壤和岩石中存在各种可释放α粒子的放射性的重原子，不仅可在通风条件不良的矿井坑道空气中聚集，而且可通过泥土、水泥和石材释放到室内空气中，长期吸入能诱发肺癌和儿童白血病等。

β射线致癌 β射线为高速运动的正电子或负电子，穿透能力约为α射线的100倍，能够穿透2mm厚的组织。β射线可由^{3}H、^{131}I、^{32}P等放射性核素和核裂变产生，常用于肿瘤的核医学治疗。医源性^{131}I和放射性核尘埃暴露可导致甲状腺癌发病增加。

X线和γ射线致癌 X线和γ射线均为以光速运动的高能光子，X线的能量（10^{1-5}eV）比γ射线弱（10^{6-11}eV），都能够穿透人体。原子的外层电子受高能光子直接撞击后会脱离原有运行轨道而电离。X线的光子大部分会被人体组织吸收，是最常用的医用诊断射线。γ射线则是最常用的治疗用射线。在日本原子弹爆炸幸存者和医源性暴露患者中，白血病患病风险上升5倍以上；儿童时期的射线暴露增加甲状腺癌发病风险；反复拍摄X线片还可增加乳腺癌发病风险。

质子射线致癌 质子射线为高速运动的自由氢核（H^{1+}），由1个正电子和1个中子构成。90%的宇宙射线为质子射线，是航天员太空旅行过程中需要防范的主要辐射线。地球的磁场能够屏蔽掉宇宙射线中绝大部分质子射线。质子在人体组织中的穿透力因其能量不同而异，只有低能质子才能与其他分子和原子上的电子结合（质子化）。质子化在质子抵达辐射终点时迅速发生，可通过调节质子运动的速度来准确控制其穿透人体组织的深度。目前已经开发出医用质子射线加速装置，用于恶性肿瘤的精确定位治疗。由于研究手段的缺乏，关于质子的致癌性研究刚刚开始，一般认为其致癌作用比α射线弱，致癌机制不清。

中子射线致癌 中子射线为高速运动的高能中子，可直接撞击原子核，使原子核在物质中发生快速的反冲运动，引起物质电离。由于氢原子核的质量与中子相当，对中子能量的吸收和所产生的动能最大，可继发产生质子射线和高能的离子流，对富含碳水化合物的生物有极大的杀伤力。地表上的中子射线主要在原子弹或中子弹爆炸、运行的核反应堆和医用加速器中产生。动物实验表明，中子射线的致癌性约为γ射线的10倍；在高空职业性飞行的飞行员和乘务员的乳腺癌和黑色素瘤患病风险较高，可能与暴露宇宙射线中的中子射线有关；接受快中子治疗的肿瘤患者肉瘤发病率增加。

（邓大君）

guāngzhì'ái

光致癌（photocarcinogenesis）

光是以一定的频率波动和光速运动的光子流构成的电磁波，包括紫外线、可见光、红外线、微波和无线电波，还包括上述有电离作用的X线和γ射线。电磁波的能量因频率或波长不同而异。本身无致癌作用的物质，在光照射后能够形成具有损伤DNA作用的游离基，从而导致肿瘤发生。例如紫外线照射诱发皮肤鳞状细胞癌、基底细胞癌、乳头状瘤。存在DNA修复缺陷的着色性干皮病患者对光致癌极其敏感。对830例着色性干皮病患者个例报道资料进行综合分析，发现45%的患者发生了皮肤癌，癌症发生的中位年龄为8岁，97%的肿瘤集中在脸、头、颈、项等裸露部位。肤色浅的高加索人种是光致癌的易感人群。波长在100~400nm之间的紫外线具有较强的诱发皮肤癌作用。太阳能够辐射出大量的紫外线，阳光是地表紫外线的主要来源。低压水银灯、弧光灯、卤素灯、荧光灯、诱蝇灯等人造光源也辐射紫外线。在致癌机制方面，爱泼斯坦（Epstein）于1970年发现着色性干皮病患者的皮肤细胞对紫外线诱发的DNA损失修复能力明显降低；萨瑟兰（Sutherland）1980年报道，灯光照射可诱发DNA嘧啶二聚体形成。长期夜班或反昼夜节律的光照会干扰人体的内分泌状态和生物节律，很可能对人类有致癌作用。此外，高强度微波和无线电波辐射可影响人体的表观遗传网络，虽然无直接致癌作用，但可促进肿瘤的发生。

（邓大君）

yángguāng zhàoshè zhì'ái

阳光照射致癌（sun light carcinogenesis）

除红外线和可见光外，太阳辐射中还含有大量的A、B、C段紫外线。波长为

100～280nm 的 C 段紫外线易被大气层中的臭氧吸收，波长在 315～400nm 的 A 段紫外线和可见光及红外线可直接抵达地球表面，称为阳光。月光是月球表面反射过来的阳光，也含有少量的紫外线。紫外线具有损伤 DNA，导致肿瘤（主要是皮肤癌）发生的作用。在外层空间、臭氧层稀薄的南北极、空气稀薄的高海拔地带，紫外线辐射较强。水面、冰雪、沙粒、玻璃等表面的反射作用会大幅度增加紫外线的漫射暴露，使用常规遮阳工具也难以减免。着色性干皮病患者对阳光致癌极其敏感。皮肤黑色素缺乏的遗传性白化病患者和黑色素少的白种人是阳光致癌的易感人群，黄种人居中，黑种人的抵抗力最强。

（邓大君）

yòubiànjì

诱变剂（mutagen） 有诱发生物细胞遗传信息突变作用的物质。环境中的物理射线和化学物质是主要的诱变剂，多数诱变剂有致癌作用。环境诱变剂可通过形成游离基继而形成 DNA 加成物，或直接诱发 DNA 链交联、断裂，或导致 DNA 碱基置换、缺失、插入、胞嘧啶脱氨基等诱发突变形成。机体内源性产生的游离基也有诱变作用，各种炎症等过程能够诱发游离基产生增加。机体游离基清除能力下降，DNA 修复功能有缺陷时突变也会明显增加。

（邓大君）

yòubiànjì mǐngǎnxìng

诱变剂敏感性（mutagen sensitivity） 生物细胞对诱变剂作用的敏感程度。一般受机体的游离基清除能力和 DNA 修复能力影响。当机体抗氧化剂缺乏、抗氧化酶功能存在缺陷、或者 DNA 损伤修复和错配修复功能有缺陷时，细胞对内源性和外源性诱变剂的敏感性增加，突变和癌变发生的频率也明显增加。绿色蔬菜、水果及绿茶中含有较多的抗氧化剂成分，经常食用能够增加人体对诱变剂的抵抗力。存在 DNA 损伤修复缺陷的人对诱变剂极其敏感，应该避免诱变剂暴露。

（邓大君）

cù'áiwù

促癌物（promoter） 本身没有致癌作用，但是能够促进致癌物诱发的癌变细胞选择性克隆增殖，最终形成肿瘤的物质。促癌物主要来自环境中，例如巴豆油及其有效成分佛波酯（TPA 和 PMA）。有研究线索表明，许多植物都含有促癌物质，应该避免将巴豆、铁海棠、变叶木、乌桕、红背桂花、油桐、金果榄等植物种植在室内等人类经常活动的场所。机体内也有促癌物，例如体内的雌激素、垂体激素等。医学上早期有使用卵巢切除来治疗乳腺癌的历史，雌激素受体拮抗剂药物的开发成功改变了这种治疗方式，患者可通过服用受体拮抗剂来达到预防雌激素受体阳性乳腺癌复发的目的。

（邓大君）

zhì'áiwù

致癌物（carcinogen） 能够直接导致细胞癌变和机体肿瘤发生的各种物质或其混合物。例如黄曲霉毒素 B1、烟草烟雾、X 线、慢性乙肝病毒感染和人乳头瘤病毒感染等。这些物质能够通过诱导细胞遗传性或表观遗传性变化使细胞获得自主增殖能力，是肿瘤发生的外因—细胞癌变的必要条件。没有致癌物就没有肿瘤。从 20 世纪初开始，人们慢慢认识到某些职业因素会导致肿瘤的发生。移民研究和欧洲多项大规模的双生子研究反复证明，环境因素是人类肿瘤发生的主要原因。

研究简史 1761 年，希尔（Hill J）首次提出吸鼻烟可能会诱发鼻咽癌；1775 年，英国外科医生波特（Pott P）发现扫烟囱男童成年后的阴囊癌发病率高；1879 年，德国的哈廷（Härting FH）和黑塞（Hesse W）首次描述了铀矿工人中肺癌的发生情况；1895 年，德国医生路德维格·威廉·卡尔·雷恩（Ludwig Wilhelm Carl Rehn）发现生产苯胺染料的工人易发生膀胱癌；1915 年，日本科学家山际（Yamagiwa K）和市川（Ichikawa K）首次发现涂煤焦油能够诱发兔耳皮肤癌；1932 年，法国科学家拉卡萨涅（Lacassagne A）发现注射雌激素可诱发雄性小鼠乳腺癌；1941 年，贝伦布卢姆（Berenblum I）发现巴豆油有促进小鼠皮肤癌发生的作用，随后完善了劳斯（Rous FP）和莫特拉姆（Mottram JC）提出的两阶段致癌的理论。随着这些开创性工作的发表，各种致癌物的致癌性被不断发现。实际上，早期肿瘤病因的研究历史就是当时肿瘤的研究历史。致癌物研究上取得的一系列发现不仅确定了肿瘤主要由环境因素引起的理论，发现了癌变具有多因素、多阶段、多途径的特点，而且 20 世纪 70 年代，肿瘤病毒病因研究方面的突破为当今癌变分子机制、分子生物学和基因组学研究奠定了坚实的基础。

分类方法 致癌物存在多种不同名称，主要是分类方法不同所致。不同分类方法有不同的用途：①依据作用阶段不同可分为启动剂、促癌剂、辅助致癌物；其中同时具有启动剂和促癌剂作用的称为完全致癌物，只有启动剂作用的为不完全致癌物。这类方法用于区分致癌物的作用机制和阶段。②依据作用途径不同可分为遗传毒性致癌物和非遗传毒性致癌物，后一类致癌物不适合采用各种遗传毒性试验来分析其致癌作用。③依据来源不同可分为环境致癌物或外源性致癌物和内源性致癌物。外源性致癌物包括职业性致癌物、饮食性致癌物、吸入性致癌物和医源性致癌物。该分类方法对制订针对性的预防措施非常有用。④依据其理化性质的差别可分为化学致癌物、物理致癌物和生物致癌物。该分类方法对确定致癌物的作用机制和制订针对性的预防措施非常有用。⑤依据其是否需要经过体内的酶促活化，不需要者称为直接致癌物，需要者称为间接致癌物。直接致癌物在体内或自动降解/活化成有致癌作用的游离基，或者直接发挥致癌作用。一般将未经酶促活化的间接致癌物称为前致癌物，而经过酶促活化分解形成的可直接致癌的、带正电荷的亲电子物质称为终致癌物；自动活化的直接致癌物也是终致癌物。该分类方法对认识致癌物的致癌过程和研究机体对致癌物易感性的差别有用。

确定标准　要确定一个物质对人类是否有致癌性，理论上需要同时满足三个条件：①致癌物暴露在先，肿瘤发生在后（先因后果）。②存在暴露剂量与致癌效应相关关系。③无致癌物暴露时肿瘤不再发生（无因无果）。这一标准在确定职业性致癌物时比较适用，在确定非职业性致癌物时比较难满足。其原因在于职业性致癌物的暴露水平高，暴露人员范围和暴露时间明确，而非职业性致癌物暴露水平较低，人员范围和暴露时间较难确定。此外，虽然可以通过动物诱癌实验确定动物致癌物，但是不能进行人体试验确定人类致癌物；致癌物的作用一般都存在 10～30 年的潜伏期；人群某一肿瘤的发病率一般不超过 200/10 万（<0.2%），开展人群流行病学研究需要很大的人群基数，花费巨大。这些导致发现了许多动物致癌物，却不能肯定它们是人类致癌物。世界卫生组织/国际癌症研究署不定期组织全世界的专业人员，根据新出现的证据对可疑致癌物进行综合评价，确定其对人类是否有致癌性，出版评价专辑。截止到 2012 年 6 月，国际癌症研究署已经出版了 105 部专辑，确定了 108 种物质（包括混合物和工作场所等）对人类有致癌性（Ⅰ类）、62 种物质对人类很可能有致癌性（ⅡA 类），271 种物质对人类可能有致癌（ⅡB 类），509 种物质尚未进行人类致癌性分类（Ⅲ类），1 种物质（己内酰胺）可能对人类无致癌性（Ⅳ类）。为了保护人类健康，各国在制定食品、空气、饮水等致癌物的含量限制标准时，一般把动物致癌物作为人类致癌物对待。

用途　环境化学致癌物和物理致癌物的确定在各种职业性肿瘤的控制上发挥了关键作用。如今已经开发出针对性的疫苗，以预防乙肝病毒和人乳头瘤病毒感染，在控制它们的致癌性上将发挥重要作用。幽门螺杆菌感染诱发胃黏膜相关性淋巴瘤作用的发现大大改变了这种肿瘤的治疗方式，使用抗生素清除这种细菌感染不仅可治愈这种疾病，甚至还可能用于其他类型胃癌的预防。雌激素促乳腺癌发生作用的发现最终使得人们开发出了雌激素拮抗剂他莫昔芬，已广泛地用于乳腺癌的治疗和预防。为了减少烟草烟雾的致肺癌等的危害，禁止吸烟运动已经在全球掀起，在发达国家肺癌发生率已经开始下降。除去上述这些直接降低致癌物暴露水平的病因学预防方式（肿瘤一级预防）外，人们还发展出了阻断致癌物作用途径的发病学预防方式（肿瘤二级预防）。例如通过涂抹防晒霜来减轻阳光紫外线的伤害；通过摄入抗氧化剂来减轻宇宙射线对航天员的伤害；通过饮用绿茶、摄入新鲜水果和绿叶蔬菜及葱蒜类植物来提高机体的抗氧化能力等。

（邓大君）

wánquán zhì'áiwù

完全致癌物（complete carcinogen）

同时具有启动剂和促癌物作用的致癌物。启动剂能够使细胞恶性转化，促癌物则能够使转化细胞选择性克隆增殖。很多强致癌物都是完全致癌物，其自身具有独立诱发肿瘤发生的作用。

（邓大君）

bùwánquán zhì'áiwù

不完全致癌物（incomplete carcinogen）

仅具有启动细胞恶性转化的致癌物。大部分化学致癌物和物理致癌物都属于这类致癌物，它们往往需要在很高的剂量长期作用下，或者促癌剂的辅助下才能诱发肿瘤。

（邓大君）

kěndìng zhì'áiwù

肯定致癌物（defined carcinogen）

有充分证据表明对人类具有致癌性的致癌物或者指对人类具有致癌性的证据虽然未达充分的程度，但是有充分证据表明对动物有致癌性的致癌物。截止到 2012 年 6 月，国际癌症研究署（IARC）公布了 108 种物质（包括混合物和工作场所等）确定对人类具有致癌性。例如化学物黄曲霉毒素、砷及其化合物、石棉、氡及其子体、氯乙烯单体，混合物煤焦油、咸鱼、页岩油、烟草烟雾，各种电离辐射和紫外线，幽门螺杆菌感染，乙肝病毒和人乳头瘤病毒感染等。随着证据的积累，在IARC公布的333种可疑人类致癌物和509种对人类致癌性尚未分类的物质名单中，将会有越来越多的物质被移到对人类致癌物名单中。

（邓大君）

kěyí zhì'áiwù

可疑致癌物（suspected carcinogen） 包括国际癌症研究署（IARC）公布的Ⅱ类和Ⅲ类致癌物。Ⅱ类致癌物指对人类具有致癌性的证据未达充分程度的致癌物；或者对人类具有致癌性的证据存在缺陷，但是有充分证据表明对动物有致癌性的致癌物。包括62种对人类很可能有致癌性（ⅡA）和271种对人类可能有致癌性（ⅡB）的物质。Ⅲ类致癌物是指对人类具有致癌性的证据存在缺陷，并且对动物有致癌性的证据尚不充分的致癌物；或者虽然有充分证据表明对动物有致癌性，但是人体内没有相应的代谢活化途径的致癌物，目前共有509种。

（邓大君）

yíchuán dúxìng zhì'áiwù

遗传毒性致癌物（genotoxic carcinogen） 能够与DNA共价结合或者使DNA链断裂，引起基因或染色体结构变异的致癌物。因为大部分化学致癌物和电离辐射致癌物都属于遗传毒性致癌物，所以测定一种物质损伤DNA的能力常用于其致癌作用的快速筛查。

（邓大君）

yíchuán dúxìng

遗传毒性（genotoxicity） 环境中的理化因素作用于有机体，使其遗传物质在染色体水平、分子水平和碱基水平上受到各种损伤，从而造成的毒性作用。DNA损伤发生后，在细胞水平可表现为细胞死亡、凋亡、获得新表型和恶性转化等，在染色体水平可表现为微核形成增加、染色体结构畸变和数目改变、染色单体交换频率增加等；在DNA序列水平可表现为碱基点突变、缺失、插入、易位、扩增等。许多有遗传毒性作用物质都有致癌性。

（邓大君）

yíchuán dúxìng shìyàn

遗传毒性试验（genotoxicity test） 测定细胞遗传毒性的试验的总称。例如微生物回复突变试验、微核形成试验、染色体畸变试验、姐妹染色单体交换试验、彗星试验等。这些试验分析的是DNA或基因功能、结构、染色体形态或数目的变化，经济快捷，不仅用于诱变剂的鉴定，而且用于可疑物质致癌性的快速筛选。

（邓大君）

fēiyíchuán dúxìng zhì'áiwù

非遗传毒性致癌物（non-genotoxic carcinogen） 没有直接损伤DNA作用的致癌物。例如雌激素、促癌物、砷及其制剂、四氯化碳、石棉等固体致癌物。非遗传毒性致癌物的作用途径较多。例如，激素和促癌物可直接作为有丝分裂剂，刺激未完全获得自主增殖能力的部分转化细胞成瘤；四氯化碳等细胞毒性物质导致肝细胞死亡和继发的肝细胞再生，固体致癌物则可诱发局部炎症反应和成纤维细胞增殖和包裹。DNA甲基化等表观遗传变异可导致肿瘤相关基因表达的非结构性的稳定变化，是许多非遗传毒性致癌物作用的重要机制。一些遗传毒性致癌物也同时具有非遗传毒性致癌作用。

（邓大君）

shíwù jiāgōng chǎnshēng de zhì'áiwù

食物加工产生的致癌物（food-derived carcinogen） 食物在不良加工条件下产生的致癌物质。主要包括亚硝胺类化合物、多环芳烃类化合物、杂环胺类化合物等。

研究简史 人类对食物加工产生的致癌物的认识最早可追溯到1933年，瑞典隆德大学的维德马克（Widmark）利用烧烤的马肉有机萃取物成功诱发了鼠的乳腺癌及皮肤癌。1962年，德鲁克赖（Druckrey）和普罗伊斯曼（Preussman）报道在烟草烟雾中发现了致癌物亚硝胺，随后在一些食物中亦发现了亚硝胺的存在。

分类 包括亚硝胺类化合物、多环芳烃类化合物和杂环胺类化合物。

亚硝胺类化合物 亚硝胺和亚硝酰胺为N-亚硝基类化合物，大多属于强致癌物质，可引起不同的肿瘤，如食管癌、鼻咽癌、胃癌、膀胱癌等。亚硝胺化合物在中性和碱性条件下比较稳定，酸性条件下缓慢分解。亚硝酰胺则在酸性和碱性条件下均不稳定，容易转化成具有致癌作用的重氮化合物。N-亚硝基类化合物主要通过胃肠道吸收进入人体，大部分经过代谢排出体外。此外亦可通过胎盘屏障，进而对后代产生间接危害。

N-亚硝基类化合物在新鲜食物中含量较低，但其前体物亚硝酸盐和胺类在食物中含量丰富，如腌制蔬菜过程中产生大量的亚硝酸盐。胺类物质主要来自氨基酸的脱羧产物，尤其在不新鲜的鱼、肉中，由于蛋白质的分解，胺类物质的含量上升，它们在酸性条件下与亚硝酸盐形成亚硝胺类物质。因此限制肉类加工中使用亚硝酸盐的用量、减少腌菜的食用量、提倡食用新鲜蔬菜、富含维生素 C 的食物等都是预防亚硝胺和亚硝酰胺危害的措施。维生素 C 是强还原剂，可以使亚硝酸盐、硝酸盐及三氧化二氮变成一氧化氮，从而阻断了这类致癌物的形成。

多环芳烃类化合物　多环芳烃类化合物主要是指两个以上苯环稠合在一起的化合物，其中许多种类具有致癌性，代表物质为苯并（a）芘，为强烈的致癌剂。苯并（a）芘主要引起人的胃癌、皮肤癌和肺癌等。

食物熏烤加工是苯并（a）芘的重要产生途径。熏烟中苯并（a）芘的形成随生烟时的温度提高而增加，因食物中的脂类物质在高温下分解而生成多环芳烃类化合物。此外，食物经过高温长时间油炸也会产生苯并（a）芘。因此为避免食物中多环芳烃类化合物的生成，应当控制熏烤食物时的温度，尽量避免明火熏烤，避免高温长时间的油炸。维生素 A 及白菜、萝卜等蔬菜有降解苯并（a）芘的作用，应经常食用。

杂环胺类化合物　杂环胺类化合物是食物中的蛋白质、肽和氨基酸的热分解产物中分离出来的一类具有致突变性和致癌性的化学物质，包括氨基咪唑并喹啉、氨基咪唑并喹噁啉、氨基咪唑并吡啶、氨基吡啶并吲哚并喹啉、氨基吡啶并吲哚和氨基二吡啶并咪唑的衍生物。

杂环胺类化合物主要是在含蛋白质较丰富的食物的高温烹调过程中产生的，如烧烤、煎炸、烘焙等。加工温度高时则产生这类致癌物的量增加。食物与明火或灼热金属表面接触会提高杂环胺类化合物的生成量。因此为避免食物中杂环胺类化合物的产生，应注意不要用过高的温度烹饪食物，含蛋白质丰富的食物不应炸焦、烤糊。新鲜的蔬菜、水果汁液可以抑制杂环胺类化合物的致癌性。

（邵建永　杜紫明）

zhōngjiān zhì'áiwù

中间致癌物（proximate carcinogen）

前致癌物经代谢活化过程形成的一种或一系列中间代谢产物。大多数的致癌物不是由其原型致癌（直接致癌物），而是需要在哺乳动物体内经过代谢活化后才有致癌作用，这些致癌物又称前致癌物或间接致癌物。经过酶的代谢激活后，产生寿命很短的中间代谢产物，称为中间致癌物，最后分解为带正电荷的亲电子的终致癌物。因此，中间致癌物必须经进一步代谢活化，才能形成终致癌物。

（邵建永　杜紫明）

zhōngzhì'áiwù

终致癌物（ultimate carcinogen）

不需代谢活化的直接致癌物和间接致癌物经代谢活化所形成的具有致癌作用的、带正电荷的亲电子物质。大多数的致癌物需要在哺乳动物体内经过代谢活化后，产生寿命很短的中间致癌物之后，才分解为带正电荷的亲电子物质。终致癌物可与生物大分子如 DNA、RNA、蛋白质等结合，而造成 DNA 损伤，但这种损伤是可以修复的，如未被完全修复，则可能成为致癌的启动因子，进而导致癌症的发生。

（邵建永　杜紫明）

zhì'áiwù-dàfēnzǐ jiāhéwù

致癌物-大分子加合物（carcinogen-macromolecular adducts）

致癌物在体内代谢转变为带正电荷的亲电子物质（终致癌物），与 DNA、RNA、蛋白质等生物大分子结合而形成的加合物。其形成导致所结合的生物大分子损伤，从而引起细胞的癌变，其中 DNA 是终致癌物攻击的主要目标。

研究简史　人类对致癌物-大分子加合物的认识最早可追溯到 1947 年，两位米勒教授（Miller EC、Miller JA）首次发现化学致癌物经过代谢活化后可以与细胞内的生物大分子结合，他们发现肝致癌物二甲氨基偶氮苯可以共价结合到鼠肝的蛋白质上。21 世纪初，大量的证据显示，绝大多数致癌物可以与 DNA 共价结合形成致癌物-DNA 加合物，损伤 DNA 结构的完整性，最终导致细胞的癌变。

致癌机制　致癌物-DNA 加合物形成后可以造成多种形式的 DNA 损伤，如碱基突变、缺失、插入等；亚硝胺类致癌物可以导致 DNA 单链或双链断裂；双功能烷化剂可以导致 DNA 交联；甲基硝基亚硝基胍则导致碱基烷化。这些 DNA 损伤进而影响 DNA 的复制与转录，从而形成体细胞恶变的分子基础。致癌物-DNA 加合物形成与基因突变之间有明显的关系，如多环芳烃类化合物与鸟苷酸加合物主要诱发小鼠 *ras* 基因第 12 密码子突变（G>T）；多环芳烃类化合物与腺苷酸加合物可诱发第 61 密码子突变（A>T）；黄曲霉毒素与鸟苷酸加合物可导致 *p53* 基因的第 249 密码子突变（GC>TA）。此外，致癌物除了可以与细胞核 DNA 结合以外，亦可以与线粒体 DNA 产生交互作用，形成致癌物修饰的线粒体 DNA。

检测方法 由于致癌物-DNA 加合物既是一种暴露标志物，同时又是一种效应标志物，因此在生物监测中具有重要意义。近年来应用不同的方法可以从细胞或体液中检测加合物的水平，以此作为人体暴露致癌物的标志。常见用于检测致癌物-DNA 加合物的方法包括电化学检测、质谱法、光谱法、免疫法、^{32}P 后标记法等。质谱法灵敏度可达 0.1～1 个加合物/10^8 核苷酸，但是分析需要的 DNA 总量需要 50～1000μg；^{32}P 后标记法灵敏度亦可达 1 个加合物/10^{8-10} 核苷酸，但分析需要的 DNA 总量仅仅为 1～10μg。因此 ^{32}P 后标记法是目前测定 DNA 加合物的主要方法。

（邵建永 杜紫明）

zhì'áiwù dàixiè

致癌物代谢（carcinogen metabolism） 致癌物进入体内以后经过生物酶加工处理的过程。一般分为代谢活化和代谢解毒。致癌物在体内的致癌活性的决定因素之一，即为代谢活化和代谢解毒的平衡。

代谢活化是指前致癌物或间接致癌物本身没有致癌活性，需经体内生物酶代谢后才具有致癌活性。代谢解毒是指具有致癌活性的直接致癌物和终致癌物经体内生物酶代谢后而致癌活性丧失。

相关代谢：①细胞色素 P450：在间接致癌物的代谢活化过程中涉及一系列的生物酶类，其中最重要的活化酶系统为细胞色素 P450，其是外源性化学物质在体内生物转化最重要的代谢酶。细胞色素 P450 可分为许多家族和亚家族，其氨基酸序列具有一定的相似性。哺乳动物中，细胞色素 P450 至少分为 10 个家族，包含 100 多个基因。该酶主要存在于内分泌组织、平滑肌组织、肝、肾、肺、脑等组织的滑面内质网和线粒体中。其通过对致癌物的环氧化、羟化、脱烷基化、氧化、还原、结合以及水解，从而使致癌物进行代谢活化和代谢解毒，因此该酶系统对化学致癌物的代谢具有两面性。②苯并（a）芘：此为一种间接致癌物，在代谢活化过程中需要经过酶介导的两次环氧化和一次水化，从而形成中间致癌物 7,8-二氢二醇-9,10-环氧化物，形成终致癌物并与细胞 DNA 等大分子结合，进而导致代谢活化。如果该环氧化物进一步水化，则可形成四醇化合物与谷胱甘肽或葡萄糖醛酸结合而形成水解产物排出体外，进而导致代谢解毒。③多环芳烃：首个被证实的化学致癌物多环芳烃亦是一种间接致癌物，需要代谢活化以后才能产生生物学效应。其在代谢活化过程包括三次环氧化和一次水化，从而形成终致癌物。因此致癌物的代谢活化过程是多种酶类参与的结果。同一种酶类对不同类型的致癌物的代谢过程可能有不同的作用，即酶的作用方式取决于致癌物的结构以及代谢产物与细胞大分子结合的特征。

（邵建永 杜紫明）

wùlǐ zhì'áiwù

物理致癌物（physical carcinogen） 包括机械性损伤、灼热、紫外线和电离辐射等。值得重视的是，物理性致癌物可以来自于自然环境的污染，也可以是医源性的污染。如采用放射疗法治疗疾病时，也可以诱发某些肿瘤。

分类：①电离辐射：最重要的物理性致癌因素，特点是波长短、频率高、能量高。种类繁多，主要分 α 射线、β 射线、质子、X 线等。损伤机制主要是对生物体产生电离作用，形成自由基，从而诱发肿瘤。辐射可以引起染色体畸变、DNA 突变或激活致癌物质。诱发的肿瘤主要有白血病、乳腺癌以及淋巴瘤等。②紫外线照射：可以引起细胞 DNA 断裂、交联和染色体畸变。同时，紫外线可抑制皮肤的免疫功能，产生 DNA 加合物，有利于皮肤癌和基底细胞癌的发生。

特点：物理致癌物根据其在肿瘤发生过程中的作用，可分为启动剂、促进剂以及完全致癌物。其主要是通过引起体细胞 DNA 突变、缺失以及染色体畸变，直接或间接地诱发肿瘤。

防护：在日常生活中，我们应该采取有效措施避免物理致癌物的辐射。针对电离辐射危害，主要应从三个因素加强防护：时间（尽量减少辐射暴露时间）、距离（远离辐射源）、屏蔽（在辐射源的周围增加屏蔽）。

（邵建永 王海云）

qīndiànshìjì

亲电试剂（electrophile） 包含缺电子原子（带部分或全部正电荷）的分子，能够通过共享电子对共价键结合亲核物中富含电子原子的化学物。为一化学术语，又称亲电体。大多数的亲电试剂是带有正电荷，是能够接受电子对的中性分子。由这类亲电试剂参与的化学反应叫亲电反应。常见的有机化学亲电试剂主要有：阳离子，如 H_2 和 NO_2；极性分子，如氯化氢、羰基化合物等；可极化中电性分子，如 Cl_2；氧化剂，如有机过氧酸；其他，如自由基和 BH_3 等。理想的亲电试剂是路易斯（Lewis）酸，因为亲电试剂的亲电反应与其酸性有关。通常来讲，具有强酸的亲电试剂亲电性强。亲电试剂的形成与多种化学物的增毒作用相关。

（邵建永 王海云）

qīngshímián

青石棉（crocidolite） 一种天然纤维状矿物质，其含铁量接近27%，具有矿物透闪石、阳起石的纤维变种，典型的丝绢光泽，一般呈青色或蓝青色，其著名产地是南非。又称蓝石棉或紫石棉，是角闪石棉中的一种，与温石棉相对。青石棉具有强致癌性，国际癌症研究署确定其为职业和环境致癌物。研究表明，在职业或非职业的环境中直接或间接接触石棉，经20~40年可能发展为肺癌或间皮瘤。目前，青石棉的开采在许多国家已被禁止，中国也于2002年7月宣布禁止角闪石棉的生产、进口及使用。

（邵建永 王海云）

wēnshímián

温石棉（chrysotile） 纤维状含水的镁硅酸盐。又称蛇纹石石棉，是石棉中的一类（另一类是角闪石棉）。其分布十分广泛，占石棉产量的95%以上，具有丝的光泽和优良的可纺性能。主要形成于侵入岩与白云岩的接触带和超基性岩经变质形成的蛇纹岩，为有用的工业矿物，主要特点是容易形成混乱的毡团，纤维坚韧柔软且不易分开。石棉的致癌性早已被人们熟知，1998年，世界卫生组织重申温石棉的致癌效应，特别是引起间皮瘤的风险。石棉已被国际癌症研究署确定为致癌物。

（邵建永 王海云）

huàxué zhì'áiwù

化学致癌物（chemical carcinogen） 在正常条件下可使动物和人类正常细胞转化为肿瘤细胞，并且能引发其发展为肿瘤、增加其发病率或死亡率的化合物。又称为化学致癌原、化学致癌剂，例如：黄曲霉毒素、苯并（a）芘及苯等。

研究简史 能引起肿瘤发生的化学物质。最早发现是1775年英国外科医生波特（Pott P）首先报道扫烟囱工人的阴囊癌。1915年，山际（Yamagiwa K）和市川（Ichikawa K）在兔耳涂抹煤焦油诱发皮肤的鳞状上皮癌进一步实验证实，以后确定煤焦油中致癌物质是多环芳香烃。迄今经动物实验证实有致癌作用的化学物质已达千余种。主要有亚硝胺类、烷化剂、芳香胺类、偶氮染料等化合物。

分类方法 有以下几种。

按对人的致癌危险性国际癌症研究署（IARC）（2002）分类 ①1类：对人致癌，87种。确证人类致癌物的要求是：有设计严格、方法可靠、能排除混杂因素的流行病学调查；有剂量反应关系；另有调查资料验证，或动物实验支持。②2A类：对人很可能致癌，63种。此类致癌物对人类致癌性证据有限，对实验动物致癌性证据充分。③2B类：对人可能致癌，234种。此类致癌物对人类致癌性证据有限，对实验动物致癌性证据并不充分；或对人类致癌性证据不足，对实验动物致癌性证据充分。④3类：对人的致癌性尚无法分类，即可疑对人致癌，493种。⑤4类：对人很可能不致癌，仅1种。

按是否需要活化分类 ①不需活化的，称为直接致癌物。②需活化的，称为前致癌物或间接致癌物。其活性代谢物为终致癌物。

按是否具有诱变性分类 ①诱变性致癌物，又称之为遗传毒性致癌物。具有以下特点：生物学效应具持久性和迟发性；动物试验中，当剂量相等时，多次给予受试物比一次效应较大；从机制看，一般都与宿主细胞的遗传物质或其他细胞大分子的相互作用有关。②非诱变性致癌物，或非遗传毒性致癌物。也有人称为DNA活性外或基因外致癌物。这里所谓的DNA活性外致癌不包括以DNA为靶的诱变机制。现已知道大多数肿瘤细胞都有遗传学改变，这些改变有时难以区分是致癌的原因还是发生癌症的结果。1983年国际癌症研究署（IARC）就已指出，按致癌机制对化学致癌物进行分类，不可能详尽无遗和准确无误。

种类 现在已知诱发癌症的化学物质已有一千多种：包括天然的和人工合成的，日常所见的有：①多环碳氢化合物：如煤焦油、沥青、粗石蜡、杂酚油、蒽油等，这些物质中含有苯并（a）芘，是一种重要的致癌物质，烟草中的含量也不少。②染料：如偶氮染料、乙苯胺、联苯胺等，均有较强的致癌作用。③亚硝胺：自然界存在的数量较少，但通过细菌的作用，在人体内可以合成大量的亚硝胺，是消化系统癌症的重要致癌物质。④真菌毒素：是某些真菌的代谢产物，可以致癌，如黄曲霉毒素等。⑤其他无机物：如砷、铬、镍等及其化合物以及石棉均有致癌作用。虽然在日常生活中和自然界广泛存在着化学致癌物质，但不能说癌症都是化学物质引起的。即使化学致癌物在癌症的发生过程中起了主导作用，也必须遵循量变到质变的原则。在一定条件下，化学致癌物质长期反复作用之后，达到了一定的量，才能够发生质的变化而诱发癌症。

危险评价 一是定性的，即该化学物能否致癌；二是定量的，即进行剂量反应关系分析，以推算可接受的危险度的剂量，或人体实际可能接触剂量下的危险度。

由于致癌是一种后果严重的毒性效应，因此致癌性评定的工作极其复杂。需要严密设计的人群流行病学调查才能判定对人的致癌性；动物试验只有长期终生试验才被公认为确切证据。这些调查和试验都不容易进行，因此先进行致突变试验，可对受试物的致癌性进行初步推测。对非遗传毒性致癌物则需要进行体外恶性转化试验和短期动物致癌试验。

防治 有以下几个方面。

环境方面 只有预防、治理好环境污染，才能避免环境污染物中的化学致癌物对人和动物诱发癌变。一方面，控制污染源，降低有关工厂废气中污染物的浓度，减少排放量以及在交通运输工具上安装尾气处理装置等；另一方面，防止食物在加工、贮存过程中的亚硝基化和发生霉变。

饮食方面 减少食物中化学致癌物和致癌前体物的摄入：烟熏食品，烟熏食物如熏肉熏鱼等在制作过程中能产生化学致癌物，并可渗透到食物中；霉变食品，有报道已知20多种真菌及其毒素对动物有致癌性。中国的食管癌和肝癌多发可能与居民摄入被真菌污染的食物有关；腌渍食品，盐渍的肉类、萝卜干、酸菜等食物中含亚硝胺，有很强的致癌性。

合理地选择食物 多吃富含维生素A的食物，如动物肝、河蟹、牡蛎等。实验证明，维生素A缺乏时易被化学致癌物引起黏膜、皮肤和腺体肿瘤；多吃富含维生素C的食物，如山楂、柑橘等。维生素C是一种活泼的还原剂，具有较强的抗氧化作用，可以与胃肠道中的亚硝酸盐或硝酸盐起作用，从而抑制强致癌物亚硝胺的合成，达到预防癌症发生的作用；多吃富含纤维素的食物，如全麦粉、糙米、海藻类等，膳食纤维能稀释肠内致癌物质，并促进其排泄，有防癌作用，尤以水溶性膳食纤维为佳；适当增加含蛋白质和钙的食物，多喝牛奶、豆浆等高蛋白质饮品能减少胃内亚硝胺的合成；多食能提高免疫功能的食物，如内含多糖物质的香菇、蘑菇、金针菇、猴头菇等食用菌类。

（邵建永 王 芳）

wánhuàjì

烷化剂（alkylating agents）

在体内能形成碳正离子或其他具有活泼的亲电性基团的化合物，进而与细胞中的生物大分子（DNA、RNA、酶）中含有丰富电子的基团（如氨基、巯基、羟基、羧基、磷酸基等）发生共价结合。烷化剂的共同特点是有一个或多个高度活跃的烷化基团，能和细胞的蛋白质和核酸相结合，使蛋白质和核酸正常的生理功能发生改变。具有致癌作用的烷化剂包括氮芥和硫芥类、环氧化物、内酯类、卤醚类、某些硫酸酯。烷化剂也常被用作杀菌剂或化疗药物。当烷化剂用作化疗药物时，应该注意其具有致癌物作用的另一面。

（邵建永 王 芳）

N-yàxiāojī huàhéwù

N-亚硝基化合物（N-nitroso compound）

分子结构通式$R_1(R_2)$=N—N=O。N-亚硝基化合物的生产和应用并不多，但在城市大气、水体、土壤、鱼、肉、蔬菜、谷类及烟草中均发现存在多种N-亚硝基化合物，多为液体和固体，主要经消化道进入体内，属高毒。已发现约200种N-亚硝基化合物对实验动物小鼠、大鼠、豚鼠、兔、狗、猪、猴及鱼等有致癌性，N-亚硝基致癌化合物在多种致突变试验中出现阳性结果，还有致畸性及胚胎毒性。流行病学调查发现，N-亚硝基化合物的摄入与人类胃癌和食管癌的发生有关，但证据尚不充分。

（邵建永 王 芳）

huángqūméi dúsù

黄曲霉毒素（aflatoxins）

黄曲霉、寄生曲霉等产生的代谢产物。当粮食未能及时晒干及储藏不当时，容易被黄曲霉或寄生曲霉污染而产生此类毒素。其具有强烈生物毒性。1993年，黄曲霉毒素被世界卫生组织（WHO）的国际癌症研究署（IARC）定为1类致癌物，是一种毒性极强的剧毒物质。黄曲霉毒素的危害性在于对人及动物肝组织有破坏作用，严重时可导致肝癌甚至死亡。20世纪60年代，在英国有10万多只火鸡在吃了从巴西进口的花生粉后全部死亡。经调研证明，这些花生粉被一种来自真菌的有毒物质污染。人们分离出了黄曲霉及其产生的有毒代谢物质，由此命名为黄曲霉毒素。特曲霉也能产生黄曲霉毒素，但产量较少。

分类及结构 黄曲霉毒素CAS号1402-68-2，是一组化学结构类似的化合物，目前已分离鉴定出12种，包括B1、B2、G1、G2、M1、M2、P1、Q、H1、GM、B2a和毒醇。黄曲霉毒素的基本结构为二呋喃环和香豆素，黄曲霉毒素B1是二氢呋喃氧杂萘邻酮的衍生物，即含有一个双呋喃环和一个氧杂萘邻酮（香豆素）。前者为基本毒性结构，后者与致癌有关。M1是黄曲霉毒素B1在体内经过羟化而衍生成的代谢产物，黄曲霉毒素M1和M2主要存在于牛奶中，B1为毒性及致癌性最强的物质。

物质特点 有以下几方面。

物化特性 在紫外线下黄曲霉毒素B1、B2发蓝色荧光，黄曲霉毒素G1、G2发绿色荧光。黄曲霉毒素的相对分子量为312～346，难溶于水，易溶于油、甲醇、丙酮和氯仿等有机溶剂，但不溶于石油醚、己烷和乙醚中。一般在中性溶液中较稳定，但在强酸性溶液中稍有分解，在pH9～10的强碱溶液中分解迅速。其纯品为无色结晶，耐高温黄曲霉毒素B1的分解温度为268℃，紫外线对低浓度黄曲霉毒素有一定的破坏性。

毒性极强 远远高于氰化物、砷化物和有机农药的毒性。当人摄入量大时，可发生急性中毒；当微量持续摄入，可造成慢性中毒，生长障碍，引起纤维性病变，致使纤维组织增生。

耐热性 一般烹调加工温度不能将其破坏，裂解温度为280℃。

临床特征 食品中所污染的主要是黄曲霉毒素B1，其毒性目前一般认为有三种临床特征：急性中毒、慢性中毒和致癌性。①急性中毒：黄曲霉毒素是一种剧毒物质，毒性比KCN大10倍，仅次于肉毒素，是目前已知真菌毒素中毒性最强的。其毒害作用，无论对任何动物，主要都是影响肝，呈急性肝炎、出血性坏死、肝细胞脂肪变性和胆管增生。脾和胰腺也有轻度的病变。②慢性中毒：长期摄入小剂量的黄曲霉毒素则造成慢性中毒。其主要变化特征为肝出现慢性损伤，如肝实质细胞变性、肝硬化等。③致癌性：是所知致癌性最强的化学物质，具有致癌范围广、致癌强度大及可诱发多种癌，主要诱发肝癌等特点。

（邵建永 王 芳）

shēngwù zhì'ái yīnsù

生物致癌因素（biological carcinogen）

由包括病毒、真菌、细菌和寄生虫等病原生物产生的致癌因素。

研究简史 人类对生物致癌因素的认识最早可追溯到1911年，美国纽约洛克菲勒研究所研究人员劳斯（Rous FP）通过无细胞无菌滤液成功移植鸡肉瘤，并进一步分离出劳斯肉瘤病毒（RSV）。RSV成为第一个被证实可以致鸡恶性肿瘤的病毒。然而当时正值癌症非传染性的理论刚刚形成之时，癌症病因研究主要集中在化学致癌因素、物理致癌因素以及遗传因素之中。生物致癌因素则被大多数研究人员忽略。1933年，美国洛克菲勒研究所理查德·肖普（Richard Shope）又通过无细胞无菌滤液成功地将野兔乳头状瘤或皮肤疣转移到家兔身上。直到1945～1955年，随着组织培养、电子显微镜以及血清学与免疫学等实验技术的发展，病毒研究取得了巨大的突破，这也为生物致癌因素领域的研究提供了有力的研究工具。

致癌病毒 已经证明有30余种150余株病毒可以造成动物肿瘤，并从动物致癌的实验中已经得到确切的结论，然而这些病毒在人类肿瘤的发生中的作用仍存在争议。由于直接的人体实验是被禁止的，研究人员很难找到病毒致人类肿瘤的直接证据，但是一些证据仍提示病毒在人类肿瘤的发生中起着重要作用。如EB病毒感染与鼻咽癌、伯基特淋巴瘤、睾丸肿瘤以及儿童平滑肌瘤有关。丙型肝炎病毒和乙型肝炎病毒可以增加肝细胞肝癌发病的风险。人乳头瘤病毒与子宫颈癌的发生有密切关系。艾滋病病毒则与卡波西肉瘤、非霍奇金淋巴瘤和子宫颈癌等发生有关。

致癌真菌 真菌与某些肿瘤的发生有十分明确的关系，如可产生黄曲霉毒素的黄曲霉菌等真菌有强烈的致癌作用，黄曲霉毒素广泛存在于霉变的花生、玉米、大米、豆类食品中，可以诱发肝、肾、肺、胃、皮下组织的肿瘤。另外，可产生T-2毒素的镰刀菌在动物体内可诱发胃癌、胰腺癌和脑部肿瘤等，而常见的产生灰黄毒素的青霉菌可诱发小鼠甲状腺癌或肝癌。

致癌细菌 幽门螺杆菌感染与胃炎、胃溃疡、胃癌有一定关系，使用某些抗生素杀灭幽门螺杆菌可降低胃炎与胃癌的发生率，但对这个问题还有待深入研究。

致癌寄生虫 中华分支睾吸虫的感染与原发性肝胆管癌的发生有关，其致病机制可能与虫体的机械刺激及虫体产生的有毒代谢产物有关。血吸虫病则与大肠癌的发生有关，其原因可能是血吸虫在患者的大肠黏膜下产卵，局部形成卵包，刺激组织增生，诱发肠癌。

（邵建永 杜紫明）

àipōsītǎn-bā'ěr bìngdú

爱泼斯坦-巴尔病毒（Epstein-Barr virus，EBV）

属于疱疹病毒家族，又称人类疱疹病毒4型（HHV4），是英国病毒学家迈克尔·安东尼·爱泼斯坦（Michael Anthony Epstein）和伊冯娜·巴尔（Yvonne Barr）于1964年首次成功地将非洲儿童伯基特淋巴瘤细胞通过体外悬浮培养而建株，并在建株细胞涂片中用电镜观察到该疱疹病毒颗粒。人类是EB病毒的唯一宿主，EB病毒主要感染人类口咽部的上皮细胞和B淋巴细胞，在特定的条件下，亦可以感染T淋巴细胞、自然杀伤细胞和平滑肌细胞。经口密切接触为主要传播途径，飞沫传播虽有可能，但并不重要。一旦个体发生EB病毒的感染，则该个体成为EB病毒的终生携带者。初次感染一般发生在儿童期，且大多数是无任何症状的。全年均有发病，以秋冬季节为多。

形态结构 EB病毒的形态与其他疱疹病毒相似，圆形、直径为120~180nm，基本结构包括核样物、衣壳和囊膜三部分。核样物为直径45nm的致密物，主要含双链线性DNA，含有192 000个碱基对，编码约85个基因。衣壳为20面体立体对称，由162个壳微粒组成。囊膜由感染细胞的核膜组成，其上有病毒编码的膜糖蛋白，有识别淋巴细胞上的EB病毒受体及与细胞融合等功能。此外在囊膜与衣壳之间还有一层蛋白被膜。

在EB病毒感染的细胞中，病毒的大量复制进而产生感染性的病毒的情况是很少见的，通常情况下，EB病毒都是潜伏感染。EB病毒在潜伏感染状态表达一组基因，包括6个EB编码的核抗原（EBNA-1、2、3A、3B、3C、LP）、3个潜伏膜蛋白（LMP-1、2A、2B）和2个EB病毒编码的核RNAs（EBER1、EBER2）。根据上述基因的表达情况不同，可以把EB病毒潜伏感染分成3期（Ⅰ、Ⅱ、Ⅲ期）。如在伯基特淋巴瘤中，EB病毒为潜伏期Ⅰ期感染，病毒仅表达*EBERs*和*EBNA1*基因；在霍奇金淋巴瘤和鼻咽癌中，EB病毒为潜伏期Ⅱ期感染，病毒表达*EBERs*、*EBNA1*以及*LMP1*和*LMP2*基因；在传染性单核细胞增多症中，EB病毒为潜伏期Ⅲ期感染，病毒能够表达几乎所有的潜伏基因。

EB病毒感染引起的疾病 主要有以下几种。

传染性单核细胞增多症 主要症状表现为：发热、咽痛、皮疹，以及肝大、脾大、淋巴结肿大，血液系统表现为白细胞总数增高，可出现异常淋巴细胞。1968年首次发现EB病毒是引起传染性单核细胞增多症的致病源，该病是已知的由EB病毒直接引起的唯一疾病，有以下理论依据：EB病毒只能在淋巴网状系统的细胞中生长增殖；培养过程中该病毒能刺激淋巴细胞的增生；急性期周围血淋巴细胞可培养出EB病毒；患者血清中具有高滴定度EB病毒的特异抗体，并可长期存在；无此特异抗体者对此病易感，而抗体阳性者则不发病。

伯基特淋巴瘤 伯基特淋巴瘤分为地方性和散发性两种。地方性伯基特淋巴瘤主要见于非洲中部的儿童，病变部位多见于颌部，亦见于眼眶、中枢神经系统和腹部。几乎100%的地方性伯基特淋巴瘤都与EB病毒感染有关；而仅有15%~20%的散发伯基特淋巴瘤与EB病毒感染有关。

霍奇金淋巴瘤 传统上将其分四型：淋巴细胞为主型、混合细胞型、结节硬化型和淋巴细胞消减型。其中混合型与EB病毒感染关系密切，EB病毒检出率可达96%，而结节硬化型及以淋巴细胞为主型的EB病毒检出率分别为34%和10%。

鼻咽癌 中国南方、东南亚地区是鼻咽癌高发区。鼻咽癌是与EB病毒密切相关的恶性肿瘤中最常见的一种，也是研究报道最多的一种。世界卫生组织将鼻咽癌分成三类：角化性癌、分化型非角化性癌和未分化型非角化性癌。其中未分化型非角化性癌的病例中，EB病毒感染率近100%。

其他一些自身免疫病，如皮肌炎、系统性红斑狼疮、类风湿关节炎、多发性硬化症等亦与EB病毒感染有关。

实验室检测 EB病毒分离培养困难，临床上一般采用血清学方法辅助诊断。利用免疫酶染色法或免疫荧光技术检测血清中特异性针对病毒壳蛋白抗原、早期抗原以及核抗原的抗体IgA已经广泛应用至鼻咽癌的早期人群筛查、预后判断以及治疗效果的监测。此外利用荧光定量PCR技术检测血清中EB病毒的DNA拷贝数对用鼻咽癌患者的诊断、预后预测以及治疗以后的复发预测有着非常好的指导意义。嗜异性抗体凝集试验则主要用于传染性单核细胞增多症的辅助诊断。

防治 已有两种针对EB病毒的疫苗问世，一种为中国用基因工程方法构建的同时表达EB-Vgp320和HBsAg的痘苗疫苗，重点使用在鼻咽癌高发区。另一种为提纯病毒gp320膜蛋白疫苗，正在英国大学生患者中作小规模接种，以期观察该疫苗是否能降低传染性单核细胞增多症的发病率。另外，阿昔洛韦和更昔洛韦可抑制EB病毒复制，对抗病毒治疗均有一定疗效。

（邵建永 杜紫明）

rénrǔtóuliú bìngdú

人乳头瘤病毒（human papilloma virus，HPV） 属于乳多空病毒科的乳头瘤空泡病毒A属，为球形DNA病毒。人乳头瘤病毒呈球形，直径为45~55nm，主要感染上皮细胞，人是其唯一宿主。人乳头瘤病毒抵抗力强，能耐受干燥并长期保存，加热或经甲醛溶液处理可灭活。人乳头瘤病毒在自然界中广泛存在，人类感染人乳头瘤病毒十分普遍，感染率也很高。主要传染途径包括：性传播途径；密切接触；通过接触感染者的衣物、生活用品、用具等间接接触；医源性感染；母婴传播等。

分型 已有超过120多种人乳头瘤病毒亚型被分离鉴定出来。据致病力大小或致癌危险性大小不同可将人乳头瘤病毒分为低危型和高危型两类，进一步根据侵犯的组织部位不同可分为以下四型：①皮肤低危型：包括人乳头瘤病毒1、2、3、4、7、10、12、15型等，与寻常疣、扁平疣、跖疣等相关。②皮肤高危型：包括人乳头瘤病毒5、8、14、17、20、36、38型，与疣状表皮发育不良有关，其他还可能包括外阴癌、阴茎癌、肛门癌、前列腺癌、膀胱癌等。③黏膜低危型：包括人乳头瘤病毒6、11、13、32、34、40、42、43、44、53、54型等，主要感染生殖器、肛门、口咽部、食管黏膜。④黏膜高危型：包括人乳头瘤病毒16、18、30、31、33、35、39型，主要引起宫颈癌、直肠癌、口腔癌、扁桃体癌等。

所致疾病 有以下几种。

尖锐湿疣 人乳头瘤病毒感染最常见的部位是肛门和外生殖器，引起肛门、外生殖器尖锐湿疣，其中人乳头瘤病毒6型与11型是引起尖锐湿疣的主要亚型，少数由人乳头瘤病毒16型和18型引起。近年来，尖锐湿疣发病率逐年升高，目前已在性传播疾病中排第三的位置，发病率仅次于淋病和非淋菌性尿道炎。

扁平疣、寻常疣、跖疣 均因感染HPV所致。感染后的皮肤表面出现异常增长而形成疣。表面为圆形、多角性丘疹、肉赘，颜色为淡褐色、黄褐色，多发于手臂、腋窝、颈面部。

宫颈癌、生殖器癌 1976年，德国科学家哈拉尔德·楚尔·豪森（Harald zur Hausen）就提出人乳头瘤病毒可能在宫颈癌的发生中起着重要的作用，进一步于1983~1984年在宫颈癌中鉴定出人乳头瘤病毒16型和18型。研究表明，人乳头瘤病毒引起的肛门癌、女阴癌和宫颈癌中，宫颈癌最常见，90%~95%与人乳头瘤病毒感染相关，其中以人乳头瘤病毒16型、18型最常见，是诱发宫颈癌的首要潜在病因。

实验室检测 临床上一般采用以下方法辅助诊断：①醋白试验。②组织学检查。③分子生物学，如聚合酶链反应（PCR）、核酸分子杂交技术等。④细胞学、病理学检查。

治疗 ①物理治疗：去除肉眼可见的瘤体和亚临床感染，方法包括：激光、微波、冷冻、电灼、手术切除、光动力疗法等。②药物治疗：0.5%足叶草脂毒素酊，5%咪喹莫特，50%三氯醋酸、氟尿嘧啶软膏等。③免疫疗法：在于减少复发和加快清除病灶，药物有：干扰素、白介素、胸腺素、转移因子、卡介苗、异维A酸、自体疫苗等。④治疗性疫苗：尚无有效的治疗性疫苗。

防治 国际上已经有预防性的二价疫苗（人乳头瘤病毒16、18型）和四价疫苗（人乳头瘤病毒6、11、16、18型）可以预防这四种病毒亚型感染，因为大部分宫颈癌的感染类型是16、18型，所以可以减少大部分的宫颈癌，有研究表明对其他型别也有一定的保护力。

（邵建永　杜紫明）

yǐxíng gānyán bìngdú

乙型肝炎病毒（hepatitis B virus，HBV） 属于肝DNA病毒科家族，简称乙肝病毒。乙肝病毒的抵抗力较强，但65℃条件下10小时、煮沸10分钟或高压蒸汽均可灭活HBV，含氯制剂、环氧乙烷、戊二醛、过氧乙酸和碘伏等也有较好的灭活效果。根据目前所知，乙肝病毒只对人和猩猩有易感性。中国的乙肝病毒感染率达60%~70%，乙肝表面抗原携带率约占总人口的7.18%。

形态结构 完整的乙肝病毒呈颗粒状，丹娜（Dane）于1970年首先在乙型肝炎患者的血清中发现，因此称为丹娜颗粒。直径为42nm，分外壳和核心两部分。外壳也称为病毒的外衣壳，相当于一般病毒的包膜，由脂质双层和蛋白质组成。脂质双层内含有乙肝表面抗原（HBsAg），分别是S抗原、前S1和前S2抗原，它们一起又构成了外壳大、中、小三种蛋白形式。核心部分分为外部的衣壳和内部双链DNA。衣壳由乙肝病毒的核心抗原（HBcAg）组成，呈二十面体对称，直径为27nm，也称为内衣壳。内部双链DNA呈环状并且有缺口，含有约3200个核苷酸。DNA的功能是编码表面抗原、核心抗原和DNA多聚酶。在电子显微镜下，可以发现乙肝病毒有三种形态，分别是大球形颗粒、小球形颗粒和管形颗粒。大球形颗粒就是Dane颗粒。小球形颗粒，直径约22nm，是乙肝病毒感染后血液中最多见的一种。其由表面抗原组成，并不含有乙肝病毒的DNA以及DNA聚合酶。管形颗粒，直径也约为

22nm，长度在50~70nm之间。实际上是由几个小球形颗粒聚合在一起而成，且同样具有HBsAg的抗原性。

传播方式 ①血液传播：是乙肝传播途径中最常见的一种，比如输血过程中被感染。②医源性传播：也就是说在就医的过程中被感染，多数存在的是微量注射或接种而引起的感染。③母婴传播：患急性乙肝或携带乙肝表面抗原的母亲可将乙肝病毒传给新生儿，尤其携带乙肝表面抗原的母亲为主要的感染类型。④性传播：乙肝病毒的性传播是性伴侣感染的重要途径。

常见疾病 HBV感染可以导致各种急性或慢性乙型肝炎，还可以造成肝硬化和肝癌。HBV感染也被认为可以增加胰腺癌的发病风险。

实验室检测 HBV检查主要依赖于血清特异性抗原抗体的酶联免疫吸附试验（ELISA）检测和乙肝病毒基因（HBV-DNA）检测。ELISA方法检测HBsAg、HBcAg及HBeAg及其抗体，一直是临床诊断HBV感染的传统手段，用于反映机体HBV感染的免疫状态。检测意义在于：①筛选供血员：通过检测HBsAg，筛选去除HBsAg阳性的供血者，可使输血后乙肝发生率大幅度降低。②可作为乙肝患者或携带者的特异性诊断。③对乙肝患者预后和转归提供参考。一般认为急性乙肝患者，如HBsAg持续阳性2个月以上者，约2/3病例可转为慢性肝炎。HBeAg阳性者病后发展成为慢性肝炎和肝硬化的可能性较大。④研究乙肝的流行病学，了解各地人群对HBV的感染情况。⑤判断人群对乙肝的免疫水平，了解注射疫苗后抗体阳转与效价升高情况等。用于乙肝病毒基因检查的方法则是采用PCR技术，特异性扩增乙肝病毒基因组保守的C基因区上270bp基因片段，在数小时内可将极微量的HBV-DNA特定的分子片断大量扩增，大大提高了HBV的检出率，为临床诊断是否为HBV感染者提供了一种强有力的手段。

防治 目前使用的乙肝疫苗是基因工程疫苗-重组酵母乙肝疫苗和重组CHO乙肝疫苗，其主要成分是HBsAg，即一种乙肝病毒外衣壳蛋白，并非完整病毒。这种表面抗原不含有病毒遗传物质，不具备感染性和致病性，但保留了免疫原性，即刺激机体产生保护性抗体的能力。接种乙肝疫苗是预防乙肝病毒感染的最有效方法。治疗乙型肝炎最有效的方法是抗病毒治疗。主要有以下几种抗病毒药物：①α-干扰素：能阻止病毒在宿主肝细胞内复制，且具有免疫调节作用。②聚肌苷酸：为一种干扰素诱导剂，在体内可通过诱生干扰素而阻断病毒复制，但诱生干扰素的能力较低。③阿糖腺苷（Ara-A）及单磷阿糖腺苷（Ara-AMP）：主要能抑制病毒的DNA聚合酶及核苷酸还原酶活力，从而阻断HBV的复制，抗病毒作用较强但较短暂，停药后有反跳。④美国国立卫生研究院《NIH共识》（2009）建议使用阿德福韦或恩替卡韦或拉米夫定长期治疗。

（邵建永　杜紫明）

yōuménluógǎnjūn

幽门螺杆菌（*Helicobacter pylori*）

生存于胃及十二指肠内的螺旋形革兰阴性微需氧杆菌。最初于1982年由澳大利亚科学家巴里·马歇尔（Barry J. Marshall）和罗宾·沃伦（Robin Warren）在慢性胃炎和胃溃疡患者的胃组织中发现。正因为此项发现，他们获得了2005年诺贝尔生理学或医学奖。幽门螺杆菌呈单极、多鞭毛、末端钝圆、螺旋形弯曲状，在胃黏膜上皮细胞表面常呈典型的螺旋状或弧形。环境氧要求为5%~8%，在大气或绝对厌氧环境下不能生长。幽门螺杆菌传染力很强，可通过手、不洁食物、不洁餐具、粪便等途径传染。全球超过50%的人群的上消化道有幽门螺杆菌感染。相对于发达国家，发展中国家的幽门螺杆菌感染率更高。然而超过80%的幽门螺杆菌阳性感染人群是无症状的，因此幽门螺杆菌被认为在自然的胃生态学中起着重要作用。此外，幽门螺杆菌被认为与胃、十二指肠溃疡以及胃癌的进展相关。

（邵建永　杜紫明）

gǎnrǎn yǔ zhǒngliú

感染与肿瘤（infection and tumor）

感染是指细菌、病毒、真菌、寄生虫等病原体侵入人体所引起的局部组织和全身性炎症反应。感染是威胁人类健康一个重要的问题，全球病毒感染和细菌感染的人数均接近200万，由感染引起的癌症病例也接近200万，占全球癌症的18%，因此感染在肿瘤发生、发展中的作用一直在研究，认识不断被深化。

研究简史 流行病学研究发现，在肿瘤发病原因中，感染占着举足轻重的比例。1890年，苏格兰病理学家威廉·罗素（William Russell）第一次对证明感染是引起人类癌症原因的研究和数据进行综述，并报道了微生物引起的癌症的最初迹象。1981年，英国对癌症发生的原因进行统计分析，指出食物占35%、吸烟占30%、感染占10%、性生活占7%、酗酒约占3%等。感染症占

10%的比例，使得我们不能忽视其与致癌的关联性。随着研究的推进和新的感染的出现，感染在致癌原因中所占比例已经上升至18%，此数字每年随新增加的癌症例数的变化而改变。至1995年，数据统计显示，全球大约15%的癌症的发生归结于病毒感染，其中EB病毒、乙型肝炎病毒（HBV）、C型肝炎病毒（HCV）、人乳头瘤病毒（HPV）、人类疱疹病毒8和人T细胞白血病病毒1型的致癌性已经得到证实。数据分析显示，2008年全球有1270万新发癌症病例，其中200万与感染有关。幽门螺杆菌、乙肝和丙肝病毒、人乳头瘤病毒导致了其中190万感染相关的癌症病例。研究表明，约25%的恶性肿瘤与感染相关，其中与病毒感染相关的癌症占18%，细菌感染相关的癌症占6%，其他原因引起的癌症占1%，而且这些感染因素引起的癌症仍在增加。感染可引起或促进肿瘤的发生发展，而肿瘤的发生发展或治疗过程中也可伴随着感染的发生发展，从而加剧肿瘤的恶化。

病毒感染与肿瘤 病毒能够导致广泛的人类疾病，绝大多数病毒引发细胞病变（杀死细胞）的作用，在组织中造成广泛的破坏。但某些病毒具有独特的复制周期，能够产生与普通病毒不一样的作用。这些病毒并不杀死被感染的细胞，而是强迫使该细胞无限的繁殖。这类病毒通常被称为肿瘤病毒，它们能够引发癌症。

致瘤机制 肿瘤病毒诱发细胞表型的多种变化，包括获得致瘤性。1909年，劳斯（Rous FP）首次发现将携带RNA分子的劳斯肉瘤病毒（RSV）注射鸡体内可引发肉瘤，美国加利福尼亚技术学院的杜尔贝科（Dulbecco）实验室继而发现RSV能够在培养液中转化宿主细胞，使其表现出很多与癌症细胞相似的性状。人们发现包括RSV病毒在内的反转录病毒，通过将起始和保持病毒感染细胞转化的表型所需要的病毒转化基因整合入被感染细胞的染色体，保证它们基因组的稳定保留和传递。至20世纪50年代末，人们又发现了DNA肿瘤病毒，包括对SV40/多瘤病毒、人类腺病毒和疱疹病毒以及后来发现的人乳头瘤病毒（HPV）的研究发现，包含DNA分子的病毒也能够引发肿瘤。此类肿瘤病毒的基因组则通过成为宿主细胞DNA的一部分而留在病毒转化细胞内。乳头瘤病毒能够与宿主细胞基因组整合的能力与一种人类常见的癌症——宫颈癌的发病机制相关。几乎所有的这类肿瘤（>99.7%）都发现有人乳头瘤病毒基因组整合入染色体DNA。此外，在反转录病毒中，RSV基因组携带编码Src蛋白的基因——该蛋白质能够引发细胞转化，也同样存在于未被感染的细胞中。因此，RSV可利用细胞内的*src*基因（*c-src*）诱导转化细胞。这种细胞基因被类似于RSV病毒的反转录病毒进行一些细微的改造后，即可能被转化为潜在的病毒癌基因，称为原癌基因。RSV等反转录病毒可从细胞原癌基因前体中获得癌基因而在体内快速诱发肿瘤。而慢性转化反转录病毒，如禽白血病病毒（ALV）或鼠白血病病毒（MLV），则通过将其基因组插入细胞原癌基因旁从而激活原癌基因。第三类反转录病毒，如人T细胞白血病病毒1型，是通过自身携带病毒*tax*基因编码一个或多个病毒蛋白来引发白血病的。

病毒引起的肿瘤 肝癌和子宫颈癌的发病率较高，分别与HBV/HCV和HPV感染高度相关。HPV是引起子宫颈癌的主要原因之一，研究证明，全球每年诊断出的新发子宫颈癌病例超过50万；而在每年71.1万的新发肝癌病例中，超过一半是由HBV和HCV引起。另有研究发现，全世界25%的肝细胞肝癌与HCV感染有关。其他与癌症相关的病毒包括EB病毒（鼻咽癌和不同类型的淋巴瘤），人类免疫缺陷病毒（卡波西肉瘤）和人T细胞白血病病毒1型（白血病和淋巴瘤）。已经明确的病毒引发的肿瘤主要有如下几种。

病毒性肝炎与肝癌 流行病学及病理学资料均表明HBV与肝癌关系密切，其次为丙型肝炎病毒（HCV）。HBV基因组是环状双链结构，在3.2 kb的HBV基因组内，主要有*S*、*C*、*P*与*X*基因。*X*基因编码的X蛋白在肝细胞癌中具有很重要的作用。有报道肝癌高发地区高达60%～90%的肝癌患者有HBV感染，肝癌患者常见有HBV基因整合到肝癌细胞基因组内。HBV基因组编码的HBx蛋白能够抑制P53蛋白功能，还能激活有丝分裂原活化的蛋白激酶（MAPK）、Janus家族酪氨酸激酶（JAK）以及转录激活因子（STATA）等信号通路，从而活化原癌基因，诱导肝癌发生。HCV是单链RNA病毒，有6个主要的基因型，最常见的为1a、1b、2a和2b，1b基因型，与肝细胞癌发生关系密切。HCV可直接破坏肝细胞，实验证明免疫因素也是肝细胞损伤的重要原因。HCV感染者中约有3/4可演变成慢性肝炎，其中20%可进展为肝硬化，部分可发生肝细胞肝癌。据统计，一般经 7 年左右肝硬化可发展为肝癌。

人乳头瘤病毒与子宫颈癌 子宫颈癌作为世界上女性第二常见的癌症，几乎所有的宫颈癌病例是与持久性感染 HPV 相关联的。1991 年已有报道，HPV16 型和 18 型可使被感染的上皮细胞发生永生化改变，并且进一步癌变，其他高风险 HPV（如 HPV31、33、35、39、45、51、52、56、58、59 及 66 型）也被归为致癌物质。HPV 感染是宫颈上皮癌前病变——宫颈上皮内瘤样病变（CIN）发展的必要因素，后者进而发展为癌症。在子宫颈癌中，HPV 癌蛋白 E6 和 E7 型分别导致了肿瘤抑制基因 *p*53 和 *Rb* 的失活。研究结果表明，HPV 感染导致的炎症在子宫颈癌的发生中扮演一个重要的角色。

EB 病毒与鼻咽癌 EB 病毒又称人类疱疹病毒 4 型，主要通过唾液传播。全世界超过 90% 的人群感染 EB 病毒，大多数人以无症状的潜伏感染携带该病毒终身，然而其与鼻咽癌、伯基特淋巴瘤、胃癌发病密切相关。鼻咽癌的发生是一个多步骤的过程，其致病因素主要为遗传、环境暴露以及 EB 病毒感染的交互作用。EBV 感染 B 细胞已证实是通过细胞表面的 CD21 受体，但在 EBV 阳性的鼻咽上皮细胞中 CD21 的表达极低，因此，EBV 感染上皮细胞的机制仍有待探索。EBV 在几乎所有未分化鼻咽癌患者的癌细胞中被发现，甚至原位癌及不典型增生中亦能检测到 EBV 感染，以致人们认为 EBV 感染是鼻咽癌发生的早期原因。但目前研究认为，EBV 感染是建立在鼻咽上皮细胞已经存在遗传学损伤的基础上的一个晚期事件，如染色体 3p 和 9p 的缺失。这样的基因变化可能增强 EBV 对上皮细胞的感染或者保持潜伏感染状态，而且表达的 EBV 潜伏基因可使受感染细胞发生上皮间质转化，克隆性增生，甚至导致浸润转移的发生。

细菌感染和肿瘤 与病毒一样，一些细菌感染也与肿瘤相关。如幽门螺杆菌感染与胃癌、沙门菌属感染与胆囊癌、肺炎衣原体感染与肺癌、大肠埃希菌与结肠癌等。膀胱癌中 70% 尿路感染是由大肠埃希菌感染引起。实验证明大肠埃希菌可以引起膀胱组织病理学改变。大肠埃希菌感染在肿瘤发展中可激活 NF-κB 通路，导致相关产物表达的改变。

细菌感染与肿瘤发展之间的联系最常见的是慢性炎症。慢性炎症常常是持续感染的普通特征之一，其中关键的分子代表是转录因子中的 NF-κB 家族。这一家族分子的激活可以引起超过 200 个基因的表达，进而抑制凋亡，促进细胞转化、增殖、侵袭、转移、或炎症的发生。凋亡抑制是肿瘤细胞的特征之一，常常是由于 NF-κB 活性下调使凋亡抑制基因的表达改变。大量细胞因子的表达促进肿瘤细胞生长，如白细胞介素-1（IL-1β）、肿瘤坏死因子（TNF）、表皮生长因子（EGF）和白细胞介素-6（IL6）都是由 NF-κB 调控。全球大部分的胃癌病例是由最常见的细菌感染——幽门螺杆菌感染引起的。细菌不仅可以引起促炎症免疫反应，也可以引起免疫抑制或抗免疫反应。有趣的是，细胞外细菌幽门螺杆菌，能产生精氨酸酶，对其在酸性环境中存在起着关键的作用。幽门螺杆菌产生的精氨酸能抑制巨噬细胞和 T 细胞功能，从而能控制固有免疫和获得性免疫对感染的反应。可见，当感染和肿瘤影响同样的免疫通路，感染的发展可以调节抗肿瘤免疫反应，如通过改变骨髓调节细胞的分化、极性和功能。然而，感染引起的免疫抑制反应或炎症反应的机制如何影响肿瘤微环境改变，而且这些影响是否引起肿瘤发展和侵袭或肿瘤抑制，尚不清楚。

寄生虫感染和肿瘤 一部分寄生虫感染也与人类癌症相关，如血吸虫感染与膀胱癌、华支睾吸虫（肝吸虫）与胆管癌等。肝吸虫感染是胆管癌发生的主要危险因素之一，大约 70% 与肝吸虫感染相关的胆管癌病灶发生在肝内胆管，然而肝吸虫感染作为独立因素而导致的肝内胆管细胞癌的发生率普遍较低。研究者在观察这一炎症相关肿瘤时，发现在急性期（21～30 天感染后的免疫反应）的炎症细胞出现大量 8-硝基鸟嘌呤，并在慢性期（感染后 90～180 天）胆管上皮细胞中形成 DNA 损伤。重复感染肝吸虫会增加 8-硝基鸟嘌呤和 DNA 损伤的积聚。在肝吸虫感染的仓鼠的肝内胆管上皮细胞可检测到寄生虫抗原及大量炎性细胞的浸润，肝吸虫抗原诱导的炎症反应通过 Toll 样受体（TLR）-2 介导通路，激活 NF-κB 信号通路，进而诱导炎症中前列腺素合成酶 COX-2 酶的表达，这些有功能的蛋白质可使上皮细胞不良增殖，最终发展成胆管癌。

肿瘤导致的感染 有证据表明在肿瘤治疗过程中机体的免疫抑制和肿瘤的转移也是机体感染的危险因素。各种血液恶性肿瘤中 50%～80% 的患者感染的发展超过了恶性肿瘤本身的进展及其治疗，从而导致大部分患者的死亡。恶性肿瘤相关的各种因素或者血液给恶性肿瘤治疗患者增加了感染的风险。例如急性白细胞减少症，最常见的是中性粒细胞减少，患者易发反复感染，特别是当低于（0.5～1）$\times 10^9$/L 时；脾切除术导致单核吞噬细胞系统防御功能损害；化疗物质引起免疫抑制。患者被损坏的固有免疫和获得性免疫系统引起新的感染或激活潜在的病毒感染，如呼吸道多核病毒、单纯疱疹病毒、带状疱疹病毒和巨细胞病毒。在癌症患者和干细胞移植接受者发生的感染中观察到的大部分是 HBV 和 HCV 感染。能够通过运用反转录病毒将缺失的基因转入患者体内进行的基因治疗，偶尔可能因为引发肿瘤形成的插入突变而导致悲惨的结局。

全世界发生的癌症中大约 1/5 是与感染相关的，尽管对感染与肿瘤的研究还十分有限，但在基因和分子水平上大大加速了我们对肿瘤发病机制的了解，使得肿瘤研究有了飞跃性的发展，可以进一步揭示肿瘤病因学中蕴藏的新信息。这不仅为预防肿瘤提供了新的理论依据，更有利于从治疗角度出发积极探求抗感染治疗对肿瘤生长的影响，积极研制高效疫苗，寻找新的基因治疗途径。

（邵建永　张　哲）

yánzhèng yǔ zhǒngliú

炎症与肿瘤（inflammation and cancer）　炎症是具有血管系统的活组织对各种外源性和内源性损伤因子造成的损伤所发生的以防御反应为主的基本病理过程。尽管炎症反应作为宿主自身对于感染或损伤的一种防御机制且带有显著的自限性，但当炎症反应不足以清除病灶时将会导致各种慢性病变。炎症依其病程经过可分为急性炎症和慢性炎症。急性炎症以血管扩张炎症因子渗出为特征，炎症细胞浸润以粒细胞为主，粒细胞可迅速渗入到病灶阻止病原体对组织破坏并进行修复；然而当炎症不能完全清除、且炎症反应得不到有效的控制时，可能会迁延为慢性炎症，以增殖性变化为主，其炎症细胞浸润则以淋巴细胞和单核细胞为主。慢性炎症被认为是人类各种疾病包括肿瘤的病因之一。

研究简史　1863 年，鲁道夫·菲尔绍（Rudolf Virchow）注意到在组织赘生物中存在白细胞，第一次将炎症与肿瘤联系起来。菲尔绍提出的“淋巴网状内皮细胞浸润”也成为炎症和慢性炎症相关学说的起源，大量研究结果使炎症致瘤的作用越来越具说服力，十多年来人们对于恶性肿瘤组织炎症微环境的越来越多的认识更支持了菲尔绍的假说，且炎症和肿瘤的关系也为肿瘤的预防和治疗提供了依据。

发生机制　机体对肿瘤的反应不是单一的机制，而是涉及一系列类似于炎性损伤的过程。很多研究结果均强调粒细胞的浸润、大小的改变、组成和分布参与了大多数肿瘤的发生、发展、侵袭和转移。炎症与炎症相关性肿瘤之间的联系根据获得途径可以分为两类：机体外部炎症反应（例如感染）介导和自身免疫病（如炎性肠炎）；以及机体内在遗传学改变引起的炎症和新生物形成，包括激活各种致癌基因引起基因突变、扩增和染色体重排以及抑癌基因的失活等。体内外两种途径引起的肿瘤相关性炎症都能激活转录因子（主要是 NF-κB、HIF-1α、STAT3），诱导炎症介质（如细胞因子、趋化因子、前列腺素和一氧化氮）。开启炎症向肿瘤发展的开关有不同的机制，包括：①染色体不稳定性。②表观遗传学改变导致基因异常表达。③促进细胞增殖和抑制细胞凋亡。④促进肿瘤新生血管的形成。⑤组织结构改变进而促进肿瘤细胞侵袭和转移。这些生化进程改变的核心是各种炎症介质的表达上调、产物过剩、或异常激活。炎症介质包括细胞活性因子、趋化因子、环加氧酶-2、前列腺素、一氧化氮合酶、一氧化氮和促糖化终止产物。在慢性炎症过程中，大量的细胞内信号传导通路（包括细胞表面受体、胞质和胞核激酶、受体和支架蛋白、转录因子等）常受到抑制，导致各种炎症相关的癌基因异常表达。在炎症促肿瘤机制中，部分炎症细胞因子或蛋白质起着关键作用，这些细胞因子作用具有网络特点，炎性细胞因子网络通过调节肿瘤和间质细胞之间的联系以及肿瘤和细胞外间质的相互作用而影响肿瘤细胞的生存、生长、突变、增生、分化和运动，有助于肿瘤的生长和扩散。

炎症引起基因组不稳定　在炎症持续的细胞中基因组不稳定是炎症介导的肿瘤形成机制之一。研究发现 64%的巴雷特（Barrett）食管患者和 43%的巴雷特食管相关的食管肿瘤患者中，在肿瘤抑制基因 *p53* 正常表达的非混合复层上皮和 Barrett 食管都可以检测到 11 和 12 号染色体的改变，结果表明肿瘤抑制基因失活之前发生的基因组不稳定，是巴雷特食管患者向食管癌发展的进程。在溃疡性肠炎患者中检测到 3 号染色体发生的杂合性丢失和 12 号染色体发生的微卫星不稳定性，在慢性胰腺炎和肝炎患者中也检测到微卫星不稳定和染色体不稳定性，提示慢性炎症引起的微卫星不稳定性可能是炎症相关肿瘤发展中的一个关键环节。慢性炎症引起染色体不稳定并加速端粒缩短，导致细胞转化。在肝癌和胃癌等肿瘤发展过程中，相对于正常组织，端粒重复序列在炎症肝组织和幽门螺杆菌感染的胃炎症组织中明显缩短。

慢性炎症破坏表观遗传调控　表观遗传学中组蛋白修饰和DNA甲基化与基因转录的调控有着密切联系。在染色体，组蛋白是结合DNA的核心蛋白，组蛋白乙酰化转移酶和组蛋白去乙酰酶催化氨基酸（特别赖氨酸基）乙酰化和去乙酰化反应，激活或抑制各种基因的转录。基因翻译后的修饰作用包括乙酰化、甲基化、磷酸化、泛素化等。在一系列慢性炎症和感染中，普通组蛋白修饰机制常常被破坏，导致癌基因的激活和抑癌基因的失活。炎症反应刺激物导致组蛋白H3异常丝氨酸10的磷酸化和赖氨酸14乙酰化，如TNF-α、LPS等可以导致NF-κB和IL-8转录失活。DNA甲基化是基因表达的一个关键表观遗传学调控之一。转化基因的胞嘧啶异常去甲基化或者抑癌基因胞嘧啶的甲基化出现在多种肿瘤中。*p16*、*VHL*、*APC*、*E-cadherin*等基因中CpG岛超甲基化引起基因转录表达沉默。研究发现在溃疡性肠炎和巴雷特食管中，*p16*、*RUNX-3*、*MHL1*和*HPP1*等抑癌基因启动子区超甲基化而沉默。与幽门螺杆菌感染相关的*p16*和*E-cadherin*超甲基化提示表观遗传学改变参与了炎症相关肿瘤的发展进程。

慢性炎症对肿瘤细胞生长的影响　一般认为炎症对肿瘤发生的影响主要与炎症局部细胞释放的细胞因子和局部产生的过多活性氧和活性氮类有关。IL-6作为一个血液恶性肿瘤的生长因子促进肿瘤生长，在多发性骨髓瘤（MM）中，IL-6是MM主要的生长和生存因子，通过激活JAK-STAT及RAS途径，进而活化NF-κB和内源性IL-6的产生，NF-κB不仅能促进MM的增殖、存活，且能刺激产生内源性的血管内皮生长因子（VEGF）。IL-1可以促进胃癌和骨髓瘤的生长，与IL-8相关的细胞因子可以促进黑色素瘤的生长。在肝细胞病毒感染的研究中发现HCV核心蛋白可与STAT3蛋白的信号传感器和激活剂相互作用，继而导致一个关键的酪氨酸残基持续性磷酸化，强化肝细胞增殖以及上调Bcl-XL及cyclin D水平，改变细胞因子水平和被感染细胞的凋亡和增殖反应，促进肝细胞恶变以及肝癌的发生。

慢性炎症与血管生成　新生血管生成是癌症和炎症相关癌症发展的一个关键因素。肿瘤形成和进一步发展过程中会经历突变或缺氧而导致新生管生成。炎症细胞的浸润，尤其是肿瘤相关巨噬细胞（TAM）可以导致肿瘤新生血管的形成。巨噬细胞合成和分泌的TNF，IL-1和IL-6能刺激促血管形成因子产生，如VEGF。巨噬细胞还可以生成TGF-β1促进新生血管的生成，并诱导VEGF产物的形成。肿瘤组织VEGF的表达明显高于其来源的正常组织，并且与肿瘤血管化程度、恶性程度呈正相关。

炎症与肿瘤细胞侵袭和转移　细胞因子和趋化因子影响侵袭和转移的各个阶段，TNF和细胞因子可以诱导促进肿瘤细胞和巨噬细胞侵袭的重要蛋白质产物的形成。事实上，肿瘤组织内巨噬细胞的浸润为肿瘤的侵袭转移准备了通路。在动物实验研究中发现炎症反应中旁分泌基质MMP9产物参与上皮过度增殖、新生血管生成和增加肿瘤恶性，而且在皮肤肿瘤小鼠模型中敲除MMP9后肿瘤发展受到抑制。TNF和IL-1可增加内皮细胞黏附分子的表达。某些肿瘤细胞含有黏附分子受体并利用这些分子，随迁移的白细胞种植到远处器官。

（邵建永　张　哲）

áizhèng yíchuánxué

癌症遗传学（cancer genetics）

应用遗传学的原理和方法，从遗传方式、遗传流行病学、细胞遗传学和分子遗传学等不同的角度，研究癌症发生与遗传的关系，探讨癌症防治新途径的学科。简言之，即研究遗传因素在癌症的发生、发展、易感、防治和预后中的作用。是遗传学与肿瘤学相互融汇渗透产生的一个交叉学科，遗传学的一个重要分支。又称肿瘤遗传学。

研究简史　癌症或肿瘤遗传学是生命科学领域的一个重要的交叉学科，其诞生的萌芽，可以上溯到19世纪60年代。1866年，法国外科医生、神经病理学家、人类学家皮埃尔·保罗·布罗卡（Pierre Paul Broca）首次报道了癌症的家族聚集现象，即他妻子家系中的24名女性成员中，有乳腺癌患者10人，以及其他癌患者多人。从此，人们开始对恶性肿瘤遗传背景倍加关注，而且在学术界逐步形成了癌家族这一专业术语或概念。1960年，美国人彼得·诺埃尔（Peter Nowell）和戴维·亨格福德（David Hungerford）在慢性髓细胞性白血病患者的骨髓细胞中发现了费城1号染色体(Ph1)。这是一个具有里程碑意义的重要发现，由此启发人们大量应用细胞遗传学的方法探寻恶性肿瘤与染色体畸变之间的关联。20世纪70年代初，美国生化遗传学家阿尔弗雷德·乔治·克努森(Alfred George Knudson)提出了恶性肿瘤发生的两次突变打击假说，认为必须经过两次突变打击才能形成恶性肿瘤。1976年，林奇(Lynch)在系统总结前人研究结果的基础上，发表了《肿瘤遗传学》专著。20世纪80年代初，遗传工程和哺乳动物细胞体外转化技术的成熟应用，促使了细胞癌基因的发现及其功能的揭示，使肿瘤遗传学的研究取得了突破性进展。进入21世纪后，特别是随着人类基因组计划的完成，以及各种组学以及生物信息学技术的快速发展以及对表观遗传学现象认识的深入，肿瘤遗传学已步入一个崭新的时代。

研究内容 主要包括如下三个方面：①恶性肿瘤易感性的遗传背景。②遗传物质的变化或遗传信息表达的异常与恶性肿瘤发生发展之间的关系。③用遗传学的方法，鉴别分析恶性肿瘤相关环境因素。肿瘤遗传学研究，不仅可以为认识肿瘤发生发展的分子机制提供理论基础，同时也可以为肿瘤的诊断与防治提供技术和方法。

研究方法 肿瘤遗传学的研究方法很多，主要包括系谱调查、双生子法、遗传流行病学调查、细胞遗传学方法、免疫遗传学方法和分子遗传学方法等。而且随着各种新的实验技术的成熟发展，肿瘤遗传学的研究方法也在不断进步发展中。

（李恩民）

zhǒngliú jiāzú jùjíxìng

肿瘤家族聚集性（tumor familial cluster）

与普通对照人群相比，一个血亲家族有更多的个体罹患某种或某些肿瘤，体现出来的是一个家族所共有的一种遗传特质，是肿瘤遗传易感性的最直接的反映形式。

早在1866年，法国外科医生、神经病理学家、人类学家皮埃尔·保罗·布罗卡（Pierre Paul Broca）报道了他妻子家族中的24名女性成员中，有乳腺癌患者10人，其他癌症患者多人。从此，人们开始对恶性肿瘤遗传背景倍加关注，而且在学术界逐步形成了家族性肿瘤这一专业术语。在肿瘤的流行病学调查研究中，经常发现肿瘤家族聚集现象。通过对这一现象的统计分析，可整体把握遗传因素在某种肿瘤发病中的相对重要性。

在中国的河南、山西和广东等省的部分地区食管癌高发。针对山西省阳城和阳泉两县的一项食管癌流行病学调查结果显示，①阳城县的食管癌患者集中在8.19%的家庭中，而有两例以上食管癌患者的多发家庭的比例为3.43%，占全部食管癌患者家庭的41.88%。②进一步对阳城和阳泉两县的食管癌流行病学调查资料进行频数分布与拟合优度的卡方检验，结果表明食管癌呈现明显的家族聚集特征。江苏省启东县是中国的肝癌高发地区之一。针对该地区的肝癌的流行病学调查结果表明，该地区肝癌的发生也有明显的家族聚集现象。另外，乳腺癌、大肠癌和卵巢癌、鼻咽癌和胃癌等，都有一些高发的家族存在。充分地利用肿瘤的家族聚集性，将有助于研究揭示肿瘤发病的分子遗传学基础。

评判在某种肿瘤的发病中，是否有家族聚集性的主要标准是：①肿瘤患者亲属的肿瘤发病率，高于对照组亲属的肿瘤发病率。②肿瘤患者血缘关系越近的亲属，肿瘤的发病率越高。③有肿瘤家族聚集性倾向的肿瘤患者的发病年龄多低于散发病例。

（李恩民）

zhǒngliú yíchuán fēngxiǎn

肿瘤遗传风险（tumor genetic risk）

某个体因存在某遗传因素缺陷，其本人或其后代，在生命过程的某一阶段，罹患某种或某些相关肿瘤的风险性。肿瘤遗传风险是在肿瘤遗传咨询的基础上评估出来的。肿瘤遗传风险的评估过程主要包括：①整理求询者的肿瘤家族史数据情况。②归纳求询者本人的医学遗传学检测数据。③综合分析前两项数据，对求询者给出恰当的诊断。④选择适宜的遗传数理统计模型，估算求询者及其后代罹患某种或某些肿瘤的风险度。⑤对求询者进行二次遗传咨询，增进遗传风险预测的相对准确性。遗传数理统计模型主要包括孟德尔风险分析和经验分析等。

（李恩民）

zhǒngliú yíchuán zīxún

肿瘤遗传咨询（tumor genetic counseling）

为可疑家族性癌人群，或有遗传倾向的肿瘤患者群，如乳腺癌或大肠癌等，就*Rb*、*p53*或*BRCA1*等遗传易感基因，是否存在种系缺失或突变，开展肿瘤遗传咨询检查。其隶属于医学遗传咨询的范畴，是医学遗传咨询中的一项特色专科门类，诞生于20世纪80年代的西欧和北美。就乳腺癌或大肠癌单一肿瘤而言，受患人群占乳腺癌或大肠癌全部患者的5%~10%。尽管这一比例不高，但由于乳腺癌与大肠癌是常见的多发肿瘤，因此最终的受惠人群或家庭的总数还是十分可观的。这种检查已成为肿瘤遗传咨询的主要内容，对深入开展乳腺癌与大肠癌等的预防，避免或降低易感人群患癌风险，具有重要的意义。

（李恩民）

yíchuánxìng zhǒngliú zōnghézhēng

遗传性肿瘤综合征（hereditary tumor syndrome） 由于遗传原因使某一家族的血亲成员个体患某种或某些肿瘤的机会大大增加的病理状况。又称遗传性家族癌综合征。遗传性肿瘤综合征分为常染色体显性遗传性肿瘤综合征和常染色体隐性遗传性肿瘤综合征，前者如家族性视网膜母细胞瘤，后者如着色性干皮病。

检索 NCBI-PubMed 收录的信息，有关遗传性肿瘤综合征的资料可以上溯到 1939 年。戈德堡（Goldberg）和戈德哈贝尔（Goldhaber）于 1954 年报道了 1 例遗传性肠息肉病伴口腔黏膜色素沉着综合征。随后，家族性卵巢癌、遗传性黑皮病等相继被报道。随着遗传学研究的不断深入发展，有更多的遗传性肿瘤综合征被陆续发现。迄今，在已鉴定的人类的 3000 多种单基因遗传性疾病综合征中，有 240 多种具有不同程度的罹患肿瘤的倾向，即罹患某种或某些肿瘤是这些遗传性疾病综合征的部分特征。常见的遗传性肿瘤综合征有多种（表）。

研究表明，显性遗传性肿瘤综合征存在相关肿瘤抑制基因的种系损伤，例如家族性视网膜母细胞瘤患者外周血细胞存在 *Rb* 基因的缺失或突变，其杂合子的肿瘤发生率很高，在人群水平表现为显性，但在基因水平表现为隐性，即只有当两个等位基因均失能时，才可启动细胞癌变过程。在隐性遗传性肿瘤综合征，例如着色性干皮病或毛细血管扩张性共济失调症等，在人群和基因水平均表现为隐性，即两个等位基因同时失能的纯合子才显示有肿瘤遗传易感性，绝大部分杂合子个体终生可携带一个等位基因突变而不发病，因此遗传性肿瘤的出现似乎是偶发现象。

（李恩民）

yíchuánxìng zhǒngliú

遗传性肿瘤（hereditary tumor）

在任何一个个体中，其内在的各种遗传因素均会以不同的方式与程度，参与宿主与环境之间的交互作用，进而决定这一个体是否有罹患某种或某些肿瘤的易感

表　遗传性肿瘤综合征一览表

综合征	受累基因	染色体定位	相关肿瘤
显性遗传性肿瘤综合征			
家族性视网膜母细胞瘤	*Rb*	13q14. 3	视网膜母细胞瘤，骨肉瘤
家族性腺瘤性息肉病	*APC*	5q21	结直肠癌，骨瘤，皮脂囊瘤，硬纤维瘤等
遗传性非息肉病性结直肠癌	*MSH2* 等	2p16	结直肠癌，胃癌，卵巢癌，子宫内膜癌
维尔姆斯（Wilms）瘤	*WT1*	11p13	维尔姆斯瘤
多发性内分泌肿瘤	*MEN1*，*RET*	11q13，10q11. 2	甲状旁腺瘤，胰腺神经内分泌细胞瘤，垂体瘤，甲状腺髓样癌
神经纤维瘤病Ⅰ型	*NF1*	17q12	神经纤维瘤，恶性神经鞘瘤
利-弗劳梅尼（Li-Fraumeni）综合征	*p53*	17p12~13	肉瘤，乳腺癌，脑肿瘤，白血病
家族性乳腺癌-卵巢癌	*BRCA1*，*BRCA2*	17q21，13q12	乳腺癌，卵巢癌
冯·希佩尔-林道（von Hippel-Lindau）综合征	*VHL*	3p25	肾细胞癌，小脑血管网状细胞瘤
隐性遗传性肿瘤综合征			
毛细血管扩张性共济失调症	*ATM*	11q12	淋巴瘤，白血病
布卢姆（Bloom）综合征	*BLM*	15q26. 1	白血病，实体瘤
范可尼（Fanconi）贫血	*FACC* *FACA*	9q22. 3 16q24. 3	白血病
着色性干皮病	*XPA*，*XPB* 等	9q34，2q21 等	皮肤癌，脑瘤，肉瘤，血管瘤，纤维瘤等
维尔纳（Werner）综合征	*WRN*	8p12	软组织肉瘤，骨肉瘤，良性脑膜瘤，黑色素瘤等

性，即遗传倾向性。这种具有明显遗传倾向性的肿瘤，即为遗传性肿瘤。根据对肿瘤易感影响程度的大小，通常将遗传因素分为两类。一类如 *Rb*、*p53* 和 *BRCA1* 等抑癌基因的种系缺陷，存在于个体的所有的体细胞中，只要在一个体细胞中，来自于另一个亲本的正常等位基因也发生突变或缺失，该抑癌基因的功能则完全丧失，就可能启动该类体细胞的癌变程序，并使这样的个体易罹患某种肿瘤，同时拥有早发、双发或多发的特点，呈现肿瘤的高外显率，以及常染色体显性遗传等特征，与遗传性家族肿瘤综合征相关；另一类如 DNA 损伤修复系统基因的缺陷，通常肿瘤的外显率并不高，并表现为常染色体隐性遗传特征。

（李恩民）

yíchuánxìng rǔxiàn'ái

遗传性乳腺癌（hereditary breast cancer，HBC） 在乳腺癌-卵巢癌综合征家族中的乳腺癌患者，有明显的遗传倾向，属于遗传性乳腺癌。HBC 占全部乳腺癌病例的 5%~10%。与散发性乳腺癌相比，HBC 有如下特点：①发病年龄轻，约 30%的病例在 35 岁前发病，75 岁发病者不足 1%。②双侧乳腺癌发病率高。③与卵巢癌、结肠癌和前列腺癌的发病相关。④以常染色体显性的方式遗传至子代。大量研究报道，多种基因参与了遗传性乳腺癌的发生发展，特别是 *BRCA1* 和 *BRCA2*。大约超过一半的遗传性乳腺癌是由 *BRCA1* 和（或）*BRCA2* 的种系突变引起的。

（李恩民）

yíchuánxìng fēixīròuxìng jiéchángʼái

遗传性非息肉性结肠癌（hereditary non-polyposis colon cancer） 由于 DNA 错配修复基因突变而导致的一种较常见的染色体显性遗传性综合征［林奇（Lynch）综合征］，发病率在 1/200~1/1000，占全部大肠癌的 5%~10%，易感性与 DNA 错配修复系统基因的缺陷有关，外显率在 70%~80%。遗传性非息肉性结肠癌无肠道前驱病变，诊断主要依据遗传学突变基因的检测，以及是否有家族史。根据肿瘤发生情况的不同，遗传性非息肉性结肠癌又被分成Ⅰ型和Ⅱ型。Ⅰ型是部位特异性大肠癌，主要好发部位是右半结肠。Ⅱ型除发生大肠癌外，还伴发子宫内膜癌、卵巢癌、胰腺癌或胃癌等，即遗传性肿瘤综合征。

（李恩民）

zhǒngliú yíchuán yìgǎnxìng

肿瘤遗传易感性（cancer genetic susceptibility） 根据现代细胞分子生物学的观点，肿瘤既是一类细胞疾病，也是一类分子疾病。肿瘤起源于单一细胞，其恶性行为是通过细胞增殖，将遗传易感基因的结构与功能的变异传递给子代，引发细胞异常生长。因此，肿瘤遗传易感性即某个体因遗传易感基因结构与功能变异，与正常群体相比更容易发生某种或某些肿瘤的性质。

对肿瘤遗传易感性认识与研究，始终伴随着对肿瘤家系情况的流行病学调查。有关肿瘤家系与肿瘤遗传易感性的研究已涉及几乎所有肿瘤。然而，时至今日，只有极少数肿瘤被证明是由单一遗传基因的异常引发的。据估计，有高度外显的符合孟德尔定律的遗传性肿瘤综合征，在人类总的肿瘤中所占的比例小于 5%。绝大多数肿瘤是非遗传性的，即是散发的，而且在人群中表现显著的异质性。暴露于同样的致瘤环境因素作用之下，通常只是少数人发生肿瘤，而另外的大多数人并不发生肿瘤。比如，在吸烟者中，只有少部分人在生命的某一阶段发生肺癌，而大多数人能活过正常寿命期。同理，同在一个特定的肿瘤高发区，也只有某些个体发病，只是该地区的这种肿瘤的发病率相对较高而已。虽然高发区的环境因素从表面上看是肿瘤发生的始动因素，但个体的内在遗传因素的差异（即肿瘤遗传易感性）对于是否发生肿瘤同样起着关键作用。

已经公认至少有两种机制可导致基因突变累积，进而引发肿瘤。这两种机制都是通过遗传获得突变基因，只是一种遗传的突变发生在决定特定肿瘤发生通路中的关键基因，另一种遗传的突变是涉及致癌物代谢和/或 DNA 损伤修复的基因，从而导致和（或）加速肿瘤发生通路中关键基因突变的积累。两种机制都能促使遗传易感的组织更快发生癌变，使易感个体肿瘤发生率高，发病年龄小。相比较而言，那些非遗传易感组织的癌变则需要更长时间和更多的突变积累。概括而言，这些癌变相关的种系突变，涉及的基因主要包括癌基因、抑癌基因、DNA 损伤修复基因以及代谢酶基因等。

（李恩民）

zhǒngliú yìgǎn jīyīn

肿瘤易感基因（cancer predisposing gene，tumor susceptibility gene） 拥有这种基因型（缺失或突变）的个体比其他个体更容易罹患某种或某些肿瘤。最早提出肿瘤易感基因的是美国耶鲁大学解剖学系的斯特朗（Strong），他于 1951 年报道粉红眼基因位点突变的小鼠及其近亲系易感甲基胆蒽诱导的纤维肉瘤和肺腺瘤。有人将肿瘤易感基因再细分为强肿瘤易感基因与弱肿瘤易感基因，前者的外显率明显高，这样的个体往往罹患家族性肿瘤综合征或遗传性肿瘤。需要指出的是，肿瘤易感基因是一个相对的概念，即指拥有这种基因型的个体，只是比其他个体更易罹患某种肿瘤，但绝不等于一定罹患某种肿瘤。

（李恩民）

yíchuán duōtàixìng

遗传多态性（genetic polymorphism） 广义上泛指全部正常生物的遗传信息的总和，既包含种内，也包括种间，具体表现在分子、细胞、个体和群体四个水平的遗传变异程度。狭义上，遗传多态性特指种内不同群体间，以及群体内不同正常个体间的遗传变异现象，是特定物种保持其进化潜能的基本条件，与生物多样性的形成、消失和发展密切相关。

研究简史 遗传多态性报道最早可以上溯至1949年，60余年间被学界持续关注，目前已全面深入到基因和分子层面，与多个学科领域存在着广泛的交叉渗透。这表明，遗传多态性方面的研究一直是热点科学问题，而且在逐步深化。

遗传多态性的产生 遗传多态性由同一群体中的同一基因位点上的多种等位基因引起。自然选择是产生遗传多态性的主要原因。影响遗传多态性产生的因素很多，主要包括自然因素与人为因素。自然因素包括环境因子与生物竞争。这方面的影响须经过漫长的自然选择进化才能体现出来，是自然界中难以计数的偶然事件累积出现的必然结果。就此，美国进化生物学家厄恩斯特·迈尔（Ernst Mayr）提出“自然选择只是一个统计学现象，它意味着较好的基因型有较好的延续的机会”。进化的改变不能体现在个体上，只能体现在群体（或种群）的遗传组成的改变上。人为因素包括人工选择、药物使用、病毒传染等对群体遗传多态性施加影响。人工选择是人根据自身的需求，对物种的某一或某些性状进行极端选育，选留理想变异，淘汰不利变异，如此反复，大大增加了一个群体内的选择压力，同时也加快了这一群体的进化速度。这在品种或品系的育种方面十分常见。

遗传多态现象的度量及其研究方法 简言之，在同一生物群体中，两种或两种以上的遗传变异类型或基因型并存，一般认为每种变异型的频率超过1%，即定为多态，不足1%的则定为罕见变异型。由于生物的遗传多态性是通过多方面表现出来的，因此，对遗传多态性也应该给予多角度的综合评价，避免应用单一方法进行研究。形态学研究具有直观、研究操作方便、鉴定周期短、相关文献资料丰富等优点。然而，形态学研究方法对于差异细微的近缘种或近似种的区分比较困难，并且要求鉴定者具备丰富的鉴定经验。分子生物学方法是当今最流行的遗传多态性研究方法之一，可以针对形态特征相似的近缘种、复合种及亚种、生态型、地理种群进行精确鉴定区分，现已在生物和医学领域被普遍采用。当然，在应用分子生物学方法的过程中，应注意尽量避免因操作熟练程度不高或仪器精密性差，以及中间环节多所引起的误差问题。

遗传多态性的类型 根据一个群体中各种变异类型的比例，可以把遗传多态性分为如下两种类型：①平衡型：一个群体中各种变异类型的比例长期保持不变，呈现一种平衡或稳定的多态现象。②过渡型：一个群体中，各种变异在一种类型取代另一种类型的过程中所呈现的多态现象，这里各种变异类型的比例逐渐发生变化，因此称为过渡型，或不稳定型多态现象。

从分子生物学的角度，人类的遗传多态性可以分为五种类型，即染色体多态性、DNA多态性或基因多态性、蛋白质多态性、酶多态性和抗原多态性。

染色体多态性 是指正常人群中经常见到的各种染色体形态的微小变异，主要表现为同源染色体大小、形态或着色等。染色体多态性是可遗传的，并且通常仅涉及一对同源染色体中的一个。

DNA多态性或基因多态性 在人群的不同个体间，基因表达产物大多数是一致的。个体间遗传上的差异，从本质上讲是由基因组DNA碱基或碱基顺序上的差异导致的，并通过孟德尔方式遗传。上述的这种基因组DNA碱基或碱基顺序上的差异最早是通过限制性酶切片段长度多态性（RFLP）分析发现的。后来，检测DNA多态性的RFLP分析技术被微卫星序列PCR-变性聚丙烯酰胺凝胶电泳（PCR-PAGE）分析和PCR-变性高效液相色谱（PCR-DHPLC）分析技术所取代，单核苷酸多态性（SNP）通过PCR产物酶切电泳检测特异性限制性内切酶，切割不同个体的基因组DNA，出现不同长度的片段而被发现。SNP与肿瘤的关系是当前DNA多态性研究中最活跃的领域，已从过去的单个位点检测发展为全基因组范围的高通量快速分析。

蛋白质多态性　是一种十分普遍的现象。例如触珠蛋白（Hp）是一种糖蛋白，与血红蛋白结合，使后者不能透过肾小球膜而被保留，这样既避免了大量的铁因此丢失，同时也保护肾免受损害。构成 Hp 分子的肽链有 α 链和 β 链两种。Hp 的多态性主要是 α 链的遗传变异。

酶多态性　主要表现为许多酶具有的同工酶现象。同工酶是指分子结构不同的酶，可催化相同的化学反应。同工酶不仅存在于不同的个体，同时也可存在于同一个体不同的组织中，甚至存在于同一细胞的不同细胞器中。

抗原多态性　对人类而言，主要体现在两大抗原系统，即红细胞抗原系统和白细胞抗原系统。个体间的抗原性差异是由基因突变产生的。至今已发现 20 个红细胞血型系统。白细胞抗原系统中，以主要组织相容性复合体中的白细胞抗原（HLA）最引人注目，是已知的人体内最大的一个抗原多态系统。

（李恩民）

xìpǔ diàocháfǎ

系谱调查法（genealogical survey method）

将收集到的确诊有某种遗传病患者的直系亲属和旁系亲属的各世代成员人数、性别、亲属关系及发病情况等因素，按规定标准绘制成遗传系谱图，由此追溯某一疾病的遗传规律的方法。该法是人类遗传学研究中的基本分析方法之一，常用于单基因遗传病中的显性遗传病、隐性遗传病和性连锁遗传病的分析。准确的系谱分析有助于确诊患者或估计遗传病复发风险，在遗传咨询中起重要作用。

研究简史　19 世纪 50 年代后期，英国科学家弗朗西斯·高尔顿（Francis Galton）发明了这种方法，该方法可用于多种疾病，如心血管疾病、免疫系统疾病及部分肿瘤等具有家族遗传性的疾病。自 1895 年发现一个高发腺癌（子宫和结肠腺癌）的家族，到 1976 年经过 80 多年共 5 次系谱调查，这一家族已延续了 7 个世代共 842 个成员，从调查结果中得到了腺癌在这个家族中的遗传规律和特征。

分类　根据系谱调查法的基因受累情况分单基因遗传病、多基因遗传病。而根据遗传特点分显性遗传病、隐性遗传病和性连锁遗传病。少数恶性肿瘤是遗传性的，例如嗜铬细胞瘤、维尔姆斯（Wilms）瘤、神经母细胞瘤、视网膜母细胞瘤等，这些肿瘤的遗传特点是婴幼儿发病、双侧或多发性的。但是，绝大多数恶性肿瘤是多基因畸变累积的结果，并且是散发性的。染色体畸变和部分先天性染色体异常疾病与恶性肿瘤的发生密切相关，例如唐氏综合征患者易患白血病，克氏综合征常伴发男性乳腺癌，特纳综合征易发卵巢癌。此外，还有一些以自发性染色体断裂和重组为特征的常染色体隐性遗传疾病，如毛细血管扩张共济失调症、着色性干皮病、范可尼贫血和勃劳姆综合征等，这些患者极易发生皮肤癌、白血病和淋巴肉瘤。

特点　常染色体病的系谱特点表现为发病率无性别差异，即男女发病的机会均等。性染色体连锁遗传病的系谱特点表现为男女发病的机会有性别差异，可能是女性或男性的发病率较高，或者是只有男性患者。显性遗传病的系谱表现为患者的双亲之一或双亲患病，出现连续几代都有患者，即连续传递或称代代相传的现象。隐性遗传病的系谱特点表现为患者的双亲正常，系谱中看不到连续传递的现象，往往是散发的，即隔代遗传现象。

（陈策实　王春艳）

shuāngshēngzǐ yánjiū

双生子研究（twin study）

从遗传和环境的角度比较双生子（即孪生子）之间的发展关系，了解这些因素对疾病发生发展特征的作用。双生子研究是复杂疾病和性状遗传研究的一种重要手段。双生子由于他们的基因型和家庭环境的相似，对于研究遗传和环境对人的各种性状影响来说具有重要价值。双生子分为单卵双生和二卵双生。单卵双生在遗传上接近 100% 相同，所以单卵双生子的表型（例如身高、智商、抑郁等）的变化基本是由于他们的经历和环境不同而不同。二卵双生在遗传上是不相同的。如果他们经历了相同的环境（包括子宫内的环境、养育方式、教育、健康、文化、社区等），可以用来研究基因差异对表型的影响。通过对几千对孪生子的研究发现遗传和环境对于塑造人格具有互补性，而且几乎所有的特征包括癌症的易感性都是受基因和环境的影响。

（陈策实　王春艳）

mǔtǐ xiàoyìng

母体效应（maternal effects）

生物个体的表型不仅受双亲遗传物质的调控，而且也受到来自母体因素的影响，这些母体因素涉及细胞质因子、母体子宫内环境、哺乳行为和抚育行为等，子代依赖母体因素对环境异质性的表型反应即是母体效应。典型的例子是在果蝇中，卵母细胞中的蛋白质和 mRNA 可以调控其形态和极性轴的形成。在其他动物的进一步研究发现，精子中表达的 RNA

和蛋白质也可影响其后代的表型性状，如小鼠的*kit*基因（插入突变导致尾部白点）可通过精卵结合将mRNA传递给下一代，导致下一代即使有正常基因型，仍表现出尾部白点的表型，但是这种效应会随着传代次数的增加逐渐减弱。

（陈策实　秦君英）

zhǒngzú chāyì

种族差异（racial difference）　种族又称人种，是在体质形态上具有某些共同遗传特征的人群。对于不同种族的区分，一直以来存在争议，已被大家广泛接受的划分方式是以人类不可缺少的特征来划分，例如肤色等。种族差异具有遗传学基础，并且是不同种族代表性的区别。不同种族的肤色、组织相容性抗原、同工酶谱等的基因频率不同，因此某些疾病的发病率、临床表现、发病年龄、性别上也有明显的种族差异，例如美国人群（白种人）的乳腺癌发病率比中国人群（黄种人）高4~8倍。另外，环境因素在造成种族差异上也有相应的作用。

（陈策实　陈曦）

tūbiàn

突变（mutation）　遗传物质DNA发生了改变。广义的突变可以分为两类：①染色体畸变：即染色体数目和结构的改变。②基因突变：即基因的核苷酸序列或数目发生改变。狭义的突变，一般仅指基因突变。

研究简史　突变一词最早由荷兰植物学家、遗传学家胡戈·德·弗里斯（Hugo de Vries）提出，用于解释新物种的形成。染色体畸变和基因突变最早都是在果蝇中发现的。基因突变最早由美国生物学家托马斯·亨特·摩根（Thomas Hunt Morgan）于1910年在果蝇中发现。美国遗传学家赫尔曼·约瑟夫·穆勒（Hermann Joseph Muller）和刘易斯·约翰·斯塔德勒（Lewis John Stadler）分别于1927和1928年用X线等在果蝇、玉米中最先诱发了突变，这是最早的人工诱变。1943年，萨尔瓦多·爱德华·卢里亚（Salvador Edward Luria）和马克斯·德尔布吕克（Max Delbrück）进行了卢里亚-德尔布吕克（Luria-Delbrück）实验，证明了大肠埃希菌对噬菌体抗性的出现是基因突变的结果。1958年，法国遗传学家西摩·本泽尔（Seymour Benzer）提出突变热点理论，1959年，厄恩斯特·弗里兹（Ernst Freese）提出基因突变的碱基置换理论，1961年，弗朗西斯·克里克（Francis Crick）等提出移码突变理论，深化了人们对基因突变的认识。布里奇斯（Bridges CB）是染色体畸变的最早发现者，他于1916年，在果蝇中发现X染色体存在多一条或少一条的现象。1917年，他又发现了染色体的缺失现象。1959年，法国医生热罗姆·勒热纳（Jérôme Lejeune）等发现唐氏综合征是由21号染色体三体引起的，这是人类第一次发现染色体异常导致的疾病。随着生物学技术的发展，人们发现了更多的与突变相关的疾病。

分类　从不同的角度突变可有多种分类方式：①依据对遗传物质结构影响的大小可以分为基因突变和染色质畸变：基因突变包括点突变、碱基插入和缺失。点突变是指一个碱基被另一碱基所取代，其中一个嘌呤被另一个嘌呤所取代，或者一个嘧啶被另一个嘧啶所取代的突变称为转换；一个嘌呤被一个嘧啶所取代或一个嘧啶被一个嘌呤所替代的置换称为颠换。发生在基因编码区的点突变，依据其是否影响会引起对多肽链中氨基酸的变化，分为四种类型：同义突变即核苷酸的改变没有引起氨基酸的改变，这是由于密码子具有兼并性造成的；错义突变即突变后的序列编码的氨基酸变成了另外一个，而其他位置的氨基酸不受影响；无义突变指的是点突变后相应位置的密码子变成了终止密码子，导致多肽链提前终止，所产生的蛋白质大都失去活性或丧失正常功能；终止密码突变指发生在终止密码子中的点突变使相应的终止密码子变成了编码密码子，致使多肽链翻译是没有在相应的位置终止而合成延长的异常肽链。碱基插入或缺失即核苷酸序列中插入或缺失一个或者多个碱基，编码区的碱基插入或缺失都会引起相应蛋白质的改变，当插入或缺失3的整数倍数碱基时将会使原有蛋白质中增加或减少若干氨基酸，当插入或缺失的碱基数不是3的整数倍时，则会发生移码突变，即自插入或丢失碱基部位以后的编码都发生了相应改变。染色体畸变指染色体数目的增减或结构的改变。染色体数目的变化包括染色体非整倍性和整倍性改变，而染色体结构的改变通常包括染色体缺失、重复、倒位和易位。②依据突变的细胞不同分为体细胞突变和生殖细胞突变：如果突变发生在体细胞中，突变只能在体细胞中传递，不能直接遗传至下一代。如果突变发生在生殖细胞中，则可以通过受精卵而直接遗传给后代。③依据突变对功能的影响，可以将突变分为功能丧失性突变、功能获得性突变和显性负突变：功能丧失性突变指突变后基因产物部分或完全丧失原有的功能；功能获得性突变指突变后基因产物获得了新的异常的功能；显性负突变指突变后基因产物可以拮抗野生型基因的功能。而有些比较重要的基因当其功能发生变化时会导致其突变体的死亡，这种突变称为致死突变。

诱因 主要包括自发突变和诱发突变两类：①自发突变诱因主要是包括嘌呤碱基脱嘌呤作用以及碱基发生的脱氨基作用。脱嘌呤作用是A和G经水解作用失去其嘌呤基团，但依然保留其戊糖和磷酸基团骨架，下一次复制时会引入错误的碱基进而引起突变。脱氨基作用主要发生在胞嘧啶上，胞嘧啶（C）易被甲基化形成5-甲基胞嘧啶（MeC），而MeC进一步脱氨氧化后生成尿嘧啶（U），进而引起G-C→A-T转换。②诱发突变的因素有多种，包括物理诱变因素如紫外线，其主要是使相邻的嘧啶形成二聚体，进一步引起突变；化学因素如烷化剂、碱基类似物、羟胺类和亚硝酸盐类物质等，不同类型的化合物其作用机制有差异；生物因素如病毒，它们在将其基因部分或全部整合进宿主基因组，会引起相应的基因突变。另外，DNA损伤修复时发生的错误在突变中也起到重要的作用。

意义 突变是基因多样性的重要来源，是生物进化的重要基础，但同时突变也是很多疾病的主要诱因，如各种癌症。肿瘤抑制基因*p53*在50%以上的肿瘤中存在突变或缺失。在很多肿瘤的发生和发展过程中，抑癌基因*PTEN*同样经常发生突变或缺失，使其表达的酶失活，进而促进细胞增殖和凋亡减少。除了抑癌基因的突变外，很多原癌基因的突变在肿瘤也很常见，例如*K-ras*和*B-raf*。*K-ras*的突变在结肠癌和肺癌中比较常见，介导了肿瘤对EGFR抑制药物的抗性。*B-raf*突变是在黑色素瘤中最常见的一种突变，突变频率在80%以上，其中大约60%的黑色素瘤患者携带*V600E*突变，2011年，美国FDA批准威罗菲尼用于治疗携带*B-raf V600E*突变的晚期黑色素瘤。

（陈策实　杜成志）

zhǒngxì tūbiàn

种系突变（germline mutation）

生殖细胞中（精子和卵子及其前体细胞）发生的突变。这种突变可以从亲代遗传给子代，又称遗传性突变。种系突变多种多样，包括染色体数目的变化导致基因拷贝数的变化以及核苷酸替换突变等。在动物中，与卵细胞相比，种系突变更容易发生在精子中。

研究简史 人们很早就观察到某些疾病有着家族特异性，比如自身免疫性淋巴细胞增生综合征（ALPS）是一种常染色体显性遗传疾病，绝大多数的患者都已经确定其父母至少有一位带有脂肪酸合成酶（FAS）基因突变，患者的后代每个孩子都有50%的患病可能性。人们还意识到某些疾病和性别有关，例如与X染色体连锁的中央核性肌病（XLC-NM），又被称为肌管性肌病（MTM）。如果一位母亲是*MTM*1突变体携带者，那么她的子女每人都有50%的携带*MTM*1突变体的可能性，她的儿子患病的可能性相对会比较高，她的女儿则更多的可能会是携带者，发病的概率相对较低。1997年，研究者利用聚合酶链反应（PCR）及单链构象多态性分析的方法，从23个日本乳腺癌家族数据中确认，*BRCA*1和*BRCA*2这两个基因的种系突变都易导致乳腺癌与卵巢癌。

随着研究的深入，研究者发现了很多疾病相关基因都表现出遗传性。*PTEN*是一个抑癌基因，其产物是一种磷酸酶和张力蛋白同系物，抑制磷酸肌醇激酶3信号通路，可以调节细胞增殖和细胞存活。它的胚系突变位置是散乱的，在外显子1、5和9上都有发生，但是频率较高的突变位点是在第5外显子上负责编码磷酸酶核心的区域。

冯·希佩尔-林道（von Hippel-Lindau，VHL）综合征是最常见的种系突变疾病，一种常染色体显性遗传性肿瘤综合征，该病发病率较高。2000年，日本学者Yoshida等报道了VHL家系种系突变，兹巴（Zbar B）报道了欧美人种系突变，两者在突变发生率上相似。另外VHL基因片段缺失易导致肾癌，对VHL疾病的研究具有重要意义。

分类 种系突变可分为点突变、移码突变、错义突变、无义突变、同义突变。

特点 种系突变发生于生殖细胞内，因此可以代代相传。突变可能发生在精子，也可能发生在卵子。由于突变发生于较早期细胞分裂过程中，将会影响更多的组织，并更有可能被遗传给下一代。了解种系细胞发育过程中突变分布的细节，不仅将加深人类对许多遗传缺陷的了解，还有助于解释突变研究中一些更广泛的问题。

应用 种系突变主要应用于以下几方面：①根据种系突变的特点，研究突变与种族以及与环境的关系。②通过对患病家族进行基因种系突变检测，可早期发现无症状患者和致病基因携带者，可预测直系亲属患病的危险性。例

如具有 *BRCA*1 基因胚系突变的妇女发生乳腺癌的风险为 60%～80%，对有乳腺癌家族史的患者和其正常成员，进行 *BRCA*1 基因胚系突变的检测，就可以发现携带 *BRCA*1 基因突变的正常女性成员。对携带 *BRCA*1 基因突变的人群进行随访，可以实现乳腺癌的早发现和早治疗。③通过检测突变基因影响的其下游基因的表达，可以预测疾病。另外，种系突变还可应用于研究人类生殖细胞、体细胞以及肿瘤细胞的突变模式。

（陈策实　张海林）

tǐxìbāo tūbiàn

体细胞突变（somatic mutation）

除生殖细胞外的其他各种细胞所发生的 DNA 改变。真核生物中拥有两类原代细胞：生殖细胞和体细胞。两类细胞 DNA 都会发生突变。生殖细胞突变具有遗传特性，而体细胞突变不具有遗传性，不能传递到子代个体，但可以传递到子代细胞，因此体细胞突变又称为获得性突变。体细胞突变会引起一系列的生命现象的改变，尤其是在肿瘤的发生和发展过程中扮演重要角色。

研究简史　癌症研究的一个目标就是理解正常的体细胞如何变成癌细胞。德国生物学家西奥多·博韦里（Theodor Boveri）在 1914 年撰写的书籍《*The Origin of Malignant Tumors*》中提出了"肿瘤的本质是细胞问题，某些在染色质复合物上的永久改变而非外来刺激，促使了细胞成熟后发生分裂"。从此认识到肿瘤与染色质的永久改变相关联。随后 DNA 作为遗传物质的发现进一步肯定了博韦里的理论，只是将染色质的改变替换为 DNA 突变。该理论认为，突变引起的体细胞形态变化及功能失调是导致肿瘤发生的根本原因，这个理论在随后的癌症研究中了占据了 50 年的主导地位。根据肿瘤的体细胞突变理论，肿瘤的发生发展是由单个体细胞 DNA 随机突变不断积累而导致的细胞恶性增殖。该理论得到了一些实验数据的支持：①多数肿瘤都是单细胞克隆起源。②原癌基因和抑制基因在肿瘤细胞中大量存在并得到验证。③大部分诱发动物肿瘤产生的化学致癌剂同时也是诱变剂，可以通过与 DNA 相互作用改变 DNA 序列。④易患肿瘤的个体往往 DNA 修复能力也差，机体因为遗传背景的差异存在肿瘤易感性。

特点　体细胞突变理论认为，累积的大量基因突变是肿瘤产生的主要原因。如今已经鉴定的肿瘤有 200 多种，超过 1%的人类基因参与了肿瘤的发生和发展，其中的 90% 发生了体细胞突变，20%发生了种系突变，10%两者兼有。针对 1007 例肿瘤样本体细胞突变的研究发现，其中 921 例为单个碱基替换，78 例为小染色体畸变，8 例同时存在单碱基突变和染色体畸变。特定的病毒基因能够在体外动物模型中转化细胞并促进肿瘤生长，这类基因在非感染细胞中存在同源基因，即原癌基因。原癌基因突变后产生的癌基因是功能获得性的突变，促进了肿瘤的生长。同时，针对家族遗传性肿瘤（占人类肿瘤的大约 5%）的研究，揭示了某些特定的基因剔除后会诱发肿瘤，这类基因称为抑癌基因，其突变则称为功能丧失性突变。

分类　肿瘤中体细胞突变按突变的 DNA 在细胞内的分布可以分为细胞核突变和线粒体突变。细胞核突变与肿瘤细胞增殖异常有关。肿瘤的细胞核突变呈现一种加速突变的趋势。癌旁正常细胞单个碱基被替换的频率是 10^{-8}/碱基对，而在癌细胞中由于 DNA 修复缺陷提高到 10^{-6}/碱基对。近年来通过全基因组测序的方法发现每个肿瘤中平均有 45 个基因突变，有些肿瘤基因组都存在成千上万个突变，大多数肿瘤都存在 50～100 处外显子突变。但这些突变大部分是伴随的突变而不是驱动肿瘤发生的突变，每个肿瘤只有 4～8 个驱动基因突变。福格尔斯坦因（Vogelstein B）估计在 117 个驱动基因突变中，47 个为癌基因，70 个为抑癌基因，这些基因分布在 12 条主要的信号通路。线粒体突变与肿瘤的代谢途径相关。肿瘤细胞主要通过糖酵解和乳酸发酵而非正常的氧化磷酸化作用获取能量，因此与线粒体息息相关。将高转移能力的肺癌细胞线粒体引入低转移肺癌细胞后，导致低转移肺癌细胞获得了高转移的能力，反之亦然。同时在多种肿瘤线粒体 DNA 中能检测到突变。

形成机制　致癌因子能够引起体细胞遗传物质结构或功能异常，进而诱发肿瘤的形成。体细胞从基因突变到癌症发生过程大致可以分为两个阶段：①突变阶段：外在的致癌因子通过直接或间接产物与 DNA 发生相互作用，导致 DNA 双链发生诸如移码突变、染色体断裂等结构改变，但这种改变还未造成细胞表型的变化，此时的细胞为潜在的癌变细胞。②促癌阶段：癌前细胞在多种促癌物质的协同作用下逐渐累积更多基因突变，陆续表达恶性肿瘤的各种性状相关基因，促使表型发生彻底改变，最终成为真正的癌细胞。

尽管体细胞突变理论对现代

分子生物学和肿瘤学的发展作出过重要贡献，但日益增加的实验事实对这一理论提出了质疑。应用大鼠乳腺组织重组模型和化学诱变剂处理的研究表明，乳腺上皮细胞的恶性转化仅发生亚硝基甲基脲在体内处理的基质细胞，而与上皮细胞本身是否受处理无关。异常的基质与上皮细胞的相互作用才是转化的关键。因此其他的癌变理论也陆续提出，如肿瘤干细胞理论和组织结构场理论（TOFT）。

（陈策实　夏厚军）

tūbiàn rèdiǎn

突变热点（hot spot of mutation） DNA 分子中突变频率大大高于平均数的部位。自 1953 年詹姆斯·沃森（James Watson）和弗朗西斯·克里克（Francis Crick）解析 DNA 双螺旋结构后，西摩·本泽尔（Seymour Benzer）等生化学家根据核苷酸序列的生化特性推断 DNA 内部突变频率不尽相同。1961 年，本泽尔首次证实了 DNA 分子某些部位的突变频率大大高于平均数，这些部位被称为突变热点。形成突变热点的原因比较复杂，富含 GC 的序列容易出现突变，因为胞嘧啶（C）易被甲基化形成 5-甲基胞嘧啶（MeC），而 MeC 进一步脱氨氧化后生成尿嘧啶（U），进而引起 G-C→A-T 转换；短的连续重复序列处容易发生插入或缺失突变；DNA 中某个碱基序列对诱变剂更敏感，如重复出现 T 的序列对紫外线诱变更加敏感。突变热点的突变在很多疾病的发生发展中起到重要作用，例如 *TP53* 和 *VHL* 抑癌基因在肿瘤中的突变都存在突变热点，这些突变基本上都会破坏原来基因的功能，从而使癌细胞获得一些生长优势，在进化选择过程中保留下来。因此，对一些基因突变热点的检测可以为疾病的诊断、治疗和预后提供重要信息。

（陈策实　杜成志）

gōngnéng huòdéxìng tūbiàn

功能获得性突变（gain-of-function mutation） 因突变导致蛋白质获得增强的功能。其大致可以分为两大类：第一类突变导致基因过度活化。如三阴性乳腺癌中常见的癌基因 *PIK3CA*。野生的 *PIK3CA* 编码的 p110 并不能诱发肿瘤，但 p110 氨基酸序列第 1047 位由 H 突变为 R 后，将导致激酶基团持续活化，改变下游信号，从而诱发肿瘤。第二类突变导致基因异位表达即蛋白质在错误的地方表达，比较经典的例子是果蝇的 *Antennapedia*（*Antp*）基因。该基因与脚的形成有关。该基因突变后会导致其在头部异位表达，从而出现果蝇的触角被脚替代。

（陈策实　夏厚军）

gōngnéng sàngshīxìng tūbiàn

功能丧失性突变（loss-of-function mutation） 基因发生突变时通常伴随着基因失活，具体表现为减弱或失去该基因所编码蛋白质的功能。在真核生物中，几乎所有基因组的编码区在进化史上都比较保守，表明这些基因编码区在生物功能行使方面起到重要的作用，如果这些保守基因缺失或失活，将导致它们相应功能的丢失，对生物的生存有害。这种突变通常导致细胞功能异常，甚至引发癌症。例如 *PTEN* 抑癌基因缺失或者点突变导致磷酸酯酶活性丢失，常常促进癌症的发生。

（陈策实　孔燕杰）

xiǎnxìng fùtūbiàn

显性负突变（dominant negative mutation） 突变基因的产物能够竞争甚至抑制野生型蛋白质的功能。例如突变蛋白通过与正常野生型基因的产物相互作用形成复合体，导致野生型基因产物的功能丧失。另外，突变体可以和野生型竞争相互作用蛋白，导致显性负突变。这类基因突变造成的结果要比无效突变更加严重。比较经典的例子是抑癌基因 *p53* 在肿瘤中的突变。P53 蛋白调节多种控制细胞周期、凋亡等一系列的下游基因的表达。*p53* 在多种肿瘤中发生了突变，有些突变一方面影响了 P53 蛋白和靶序列 DNA 结合的能力，削弱了靶基因的转录表达；另一方面，突变型 *p53* 同时还会与野生型 *p53* 的亚单位形成寡聚复合物，阻碍正常 *p53* 功能的执行。因此突变型 *p53* 间接促进了肿瘤的发生。利用这个现象，将合成的突变的基因导入野生型靶细胞或胚胎内，不需要进行目的基因敲除，便能使得内源性基因失活，以此来研究基因的功能比较方便快捷，被广泛应用于生物学研究。

（陈策实　张海林）

yíchuán bùwěndìngxìng

遗传不稳定性（genetic instability） 在基因组中发生了一系列事件，对细胞造成暂时或永久的无规律改变的能力。肿瘤是一种非常复杂的疾病，其发生、发展、浸润和转移的各个阶段中涉及多种基因的参与。已被广泛接纳的一种解释是原癌基因活化、抑癌基因失活突变的持续积累，与肿瘤发生过程中的各个阶段密切相关。1914 年，德国科学家特奥多尔·博韦里（Theodor Boveri）提出恶性细胞存在遗传不稳定性，之后人们逐渐认识到遗传不稳定性是肿瘤细胞的一个重要特征。

分类　遗传不稳定性涵盖了

多种基因变化，可以通过不同的方式对其分类。简单来说，可以将它分为两种：染色体不稳定性（CIN）和微卫星不稳定性（MIN或MSI）。各种可遗传的改变在人类遗传不稳定的细胞中随机发生，很可能影响到基因组中的任何一个基因，最终导致肿瘤细胞之间遗传背景的差异。

发生机制 染色体不稳定性和微卫星不稳定性的发生机制不同（表）。

染色体不稳定性 是人类实体肿瘤中常见的一种现象。CIN主要包括染色体结构异常和数目异常。结构异常主要是杂合性丢失、染色体易位、重排、基因扩增导致的染色体均染区、双微体等；数目异常主要是非整倍体的变化。CIN的形成涉及多种机制：①染色体分离异常：早在1890年，德国病理学家达维德·冯·汉泽曼（David von Hansemann）发现了纺锤体错误组装引起的有丝分裂异常，这也是癌细胞中寻找到在遗传学异常的第一个线索。细胞在有丝分裂过程后期或胞质分裂时期发生错误，使染色体不能正确分离，导致其增益或缺失，使二倍体变为不正常的非整倍体；在有丝分裂后期的分离过程中，染色体发生断裂，进而产生扩增、缺失或易位等变化。②纺锤体检验点失活：染色体分离的这个复杂过程是由细胞内一系列的监测点监控的，参与有丝分裂检测点的功能蛋白质的失调或失活是癌细胞中染色体不稳定的原因之一。③中心体循环异常：一般情况下，分裂间期有一个中心体，分裂期有两个，并在细胞内两极相对排列，整个过程中中心体复制一次。中心体循环的异常与细胞周期的失调相关，可导致非整倍体的出现。④端粒功能的失常：端粒是染色体末端的DNA重复序列，DNA每复制一次，端粒就会相应缩短，当端粒消失，细胞就会老化死亡。端粒酶可以延长缩短的端粒，在大多数正常细胞处于被抑制状态，而在肿瘤细胞中则持续性活化，这对于肿瘤发生和细胞生存有重要作用，是CIN所必需的。⑤DNA损伤修复缺陷：造成DNA损伤的原因很多，但细胞内部会相应有一套修复机制，主要包括：错配修复、核苷酸切除修复、碱基切除修复和双链断裂修复。DNA损伤修复功能的缺陷，会大大增加DNA突变的可能性，从而导致基因的突变，增加染色体异常的可能。

微卫星不稳定性 微卫星是广泛存在原核和真核基因组中具有高度多态性、简单的、串联式的核苷酸重复序列，以双核苷酸重复（CA）最为常见。MSI是指由于复制错误（RER）引起的简单重复序列的改变，可导致细胞增殖及分化异常（也称RER阳性或RER表型），进而促进肿瘤的发生。在肿瘤细胞中，MSI作为检测指标在诊断上已经发挥重要作用。体细胞的MSI首先在研究结肠癌的组织中发现：大部分患者尤其是遗传性非息肉病性结直肠癌（HNPCC）患者的肿瘤细胞中广泛存在，其重复序列越长，突变频率越高。已经在子宫内膜癌、卵巢癌、结肠癌和胃癌等癌症中发现了MSI。MSI导致重复DNA序列的延长或缩短，其产生的原因主要是DNA复制过程中滑动、或修复时滑动链与互补链碱基错配、或同源重组造成的，主要包括：①错配修复（MMR）缺陷：MMR对维持基因组稳定性起关键作用，可以修复DNA复制过程中的错误以及阻止同源序列间的重组。MMR缺陷使一些调控细胞生长、分化和凋亡的、并且具有重复序列的基因突变的概率增加，有可能导致肿瘤的发生。②碱基切除修复（BER）缺陷：BER主要对内源代谢过程产生的损伤（如脱嘌呤作用、脱氨基作用）进行修复。这些内源代谢作用会使细胞损失一些正常的碱基，需要靠BER修复，一旦细胞内负责BER的基因发生突变，则会使发生MSI的概率增高，进而导致肿瘤发生。

（陈策实 陈 曦）

表 遗传不稳定性的分类及形成机制

分 类	形成机制
染色体不稳定性	（1）染色体分离异常 （2）纺锤体检验点失活 （3）中心体循环异常 （4）端粒功能的失常 （5）DNA损伤修复缺陷
微卫星不稳定性	（1）错配修复缺陷 （2）碱基切除修复缺陷

rǎnsètǐ bùwěndìngxìng

染色体不稳定性（chromosomal instability，CIN） 细胞内染色体数目的改变或染色体结构畸变的现象。与正常细胞相比，染色体不稳定性是大多数肿瘤的重要特征之一。早在1929年，德国科学家特奥多尔·博韦里（Theodor Boveri）就观察到在癌细胞内常有染色体非整倍性的变化。肿瘤中 CIN 导致癌细胞内基因表达水平失衡而引起更高频率的 CIN，进一步加速癌细胞的演化；同时，由于 CIN 的存在，同一肿瘤内不同癌细胞具有不同的核型。引起癌细胞染色体数目和结构的不稳定性可能与控制染色体活动的基因密切相关，这些基因涉及染色体分离、细胞周期的调控、端粒功能和 DNA 损伤反应等过程。细胞内染色体不稳定是产生肿瘤的根本原因，癌症的发生在细胞群体中的行为可以用达尔文学说来概括：在选择压力下，群体维持动态平衡，但环境的改变则能扰乱平衡，引起细胞部分核型改变，使细胞获得选择优势。

（陈策实 王泽华）

áizhèng xìbāo yíchuánxué

癌症细胞遗传学（cancer cytogenetics） 研究癌细胞的染色体异常以及遗传学规律，即应用遗传学的方法，结合流行病学，在亚细胞水平上研究癌基因起源、变化和遗传学机制等的学科。又称肿瘤细胞遗传学。研究涉及染色体结构畸变，如染色体断裂、缺失、易位、倒位、染色体数量的改变等。

简史 关于癌症的细胞遗传学的认识最早起始于 19 世纪 60 年代，法国科学家皮埃尔·保罗·布罗卡（Pierre Paul Broca）发现癌症的发生能集中在一个家系并延续几代的现象。1890 年德国病理学家达维德·冯·汉泽曼（David von Hansemann）系统地研究了肿瘤细胞的分裂异常行为，推断可作为恶性肿瘤的诊断标志。随后开展的癌细胞进化史研究，从全新的角度阐述了肿瘤形成伴随着核型改变，并提示观察癌症的细胞遗传学行为应以动态的方法来研究。

1960 年，美国彼得·诺埃尔（Peter Nowell）和戴维·亨格福德（David Hungerford）发现了小的核型标记，即费城染色体 Ph，这成为了癌症细胞遗传学研究的里程碑。在对 7 例慢性髓细胞性白血病的患者的骨髓细胞研究发现，他们的费城染色体取代了 4 个常染色体中的 1 个，这项研究首次发现了人类肿瘤细胞中染色体异常——由造血干细胞突变引发肿瘤的现象。1967 年，莱万（Levan）证实了哺乳动物染色体异常最终导致肿瘤的发展和演变。19 世纪 70～80 年代，科勒（Koller）和桑德伯格（Sandberg）推断肿瘤的研究可以从细胞遗传学着手研究肿瘤与染色体畸变的关系。米特尔曼（Mitelman F）在四种动物中由劳斯肉瘤病毒诱导出 200 余种肉瘤。研究表明，人和动物的染色体组型变化的产生机制主要有：①特定的非随机染色体畸变。②所有染色体频繁的进行大量的随机畸变和遗传背景改变。但是很难将两者区分，因此这一时期取得的进展很有限。

随着新方法新技术的发展，通过细胞遗传学方法，如标记染色体法、核型分析等观察肿瘤细胞系的进化。1987 年，海姆（Heim）和米特尔曼发现了癌细胞特有的染色体易位现象，使癌症的细胞遗传学研究成为寻找癌症起始基因的有力手段。

20 世纪 80 年代，研究发现原癌基因——病毒与细胞癌基因的同源 DNA 序列。这一时期分子细胞遗传学技术得到了飞速发展，如荧光原位杂交（FISH）技术、比较基因组杂交（CGH）技术等。而且，人们迅速发现了肿瘤细胞的发生和发展的分子机制。从单个基因，甚至单个碱基水平研究肿瘤细胞形成的分子机制。进入 21 世纪，癌症细胞遗传学的研究正成为主要的癌症基础研究方法和重要的肿瘤临床诊断和治疗的工具。

研究内容 经典的癌症细胞遗传学主要研究癌细胞染色体不稳定性，现在已经深入到分子遗传学水平。有 0.1%～10% 的癌症可直接归因于种系遗传，另外的癌症则归于体细胞突变。研究基因突变的发生原因、机制及其结果，是研究癌症发生的关键。另外表观遗传学改变如 DNA 甲基化、组蛋白修饰、miRNA 等，都成为癌症细胞遗传学的前沿。

研究方法 ①染色体核型分析。②染色体显带。③FISH 技术。④CGH 技术。⑤系统生物学技术如微芯片、高通量基因组测序等。

（陈策实 孔燕杰）

áizhèng fēnzǐ xìbāo yíchuánxué

癌症分子细胞遗传学（cancer molecular cytogenetics） 肿瘤学与遗传学在彼此深入发展的基础上，通过相互渗透、交融而形成的一门新的交叉学科。又称肿瘤分子细胞遗传学。20 世纪初，德国生物学家特奥多尔·博韦里（Theodor Boveri）就提出了染色体不平衡是肿瘤发生的病因的假说。直到 20 世纪 60 年代，彼得·诺埃尔（Peter Nowell）和戴维·亨格福德（David Hungerford）在 90%以上的慢性髓细胞性白血病患者中发现了费城染色体，才首次确认了特异性染色体改变与特定肿瘤间的关系。肿瘤分子细胞遗传学是在细胞及分子水平上研究肿瘤与遗传的关系，尤其是肿瘤发生的遗传学机制，以及探讨遗传如何与环境协同作用导致肿瘤发生的过程。肿瘤分子细胞遗传学的具体研究内容包括：以细胞遗传学、细胞生物学及分子生物学的方法对染色体的结构功能变化及其所涉及的基因与肿瘤发生的关系进行分析，主要研究方法包括：显带技术、荧光原位杂交（FISH）、光谱核型、比较基因组杂交（CGH）、微阵列-比较基因组杂交、染色体显微切割、微细胞介导的染色体转移等。

（陈策实　刘　蓉）

yíngguāng yuánwèi zájiāo

荧光原位杂交（fluorescence in situ hybridization，FISH）　将用荧光标记的核酸探针与细胞或组织中的核酸进行杂交的方法。是基于DNA或基因水平的分子细胞遗传学技术。荧光标记探针DNA与靶DNA在一定的条件下经变性、复性和杂交处理后，可用于分析处于分裂中期和间期细胞核中染色体的数量、结构畸变以及基因的定位等。

（陈策实　王泽华）

bǐjiào jīyīnzǔ zájiāo

比较基因组杂交（comparative genomic hybridization，CGH）　将消减杂交、荧光原位杂交相结合，用于检测DNA序列的拷贝数变异并将其定位在染色体上的方法。人类许多肿瘤的发生与DNA拷贝数密切相关，即一些不利于肿瘤发生的基因可能存在DNA拷贝数的减少，而那些利于肿瘤发生的基因可能有DNA拷贝数的增加。1992年，由加州大学的芬兰科学家卡利翁莱米（Kallioniemi）创建的CGH技术，是在荧光原位杂交（FISH）技术基础上发展起来的一种新的分子细胞遗传学技术，可在整个基因组水平上检测相关序列拷贝数的变化。其原理是利用两种不同的荧光素分别标记待测组织和正常组织的全基因组DNA，在无标记Cot-1 DNA参与的情况下，与正常人的中期染色体进行原位杂交。利用荧光显微镜采集不同的荧光信号，通过相应软件分析两种荧光信号的比率，进而确定待测组织染色体或其区带有无异常缺失或增益。

特点　CGH技术用于研究肿瘤是通过将荧光原位杂交和消减杂交相结合，检测肿瘤基因组DNA拷贝数的增益或缺失，并进一步将这些异常变化定位在染色体上。CGH技术克服了染色体特异性区域探针检测区域的局限性，主要有以下优点：①一次实验就可检测整个基因组DNA，不仅可以提供详细的染色体异常信息，而且可以将检测的异常DNA序列直接定位在染色体上，为下一步相关基因的筛选奠定基础。②周期短，材料来源不受限制。③所需样品量少（<1μg），即使石蜡包埋组织，仅需2000个细胞，然后通过PCR扩增即可进行分析。

在肯定GCH技术优点的同时，也应该认识到其局限性：①在检测基因缺失方面敏感性较低。只有当部分缺失的碱基数达到3~5Mb或完全缺失达到1~2Mb时才能被发现。②不能检测染色体重排、点突变及其他不改变DNA拷贝数的异常，也不能追踪肿瘤的克隆进化。③多克隆的肿瘤彼此之间某些区域的拷贝数变化可能会相互平衡而导致CGH检测不出。借助计算机图像分析，一般也只能查出存在于大部分细胞（≥50%）中的染色体基因剂量的不平衡。如果临床肿瘤标本中混杂有正常细胞≥50%时，信号强度减弱，分辨率差，标本中染色体单体性或三体性的检测将受到影响。④中期染色体的应用限制了基因组小片段（<20Mb）和紧密连锁的异常检测。

应用　CGH技术作为一种有效的分子细胞遗传学方法，现在已经被广泛应用于肿瘤、染色体疾病、产前诊断、植入前诊断，以及恶性血液病等。特别是用于肿瘤研究，传统的细胞遗传学技术无法对实体瘤组织的染色体异常与畸变类型进行确认，而CGH技术可以鉴定肿瘤染色体的增益或缺失，进而分析肿瘤的发生、发展、转化和转移等。

CGH技术因其检测DNA拷贝数异常的分辨率较低而使应用受到限制。1999年，波拉克（Pollack）用cDNA代替中期染色体不仅提高了检测分辨率，而且可以鉴定肿瘤相关基因并进行精确定位。后来又发展了用寡核苷酸序列代替染色体的寡核苷酸微阵列比较基因组杂交（Oligo-array CGH）技术，现已广泛用于肿瘤研究。

（陈策实　秦君英）

guāngpǔ héxíng

光谱核型（spectral karyotyping，SKY）　应用多种荧光染料将细胞的各对染色体进行染色后，经由荧光显微镜和计算机成像系统采集图像，识别并获取图像中每一个像素点的光谱，以不同的颜色标定出每条特异染色体，可以分辨出肿瘤细胞中小到2~3Mb的染色体重排。是一种多荧光染色原位杂交技术，该技术已被应用于多种生物体系，包括人类、啮齿类等染色体的分析。

方法原理　该技术最早是由施罗克（Schrock）于1996年在染色体涂染和多色荧光的基础上开发应用。基本方法分为以下几个步骤：①首先是对特异性针对各条染色体的探针用一种或多种荧光染料，如异硫氰酸荧光素（FITC）、罗丹明（Rhodamine）、德克萨斯红（Texas Red）、Cy5 和 Cy5.5 进行标记。理论上，以上五种不同颜色的荧光染料可以产生 31 种不同的颜色；但由于一些荧光光谱接近红外光谱，实际上，需要应用二维光学成像系统来分辨 24 种可区分的颜色。②应用上述探针对分裂中期细胞染色体进行杂交。③应用成像仪进行荧光信号采集成像，各条染色体的颜色是由探针所标荧光染料的混合光谱所决定。

特点 能够同时对人的 24 条染色体进行核型分析，并通过染色体断裂点区域染色的转变来检测核型重排，该技术可以识别常规显带技术和仅采用荧光原位杂交方法无法精确辨认的一些染色体改变，因而具有高度的敏感性、准确性和直观性的特点。该技术尤其适用于肿瘤分子细胞遗传学的分析，能够清晰而准确地对恶性肿瘤细胞以及细胞系的异常核型给予详细描述，为准确评估恶性肿瘤的不稳定性程度提供了可能。但 SKY 也存在其局限性，对于染色体内部的偏着丝粒或臂间转置易位、或小片段的重复或缺失就无法识别了。为了弥补 SKY 方法的不足，最近开发了一种新的基于 SKY 的称作光谱色带（SCAN）的分析方法，但该方法不能检出染色体间的易位等异常。因此，SCAN 和传统 SKY 结合应用，可以互相弥补彼此的不足，有效检测染色体组的异常。

应用 自 SKY 方法问世以来，已被广泛应用于检测肿瘤染色体的各种异常，包括恶性血液病以及癌、肉瘤、淋巴瘤等各种实体瘤。尤其是检测一些新的与致病相关的染色体异常，以及根据染色体的异常预测合适的治疗方法和可能的治疗结果等。

（陈策实　刘　蓉）

rǎnsètǐ xiǎndài

染色体显带（chromosome banding）

基于化学试剂染料，如氮芥喹吖因、吖啶橙和吉姆萨（Giemsa）等，对处于细胞分裂中期的染色体进行染色、显带等处理，使染色体的一定部位显示出深浅不同的染色体带纹，以分辨出染色体更细微的结构的技术，可结合光学显微镜和荧光显微镜观测。这些染色体带纹具有物种及染色体的稳定性和特异性，人类 22 条常染色体和 X、Y 性染色体都显示各自特异的带型。因此，通过染色体显带，能有效鉴别染色体的数目、形态完整性和研究染色体的结构和功能。常见的染色体显带类型有 G 带、Q 带、R 带、C 带、T 带和 N 带等。

研究简史 对人类染色体的研究已有一百多年历史，1888 年，德国解剖学家冯·瓦尔代尔-哈茨（von Waldeyer-Harts HWG）根据观察到的细胞有丝分裂和生殖细胞减数分裂现象，首次提出“Chromosome”，这一术语已得到广泛认可和接受。在希腊语中“Chromosome”由“Chroma（颜色）”和“Soma（体）”构成，意为“可染色的小体”。在生物机体内，染色体主要由 DNA 和蛋白质组成。1956 年，华裔学者蒋有兴（Tjio Joe Hin）和艾伯特·莱万（Albert Levan）用流产的胎儿肺组织培养物确定人的染色体数目为 2n=46 条，同时这些染色体并被鉴定为含有主缢痕（着丝点）和近端着丝粒的均一染色结构（未分带），部分染色体（Ch1、Ch9、Ch16）还含有次缢痕结构，这些结论被其他学者进一步证实。而染色体显带技术于 1968 年由瑞典细胞化学家卡斯佩松（Caspersson）发明，他们用荧光染料氮芥喹吖因或喹吖因使染色体着色，在荧光显微镜下每条染色体沿其长轴显示出宽窄和亮度不同的横纹，即染色体的带，这种显示的染色体带称之为 Q 带。之后，大量染色体显带方法得到发展，如 G 带、R 带、C 带、T 带、N 带以及高分辨率显带和荧光原位杂交（FISH）等。

显带类型 基于所使用的染料和处理方法，染色体显带可分为如下几种类型。

Q 显带　是最早建立的显带技术。中期染色体用荧光染料氮芥喹吖因或喹吖因处理后，在荧光显微镜下，染色体呈现亮带和暗带相间的带纹，一般富含 AT 碱基的 DNA 区域表现为亮带，而富含 GC 碱基的区域表现为暗带。但 Q 带保存时间较短。

G 显带　是细胞遗传学中常用的染色体带型分析方法，而且 G 显带后的标本易于长期保存。中期染色体标本经蛋白酶或碱、去污剂等预处理后，再用吉姆萨（Giemsa）染色，呈现与 Q 带相似的带纹，即 G 带。在光学显微镜下观察，被吉姆萨染成深带的部位与 Q 带亮带相符，而吉姆萨染成浅带的部位与 Q 带暗带相符。

R 显带　中期染色体经热磷酸盐缓冲液预处理后，再经吖啶橙或吉姆萨染色，染色体所呈现的带纹与 G 带的深带、浅带正好相反，因此称为 R 带。R 带属于 GC 富集区，AT 富集区经热处理发生了选择性变性。在 G 带浅带部位，不易辨别染色体结构异常的改变，而 R 带可以弥补对 G 带浅带部位结构的鉴定。

C 显带　染色体标本经 NaOH 或 Ba（OH）$_2$ 处理后，再用吉姆萨染色，可使染色体的异染色质结构部分着色，如着丝粒和人 Ch1、Ch9、Ch16 的次缢痕区以及 Y 染色体的长臂区域。该方法显示的带纹即为 C 带。

T 显带　又称为末端带，中期染色体标本采用比 R 显带更为剧烈的热处理方式后，吉姆萨染色识别最富含 GC 区的 R 带，通常该类 DNA 区域主要位于染色体的端粒结构，因此，该方法专门用于分析染色体的端粒。

N 显带　标本经硝酸银染色，使染色体的随体和核仁组织区（NOR）着色。这是专门针对 NOR 结构的显带，但这种显带与 NOR 的功能活性有关，即使具转录活性的 NOR 着色，但着色物质不是 DNA 本身，而是使与 rDNA 转录有关的酸性蛋白质染色。

应用　①从细胞遗传学角度考虑，染色体显带在疾病诊断中有着重要的参考价值，可用于人类遗传病诊断、产前诊断、白血病诊断和肿瘤筛查等。②染色体数量、结构畸变的鉴定，通过染色体显带，如 Q 带、G 带和 R 带，每条染色体都有特异的带纹，因此可鉴别染色体片段的断裂、丢失、重复或倒位等。③功能基因的定位分析，每个基因在染色体上都有特异的定位，部分染色体的特异畸变序列 FISH 探针，可用于肿瘤的诊断和鉴别。④物种间染色体同源性比较。

（陈策实　王泽华）

gāofēnbiànlǜ xiǎndài

高分辨率显带（high resolution banding）　将培养的细胞经同步化处理和秋水仙碱的短暂处理后，可获得大量有丝分裂前中期、晚前期、甚至早前期的染色体分裂象，此时分裂象的染色体较细胞分裂中期的染色体长，用特定染料如吉姆萨（Giemsa）染色后，可显示 550~850 条甚至 2000 条以上深浅不同的带纹的技术。人体细胞分裂中期的一套单倍染色体经标准的 G 显带技术可显示 400~500 条带纹。1976 年，美国科学家尤尼斯（Yunis）首次报道了染色体的高分辨率显带技术，大大提高了染色体显带技术的分辨率。因此，该技术为鉴别染色体的超细微结构提供重要基础，有助于发现更多利用常规技术难以观察到的染色体细微结构异常。

（陈策实　贾　琳）

rǎnsètǐ jībiàn

染色体畸变（chromosome aberrations）　细胞中的染色体由于内外环境因素的影响，发生了数量和结构的改变。又称染色体异常。因此，染色体畸变又分为染色体数目畸变和染色体结构畸变。这些染色体异常通常可以在光学显微镜下观察和识别。染色体畸变扰乱了遗传物质和基因间相互作用的平衡，使细胞的遗传功能受到影响，从而造成机体不同程度的损害，是染色体病形成的基础。

研究简史　染色体的数目畸变最初是在月见草上发现的。荷兰遗传学家德·弗里斯（De Vris H）在 1901 年发现普通月见草（*Oenothera lamarckiana*，2n = 14）中存在一些组织和器官巨大化的变异型，初期认为是由于基因突变产生的新种，并将其命名为巨型月见草（*O. gigas*）。后续研究发现这些变异型并不是由于基因突变产生的，而是由于染色体数目变异造成（2n = 28）的。而染色体结构变异最早是在果蝇中发现的，美国遗传学家布里奇斯（Bridges CB）1917 年发现染色体缺失，1919 年发现染色体重复，1923 年发现染色体易位，美国遗传学家阿尔弗雷德·亨利·斯特蒂文特（Alfred Henry Sturtevant）在 1926 年发现染色体倒位，1959 年法国医生热罗姆·勒热纳（Jérôme Lejeune）报道了人的 21 号染色体三体综合征。之后，随着染色体显带技术的发展，染色体畸变的研究获得长足进展。

畸变原因　主要包括以下几个方面：①化学因素：涉及各类药物，如抗病毒类药物、激素、抗代谢药物、细胞毒素、抗生素等，特别是一些抗肿瘤药物、保胎药及预防妊娠反应的药物；农药，尤其是有机磷农药（如美曲膦酯类）；工业毒物，苯、甲苯、铅、砷、硫化碳、氯丁二烯、氯乙烯单体；食品添加剂、防腐剂、色素等。②物理因素：γ 射线、紫外线等。③生物因素：真菌毒素，如黄曲霉毒素、杂色曲霉素、棒曲霉素可导致染色体畸变；病毒，如风疹病毒、肝炎病毒、水痘病毒等。④遗传因素：染色体畸变也可从遗传所得，见于遗传性肿瘤。

分类　染色体畸变可分为两大类：①染色体数目畸变：包括整倍体畸变和非整倍体畸变。整倍体畸变是指生物体细胞内的基本染色体组的增减，如果体细胞内含有配子染色体数，则称单倍体；如果体细胞含有三个染色体组，即为三倍体；如果体细胞含有三个以上染色体组，则为多倍体，多倍体在某些植物中非常普遍，在动物和人体比较少见。非整倍体畸变则是指一套正常的染色体中丢失或增加了一条或数条染色体，而不是整个基本染色体组的增减，可包括缺失、单体、三体和四体等。其中三体即是指额外增加了一条染色体，在发现的人类第一例非整倍性，即唐氏综合征患者中则是第21号染色体多了一条，形成三体，是导致该病发生的原因。②染色体结构畸变：是由染色体断裂引起的，依据染色体断裂的数目、位置、断裂端是否愈合，以及如何愈合，可引发多种染色体结构的改变，主要包括缺失、重复、倒位和易位等。缺失是指染色体上丢失一个片段，也即是一个或几个基因的丢失。一般认为，缺失部分如果较大，个体则不能成活。有一种称为猫叫综合征的人类疾病，实际是第5号染色体短臂的杂合缺失所致。重复即染色体的某些片段拷贝数增加，基因重复和扩增可能导致癌基因过度活化，诱发肿瘤，如 *Myc*、*ErbB2* 等癌基因扩增可诱发乳腺癌。倒位即染色体内部结构的顺序发生颠倒，倒位的发生不改变染色体的大小及其基因的数目，例如一条染色体上基因的顺序是 ABCDEF，其中 BCD 片段的倒位后就在染色体上形成了 ADCBEF 的顺序。易位即非同源的染色体片段出现了交换，慢性髓细胞性白血病的费城染色体（Ph）就是9号和22号染色体发生了易位，这种易位造成了一个癌基因 *BCL-ABL* 诱发白血病。

应用 可作为癌症诊断和筛查的分子标志以及癌症治疗和预防性干预的有效靶点。

（陈策实　贾　琳）

yuánfāxìng rǎnsètǐ jībiàn

原发性染色体畸变（primary chromosome aberration） 在疾病的早期阶段产生的、与疾病的发生有关，并决定疾病基本生物学特性（如肿瘤的预后和治疗反应等）的染色体异常。通常可分为原发性（或特发性）染色体异常和继发性染色体异常。原发性染色体异常表现为单一性、肿瘤特异性。原发性染色体异常是大部分白血病、淋巴瘤以及一些间叶组织肿瘤的典型性特征。原发性染色体异常在肿瘤的发生中起着非常重要的作用，继发性染色体异常在肿瘤的进展过程中发挥重要作用。二者之间的主要区别在于其在肿瘤中是否是单一的、特异性的。

原发性染色体畸变也可称为标记染色体。如果一种畸变的染色体较多地出现在某种肿瘤的细胞内，即称为标记染色体，可分为特异性和非特异性标记染色体两种。特异性标记染色体经常出现在某些恶性血液病和淋巴瘤中，最重要的原发性特异标记染色体是慢性髓细胞性白血病的 Ph 染色体 t(9;22)(q24;q11)、急性早幼粒细胞白血病的 t(15;17)(q22;q21)以及伯基特淋巴瘤的 t(8;14)(q24;q32)等。原发性特异标记染色体对恶性血液病和淋巴瘤有诊断、标记和分类意义，而且在急性白血病已成为 MIC 分型的主要指标之一。MIC 是形态学（Morphology）、免疫学（Immunology）和细胞遗传学（Cytogenetic）三字首字母的缩写。急性白血病的 MIC 分型，顾名思义是根据白血病细胞的形态学、免疫学及细胞遗传学特点，对白血病作出的分型诊断。非特异性标记染色体是指有些特征性染色体畸变不属于某种肿瘤所特有，或同一染色体畸变出现在不同肿瘤中，或不同的染色体畸变见于同一肿瘤内的少数肿瘤细胞中。例如在恶性血液病，有的非特异标记染色体只见于少数恶性血细胞；在实体肿瘤可见巨大亚中着丝粒染色体、巨大近端着丝粒染色体、双微体、染色体粉碎等。

特异性标记染色体举例如下：①Ph 染色体：彼得·诺埃尔（Peter Nowell）和戴维·亨格福德（David Hungerford）于1960年发现慢性髓细胞性白血病（CML）患者的血细胞中有一个小于G组

表　一些肿瘤常见的染色体畸变

疾病名称	染色体畸变
慢性髓细胞性白血病	Ph，即t（9；22） t（8；14），t（2；8），t（8；22） +8；7q，5q或-5
伯基特淋巴瘤	t（8；21），t（15；17），t（9；22）
急性非淋巴细胞白血病	t（11；14），+12
慢性淋巴细胞白血病	t（?；11），t（1；9），t（7；12），t（9；14）
急性淋巴细胞白血病	t（8；14），t（4；11），+21
恶性淋巴瘤	t（4；11），+12
小细胞肺癌	14q+，+12
卵巢乳头状腺癌	del（3）（p14~23）
神经母细胞瘤	t（6；14）
脑膜瘤	del或t（1;?）（p 32~36;?）
维尔姆斯（Wilms）瘤	13q
睾丸癌	-22，22q
畸胎瘤	11p，1（12p），1（12p）

的染色体，由于当时是在美国费城（Philadelphia）发现，故命名为Ph染色体。最初认为是G组一个染色体的长臂缺失所致，后经显带证明是9号和22号染色体长臂易位的结果。易位使9号染色体长臂（9q34）上的原癌基因*abl*和22号染色体（22q11）上的*bcr*基因重排形成融合基因。后者具有增高了的酪氨酸激酶活性，这是慢性髓细胞性白血病的发病原因。Ph染色体的重要临床意义在于：大约95%的慢性髓细胞性白血病病例都是Ph染色体阳性，因此可以作为诊断的依据，也可以用以区别临床上相似、Ph染色体为阴性的其他造血系统疾病（如骨髓纤维化等）。有时Ph染色体先于临床症状出现，故又可用于早期诊断。Ph染色体还可作为判定治疗效果的一种指标，化学治疗后Ph染色体可减少甚至消失。此外，已知Ph染色体阴性的慢性髓细胞性白血病患者对治疗反应差，预后不佳。②14q+染色体：在90%的伯基特（Burkitt）淋巴瘤（非洲儿童恶性淋巴瘤）病例中可以见到一个长臂增长的14号染色体（14q+），这是一条8号染色体长臂末端的一段（8q24）易位到了14号长臂末端（14q32），形成了8q-和14q+两个畸变染色体。*Myc*癌基因定位于染色体8q24，IgH、IgK、Igλ链的基因位点分别在14q32、2P13和22q11，在伯基特淋巴瘤细胞中往往出现*c-myc*基因位点与*Ig*基因位点之间的易位，即*c-myc*易位到*Ig*位点的高活性转录区，从而组成一个高转录活性的重排基因，启动*c-myc*转录，使*c-myc*表达增强，促进细胞恶变，最后导致肿瘤的发生。③除了上述两个高度特异性标记染色体外，其他尚有脑膜瘤的22号染色体长臂缺失（22q-）或整个22丢失（-22）、少数视网膜母细胞瘤患者的13号染色体长臂缺失（13q-）等。

（张连峰　刘学丽）

jìfāxìng rǎnsètǐ jībiàn

继发性染色体畸变（secondary chromosome aberration）　在疾病的过程中产生的、而且与疾病的发生无关的染色体异常。是癌变尤其是肿瘤进展过程中细胞分裂紊乱的产物，是随机的、多样的、非特异性的畸变，在细胞增生优势后变为非随机的。继发性染色体畸变出现在大部分上皮细胞肿瘤和一些间叶组织肿瘤中，在恶性血液病中相对较少。继发性染色体畸变是在肿瘤发生后出现的，但可能在肿瘤的进展期中起到非常重要的作用。

（张连峰　刘学丽）

rǎnsètǐ shùmù jībiàn

染色体数目畸变（chromosome numerical aberration）　染色体数目的异常，可以分为整倍体和非整倍体畸变。

人类一个正常精子或卵子的全部染色体为单倍体（n=23）。正常人体细胞染色体，一半来自父亲，另一半来自母亲，共46条（23对），即含有两个染色体组，故称为二倍体（2n）。以二倍体为标准所出现的成倍性增减或某一号染色体的增多或减少统称为染色体数目畸变。前一类变化产生多倍体，属于整倍体畸变；后一类称为非整倍体畸变，产生非整倍体。见多倍体和非整倍体。

畸变原因　绝大多数染色体数目畸变的发生是由于染色体分离缺陷造成的。染色体复制后形成的两套染色体组必须均等的分配到两个新形成 的子细胞中。有三种主要机制保证了染色体分离的成功进行。首先，新复制形成的姐妹染色单体必须通过凝集蛋白连接在一起，姐妹染色单体的联结有利于两个染色体拷贝不分散并与微管建立稳固联系。其次，有丝分裂纺锤体必须装配得当。纺锤体包含中心体和动粒。动粒是一种在姐妹染色单体上形成的蛋白质复合物。第三，纺锤体组装检验点（SAC）监控新复制形成的姐妹染色单体正确地附着到微管。未与微管稳定联结的动粒会发出等待信号使细胞从细胞周期进程中停止下来。这三个染色体分离的控制中心中任意一个失败均会导致姐妹染色单体不均等的分配，造成染色体数目畸变。染色体错误分离既可能在减数分裂过程发生也可能在有丝分裂过程中发生。

畸变与肿瘤　染色体数目畸变通常发生在衰老组织或者肿瘤细胞中。肿瘤中的非整倍体细胞大部分源自于体细胞分裂时的错误分离。肿瘤中的非整倍体通常与染色体不稳定性（CIN）相关，CIN导致细胞增殖时不能保持稳定的染色体数目。同一肿瘤内的不同细胞染色体数目波动的幅度较大，一个肿瘤内往往有1~2个生长占优势或数量比例最大的主系细胞系，主系细胞的染色体数目称为众数；肿瘤内早期出现与肿瘤发生相关畸变的最基本克隆称之为干系，由干系衍生的所有其他亚克隆称为旁系。一个肿瘤组织是几个干系和旁系的混合生长组织，肿瘤的生长主要是干系增长的结果，如果肿瘤生长的微环境发生改变，旁系也可能发展为干系。

先天性染色体异常疾病与恶性肿瘤的发生密切相关，例如唐氏综合征患者易患白血病，克氏综合征常伴发男性乳腺癌，特纳综合征易发卵巢癌。此外，还有一些具有自发性染色体断裂和重组特征的常染色体隐性遗传疾病，如毛细血管扩张共济失调症、着色性干皮病、范可尼（Fanconi）贫血和布卢姆（Bloom）综合征等，这些患者极易发生皮肤癌、白血病和淋巴瘤。

近年来肿瘤发病中的遗传学改变日益受到重视。人体肿瘤除少数几种外，几乎都出现染色体畸变，不同的癌细胞有不同的染色体畸变，同一种癌细胞的染色体畸变也往往各异。从染色体数目上看，癌细胞一般都是非整倍体，数目变动幅度很大，是高度不平衡的核型。染色体结构上的改变也是多种多样的，人体癌细胞中染色体畸变的出现，有集中分布在若干条染色体上的趋势。在各种癌细胞中，第 8 号染色体最常出现畸变，其次是第 1、3、5、7、9、14、17、21 和 22 号染色体，而 4、10、15、16、18 和 19 号染色体很少出现畸变，这就使人们越来越清楚地认识到肿瘤的发生有一定的遗传素质。在临床上，已观察到某些染色体的畸变与肿瘤之间存在着一定的联系。例如，Ph 染色体与慢性髓细胞性白血病，22 号染色体缺失与脑膜瘤、14 号染色体畸变与某些淋巴瘤有关，乳腺癌常涉及第 1、3、5、7、11、13 和 17 号染色体结构及数目的畸变。染色体断裂点 1p11（1q11）、1p13、3p21、3q11、5q11、6q13、6q23、7q22、11p13 和 11p15 等在乳腺癌中出现的频率较高，它们可能引起肿瘤相关基因 DNA 序列重排，也可能导致某些染色体 DNA 丢失，从而在乳腺癌的发生中起一定作用。

（张连峰　刘学丽）

duōbèitǐ

多倍体（polyploid）　有三个或三个以上染色体组的细胞或个体。如果一个细胞中的染色体数为单倍体的 3 倍，称为三倍体（3n = 69 条）；为单倍体的 4 倍，称为四倍体（4n = 92 条）；以此类推，三倍体以上的通称为多倍体，常见于高等植物中。

人类全身性三倍体是致死性的，出生的三倍体患儿极为罕见，存活者都是二倍体与三倍体的嵌合体，在流产的胎儿中三倍体较为常见。三倍体胎儿易于流产的原因是胎儿在胚胎发育过程的细胞有丝分裂中会形成三极纺锤体，因而造成染色体在细胞分裂中期、后期时的分布和分配紊乱，最终导致子细胞中染色体数目畸变，从而严重干扰了胚胎的正常发育而导致自发流产。人类多倍体较为罕见，偶可见于自发流产胎儿及部分葡萄胎中。

形成机制　造成染色体数目整倍性改变的原因主要有：双雌受精、双雄受精、核内复制等。在卵细胞发生的第二次减数分裂过程中，次级卵母细胞由于某种原因未形成第二极体，因此应分给第二极体的染色体组仍留在卵细胞中，使该卵细胞成为二倍体的异常卵子，二倍体异常卵子与一个正常的精子结合后，就将形成三倍体，这个过程称为双雌受精。双雄受精则是一个正常的卵子同时与两个正常的精子发生受精。由于每个精子带有一个染色体组，所以当两个精子同时进入一个卵细胞时，所形成的合子也是三倍体。核内复制是指细胞分裂时，DNA 复制了两次，而细胞只分裂了一次，这样形成的两个子细胞都是四倍体，核内复制是核内多倍体化的主要原因。四倍体的形成还有其他两种方式，即细胞融合和胞质分裂失败。在监视基因突变的肿瘤细胞中也常见核内复制引起的多倍体。另外，细胞融合也是形成多倍体的机制之一，人体细胞复制过程中也会发生细胞融合，如肌肉发育（单核的肌原细胞融合成多核的肌纤维）、骨骼发育（巨噬细胞分化融合成破骨细胞）和免疫反应（巨噬细胞融合成巨核细胞）等，且多倍体发生率高，可能是多倍体细胞的形成缓冲了细胞氧化应激和遗传毒性损害，但也增加了染色体不稳定性和 DNA 修复缺陷。

多倍体与肿瘤　在肿瘤细胞中，*p53*、*p21* 或 *pRB* 等监视基因突变的细胞中易发生核内复制，导致产生多倍体。多倍体有利于肿瘤演进的原因有两个：首先多倍体更可能增强突变表型细胞的生存能力，因为其能够缓冲染色体丢失、基因缺失和失活突变带来的影响。多倍体能够使肿瘤细胞保持高突变率，因此增加了适应性改变的可能性。其次，由于多个额外的中心体导致多倍体细胞的错误分离率升高，因此多倍体能够增加致瘤克隆累积恶化进展所需的突变的可能性。尽管存在这些选择性优势，但是多余的中心体会限制多倍体细胞的生存和扩增。细胞能够通过消除/失活中心体或把它们聚集成两组，从而形成两极纺锤体予以协调。中心体聚集是多倍体肿瘤细胞避免形成多极纺锤体的主要途径，聚集所需的各种因素都可能成为肿瘤治疗的潜在靶点。

（张连峰　刘学丽）

fēizhěngbèitǐ

非整倍体（aneuploid）　染色体组中缺少或额外增加一条或若干条完整染色体的细胞或二倍体生

物。即细胞中的染色体不是整倍数，而是比整倍体少一条（2n-1）或多一条（2n+1），甚至少或者多几条，是临床最常见的染色体畸变。

根据染色体增多还是减少，可分为超二倍体和亚二倍体。超二倍体是人类体细胞多了若干个染色体的现象。亚二倍体是比二倍体少一条或几条染色体的现象。对于某条染色体而言，非整倍体分为单体、三体、多体、缺体等四种类型。染色体减少一条（2n-1）称为单体，仅增加一条染色体（2n+1）则为三体，同一号染色体数增加两条或两条以上者则为多体，缺体是指某一对同源染色体完全缺失的现象。

非整倍体的产生多是由于细胞分裂时发生的染色体不分离、染色体丢失或后期延迟引起的。①染色体不分离：在细胞分裂进入中后期时，如果某对同源染色体或姐妹染色单体未分别向两极移动，而同时进入一个子细胞，这称为染色体不分离。该现象可发生在减数分裂过程中（配子形成过程中）或受精卵的早期卵裂阶段，是造成非整倍体畸变的主要原因之一。②染色体丢失：又称为染色体后期迟滞，是指细胞分裂的中、后期，某一条染色体由于偶然的行动迟缓未能进入任一子细胞核，导致子细胞核少了一条染色体的现象，未能进入细胞核的染色体遗留在细胞质中，逐渐消失。

染色体数目畸变在人类肿瘤中十分常见。肿瘤中的非整倍体通常与染色体不稳定性（CIN）密切相关，细胞增殖时不能保持稳定的染色体数目。肿瘤中的非整倍体细胞大部分源自于体细胞分裂时的错误分离。

（张连峰　刘学丽）

rǎnsètǐ jiégòu jībiàn

染色体结构畸变（chromosome structural aberration） 染色体在体内外各种因素影响下发生断裂，断裂节段的非正常重接所引起的染色体结构上的改变。染色体结构畸变的基础是染色体的断裂和断裂后的重接。断裂后，染色体的断端富黏着性，能和其他断端再接合。按断裂后再接合的重组情况，可形成重复、缺失、倒位、易位、环状染色体、双着丝粒染色体及等臂染色体等，这些都属于染色体结构畸变。这些畸变在显带染色体上可以显示出染色体臂的断裂点位于某带和断裂后的重组方式（表1）。

重复 是指同一条染色体上某一节段连续含两份或两份以上，即染色体臂的部分重复。由于一条染色体的断片接到同源染色体的相应部位，造成了染色体上的片段重复。重复有两种类型：一种是重复的断片，按原来正常顺序接到其同源染色体上的叫正位重复；另一种是倒位连接上的叫倒位重复。染色体片段的重复与某些肿瘤的发生相关，如9号染色体短臂的重复与脉络丛乳头状瘤和脉络丛异常增生相关。

缺失 是指染色体某一节段的丢失。由于染色体断裂，断下来的断片未与断端相接，造成遗传物质的部分丢失，可表现为末端缺失和中间缺失（见染色体缺失）。

倒位 是指某一条染色体发生两处断裂，形成三个节段，其中间节段旋转180°变位重接，结果改变了基因的原有顺序，从而导致异常。染色体倒位可分为臂间倒位和臂内倒位（见染色体倒位）。

易位 是指从某一条染色体上断裂下的节段连接到另一染色体上。两条染色体各发生一处断裂，并交换其无着丝粒节段，分别形成新的衍生染色体叫做相互易位。在相互易位中，如有染色体片段的增多或丢失，称为不平衡易位；若无染色体片段的增多或丢失，则称平衡易位（见染色体易位）。近端着丝粒染色体间通过着丝粒融合而成的易位称罗伯逊易位。这种易位保留了两条染色体的整个长臂，只缺少两个短臂。另外还存在一些特殊畸变染色体，如等臂染色体、环状染色体、双着丝粒染色体和染色体均染区。

等臂染色体　具有形态上相同两臂的染色体，可能因在细胞分裂中期着丝粒处发生横裂，或同源染色体整条臂发生易位而形成等臂染色体。肿瘤中最常见的是17q等臂染色体，例如在慢性髓细胞性白血病（CML）细胞中。

环状染色体　是指染色体发生两次断裂，某一片段的两端重接即呈环状。当两条染色体同时发生断裂，带有着丝粒的两个片段相互连接，形成一个含有两个

表1　各种染色体结构畸变的符号

缺失	del	双着丝粒	dic
重复	dup	双微体	dmin
易位	t	均染区	hsr
倒位	inv	环状染色体	r
插入	ins	标志染色体	Mar or M
等臂	i	衍生染色体	der

表 2 在肿瘤形成中特异性染色体结构畸变和基因融合举例

肿瘤类型	染色体改变	融合基因
急性髓细胞性白血病	t (8;21) (q22;q22)	*AML1/ETO*
急性早幼粒细胞白血病	t (15;17) (q22;q12)	*PML/RARA*
急性粒单核细胞白血病	inv (16) (p13q22)	*CBFB/MYH11*
急性成单核细胞性白血病	t (8;16) (p11;p13)	*MOZ/CBP*
脂肪肉瘤 (黏液样)	t (12;16) (q13;p11)	*FUS/CHOP*
滑膜肉瘤	t (X;18) (p11;q11)	*SYT/SSX*
横纹肌肉瘤 (槽)	t (2;13) (q35;q14)	*PAX3/FKHR*
婴儿型纤维肉瘤	t (12;15) (p12;q25)	*ETV6/NTRK3*
乳头状甲状腺癌	inv (10) (q11q21)	*RET/PTC*
肾细胞癌	t (X;1) (p11;q21)	*PRCC/TFE3*

着丝粒的新的染色体。

染色体结构畸变可自然发生，也可因诱发产生。常见的诱发因素有：辐射（如 γ 射线、紫外线等）、病毒（如风疹病毒、巨细胞病毒、肝炎病毒、艾滋病病毒等）及化学物质（如某些杀虫剂、抗生素、食品添加剂及铅、汞、苯、镉等）。染色体畸变是恶性肿瘤细胞的重要细胞遗传学特征，肿瘤细胞中可见到各种类型的染色体结构畸变（表 2）。有些结构畸变的染色体可以作为某种肿瘤的特征性染色体，这种染色体称为标记染色体，如慢性髓细胞性白血病的 Ph 染色体、视网膜细胞瘤的 13q－染色体、伯基特淋巴瘤的 14q+染色体和维尔姆斯（Wilms）瘤的 11q－染色体等。

（张连峰　刘学丽）

cuìxìng bùwèi

脆性部位（fragile site） 染色体上易于形成缺口或裂隙的部位。是一种遗传学特征。DNA 合成被部分抑制之后，在中期染色体上发生位点特异的缺口或断裂区域，也是基因组不稳定的区域。脆性部位经常发生缺失和易位、姐妹染色单体交换、质粒整合以及染色体内基因扩增。

分类 按其脆性部位在人群中的发生频率和诱导条件分为两类：一类为罕见型，在人群中的发生率低于 5%；另一类为常见型，出现频率较高，可出现于所有个体，是基因组的组成部分。罕见型脆性部位根据诱导条件又可分为三个亚类，即叶酸敏感型、远霉素 A 诱导型和溴脱氧尿苷诱导型。常见型脆性部位根据诱导条件又可分为四个亚类：即阿非迪霉素诱导型、5-氮杂胞苷诱导型、溴脱氧尿苷诱导型，以及腺病毒诱导型。另外，根据脆性部位的序列，也可以大致分为两类：一类脆性部位序列中出现复制延迟，有不稳定的 CCG 三核苷酸重复序列和 AT 富集。在基因发生突变时，这些不稳定的重复序列会过度扩增，并能形成二级结构，从而抑制复制叉进程。另一类是可以用阿非迪霉素诱导的普通型脆性部位。此类脆性部位除了有数目高度可变的 $(TAA)_{15}$ 重复序列外，在其端粒侧还有许多重复的 Alu 序列。对于脆性部位的表现来说，任何一个个体都是嵌合体，即其一部分细胞表现出脆性部位，另一部分细胞则不表现脆性部位。

与肿瘤的关系 染色体脆性部位是基因组不稳定性的表现，肿瘤患者及家属的脆性部位表达率明显高于正常人。许多脆性部位与肿瘤细胞染色体断裂重排位点、癌基因位点、抑癌基因位点、病毒 DNA 整合位点高度一致。*FHIT* 和 *WWOX* 是两种最重要的脆性基因。*FHIT* 位于染色体 3p14.2 区的 FRA3B 内，是一种脆性位点基因。在多种类型肿瘤细胞和原发瘤组织中 *FHIT* 基因表达缺失或减少。*FHIT* 是一种抑癌基因，其等位基因杂合性丢失导致蛋白质产物缺乏，进而导致肿瘤的发生。*FHIT* 异常与消化道和呼吸道肿瘤、头颈部鳞状细胞癌、乳腺癌、腮腺多形性腺瘤、肾癌、梅克尔细胞癌、卵巢癌、宫颈癌、骨肉瘤、膀胱癌及一些淋巴造血系统肿瘤等多种肿瘤的发生有关。*WWOX* 位于染色体 16q23.3-q24.1 区域，是 2000 年发现的一个新的抑癌基因，包含脆性位点 FRA16D，在食管鳞癌、非小细胞肺癌、乳腺癌等多种肿瘤中表现为杂合性丢失。*WWOX* 基因表达缺失或下调，与肿瘤的发生发展有密切关系。脆性部位是恶性肿瘤染色体易于发生重排的区域，可通过癌基因的扩增、抑癌基因的缺失、病毒 DNA 的整合参与肿瘤的发生发展，并且与肿瘤的遗传易感性相关，可作为肿瘤遗传易感性的标志。

（张连峰　刘学丽）

duànlièdiǎn cùjíqū

断裂点簇集区（breakpoint cluster region） 位于 22 号染色体 q11 上断裂点密集的染色体区段，所含的基因即命名为 *Bcr*，编码胞质磷酸蛋白。该染色体区段是形成慢性髓细胞性白血病（CML）细胞中费城染色体的断裂重排区，

Bcr 基因也是易位后产生 *bcr-abl* 融合基因的重要组成部分。

慢性髓细胞性白血病是起源于多能造血干细胞异常的骨髓增生性疾病。CML 特异性费城染色体（Ph）是由 t(9;22)（q34;11）易位形成，即 9 号染色体原癌基因 *abl* 易位至 22 号染色体的断裂点簇集区（bcr）重排，产生 *bcr/abl* 融合基因。融合的 *bcr/abl* 基因转录成一段 8.5Kb 的融合 mRNA，编码生成的融合蛋白具有增强的酪氨酸蛋白激酶的活性，能改变肌动蛋白结合能力，扰乱正常的信号传导途径，抑制凋亡的发生，导致粒细胞转化和增殖，从而引起 CML。

在（9;22）号染色体的基因重排及易位中，9 号染色体上原癌基因 *abl* 的断裂点比较恒定，位于第 1 或第 2 内含子，22 号上断裂点簇集区 *bcr* 的断裂点不恒定。*bcr* 基因断裂点集中在三个区域：主要（*M-bcr*）、次要（*m-bcr*）和 μ(*μ-bcr*)。因断裂点不一，*bcr-abl* 融合基因及其 mRNA 和蛋白产物呈多样性。根据 *bcr* 基因断裂点的不同，主要有以下几种类型的 *bcr/abl* 融合形式：①在典型的 CML 中，大部分融合基因是在主要断裂点簇集区（*M-bcr*）内断裂融合而成，由此形成的 bcr/abl 融合 mRNA 是由 b3a2 或 b2a2 转录而成，其最终产物是 P210 融合蛋白，这种癌蛋白是绝大多数慢性期 CML 表型异常的根源所在。②当 *bcr* 基因断裂点发生在上游的一段长约 54.4 kb 的内含子，也称 *m-bcr* 区，产生一个 e1a2 接头的杂合 mRNA，编码 P190 融合蛋白。③*bcr* 断裂点也可在 *M-bcr* 区的下游，即 *μ-bcr*，产生 e19a2 融合，编码 P230 融合蛋白。

多数 CML 患者均有 Ph 染色体和 *bcr/abl* 融合基因，此特征已成为临床诊断和疗效观察的重要依据。典型的 CML 临床病程包括慢性期、加速期和急变期。急变期即终末阶段，发生率甚高，若能早期诊断，采取有效措施改善临床状态，可延长患者的生存期。

（张连峰　刘学丽）

duànliè rónghéqiáo xúnhuán

断裂融合桥循环（breakage-fusion-bridge cycle，BFB cycle）

丢失端粒的染色体反复断裂融合的现象。染色体丢失了端粒发生断裂，经复制后缺少端粒的染色体彼此连接形成双着丝粒染色体，在有丝分裂中两个着丝点彼此分离向两极移动，形成染色体桥。桥的断裂使一端产生重复，一端产生缺失。这一过程周而复始形成断裂融合桥循环。

端粒是一种 DNA 和蛋白质复合物，保护染色体在复制过程中的完整性并防止染色体之间融合。外源性的 DNA 损伤会导致端粒的丢失或者在肿瘤细胞中自发发生，肿瘤细胞中存在高频率的端粒缺失。端粒丢失之后会在断裂染色体末端形成新的端粒或者两条姐妹单体融合并延长断裂融合桥循环，导致基因扩增或者大片段缺失。BFB 循环形成的扩增区域会通过双微体整合到其他位点或通过染色体末端融合的方式转移到另外的染色体。当染色体获得新的端粒时，BFB 循环最终终止。

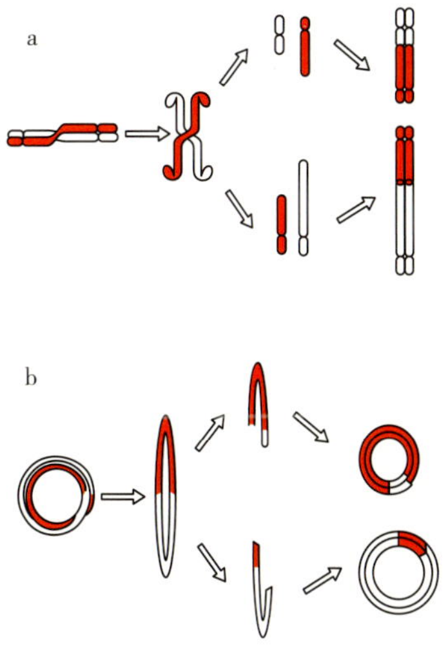

图　染色体断裂融合桥循环

注：有丝分裂后期会形成桥并断裂，随后断裂端重新融合或与其他断端染色体重组形成新的双着丝粒染色体（a）和环状染色体（b）

染色体通过非交互性易位获得端粒，结果导致供体染色体端粒丢失，此染色体随后变得不稳定。另一种获得端粒的易位包括复制，尽管会导致等位基因不平衡，但不会破坏供体染色体（图）。促进端粒自发缺失导致 BFB 循环的因子在引发人类肿瘤相关染色体组型的改变中具有重要作用。

两条染色体同时断裂会导致易位或双着丝粒染色体。易位衍生物通过细胞分裂会稳定的遗传下去，而双着丝粒染色体在分裂后期伸出两极之间的主轴形成桥。这个桥在随后断裂，形成的断端染色体进入子代细胞，断端染色体在随后的间期进一步重组。与之类似的是，环状染色体的姐妹染色单体发生互换，在后期可能伸出主轴、断裂形成断裂染色体进入子代细胞。断裂的染色体末端可能再融合形成新的双着丝粒染色体和环状染色体，而这些双着丝粒染色体和环状染色体可能在下一次细胞分裂时又断裂。因此，染色体损伤不仅导致易位、插入、缺失、重复等静态畸变，也可能导致有丝分裂不稳定染色体。这些不稳定染色体可能引起一系列BFB事件。染色体的易裂点往往是DNA修复、监测基因和促进细胞分裂增殖的癌基因的定位点，BFB循环引起染色体不断的畸变，造成了癌基因的扩增和抑癌基因的丢失。

断裂融合桥循环是基因扩增的机制之一，这个循环中包括了丢失端粒的染色体的反复融合断裂。在人类肿瘤细胞系中BFB循环与低拷贝基因的扩增密切相关，也被认为是高拷贝基因扩增的起始事件。许多种伴有复杂染色体畸变的恶性实体肿瘤都有断裂融合桥循环发生，如头颈肿瘤、胰腺癌、卵巢癌以及平滑肌肉瘤、骨肉瘤、未分化多形性肉瘤和非典型性脂肪瘤。体外实验以及动物实验表明BFB循环可能是由端粒重复序列的缩短引起的，导致染色体末端的完整性和染色体末端之间的关联受到损伤。人类肿瘤中高频率的BFB不稳性产生的机制可能也是如此。

（张连峰　刘学丽）

rǎnsètǐ duànlièjì

染色体断裂剂（clastogen）　能够引起染色体断裂的物质。染色单体或姐妹染色体受损而发生断裂，且断端不发生重接或者虽然重接却不在原处会导致染色体结构改变，这种作用的发生及其过程称为断裂作用，可诱发染色体断裂的物质称为断裂剂。

断裂剂可分为两种，大多数类似紫外线的作用，只诱发DNA单链断裂，故称为拟紫外线断裂剂，这种断裂必须经过S期的复制，才能在中期分裂象细胞出现染色单体型畸变，故又称为S期依赖断裂剂；少数类似电离辐射作用，可诱发DNA双链断裂，称之为拟放射性断裂剂。其可在G_0期和G_1期作用，经S期复制，在中期呈现染色体型畸变，故称之为S期不依赖断裂剂。但是，任何情况下的染色单体型畸变都可能在下一次细胞分裂时转变为染色体型畸变。DNA双链断裂（DSBs）对染色体的完整性以及细胞的生存能力存在危害。未修复的DSBs或错误修复的DSBs会导致染色体丢失或细胞周期阻滞，这会导致细胞生长失控、细胞死亡或肿瘤发生。

染色体断裂剂能够诱导染色体断裂，导致染色体片段缺失、扩增或重排，是导致突变的一种形式，能够诱导肿瘤的发生。断裂剂还能引起姐妹染色单体互换，这种互换和重新聚合发生在有丝分裂和减数分裂过程中。染色体断裂剂使DNA断裂和（或）损伤，如果细胞死亡，则这种DNA损伤对机体的健康不会造成影响；但是，如果这种改变的/受损的细胞的DNA复制并传递到子代则有可能诱发突变或致癌。

已知的人类染色体断裂剂包括一些抗肿瘤药物、苯、环氧乙烷、三氧化二砷、吖啶黄、磷化氢、含羞草碱。X线和紫外线照射也被认为是染色体断裂剂。基因毒性制剂对染色体的完整性以及细胞的生存能力都存在极大的威胁。

（张连峰　刘学丽）

rǎnsètǐ quēshī

染色体缺失（chromosome deletion）　染色体上某一区段丢失的现象。按照断裂点的数量和位置，可分为末端缺失和中间缺失两类。末端缺失是指在染色体长臂或短臂上接近末端的节段发生断裂，染色体缺失远端节段。用p-和q-分别表示短臂和长臂缺失。中间缺失是指某条染色体的长臂或短臂内发生两处断裂，产生3个节段，中间段脱离后，近侧和远侧的断端彼此相连，形成一条有中间缺失的衍生染色体。例如12号染色体短臂上1区1带和2带各发生一次断裂，中间段缺失后，剩下的两个节段的断端直接连接，形成一条较短的衍生染色体，可以用del(12)(pter→p12::p11→qter)表示。

断裂未重接是染色体缺失的主要机制。染色体断裂由多种因素诱变引起，如物理、化学和生物因素等。染色体断裂后产生2个或多个节段，即有着丝粒节段和无着丝粒节段。一般情况下染色体发生断裂后，有着丝粒的断片虽然丢失了部分遗传物质，但在修复酶的作用下，可在原来的断端融合起来，仍然保持复制和向子代细胞传递的能力。如果断裂后的染色体节段未发生融合，其中无着丝粒节段由于不能定向移动，则滞留于细胞质中，不参加新细胞核的形成，最终消失，导致保留的有着丝粒节段的染色体的部分缺失。

在人类细胞中染色体缺失是引起肿瘤抑制基因失活的关键性遗传事件。长期的细胞遗传学研究表明，几乎所有的肿瘤细胞都存在染色体片段的非随机性丢失，丢失的片段中可能含有某些与肿瘤相关的基因。WAGR综合征的患者染色体11p13的缺失，患者易患维尔姆斯（Wilms）瘤。研究发现11p13含有与维尔姆斯瘤相关的抑癌基因*WT1*。在神经系统肿瘤与泌尿系统肿瘤等多种肿瘤中发现10号染色体长臂（10q）存在缺失，两个明显的高频缺失区域是10q23和10q25-q26，具体到每种肿瘤缺失范围不完全相同，这两个区域分别存在两个已知的肿瘤抑制基因：*PTEN*（10q23.3）和 *DMBT*1（10q25.3-q26.1）。在多种人类肿瘤中常见 9 号染色体短臂 2 区 1 带的缺失，致使抑癌基因 *p*16 丢失。少数遗传性视网膜母细胞瘤的 13 号染色体长臂中间缺失。

（张连峰　刘学丽）

rǎnsètǐ wēixiǎo quēshī

染色体微小缺失（chromosomal minute deletion）　染色体上微小结构的缺失。这类缺失的片段一般小于 5Mb，低于染色体显带检查分辨率的下限，因此使用常规细胞遗传学方法无法或较难发现，可以通过高分辨率显带技术、荧光原位杂交（FISH）或者 DNA 分析等技术检测。

在一些肿瘤细胞中常观察到某些染色体的微小缺失，缺失的微小结构中可能包含了某些抑制肿瘤生长的基因。如遗传性视网膜母细胞瘤患者的 13 号染色体长臂上有一个微小缺失，其中即含有重要的抑癌基因 *RB*1。WAGR 综合征的患者存在染色体 11p13 缺失，其中含有与维尔姆斯（Wilms）瘤相关的抑癌基因 *WT*1，33%的 WAGR 综合征患者发生维尔姆斯瘤。*WT*1 基因编码转录因子，表达于胎儿期肾和性腺。根据细胞所处的环境，该基因分别起转录激活和抑制的作用。*WT*1 功能缺失的转基因小鼠肾和性腺发育均有障碍，约有 15%的散发性维尔姆斯瘤患者中可检测到 *WT*1 的突变，维尔姆斯瘤也可由其他遗传学异常引起。

（张连峰　刘学丽）

rǎnsètǐ yìwèi

染色体易位（chromosomal translocation）　染色体节段在染色体内或染色体之间转移所引起的染色体重排，并伴有基因位置改变的现象。

分类　易位发生在一条染色体内时，称为染色体内易位；易位发生在两条同源或非同源染色体之间时，称为染色体间易位。染色体间的易位可分为转位和相互易位，前者指一条染色体的某一片段转移到了另一条染色体上，而后者则指两条染色体间相互交换了片段。染色体易位也可以分为交互平衡易位和不平衡易位。平衡易位是两条染色体上相等的部位相互交换，一般没有遗传信息的增加或丢失。不平衡易位是指染色体畸变后遗传物质发生了增多或减少的数量改变，会导致基因的增加或丢失。

染色体易位与肿瘤　在许多类型肿瘤中均可观察到染色体易位（表）。由于染色体断裂与重排导致细胞癌基因在染色体上的位置发生改变，使原来无活性或低表达的癌基因易位至一个强大的启动子、增强子或转录调节元件附近，或由于易位而改变了基因的结构并与其他基因序列形成融合基因，导致控制癌基因的正常调控机制的作用减弱，并使其激活及具有恶性转化的功能。例如，在慢性髓细胞性白血病（CML）中，可在造血干细胞中观察到第 9 号染色体与第 22 号染色体的易位（即 Ph），结果第 22 号染色体上的原癌基因 *Abl* 易位到 9 号染色体的 *Bcr* 基因处，*Bcr* 基因的 DNA 序列与 *Abl* 序列相连表达形成一个融合蛋白，比正常的 ABL 蛋白长，特别是其酪氨酸激酶的活性增强。尽管正常 ABL 蛋白与 BCR 蛋白的功能还不清楚，但融合蛋白被认为改变了恶性造血细胞中 ABL 正常蛋白的功能和表达。用反转录病毒载体构建的 *bcr/abl* 融合基因导入正常鼠的骨髓中，结果实验鼠发生了慢性髓细胞性白血病，这个结果表明 Ph 染色体的这种易位可能是引起癌变的原因。

在伯基特淋巴瘤的 t（8;14）

表　肿瘤相关的染色体易位及其涉及的基因

染色体易位	易位基因	相关肿瘤
t（9;22）（q34;q11）	*ABL-BCR*	CML 和 ALL
t（12;15）（p13;q25）	*ETV6-NTRK3*	乳腺癌和其他肿瘤
t（1;10）（q11.2;q21）	*RET-NTRK1*	甲状腺乳头状癌
t（2;5）（p23;q35）	*ALK-NPM*	间变大细胞淋巴瘤
t（8;21）（q22;q22）	*RUNX1-RUNX1T1*	急性髓细胞性白血病
t（15;17）（q22;q12）	*PML-RARα*	急性早幼粒细胞白血病
t（10;14）（q24;q11）	*HOX11-TCR*	急性淋巴细胞白血病
t（12;21）（p13;q22）	*ETV6-RUNX1*	急性淋巴细胞白血病
t（11;22）（q24;q12）	*EWSR1-FLI1*	尤因肉瘤
t（7;21）（p21;q22）	*TMPRSS2-ETV1*	前列腺癌
t（X;1）（p11;q23）	*PRCC-TFE3*	肾癌
t（8;14）（q24;q32）	*C-myc-IGH*	伯基特淋巴瘤
t（14;18）（q32;q21）	*IGH-Bcl-2*	滤泡淋巴瘤
t（11;14）（q13;q32）	*CCND1-IGH*	套细胞淋巴瘤
t（3;14）（q27;q32）	*Bcl-6-IGH*	弥漫大 B 细胞淋巴瘤

易位中，*c-myc* 癌基因由第 8 号染色体易位到第 14 号染色体的 Ig 重链基因附近，易位使 *c-myc* 置于 IgH 链基因活跃的启动子控制之下，因而易位的 *c-myc* 基因转录活性明显增高，增多的 MYC 蛋白使一些控制生长的基因活化，最终导致细胞恶变。

多数肿瘤细胞的染色体易位是随机的，在染色体和分子水平上均没有特异的断裂点，而白血病和淋巴瘤细胞通常具有特征性的易位，这种易位可能决定了相应肿瘤独特的生物学行为。染色体易位可以作为肿瘤诊断和治疗的标志。

（张连峰 刘学丽）

pínghéng yìwèi

平衡易位（balanced translocation） 染色体易位后遗传物质没有增多或减少，而仅仅是染色体片段在染色体内或染色体间排列发生改变的现象。发生平衡易位的个体携带的遗传信息数量没有改变，仅仅是发生了基因位点的改变。

（张连峰 刘学丽）

bùpínghéng yìwèi

不平衡易位（unbalanced translocation） 染色体易位后遗传物质发生数量改变，增多或减少的现象。不平衡易位破坏了基因之间的平衡，在多种类型肿瘤中均可观察到不平衡易位现象。不平衡易位在肿瘤发生发展中的作用取决于丢失或增多的是什么染色体区段及其所涉及的基因，因为某些染色体区段携带的遗传信息比其他染色体区段更重要。

（张连峰 刘学丽）

zhěngbì yìwèi

整臂易位（whole-arm translocation） 两条非同源染色体在着丝粒处发生整个臂的转移或交换的现象。包括非近端着丝粒染色体之间发生的整臂易位、近端着丝粒染色体之间的整臂易位，以及近端着丝粒染色体和非近端着丝粒染色体之间的整臂易位。

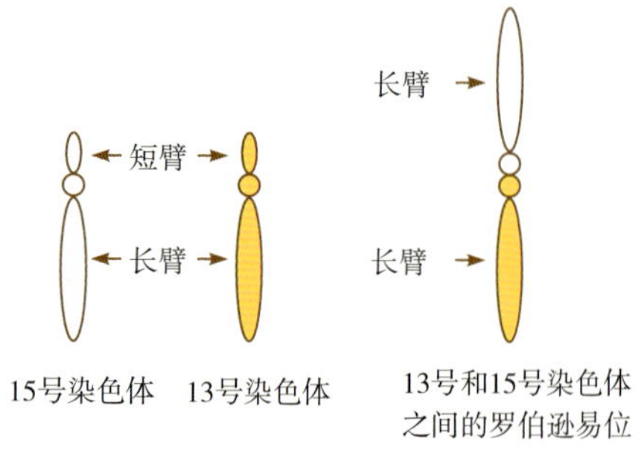

图 罗伯逊易位示意图

注：例如 13 号和 15 号两条近端着丝粒染色体在着丝粒处发生断裂，两条长臂融合形成一条长的染色体，短臂丢失

罗伯逊易位是染色体易位的形式之一，也是整臂易位的一种特殊形式，只发生在近端着丝粒染色体之间，这些染色体不同于其他染色体，它们的着丝粒位于靠近染色体末端的位置，染色体具有一个相当长的长臂和一个极短的短臂，称为近端着丝粒染色体。两条近端着丝粒染色体在其着丝粒区发生断裂，二者的长臂在着丝粒区附近彼此连接，形成一条新的染色体（图）；二者的短臂也可能彼此连接形成一条小的染色体，含有较少的基因，一般在以后的细胞分裂中丢失。人类所有的 5 种近端染色体（13、14、15、21、22 号）均可参与发生罗伯逊易位。最常见的罗伯逊易位发生在 13 和 14、13 和 21、21 和 22 号染色体之间。罗伯逊易位可有平衡式和不平衡式，二者的差异是后者导致遗传物质的增多或减少。罗伯逊易位发生于部分遗传病，在肿瘤中报道的尚少。

（张连峰 刘学丽）

rǎnsètǐ dǎowèi

染色体倒位（chromosome inversion） 某一条染色体发生两处断裂，形成三个节段，其中间节段旋转 180 度变位，反向连接在原染色体上的现象（图）。

染色体倒位分为臂内倒位和臂间倒位。臂内倒位不包含着丝粒，两处断裂点都发生在同一臂内，臂内倒位不改变两个臂的长度，用染色体显带技术可以识别倒位的区域。臂间倒位包含了着丝粒区，两处断裂点分别发生在两个臂上，结果使两个臂的长度出现增或减，即使未作染色体显带处理也可观察区分。

染色体倒位可能是自发倒位，或由辐射或转座子引起，或者两条染色体缠结使染色体断裂并重接等所致。染色体倒位不包含遗传信息的丢失，若只是线性基因顺序的简单重排，则可能不表现异常。但是，一些倒位杂合子的

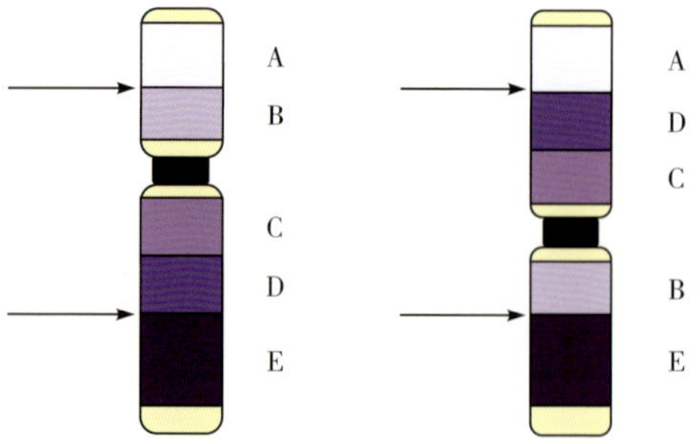

图 染色体倒位示意图

注：染色体的 B、C、D 三个区域断裂后发生了反向连接

个体会产生较多畸变的染色单体，导致不平衡子细胞的产生。而且，染色体倒位可能改变原来基因的微环境，把原癌基因置于一个高表达的基因附近，使原癌基因过度激活而诱导肿瘤的发生。比如，1号染色体倒位使得原癌基因邻近于甲状旁腺激素基因，当此腺体合成甲状旁腺激素且合成过多的原癌蛋白时，使细胞出现异常增殖，导致肿瘤发生。

（张连峰　刘学丽）

děngbì rǎnsètǐ

等臂染色体（isochromosome）

两条染色体臂的组成形态相同和排列对称的染色体，其是由正常染色体丢失一条染色体臂，并由另外一条染色体臂替换形成的现象。是染色体结构畸变的一种形式。等臂染色体可能是着丝粒错误分离的结果。在细胞分裂过程中，由于着丝粒横向分裂，而非传统不是正常地纵向分裂，使染色体的长臂和短臂分离，并使两条相同的臂连接在一起，从而形成具有中央着丝粒的等臂染色体。长臂和短臂分别形成的等臂染色体分别被分配至两个子代细胞中。对于一条染色体臂（如长臂）来说，其中一个细胞丢失了一条该臂，而另外一个则增加了一条该臂。对于染色体臂上的基因来说，则意味着在两个不同的子代细胞内，一个发生了缺失，而另一个则发生了重复。另一种机制是通过同源染色体的着丝粒融合，而后使短臂和长臂分离，进而形成等臂染色体。肿瘤细胞中可能通过染色体易位而形成i（Xq）是人类较为常见的等臂染色体，由X染色体长臂形成，例如特纳（Turner）综合征。等臂染色体具有一个或两个着丝粒，通常具有双着丝粒的较不稳定。等臂染色体，例如在慢性髓细胞性白血病、原始神经外胚层肿瘤（PNET）、髓母细胞瘤等肿瘤细胞中常见17q的等臂染色体。等臂染色体17q也是最常见的染色体畸变。在肿瘤细胞遗传学研究中，有时看到的“等臂染色体”实质上可能并非真正的等臂，即其两臂组成可以是遗传上不同源的。例如，5号染色体长臂自2区1带及其以远大部分缺失，剩余的部分看上去非常像一条小的等臂染色体。

（王明荣　郝佳洁）

rǎnsètǐ chārù

染色体插入（chromosome insertion）

在染色体水平，一个染色体片段从原本的位置断裂，插入另外一条染色体或染色体的另外一个片段的现象。插入的方向既可以是正向的，也可以是反向的。发生在同源染色体之间的不均等插入，将导致一个染色体片段在其中一条同源染色体中发生重复，而在另一条同源染色体中发生丢失。是染色体结构畸变的一种形式。插入产生的效应与染色体重排的较为相似，可能导致基因结构以及蛋白质表达的改变，进而影响该基因的功能。不管是接受插入片段的染色体还是丢失片段的染色体，位于断裂连接点附近的基因/序列均可能发生融合形成融合基因，进而表达融合蛋白，还可能使基因与其他基因的调控序列发生拼接，从而受到其调控；插入还可能造成基因发生移码突变，如果翻译形成终止密码子，则导致基因蛋白表达的提前终止。

（王明荣　郝佳洁）

rǎnsètǐ chóngpái

染色体重排（chromosome rearrangement）

染色体发生断裂，未在原位连接，而是在同一染色体的其他某处、或与其他染色体的某处发生重新连接，构成新的染色体的现象。各种体内或外界因素都可引起染色体断裂。染色体重排实际就是除了染色体末端缺失以外的各种染色体结构畸变，包括染色体中间缺失、各种染色体易位、倒位、插入、重复、等臂染色体、双着丝粒染色体以及环状染色体等。

（王明荣　郝佳洁）

yǎnshēng rǎnsètǐ

衍生染色体（derivative chromosome，der）

染色体断裂后发生重排所形成的新的含有完好着丝粒的染色体，用符号der（?）表示，括号内为其着丝粒所属的染色体号，括号后面描述衍生染色体的具体组成。对衍生染色体的描述有简式和详式两种，例如：

der(7)del(7)(p12)t(7;13)(q33;q12)　简式描述

der(7)(:7p12→7q33::13q12→13qter)　详式描述

详式描述中的分号“:”代表断点，双分号“::”代表断点连接，qter→p22表示1号染色体从长臂末端直至短臂2区2带的部分。详式描述可以直接看出衍生染色体的组成方式。

衍生染色体的组成成分有两种情况，一种是衍生染色体的成分来自同一条染色体，但该染色体内发生了两个或两个以上重排。例如der(9)del(9)(p12)del(9)(q31)，或描述为der(9)(:p12→q31)，即该衍生染色体仅含有9号染色体从p12至q31部分。另一种情况是衍生染色体的组成成分来自两个或多个不同的染色体，例如各种染色体间易位、染色体间插入等。例如1号染色体和3号染色体断裂后发生了重排，可能连接形成含有完好着丝粒的新的染色体（即衍生染色体），也可能形成无着丝粒的染色体片段。新形成的衍生染色体如果含有1号染色体的着丝粒，记为der（1）；如果含有3号染色体的着丝粒，记为der（3）；如果同时含有1号和3号染色体的着丝粒（即双着丝粒染色体），则记为der(1;3)。例如der(7)del(7)(p12)t(7;13)(q33;q12)，或描述为der(7)(:7p12→7q33::13q12→13qter)，即该衍生染色体含有7号染色体的着丝粒，组成成分为：从7p12至7q33，在7q33处与13q12连接，含有13q12至13号染色体长臂末端的部分。

（王明荣　郝佳洁）

biāojì rǎnsètǐ

标记染色体（marker chromosome）　细胞遗传学所述的标记染色体是指其组成来源难以识别的畸变染色体。但在肿瘤细胞中，由于染色体断裂和重排形成一些结构异常的、可以反映某种肿瘤特征的畸变染色体，也称为标记染色体。有的标记染色体是肿瘤特异的，即存在于某一肿瘤的大部分患者中，可以作为该种肿瘤染色体的特征，如慢性髓细胞性白血病（CML）的Ph染色体t(9;22)(q34;q11)、视网膜细胞瘤的13号染色体长臂缺失和维尔姆斯（Wilms）瘤的11号染色体长臂缺失等。大约在95%的CML患者中可检出Ph染色体，因此是CML特异的标记染色体，可作为CML的诊断依据。Ph染色体的发现首次证明了一种染色体畸变与一种特异性肿瘤之间的确定关系，被认为是肿瘤细胞遗传学研究的里程碑。另有一些标记染色体是非特异的，这样的特征性染色体畸变不属于某一种肿瘤所特有，而是出现在不同肿瘤中，或不同的染色体畸变见于同一肿瘤内的少数肿瘤细胞中。例如在恶性血液病，有的非特异标记染色体只见于少数恶性血细胞；再如在实体肿瘤可见到的巨大亚中着丝粒染色体、巨大近端着丝粒染色体、双微体、染色体粉碎等。

（王明荣　郝佳洁）

shuāngwēitǐ

双微体（double minute chromosome, dmin or DM）　染色体外无着丝粒、成对的均匀染色小体。双微体的数目变化很大，不同细胞之间双微体的数目不同，而且其大小从几百kb到Mb不等。双微体能够在细胞分裂过程中进行复制，并随机分配至子代细胞中。但由于其不具有着丝粒和端粒，除非已进行过多轮复制，否则很容易在细胞分裂过程中丢失。在描述核型时，双微体不计入核型的染色体总数中。

已在多种恶性实体肿瘤细胞中发现了双微体的存在，包括前列腺癌、乳腺癌、肺癌、卵巢癌、结直肠癌、脑肿瘤和神经母细胞瘤等。恶性血液病中的双微体频率较低。至今未在非恶性细胞中观察到双微体的存在。双微体是染色体外基因扩增的主要存在形式和遗传学标志，可导致基因表达水平上调，改变细胞对生长和生存的调控，从而使细胞获得选择优势。双微体上通常具有癌基因和具有药物抗性的基因，因此可能与肿瘤发生和耐药性相关。

双微体具有多种不同的一级结构。第一种是由两个拷贝的扩增序列反向连接形成环状结构单元；第二种是单一拷贝的染色体片段通过简单的末端连接进行环化。还有研究报道了更加复杂的结构，即由相同的扩增子或不同位点扩增子的多拷贝构成。

（王明荣　郝佳洁）

jūnrǎnqū

均染区（homogeneously staining region, HSR）　通过G显带，显示不同长度、均匀染色密度的染色体片段。是恶性肿瘤的特征之一。均染区是人类恶性肿瘤中染色体片段和基因扩增在细胞学水平的一种表现形式。与双微体不同的是，均染区存在于染色体上，可随姐妹染色单体的分离平均分配于子代细胞，因此相对较稳定。一些均染区中的基因大量扩增，从而使细胞具有选择优势。

（王明荣　郝佳洁）

kǎobèishù biànyì

拷贝数变异（copy number variation, CNV）　由基因组发生重排而导致的，一般指长度为1 kb以上的基因组大片段的拷贝数增加或者减少，主要表现为亚显微水平的缺失和重复。CNV是基因组结构变异的重要组成部分，或因DNA重组、或由DNA错误复制所导致。CNV位点的突变率远高于单核苷酸多态性（SNP），是人类疾病的重要致病因素之一。过去人们一直认为，在人体正常体细胞中，所有常染色体和女性X染色体上的DNA序列或基因均为两个拷贝，男性Y染色体上的DNA序列或基因均为一个拷贝。但是这一常识自2004年发生了变化，两个研究小组几乎同时发表了全基因组CNV图，表明DNA拷贝数变异实际上是相当常见的。2008年8月发表在《自然·遗传学》杂志的一项研究发现，*IRGM*基因上游区域20 kb的缺失与一种称为克罗恩病的慢性、反复发作和非特异性的消化道炎症之间存在相关性。2008年9月发表在《自然》杂志的另一项研究表明，在22号染色体的一个区域有长度为3 Mb缺失的个体中，大约1/3患有自闭症和精神分裂症等精神疾病。2009年1月《自然·遗传学》又报道*NEGR*1基因中45 kb缺失与体重指数具有很高的相关性，该基因在影响调节饥饿感和代谢的下丘脑的神经生长中发挥作用。CNV致病的可能机制包括基因剂量效应、基因断裂、基因融合和位置效应等。可能采用微阵列比较基因组杂交、SNP芯片和新一代测序技术，对全基因组范围的CNV进行检测和分析。

（王明荣 郝佳洁）

chúnhézǐ

纯合子（homozygote） 同源染色体上同一个基因位置（基因座）上有相同的等位基因的细胞或个体。遗传学上常用英文字母指代某一性状的等位基因，其中大写字母代表显性性状，小写字母代表隐性性状。如二倍体生物的一对等位基因的纯合子基因型可以为AA或aa；而两对等位基因的纯合子基因型可以为：AABB，AAbb，aaBB或aabb。纯合子自交后代不发生性状分离，如基因型同为aaBB的个体自交后代依然是aaBB。

（关新元）

záhézǐ

杂合子（heterozygote） 同源染色体上同一个基因位置（基因座）上有不同的等位基因的细胞或个体。遗传学上常用英文字母指代某一性状的等位基因。如二倍体生物的一对等位基因的纯合子基因型可以为Aa；而两对等位基因的杂合子基因型可以为：AaBB、Aabb、aaBb或AABb。杂合子的后代可发生性状分离，如基因型为AaBb的个体的后代可以有八种基因型：AABB、AABb、aaBB、aaBb、AaBB、Aabb、AaBb和aabb。

（关新元）

záhéxìng diūshī

杂合性丢失（loss of heterozygosity，LOH） 一对等位基因呈杂合子状态的细胞或生物因为其中一个等位基因的缺失而导致由本来杂合子状态变成纯合子或半合子的现象。在二倍体细胞，如果出现杂合性丢失，而且当保留的等位基因发生突变时，可能最终导致该等基因功能的完全缺失。这种现象常见于肿瘤发生过程中的抑癌基因的功能缺失，例如视网膜母细胞瘤的*Rb*基因。研究发现，90%以上的肾癌以及80%以上的乳腺癌或卵巢癌的发生与抑癌基因的杂合性丢失有关，而且经常出现杂合性丢失的基因位置通常是抑癌基因所在的基因位置，因此杂合性丢失分析经常被应用于肿瘤抑癌基因的研究。不过，当肿瘤细胞内目的基因的拷贝数≥3、两个等位基因各自的拷贝数不同时，也可能被检测判断为LOH，此时目的基因并非缺失，而相反是扩增。

杂合性丢失与肿瘤发生二次打击假说：抑癌基因的杂合性丢失被认为是肿瘤发生的原因之一。第一次打击：该假说认为肿瘤发生的第一次打击发生在先天遗传父母一方的一条突变失活的抑癌基因。此时，另外一条等位抑癌基因依然有正常功能，所以在第一次打击时不发生肿瘤。第二次打击：该假说认为第二次打击发生在后天体细胞分裂过程中出现杂合性丢失，抑癌基因中另一条功能正常的等位基因在这个过程中丢失了。这时机体中该抑癌基因的功能完全缺失，肿瘤可能随之发生。

检测方法：杂合性丢失的检测方法主要是通过对杂合性丢失细胞（如肿瘤细胞）与未出现杂合性丢失细胞（如原始生殖细胞或淋巴细胞）同一个位点等位基因进行比较得到。通常借助比较的指标有：①等位基因的微卫星重复。②单核苷酸多态性。可用到的实验方法有：①荧光实时定量聚合酶链反应。②荧光原位杂交技术。③基因组测序。④比较基因组杂交技术。⑤微卫星序列PCR-变性聚丙烯酰胺凝胶电泳分析。⑥PCR-变性高效液相色谱分析。

（关新元）

jīyīnzǔ yìnjì

基因组印记（genomic imprinting） 通过生化途径，在一个基因或基因组域上标记其双亲来源信息的生物学过程。基因的表达与否取决于它们是在父源染色体上还是在母源染色体上，有些印记基因只从母源染色体上表达，而有些则只从父源染色体上表达。根据传统的孟德尔遗传定律，当一种性状从亲代传到子代，涉及这种性状的基因无论是来自父方或是母方，传递所产生的表型效应都应该是完全相同的。但是这一普遍规律现已发现在哺乳动物某些组织和细胞中会出现例外，即控制某一表型的一对等位基因由于亲源不同而差异性表达，也就是说，机体只表达来自亲本一方的等位基因，而与其自身性别无关，这一遗传学现象即称为基因组印记。来源于父亲的等位基因不表达称为父源印记，来源于母亲的等位基因不表达称为母源印记。基因组印记不遵循孟德尔遗传规律。

关于基因组印记形成的机制，有些学者认为，基因组印记是进化的一种表现，如1991年提出的遗传竞争或亲本投资学说。这种学说认为，父源基因对胎盘生长和营养素的摄取起主要作用，从进化论的角度讲目的是让胎儿更强壮；母源基因对胎儿的生长起主要作用，目的是利用有限的资源繁殖更多的后代。来源于父亲和母亲的遗传物质相互竞争、相互补充，保证胚胎的正常发育。还有学者提出，基因组印记是应对环境压力而出现的进化。基因组印记是在配子形成过程中产生的，大致分为以下几个步骤：①在原始生殖细胞阶段，亲代的生殖细胞中的印记通过去甲基化消除。②在胚胎发育早期，雄性生殖细胞通过重新甲基化重新建立印记，出生后雌性生殖细胞也重新建立印记。③印记在体细胞分裂中稳定遗传。由此可见，DNA甲基化是基因组印记发生和维持的关键所在。众所周知，在许多真核生物中，DNA甲基化是转录沉默的异染色质的遗传标志。甲基化在基因组印记中有两种形式：①一些基因如 *H*19、*SNRPN* 和 *XIST* 等在启动子区CpG岛上有等位基因差异的甲基化。②一些基因如 *IGF2R* 在非启动子区甲基化并与其表达呈负相关。曼（Mann）将等位基因特异性甲基化的区域称为原发性差别甲基化区（DMR），是由配子遗传而来，DMR中有CpG岛和重复元件。原发性DMR序列中含有至少3个印记基因共同组成的1个元件，能够顺式调控基因的活性，这些印记基因能根据有无遗传的甲基化进而控制这些元件的开或关。所以基因组印记是哺乳动物中的一种基因调节的表遗传系统，其决定在发育时少数印记基因的表达源自双亲中的哪一个。

基因组印记见于哺乳动物发育、基因表达、X染色体失活、单亲二体及某些疾病。基因组印记的研究促使人们去重新思考遗传学的“中心法则”。大量研究表明环境可以影响到由遗传因素所决定的表型，虽然“中心法则”向人们阐述了遗传因素的作用原理，但无法说明环境因素作用于基因表达过程的分子机制。基因组印记给研究者提供了合理的解释：环境变化可以促成基因表观修饰，而表观修饰也可能引起基因突变，这种变化可以发生在生殖细胞中，并传递给下一代。这样就很好地解释了环境因素对于遗传的影响过程。我们对“获得性”性状和“返祖”现象可以这样去认识：这些现象可能是因为一组基因，它们的活性已经被表观修饰所抑制了，后来由于一些因素的作用造成它们表观修饰的变化而恢复了活性。

（关新元）

yìnjì jīyīn

印记基因（imprinting gene） 依靠单亲传递某些遗传学性状的现象称为基因组印迹，体现为只有一个亲本的等位基因表达，而另一亲本的等位基因不表达或很少表达的现象，而具有相应差异的基因则称为印记基因。印记基因最早于20世纪80年代对小鼠进行细胞核移植时被发现。目前，已发现100多个小鼠印记基因。在人类中，已被确定的印记基因则有60多个。印记基因的主要特点包括：①单等位基因表达。②富含CpG岛，容易被甲基化。③呈簇排列，很少单独存在。④表达或抑制受印记调控区域（ICRs）调控。⑤在体细胞分裂中稳定遗传。⑥DNA复制时具有不同时性。⑦遗传印记的组织特异性。目前所发现的印记基因大多是通过启动子、边界原件以及非编码RNA作用来调控基因表达。在基因印记维持的研究中，人们注意到表观印记的反常可能在人体中导致复杂的疾病；胚胎培养、体细胞核移植和体外繁殖过程都会影响到印记；一些环境因素，比如食物中的叶酸也会破坏印记。

印记基因的异常表达引发伴有复杂突变和表型缺陷的多种人类疾病。研究发现许多印记基因与胎儿的生长发育和胎盘的功能密切相关，印记基因的表达失调，可导致胎儿发育的异常以及发生遗传性疾病。经典的印记基因为父源表达的 *IGF*2 和母源表达的 *IGF2R*。动物实验显示正常情况下 *IGF*2 可促进胎儿生长，但 *IGF*2 表达下调可导致胎儿的生长受限，而双等位基因的表达以及 *IGF*2 转录的增加又会导致胎儿的过度生长。母系表达的 *IGF2R* 则起着相反的作用。表型异常通常与父源印记基因的缺失，以及母源印记基因的表达增加有关。例如由 *H*19 基因特异性甲基化区（DMR）缺陷导致的父源印迹基因 *IGF*2 转录减少而引起的拉塞尔-西尔弗综合征（RSS），即不对称短身材性发育异常综合征，其主要表现即为严重的宫内胎儿生长受限。

印记基因的异常表达也可以增加肿瘤的易感性。印记基因可通过以下几种方式参与肿瘤的发生及个体易感性：①印记的抑癌基因发生杂合性丢失（LOH）或单亲二体染色体。②印记基因发生突变。③促进细胞生长的印记基因出现印记丢失（LOI）而过度表达，从而有利于肿瘤的发生。例如 *IGF*2 是发生父源性印记丢失的经典印记基因之一，许多人类恶性肿瘤的早期都会出现 *IGF*2 的印记丢失，其促进肿瘤形成的机制可能是抑制肿瘤细胞的凋亡。

（关新元）

yìnjì diūshī

印记丢失（loss of imprinting, LOI） 特定亲本来源的等位基因的正常表达方式的丧失。基因印记的丢失（DNA 甲基化的一种变化）与人类恶性肿瘤的发生密切相关。科学家认为，人们可以利用基因印记丢失现象作为一个可能的标志物进行癌症普查，而且这一发现对于人类认识癌症产生的机制，并进而找到相应的预防和治疗手段均具意义。

（关新元）

yíchuán guānlián yánjiū

遗传关联研究（genetic association study） 检测常见的遗传变异在不同的个体是否与遗传特征相关的遗传学研究方法，主要用于寻找复杂性状疾病的易感基因。采取的主要策略是全基因组关联研究和候选基因关联研究。原理为：通过比较某种疾病病例组与健康对照组之间某个或某些基因序列变异的等位基因频率分布差异，定位疾病易感基因，揭露基因序列遗传性变异与疾病易感性的关系，为疾病的病因学研究提供重要的信息，研究所发现的遗传-环境交互作用，对于提出相应的疾病干预措施有积极的意义。

（关新元）

quánjīyīnzǔ guānlián yánjiū

全基因组关联研究（genome-wide association studies, GWAS）

在全基因组层面上检测常见的遗传变异在不同的个体是否与遗传特征相关的方法。GWAS 主要通过在人类全基因组范围内进行单核苷酸多态性（SNP）芯片扫描，筛选出与疾病相关的遗传变异。该方法在全基因组层面上开展多中心、大样本量、反复验证基因与疾病的关联性，对确定疾病易感基因，寻找疾病标志物，进行早期诊断，设计有效的个体化治疗方案，开发新药物和特异性防治措施有重要的意义。

在进行 GWAS 研究时，先收集某种疾病患者（病例组）与具有类似特征的健康人（对照组）的 DNA，通过 SNP 芯片扫描，可得到数以万计的遗传变异及其读数，然后对比病例组与对照组的差异。如果在病例组中发现某种变异（某一等位基因）比在健康对照组更常见，那么这个 SNP 将被认为与疾病“相关”。通过这些具有相关性的 SNP，我们可以找到在基因组上影响疾病风险的易感区域。与以往的候选基因关联分析策略不同，GWAS 是同时针对全基因组范围内的遗传变异进行基因分型，不需要预先依据那些尚未充分阐明的生物学基础来假设某些特定的基因或位点与疾病的关联，克服复杂疾病的遗传异质性和表型复杂性等，可以较好地避免实验结果的假阳性，因此发现疾病相关基因/位点的效力也显著强于以往的遗传研究方法。虽然 GWAS 是目前研究复杂疾病（性状）易感基因的最好方法之一，但还需要进一步的完善和发展。GWAS 所应用的统计学方法还不够成熟，如同其他实验一样，不可避免要排除假阳性，需要大样本量，多个中心，多个人群的独立重复验证；GWAS 无法特异性地直接发现致病的遗传变异，而且即使确定了相应的遗传变异，后续的研究阐明它们怎样致病依然任重而道远。

研究简史 2005 年，《科学》杂志报道了第一项 GWAS 研究成果，其研究内容主要是针对与年龄相关的视网膜黄斑变性。该研究通过对比病例组与健康对照组发现了两个常发生显著改变的 SNPs，在遗传学界和医学界引起了极大的轰动，此后一系列的 GWAS 研究陆续展开。2006 年，波士顿大学医学院联合哈佛大学等多个国家级著名科研机构采用 GWAS 两阶段研究的方法寻找到肥胖症显著相关的基因；2007 年，《科学》杂志上同时报道了 3 篇关于 GWAS 筛选 2 型糖尿病易感基因的文章；2008 年，巴雷特（Barrett）通过 GWAS 发现了 30 个与克罗恩病相关的易感位点；2009 年，韦斯（Weiss）通过 GWAS 发现了高度遗传性的神经发育疾病——自闭症相关联的染色体区域。这种在全基因组范围内筛查与疾病关联的序列变异的方法，为寻找和确定疾病发病易感区域和相关基因的研究提供了新的思路，此后采用 GWAS 进行目的基因筛查的报道逐渐增多，几乎涵盖了包括内分泌系统疾病、心血管疾病、癌症、精神性疾病、免疫性疾病以及感染性疾病等在内的大量人类常见的复杂疾病及常见性状。到 2012 年，成百上千的个体已进行了检测，完成了 1200 多项、针对 200 多种疾病的人类 GWAS 研究，发现了 4000 多个与疾病相关的 SNP。其中几项 GWAS 研究因为忽视了设置高质量对照组的重要性而遭受了严厉的批评，导致研究结果的不可信，但在此后的研究中，这些问题逐步得到了纠正。然而，此方法仍旧存在着反对的声音。

研究背景 任何两组人类基因组中都存在着上百万种的差异。这些差异包括微小的变异（如 SNP）和各种大型变异（如缺失、插入、拷贝数改变等）。任何一种变异都可以导致个体遗传特征或表型发生改变，这些改变可以是从诸如身高等体型特征的变化到疾病风险的变化。在出现 GWAS 研究之前，主要的研究方法是家系的遗传连锁分析。这种方法用于研究单基因疾病十分有效，但用于研究复杂疾病，却存在很大的局限性。于是研究者针对遗传连锁分析方法的弱点进行了改进，开发出新的研究方法——遗传关联研究。该研究检测的是具有遗传变异的等位基因是否在特定表型（如疾病）中出现的频率更高。早期的统计学研究表明这种研究方法比遗传连锁分析在检测微弱遗传效应方面更具有优势。

生物信息学的高速发展使原来只属于理论构想的 GWAS 研究变得可行。其中之一是生物样本库的出现，这种人类遗传资源库，可以大大降低收集大量生物标本用于研究所需要的成本和难度。另一个则是国际人类基因组单体型图计划（HapMap），包括四个人口样本全基因变异及连锁不平衡的模式。该项目自 2003 年开始已经发现了大量常见的 SNP，并且都已用于 GWAS 的研究。而 HapMap 发现的单倍型块使研究者的目光转向了基于单倍型块及 htSNP 的关联研究。其次是密集基因分型芯片的建立，包含几十万 SNP，很好地覆盖了人类基因组，意味着 GWAS 在技术和经济上具有可行性。

研究方法 最常见的研究方法是病例-对照研究，即对比某疾病病例组和健康对照组人群 SNP 等位基因频率，如果人群基因组中一些 SNP 与某种疾病相关联，理论上这些与疾病相关的 SNP 等位基因频率在患者中应该高于未患病的对照组人群。用于衡量这种差异的参数是比值比，即病例组具有特定等位基因的个体比例与对照组具有相同等位基因个体比例的比值。当病例组等位基因频数明显高于对照组的时候，比值比大于1，反之则是基因频数低于对照组。而比值比的显著性则通过卡方检验得到的 *P* 值来反映。当所有 SNP 的比值比和 *P* 值都计算出来后，可绘制出曼哈顿点状图。该点状图以 *P* 值的负对数作为纵坐标，基因组位置作为横坐标，因此，关联性显著的 SNP 会在图中凸显出来。寻找具有显著差异比值比的 SNP 是 GWAS 研究的目的，因为这代表可能找到与此疾病相关的 SNP。

研究方式 主要分为单阶段研究和两阶段或多阶段研究。早期的 GWAS 多使用单阶段研究，即选择足够的病例和对照样本，一次性在所有研究对象中对选中的 SNP 进行基因分型，然后分析每个 SNP 与疾病的关联，分别计算关联强度和 OR。由于样本数量需求量大，单阶段研究基因分型一般耗资巨大。目前，GWAS 主要采用两阶段或多阶段研究，即在第一阶段用覆盖全基因组范围的 SNP 进行病例-对照关联分析，统计分析后筛选出少量关联性显著的 SNP 进入第二阶段的分析。在第二阶段或随后多阶段中采用更大样本量的病例-对照样本人群进行基因分型，然后结合两个或多阶段的结果进行分析。这种设计策略需要保证第一阶段筛选与疾病或表型关联 SNP 的敏感性和特异性，尽量减少分析的假阳性和假阴性的发生，并在第二阶段应用大样本人群，甚至在多种族人群中进行基因分型验证。

统计分析 当 GWAS 用于病例-对照研究设计时，多采用四格表的卡方检验来比较病例组和对照组中每个 SNP 等位基因频率差别，并计算 OR 及其 95%可信区间（CI），归因分数（AF）和归因危险度（AR）；同时需对如性别、年龄等主要混杂因素采用 Logistic 回归分析，以基因型和混杂因素作为自变量，研究对象患病状态为因变量进行分析。而在 GWAS 中，引起研究结果分析误差的最主要原因是人群分层和多重假设检验调整。人群分层是导致许多大样本研究出现假阳性或假阴性结果的一个主要原因。如坎贝尔（Campbell）在 2005 年采用欧裔美国人研究与身高表型乳糖酶基因型的关联，其结果在其他人群难以重复的原因即是受研究对象在不同地域存在极大差异引起的人群分层影响。人群分层产生的问题即使在研究对象是同一种族人群时也仍然存在，而且现有的研究方法尚未能有效地解决此类问题。针对这类问题的一种策略是采用基于家系的关联研究，该方法可以避免人群分层对关联分析结果的影响。家系样本进行 GWAS 时多采用传递不平衡检验（TDT）分析遗传标记与疾病质量性状和数量性状的关联。TDT 主要分析某个等位基因从杂合子的父母传递给患病孩子的概率是否高于预期值（50%），其优势在于可以排除人群混杂对于关联分析的影响，不足之处在于发现阳性关联的检验效能低于相同样本量的病例-对照研究。而另一种策略则是采取分层分数法，即在 GWAS 的第一阶段，应用基因组亚结构信息位点分析与疾病关联的 OR，对每个观察对象计算分层分数，在 GWAS 的第二阶段根据分层分数将观察对象分层，然后分别在各层内分析待测 SNP 位点与疾病的关联，以控制人群分层对 GWAS 结果的可能影响。多重假设检验导致的假阳性关联是 GWAS 面临的另一个主要问题。多种多重假设检验方法可用于 GWAS，主要分为对所有 P 值同时进行校正或对每个 P 值进行单独校正（单一步骤校正）这两种类型。常用的对所有 P 值同时进行校正的方法包括模拟分析和错误发现率（FDR）控制。模拟分析主要采用以下方法：①组合检验：是对 GWAS 结果中未矫正 P 值排序后依据基因结构之间关系，通过反复抽样模拟运算分析 P 值分布，对所有的 P 值同时进行校正。②蒙特卡罗模拟：是一类通过随机变量统计试验进行随机模拟以求得问题近似解的方法，其基于群体遗传理论，按照在自然人群中的理论值预测单体型的类型，并在计算每个估计单体型时得到不确定性的估计值。FDR 控制是通过控制错误发现率调整 P 值的一种方法，先将 GWAS 结果中未矫正 P 值从小到大排序，最大的 P 值保持不变，其他 P 值按排列次序乘以系数（SNP 位点总数/该位点 P 值的位次），若矫正后 $P<0.05$ 则提示 SNP 位点与疾病之间的关联具有显著性。FDR 在减少假阴性结果时允许更多假阳性结果的存在，是最宽松的一种多重假设检验方法。单一步骤校正方法主要包括邦费罗尼（Bonferroni）递减调整和邦费罗尼校正。邦费罗尼递减调整是先将所有单个 SNP 位点 P 值从小到大排序，然后将第 1 位（最小 P 值）乘以 SNP 位点数，第 2 位（次小 P 值）乘以 SNP 位点数 1。依次类推，最后 1 位（最大 P 值）乘以 1，矫正后 $P<0.05$ 的 SNP 位点提示其与疾病之间的关联具有显著性。邦费罗尼校正则是一种最为保守和严格的多重比较 P 值的调整方法，其将单个假设检验每个位点 P 值结果乘以研究中同时进行假设检验的次数（即选择的遗传标记数目）。如果经过校正后的 $P<0.05$，则提示 SNP 位点与疾病之间有显著性关联。GWAS 多选择覆盖全基因组的 50 万到 100 万个 SNP 作为标记进行，在 GWAS 结果分析时多重假设检验的次数取决于所选 SNP 数量（目前大多 GWAS 以 $=5\times10^{-7}$ 为显著性标准，即是根据基因芯片检测的 SNP 数量采用邦费罗尼校正确定）。随着技术的进步，可作为遗传标记的 SNP 数量也将不断增加，如果采用较为宽松的多重假设检验方法就可能导致 I 类错误，出现大量的假阳性关联。但是，如果采用最为严格邦费罗尼校正，则又可能导致过度校正，结果使假阴性概率增加，而与疾病真正关联的 SNP 难以发现。这也使目前认为比较合理的两阶段或多阶段 GWAS 策略陷入到两难的选择：由于在第一阶段常应用较小样本量进行 GWAS，采用邦费罗尼校正可能因样本量不足导致检验效能缺乏，难以发现与疾病关联的 SNP（假阴性概率增加）；如果采用宽松的多重假设检验方法以保证在第一阶段最大限度地发现疾病关联 SNP 进入第二阶段，那么在增加假阳性结果的同时也带来了需要在第二阶段验证更多 SNP 的问题。因此，无论是 GWAS 两阶段/多阶段设计，还是采用邦费罗尼校正等统计方法，都难以解决人群分层及多重比较导致的假阳性或假阴性问题。GWAS 不能仅凭 P 值判断某个 SNP 是否与疾病真正关联，多种族、多群体、大样本的重复验证研究才是提高检验效能、确保发现真正疾病关联 SNP 的关键。

临床应用及局限性 近几年来 GWAS 在人类复杂性疾病的研究方面发现了大量潜在易感基因或位点。对于较为成功的 GWAS 研究来说，最大的挑战是如何把这些发现运用到临床上。许多新确定的 SNP 都存在于基因组的扩展区域或者基因之间的调控区域，这些发现都有望为研究人员指明新的方向，利用这些基因作为新的标靶，进行药物的开发或治疗方案的改进。另外，疾病关联的特异位点可能成为预测疾病发生的指标之一，寻找并验证可预示疾病危险性增加的 SNP 对疾病预防来说是一大进步。目前已有多项研究尝试使用疾病风险 SNP 标记来提高诊断准确率。

虽然 GWAS 研究在很大程度上增加了人们对复杂疾病分子遗传机制的理解，但是也显现出很大的局限性。首先，通过统计分析遗传因素和复杂性状的关系，确定与特定复杂性状关联的功能性位点存在一定难度。通过 GWAS 研究发现的许多与复杂性状相关联的 SNP 并不在蛋白质编码区开放阅读框（ORF）内，即不影响蛋白质结构，这为解释 SNP 位点与复杂性状之间的关系造成了很大的困难。但是，由于复杂性状很大程度上是由数量性状的微效多基因决定的，SNP 也可能通过影响基因表达量对这些数量性状产生轻微的作用，它们在 RNA 的转录或翻译水平上发挥作用，可能在基因表达上产生短暂的或依赖时空的多种影响，刺激调节基因的转录表达或影响其 RNA 剪接方式等。因此，在寻找相关变异时应同时注意到编码区和非编码调控区位点变异的重要性。其次是等位基因的数量、类型、作用大小和易感性变异频率在不同性状中可能具有不同的特征。另外，大部分常见遗传变异可能通过单独或联合作用的方式轻度增加疾病发生风险，而这些变异仅可解释部分人群中因遗传引起的表型变异。最后，根据GWAS研究确定一个基因型-表型因果关系还有许多困难，由于连锁不平衡的原因，相邻的SNP之间会有连锁现象发生。同样，在测序时同样存在连锁不平衡现象，而且即使测序的费用降到非常低的水平，要想如GWAS研究一般地获得大量样本的基因组数据仍旧非常困难的。但是，随着高通量技术的不断涌现及更新，以及多中心合作使样本量增加，GWAS研究的应用将更加简易及普遍，其应用价值将越来越高。部分GWAS研究已不再着眼于仅仅寻找遗传位点，而是基于生物途径进行研究，即利用基因生物功能信息对GWAS资料进行分析，以发现易感途径及相关基因。另外，GWAS也将被应用到疾病治疗及药物副作用方面，为患者个体化治疗提供遗传信息。因此，在未来GWAS研究必将得到广泛应用，极大推动疾病早期诊断、个体化治疗和新药物的开发。

（关新元）

qúntǐ hòuxuǎn jīyīn guānlián yánjiū

群体候选基因关联研究（population candidate gene association study） 通过综合已知证据（如流行病学、病因学、遗传学、组织表达特异性、功能分析及与已知功能基因的同源性比较等），选定可能与某种性状或疾病有关的候选基因，并借助于直接测序或等位基因特异性扩增等实验方法，通过比较病例组与健康对照组候选基因的序列差异，确认基因内或邻近的引起这些基因功能或表达改变的变异与患病状态或数量性状之间是否存在关联的研究。是一种重要的遗传关联研究策略，与全基因组关联研究（GWAS）不同。群体候选基因关联研究并非在全基因组范围内筛选与遗传性状相关的遗传变异，可以说，群体候选基因关联研究是研究多基因疾病与遗传因素之间存在可能致病通路的第一步。

方法步骤 进行群体候选基因关联研究时，首先根据文献报道的已知证据，确定待研究的候选基因，然后测序筛查候选基因的各种突变体，或根据文献报道以及公共数据库筛选该基因的多态性，接着进行基因多态性与疾病间的关联研究，最后还需进行疾病相关基因及其疾病相关多态的功能研究，以阐明基因变异导致发病的分子机制。

候选基因的选择 在群体候选基因关联研究中，所选择候选基因和单核苷酸多态性（SNP）位点的数目受研究经费、群体的大小、疾病病因学臆测的范围、统计学显著性水平等因素的影响。进行选择时，第一步是从文献中查找所研究复杂疾病可能有关的危险因素或候选基因，确定疾病相关表型的遗传因素、遗传模式、外显率、相关基因数目以及定位克隆研究所定位的区域。其他信息（如相关表型的生物学、病原学和病理学模型、与疾病相关的组织和细胞的表达谱研究、模式动物，以及通过检查与疾病发病可能相关的病原微生物、致癌物质或环境因素、检测到的与这些因素有关的基因和蛋白质等），均能提供重要的线索。因此在选择候选基因时，必须结合这些信息，谨慎判断所选择的基因。鉴于多基因疾病的发病与多个系统有关，根据资料按各个系统选择基因，将有可能提高检出率。考虑到分型费用和各种多态在基因组内的分布密度，使候选基因内的SNP（包括启动子和内含子区SNP）成为候选基因关联研究中的首选。必须判定所选择的多态是否存在连锁不平衡，因为连锁不平衡的确定，有助于SNP选择的优化，并能为分析提供可能存在的单倍型的信息。如果位于单个基因内几个SNP存在连锁不平衡，可直接由其中一个SNP推断出它们的基因型，因而降低了分型的工作量，并且单倍型比单个SNP的统计学效率更高，该SNP就是SNP标签。但尚对不同群体基因内的单倍型和基因组连锁不平衡方式知之甚少，因此那些基于连锁不平衡的关联检出率和单倍型预测率的假设尚需经过谨慎的评估。由于候选基因是主观选定，必使候选基因关联研究带有一定的盲目性。随着单体型图（HapMap）的完成，最终将可直接挑选那些标签SNP，不必再先进行SNP的检测。

（关新元）

zhǒngliú

肿瘤（tumor） 机体细胞在内外致瘤因素长期协同作用下导致其基因水平的突变和功能调控异常，从而促使细胞持续过度增殖、发生转化而形成的新生物。

定义的变迁 1940年，尤因（Ewing）认为肿瘤是自主性过度生长的新生物。1948年，威利斯（Willis）认为肿瘤是不正常的组织块，呈过度而不协调生长，消除诱发因素作用后仍然继续其过度生长的特性。1971年，贝达（Beyd）认为肿瘤细胞是发生了变化的正常细胞，丧失分化能力，获得加速生长能力。恶性肿瘤的基本变化在于 DNA 分子结构变化；致癌因子改变其核苷酸分子序列而引起基因或其表达的异常。现多认为肿瘤是机体在各种致瘤因素作用下，局部组织的某一个细胞在基因水平上失去对其生长的正常调控，导致其克隆性异常增生而形成的新生物。

肿瘤的形态 肉眼观肿瘤的形态多种多样，并可在一定程度上反映肿瘤的良、恶性。肿瘤的数目、大小不一。多为一个，有时也可为多个。肿瘤的大小与肿瘤的性质（良性、恶性）、生长时间和发生部位有一定关系。生长于体表或较大体腔内的肿瘤有时可生长得很大，而生长于密闭的狭小腔道内的肿瘤一般较小。肿瘤极大者，通常生长缓慢，多为良性；恶性肿瘤生长迅速，短期内即可带来不良后果。肿瘤的形状多种多样，有息肉状、乳头状、结节状、分叶状、囊状、浸润性包块状、弥漫性肥厚状、溃疡状伴浸润性生长。形状上的差异与其发生部位、组织来源、生长方式和肿瘤的良、恶性密切相关。一般肿瘤的切面呈灰白或灰红色，视其含血量的多寡、有无出血、变性、坏死等而各异。有些肿瘤会因其含有色素而呈现不同的颜色。因此可以根据肿瘤的颜色推断为何种肿瘤。如脂肪瘤呈黄色，恶性黑色素瘤多数呈黑色，血管瘤呈红色或暗红色。肿瘤质地与肿瘤的种类、肿瘤的实质与间质的比例及有无变性、坏死有关。实质多于间质的肿瘤一般较软；相反，间质多于实质的肿瘤一般较硬。瘤组织发生坏死时较软，发生钙化或骨化时则较硬。脂肪瘤很软，骨瘤很硬。

肿瘤组织结构的异型性是指肿瘤组织在空间排列方式上与其来源的正常组织的差异。良性肿瘤瘤细胞异型性不明显，但排列与正常组织不同，诊断有赖于组织结构的异型性，如子宫平滑肌瘤。恶性肿瘤的组织结构异型性明显，瘤细胞排列更为紊乱，失去正常的排列结构、层次或极向，如纤维肉瘤、腺癌。

肿瘤的生长方式 包括以下三种。

膨胀性生长 是大多数良性肿瘤所表现的生长方式，肿瘤生长缓慢，不侵袭周围组织，往往呈结节状，有完整的包膜，与周围组织分界明显，对周围的器官、组织主要是挤压或阻塞的作用。一般不明显破坏器官的结构和功能。因为其与周围组织分界清楚，手术容易摘除，摘除后不易复发。

外生性生长 发生在体表、体腔表面或管道器官（如消化道、泌尿生殖道）表面的肿瘤，常向表面生长，形成突起的乳头状、息肉状、菜花状的肿物。良性、恶性肿瘤都可呈外生性生长。但恶性肿瘤在外生性生长的同时，其基底部也呈浸润性生长，且外生性生长的恶性肿瘤由于生长迅速、血供不足，容易发生坏死脱落而形成底部高低不平、边缘隆起的恶性溃疡。

浸润性生长 为大多数恶性肿瘤的生长方式。由于肿瘤生长迅速，侵入周围组织间隙、淋巴管、血管，如树根之长入泥土，浸润并破坏周围组织，肿瘤往往没有包膜或包膜不完整，与周围组织分界不明显。临床触诊时，肿瘤固定不活动，手术切除这种肿瘤时，为防止复发，切除范围应该比肉眼所见范围大，因为这些部位也可能有肿瘤细胞的浸润。

肿瘤的扩散方式 扩散是恶性肿瘤的主要特征。扩散方式主要包括直接蔓延和转移。直接蔓延是指瘤细胞沿组织间隙、淋巴管、血管或神经束浸润，破坏邻近正常组织、器官，并继续生长。例如晚期子宫颈癌可蔓延至直肠和膀胱，晚期乳腺癌可以穿过胸肌和胸腔甚至达肺。转移是指瘤细胞从原发部位侵入淋巴管、血管、体腔，迁移到他处而继续生长，形成与原发瘤同样类型的肿瘤。常见的转移途径有以下几种：①淋巴道转移：上皮组织的恶性肿瘤多经淋巴道转移。②血行转移：各种恶性肿瘤均可发生，尤多见于肉瘤、肾癌、肝癌等。③种植性转移：常见于腹腔、盆腔器官的恶性肿瘤，可种植于网膜等处。

（吕　宁　杨　琳）

liángxìng zhǒngliú

良性肿瘤（benign tumor） 无浸润和转移能力的肿瘤。良性肿瘤常具有包膜或边界清楚，呈膨胀性生长，生长缓慢，肿瘤细胞分化成熟，可挤压周围正常器官，但并不侵入邻近的正常组织内。瘤体多呈球形、结节状，瘤体周围常形成包膜，因此与正常组织分界明显，用手推之可活动，手术容易切除干净，不转移，很少有复发。良性肿瘤对机体破坏性较小，除非生长在要害部位（如大脑）或瘤细胞能分泌大量激素，一般不会致命。

良性肿瘤会影响病灶部位的正常功能，而且有些良性肿瘤如果不能有效控制，也有发生恶性转化的可能，所以同样应该重视。治疗上，良性肿瘤一般可以采用手术治疗，手术原则为完整切除肿瘤，须在包膜外切除，条件许可时，应同时切除包膜外少量的正常组织，术后必须做病理检查明确诊断，防止恶性肿瘤的漏诊或误诊。

（吕 宁 杨 琳）

jiāojièxìng zhǒngliú

交界性肿瘤（borderline tumor）

组织形态和生物学行为介于良性与恶性之间的肿瘤。又称为中间性（或中间型）肿瘤。交界性肿瘤是指一种低度潜在恶性肿瘤，它同时具有良性肿瘤和恶性肿瘤的特征，如生长缓慢，但又可以发生转移，只不过转移率较低。

交界性肿瘤有如下三种表现形式：①肿瘤细胞的形态（显微镜下所见）介于良性、恶性肿瘤之间。②肿瘤细胞的形态上属于良性，但呈浸润性生长，切除后易复发，多次复发后有的可出现转移。③肿瘤细胞的形态符合恶性，但没有明显的扩散转移等恶性表现。如卵巢交界性浆/黏液性肿瘤、交界性透明细胞肿瘤、交界性布伦纳（Brenner）瘤、软组织的炎性肌纤维母细胞肿瘤、上皮样血管内皮瘤等。

无论对于医生还是患者，都很有必要认识到交界性肿瘤存在的实际临床意义。如果不认识它，只知道良性或恶性肿瘤，就会错误地将交界性肿瘤归类为良性或恶性肿瘤，出现“欠诊断”或“过诊断”的错误，进而导致治疗不足或治疗过度的临床处置方式。交界性肿瘤的治疗方式是尽量手术切除完整并定期复查。

（吕 宁 杨 琳）

èxìng zhǒngliú

恶性肿瘤（malignant tumor）

形态上分化不成熟、生长快，浸润破坏器官的结构，引起功能障碍、并可发生转移的肿瘤。按照组织发生的不同，可分为两大类：癌和肉瘤。癌是来源于上皮组织的恶性肿瘤。肉瘤是由间叶组织（包括纤维结缔组织、脂肪、肌肉、脉管、骨和软骨组织等）发生的恶性肿瘤。

恶性肿瘤的病理形态特征包括细胞分化不成熟、异型性大，多见核分裂象及病理性核分裂象，生长较快，呈浸润性或外生性生长，一般无包膜，与周围正常组织分界不清楚，通常不能推动，常发生出血、坏死及溃疡形成等，可经淋巴道或血行转移，手术切除等治疗后较多复发，对机体影响较大，除压迫、阻塞外，还可以破坏原发处和转移处的组织，引起坏死、出血、合并感染，甚至造成恶病质。恶性肿瘤最重要的生物学特征是扩散，包括局部浸润、直接蔓延以及转移。转移时恶性的确凿证据包括淋巴道转移、血道转移和种植性转移。

恶性肿瘤一般根据其来源而命名。来源于上皮组织的恶性肿瘤统称为癌，命名时在其来源组织名称后加“癌”字，如来源于鳞状上皮的恶性肿瘤称为鳞状细胞癌。来源于间叶组织的恶性肿瘤称为肉瘤，命名时在其来源组织名称后加“肉瘤”，如纤维肉瘤、横纹肌肉瘤等。少数来源于幼稚组织的肿瘤称为母细胞瘤，其中大多数为恶性，如髓母细胞瘤、视网膜母细胞瘤等。

恶性肿瘤的分级是描述其恶性程度的指标。病理学上，根据恶性肿瘤的分化程度、异型性、核分裂象的数目等对恶性肿瘤进行分级。三级法使用最多：Ⅰ级为高分化，恶性程度低；Ⅱ级为中分化，中度恶性；Ⅲ级为低分化，恶性程度高。有些恶性肿瘤采用低级别和高级别两级分级法，低级别指肿瘤细胞分化较好；高级别指分化差，肿瘤细胞异型性明显。恶性肿瘤的“分期”是指生长范围和播散程度。肿瘤体积越大，生长范围越宽，播散程度越广，患者的预后越差。肿瘤分期需要考虑以下因素：原发肿瘤的大小、浸润深度、浸润范围、邻近器官受累情况、局部和远处淋巴结转移情况以及远处转移等。肿瘤的分级和分期是制订治疗方案和估计预后的重要指标。临床常使用“5 年生存率”、“10 年生存率”等统计指标来衡量肿瘤的恶性行为和对治疗的反应，一般来说，分级和分期越高，生存率越低。

（吕 宁 杨 琳）

ái

癌（carcinoma）

来源于上皮组织的恶性肿瘤。这些肿瘤表现出向某种上皮分化的特点。命名方式是在上皮名称后加一个“癌”字。例如，鳞状上皮的恶性肿瘤称为鳞状细胞癌，腺上皮的恶性肿瘤称为腺癌。有些癌具有不止一种上皮分化，例如，肺的腺鳞癌同时具有腺癌和鳞状细胞癌成分。未分化癌是指形态或免疫表型可以确定为癌，但缺乏特定上皮分化特征的癌。应当强调，在病理学上，癌是指来源于上皮组织的恶性肿瘤，而平常所谓的“癌症”，泛指所有恶性肿瘤，包括癌和肉瘤。

（吕 宁 杨 琳）

ròuliú

肉瘤（sarcoma）

来源于间叶组织的恶性肿瘤。表现出向某种间叶组织分化的特点。间叶组织包括纤维组织、脂肪、肌肉、血管和淋巴管、骨、软骨组织等。命名方式是在间叶组织名称之后加“肉瘤”二字。例如：纤维肉瘤、脂肪肉瘤、骨肉瘤等。未分化肉瘤是指形态或免疫表型可以确定为肉瘤，但缺乏特定间叶组织分化特征的肉瘤。同时具有癌和肉瘤两种成分的恶性肿瘤，称为癌肉瘤。

（吕 宁 杨 琳）

zhǒngliú bìnglǐxué

肿瘤病理学（tumor pathology）

研究肿瘤的发生、发展规律，确定肿瘤的诊断和鉴别诊断，探讨影响预后的各种形态学因素等的学科。是连接肿瘤基础与临床的桥梁学科，肿瘤学的重要组成部分。研究内容主要涉及肿瘤的命名与分类、肿瘤的形态特点、良性肿瘤和恶性肿瘤的鉴别、肿瘤交界性病变的认知进展、肿瘤的病因学与组织发生学、肿瘤的侵袭转移机制和肿瘤细胞的超微结构以及肿瘤的转归和结局等。随着分子生物学技术及循证医学的进展，肿瘤分子病理诊断及分子靶向治疗相关研究也日渐成为了肿瘤病理学另一重要分支领域。

分子肿瘤病理学是一门新兴的学科，它是分子生物学和肿瘤病理学相结合的产物。与传统的肿瘤病理学以形态学为基础的诊断不同，分子肿瘤病理学是从分子水平运用客观的科学证据来作出诊断。分子肿瘤病理学与传统肿瘤病理学不但相辅相成，而且能在传统肿瘤病理学的基础上进一步预测肿瘤的生物学行为并指导治疗。分子肿瘤病理学在国内外已被广泛地运用于日常的肿瘤病理诊断。它主要包括细胞水平上的临床细胞遗传学和分子水平上的分子肿瘤病理学。

临床细胞遗传学是一门相对古老的学科。因为它是从细胞水平上观察病变，严格来说不属于分子肿瘤病理学的范畴，但由于它的技术和手段与分子肿瘤病理学是相辅相成的，一般也把它列入分子肿瘤病理学的领域。由于肿瘤的发生常伴有染色体的缺失或异位，而且这种染色体的改变经常是特异性的，病理医生可以利用它来诊断一些利用传统方法无法诊断的肿瘤。临床细胞遗传学又可分为传统的染色体组图分析以及较新的比较基因组杂交（CGH）等。

（吕 宁 杨 琳）

zhǒngliú zhǔzhì

肿瘤主质（tumor parenchyma）

肿瘤的主要成分。即肿瘤实质，是肿瘤细胞的总称，决定肿瘤的生物学特点以及每种肿瘤的特殊性。通常根据肿瘤的实质形态来识别各种肿瘤的组织来源，进行肿瘤的分类、命名和组织学诊断，并根据其分化成熟程度和异型性大小来确定肿瘤的良、恶性和肿瘤的恶性程度。

（吕 宁 杨 琳）

fēnhuà

分化（differentiation） 原始组织及幼稚细胞逐渐发育成为成熟组织的过程，包括组织结构、细胞代谢和生物功能的形成及完备过程。肿瘤的分化是指肿瘤细胞和组织与其同源的细胞和组织的相似程度。依据肿瘤细胞与同源组织正常细胞形态学近似的程度判断其分化程度，提示肿瘤组织幼稚或成熟的程度。高分化表示肿瘤细胞形态与起源的正常组织近似；低分化表示肿瘤细胞幼稚，其形态特征与同源正常组织比较呈显著的差别；中分化即肿瘤细胞形态介于高分化及低分化之间的状态。

（吕 宁 杨 琳）

qùfēnhuà

去分化（dedifferentiation） 细胞失去特有的结构和功能变为具有未分化细胞特性的过程。失去分化表示肿瘤组织分化幼稚，形态特征与同源正常组织比较呈显著差别。去分化的肿瘤细胞具有明显的异型性，表现为肿瘤细胞大小和形状的多形性及细胞核的多形性等。其中细胞核的多形性常为恶性肿瘤的重要形态特征，对区别良、恶性肿瘤具有重要意义，而细胞质内的特异性产物常有助于判断肿瘤的细胞来源。

（吕 宁 杨 琳）

yìxíngxìng

异型性（atypia） 肿瘤的组织形态和细胞结构与其发源的正常组织之间的形态差异。是肿瘤异常分化在形态上的表现。异型性小，说明分化程度高；异型性大，说明分化程度低。区别这种异型性的大小是诊断肿瘤及确定良、恶性的主要组织学依据。良性肿瘤细胞的异型性不明显，一般与其来源组织相似，而恶性肿瘤常具有明显的异型性。

（吕 宁 杨 琳）

jiānbiàn

间变（anaplasia） 恶性肿瘤细胞缺乏分化的状态，异型性显著。间变的肿瘤细胞具有明显的多形性，即肿瘤细胞彼此之间大小和形状上有很大变异，因此有时很难确定其组织来源。

（吕 宁 杨 琳）

shàngpí nèi liúbiàn

上皮内瘤变（intraepithelial neoplasia） 肿瘤细胞形态和组织结构上与其发源的正常组织存在不同程度的差异，但还不够诊断为浸润性癌，又称为上皮内肿瘤，可作为异型增生的同义词，在宫颈、前列腺、胃肠道黏膜等处应用较多。上皮内瘤变分为低级别和高级别，前者相当于轻度和中度异型增生，后者相当于重度异型增生和原位癌。

（吕 宁 杨 琳）

yuánwèi'ái

原位癌（carcinoma in situ）

癌细胞只出现在上皮层内，而未破坏基底膜或侵入其下的间质或真皮组织，更没有发生浸润和远处转移的上皮源性恶性肿瘤。是上皮细胞增生达到恶性变的早期阶段，有时也被称为“浸润前癌”或“0期癌”。常见的原位癌有皮肤原位癌、子宫颈原位癌、胃原位癌、直肠原位癌、乳腺导管原位癌和乳腺小叶原位癌。原位癌如能及时发现，尽早切除或给予其他适当治疗，可以完全治愈。

（吕宁 杨琳）

jìnrùn'ái

浸润癌（invasive carcinoma）

破坏上皮基底膜侵入基底膜下的间质、真皮组织甚至是周围邻近器官或组织的恶性上皮源性肿瘤。上皮组织是覆盖身体表面及体内脏器的内、外表面的一层组织，包括若干层上皮细胞和基底膜，其下是间质和真皮组织。

（吕宁 杨琳）

zhǒngliú jiānzhì

肿瘤间质（tumor interstitium）

由结缔组织和血管组成，对肿瘤实质起着支持和营养作用，不具有特异性。通常生长比较快的肿瘤，其间质血管一般较丰富而结缔组织较少；生长缓慢的肿瘤，其间质血管通常较少。在肿瘤间质中还可见成纤维细胞和肌成纤维细胞。肌成纤维细胞具有成纤维细胞和平滑肌细胞的双重特点，这种细胞既能产生胶原纤维，又具有收缩功能，可能对肿瘤细胞的浸润有所限制，这种细胞的增生可以解释乳腺癌的乳头回缩、食管癌和肠癌所导致的肠管僵硬和狭窄。

（吕宁 杨琳）

liúyàng bìngbiàn

瘤样病变（tumor-like lesion）

外观似肿瘤而实质并不是肿瘤的良性病变。如肺的结核球性病变、乳腺炎性包块等。瘤样病变与肿瘤不存在必然联系，它不是肿瘤。认识瘤样病变的关键点在于正确诊断，不要将其误诊为肿瘤甚至是恶性肿瘤而导致不必要的过度治疗。

（吕宁 杨琳）

áiqián jíbìng

癌前疾病（precursor condition）

统计学上具有明显癌变危险的疾病。此类疾病如不及时治愈即有可能转变为癌。但是，癌的形成往往经历一个漫长的、逐渐演进的过程，平均为15~20年，并非所有癌前疾病都必然转变为癌，这还取决于很多因素；同时，并非所有的癌都已发现明确的癌前疾病。研究癌前疾病对于肿瘤的预防具有重要意义。

常见的癌前疾病有：①黏膜白斑：常发生在食管、口腔、子宫颈及外阴等处黏膜。主要病理改变是黏膜的鳞状上皮过度增生和过度角化，并出现一定的异型性。肉眼上呈白色斑块，故称白斑。如长期不愈就有可能转变为鳞状细胞癌。②慢性子宫颈炎伴子宫颈柱状上皮异位：是妇女常见的疾患。在慢性子宫颈炎的基础上子宫颈阴道部的鳞状上皮被来自子宫颈管内膜的单层柱状上皮所取代，使该处呈粉红色或鲜红色，好像发生了黏膜上皮的缺损，称为宫颈柱状上皮异位。随后，局部又可被再生的鳞状上皮所替代。如果上述过程反复进行，则少数病例可变为子宫颈鳞状细胞癌。③结肠、直肠的腺瘤性息肉：较为常见，可以单发或多发，均可发生癌变。多发性者常有家族史，更易发生癌变。④慢性萎缩性胃炎及胃溃疡：慢性萎缩性胃炎时，胃黏膜腺体可有肠上皮化生，这种肠上皮化生与胃癌的发生有一定关系，如久治不愈可发生癌变。慢性胃溃疡时溃疡边缘的黏膜因受刺激而不断增生，过去认为有5%可能转变为癌，现在认为其癌变率大约为1%。⑤慢性溃疡性结肠炎：在溃疡反复和黏膜增生的基础上可发生结肠腺癌。⑥皮肤慢性溃疡：经久不愈的皮肤溃疡和瘘管，特别是小腿的慢性溃疡，由于长期慢性刺激，表皮鳞状上皮增生，有的可发生癌变。

（吕宁 杨琳）

zhǒngliú TNM fēnqī

肿瘤TNM分期（TNM staging of tumor）

国际抗癌联盟（UICC）和美国癌症联合委员会（AJCC）根据肿瘤的解剖学范围提出的肿瘤分期系统，基于T、N、M三个要素：①T：Tumor（Topography），代表原发肿瘤的范围。②N：Lymph Node，代表区域淋巴结转移的存在与否及范围。③M：Metastasis，代表远处转移的存在与否。三个大写字母后分别通过接数字或小写字母来表达原发部位、淋巴结转移及远处转移的情况，目的在于指导选择合理的肿瘤治疗方案和评估预后。

来源 1943~1952年，法国学者皮埃尔·德努瓦（Pierre Denoix）倡导并发展了恶性肿瘤的TNM分期系统。1953年，国际肿瘤分期与治疗效果评定委员会联合召开会议，一致同意采用TNM系统按肿瘤解剖范围来分类的方法。1954年，国际抗癌联盟（UICC）又成立了特别的临床分类与应用统计专业协会，继续研究和发展所有部位肿瘤的分类方法。1958年，首先出版了乳腺癌与喉癌临床分期及疗效评价的方法并推荐使用。1960~1967年，肿瘤命名和统计委员会对23个部位的肿瘤分类提出了建议，并推荐每个部位的肿瘤分类可试用5年。这些建议综合成书于1968年出版TNM分类第一版。1974年、1982年、1987年、1997年、2002年分别出版第二版到第六版，2009年第七版面世。

基本含义 不同肿瘤的T、N、M有不同的定义，但有一个基本一致的通用定义，如下。

原发肿瘤（T） ①Tx—原发肿瘤不能确定；X代表未知。②T0—无原发肿瘤的证据；0代表没有。③Tis—原位癌；is代表in situ（原位）。④T1、T2、T3、T4—原发肿瘤的体积和（或）范围递增，数字越大，肿瘤累及的范围或程度越大。

区域淋巴结（N） ①Nx—区域淋巴结（转移）不明；X代表未知。②N0—无区域淋巴结转移；0代表没有。③N1、N2、N3—受侵区域淋巴结范围递增。

远处转移（M） ①Mx—远处转移存在与否不能确定。②M0—远处转移不存在。③M1—远处转移存在。

注意：区域淋巴结受侵归为淋巴结转移（N1，N2或N3），而区域淋巴结之外的任何其他部位的淋巴结转移则归属远处转移。例如，肝癌的肝门淋巴结（N）与左锁骨上淋巴结（M）转移；胃癌的胃周淋巴结（N）与膈肌转移（M）。此外，一些主要分级还进一步分出亚分级，如T1a、T1b、N2a、T2b等（例如7.3宫颈癌），以更详细地描述病例的特征。至于T后面及N后面不同数字的意义，不同系统、不同部位的肿瘤有不同的定义（标准）。TNM分类一旦确定，就可确定肿瘤的分期。由于T、N、M分别有几种情况，各种不同的情况的不同的组合就形成了TNM的总的分期系统。

类型 包括临床分期（cTNM）和病理分期（pTNM）。

临床分期 简称cTNM（c：clinical），是治疗前的分期，即根据首次临床治疗前的资料（即诊断资料）所作出的。这些资料可以来自体检、影像学、内镜、活检、手术探查及其他有关的检查及医生的鉴别。cTNM对选择和评估治疗方法和治疗时机尤为重要。

病理分期 简称pTNM（p：pathology），是基于手术标本的病理检查对术前临床分期的补充或修正，可为判断预后与评价治疗结果提供最精确的资料。例如，肝癌诊断后马上行手术，发现肝门淋巴结累及：pN1，而此前其他检查（如CT）未见区域淋巴结转移（N0），说明此患者在诊断时实际已有区域淋巴结转移（N1），因而将N0修正为pN1；不过，如果同样这个例子中的患者，在诊断后1~2个月手术发现有区域淋巴结转移，则不宜将N0修正为pN1，因为不能排除诊断后的转移。原发肿瘤的病理评价为pT，区域淋巴结的病理评价为pN，远处转移的病理评价为pM。pT的评价需要原发肿瘤的切除或活检，pN的评价需要切除淋巴结，pM的评价需要显微镜检查。在有病理分级的情况下，pT可反映原发肿瘤大小、浸润深度及病理学分级等。

资料的获取 分期资料的获取以及随后的分期总结应在考虑所有与肿瘤的累及、扩散有关的可获得的信息后作出确认，这些信息包括病史、体格检查、实验室结果、放射学结果、内镜和手术所见及病理学报告等。获取过程为：①确定起源部位（原发部位）。②反复查阅有关医院记录资料：病史；体格检查；X线、超声、CT及其他影像技术、内镜检查报告；手术报告；病理学报告（包括细胞学、血液学、外科病理学及活检/尸检）；进展说明；出院小结（若住院的话）。③确定该病例的原发部位分类、区域淋巴结的转移情况以及远处转移的情况。④根据不同的T、N、M分类的组合（情况），确定TNM的分期，即Ⅰ、Ⅱ、……等。

分期是基于所有可获得的先于治疗开始的诊断证据，包括手术所见及术后的病理报告。病例分期一旦确定，就不能再更改。遇到一个具体的病例在作T、N、M分期有所怀疑时，则应选择较低的分级数。例如，怀疑可能是T2、也可能是T3，则分入T2；怀疑N0或N1，以N0为准；同样，M0或M1，以M0为准。

TNM分期的意义 分期旨在评价肿瘤大小及其全身受累程度，是患者疾病不同程度分组的一个简单明了的方法。分期有助于对癌症患者的治疗做出合适的安排，也有利于临床医生拟订治疗计划；有助于结局的比较，例如不同患者组不同治疗结果的比较；有助于评价预后（疾病可能后果的描述，例如生存率）；病例按期分入各组，可进行地区性或国际性比较；有助于癌症信息的情报交流、促进癌症的系统性的研究。

（吕 宁 杨 琳）

zhǒngliú bìnglǐxué zhěnduàn

肿瘤病理学诊断（pathological diagnosis of tumor） 恶性肿瘤唯一的定性诊断方法。以从患者体内获取的器官、组织、细胞或体液为对象研究人类各种肿瘤的病变特点，从而做出肿瘤的诊断和鉴别诊断，直接为临床防治肿瘤服务，是肿瘤病理学的组成部分。分为组织病理学和细胞病理学两大部分。组织病理学诊断包括术前/治疗前活检病理、术中病理诊断及术后病理诊断。术前诊断一般是指活检定性。术中快速病理诊断主要适用于：①确定病变是否为肿瘤，用于未经术前组织病理学证实的病例。②了解肿瘤的播散情况，特别是邻近器官、组织或淋巴结有无浸润或转移，明确手术边缘情况，有无肿瘤累及，手术范围是否合适。③帮助识别手术中某些意外以及确定可疑的微小组织，如甲状旁腺、输卵管、输精管或交感神经节等。④判断手术取材是否足够诊断。⑤取新鲜组织供特殊研究的需要，如电镜取材、肿瘤药物敏感实验等。

肿瘤病理学诊断的一般程序：标本验收，标本的肉眼观察和描述，选取组织块，制备组织切片，光学显微镜检查，病理诊断，书写病理诊断报告书，复核病理诊断报告书。病理诊断报告的格式包括如下几类：Ⅰ类诊断（即能明确肯定病变部位及疾病的诊断）；Ⅱ类诊断（即不能完全肯定的或有所保留的诊断），一般是由于病变不够典型，性质难定，或虽确定为恶性，但其组织来源难定，此种报告中会出现“考虑为……”、“倾向为……”等字样；Ⅲ类诊断（即描述性诊断）适用于镜检病变无特异性，不能以简明疾病名称诊断时；Ⅳ类诊断为阴性病理诊断，用于送检组织过小或人为变形严重而无法诊断时。

（吕 宁 杨 琳）

Shìjiè Wèishēng Zǔzhī Zhǒngliú Fēnlèi Jí Zhěnduàn Biāozhǔn

世界卫生组织肿瘤分类及诊断标准（World Health Organization Classification of Tumors） 由国际癌症研究署推出的肿瘤分类的国际标准。世界卫生组织（WHO）肿瘤分类及诊断标准系列丛书是具有权威性的参考书，并成为监控治疗反应和判断临床转归研究设计中必不可少的指南。该系列丛书严格地以疾病为导向，描述疾病的诊断标准、病理学特征及相关遗传学改变，各系统编排结构大致相似，章节内容按照WHO公认的全部肿瘤及其亚型设定，依次介绍疾病的ICD-O编码、发病率、年龄及性别分布、发病部位、临床症状和体征、病理学和预后因素等。

（吕 宁 杨 琳）

zhǒngliú zǔzhīxué fēnxíng

肿瘤组织学分型（histological classification of tumor） 根据肿瘤发生组织的不同，对肿瘤进行组织学起源的判定和分类的方法。是肿瘤病理的主要内容。比如，上皮组织源性肿瘤包括多种良性肿瘤及癌，如鳞状细胞癌、腺癌、肉瘤样癌等；间叶组织源性肿瘤包括多种良性肿瘤及肉瘤，如脂肪瘤、骨肉瘤、脂肪肉瘤等；神经组织肿瘤如胶质瘤、神经母细胞瘤等；内分泌细胞肿瘤如胰岛细胞瘤、神经内分泌肿瘤等；生殖细胞肿瘤如畸胎瘤、内胚窦瘤、精原细胞瘤等；胚胎残余组织发生的肿瘤如脊索瘤、成釉细胞瘤等；淋巴造血组织源性肿瘤如淋巴瘤、白血病和骨髓瘤等。

（吕 宁 杨 琳）

zhǒngliú fēnzǐ fēnxíng

肿瘤分子分型（molecular classification of tumor） 通过综合的分子分析技术为肿瘤分类提供更多的信息，从而使肿瘤分类的基础从形态学转向以分子特征为基础的分类体系。恶性肿瘤是一类分子水平上高度异质性的疾病，组织学形态相同的肿瘤，其分子遗传学改变不尽一致，从而导致肿瘤治疗反应和预后的差别。肿瘤分子分型的基础是DNA、RNA和蛋白质水平的研究。在DNA水平，可以依据基因多态性、基因组细胞遗传学改变或甲基化差异进行分析；根据基因表达谱（mRNA水平）的差异实施分析是目前分子分型研究的主体；在蛋白质水平，可以根据蛋白质表达谱的差异、亚细胞结构蛋白组成的不同或蛋白质翻译后修饰的改变来进行分型。

现阶段肿瘤分子分型的研究主要是进行高通量筛选鉴定出少数标记蛋白质应用于临床分型。如根据 *c-kit* 和 *PDGFRA* 突变情况对胃肠道间质瘤进行分子分型，指导是否选择伊马替尼治疗。分子分型的最终目标是明确个体肿瘤的分子特征，针对这个特征选择靶向药物，以最小副作用达到最大疗效。

（吕 宁 杨 琳）

zhǒngliú fēnzǐ bìnglǐxué zhěnduàn

肿瘤分子病理学诊断（molecular diagnosis of tumor） 应用分子诊断技术，从分子水平上认识肿瘤发生、发展的病理学机制及生物学行为的过程。分子病理诊断范围覆盖分子生物学和细胞生物学，包括癌基因过表达产物的检测、基因扩增的检测、微卫星不稳定性检测等。分子病理学诊断是肿瘤分子分型的基础，包括肿瘤易感基因检测、肿瘤相关病毒检测、肿瘤诊断与鉴别诊断、肿瘤预后监测及个体化治疗等诸多方面。

（吕 宁 杨 琳）

xìbāo bìnglǐxué zhěnduàn

细胞病理学诊断（diagnostic cytopathology） 根据细胞形态的改变来研究和诊断病变的学科。涵盖脱落细胞学、穿刺细胞学及辅助细胞病理学诊断技术，包括宫颈和阴道、呼吸道、食管、浆膜腔积液、尿液、脑脊液、乳液等的脱落细胞学诊断及体表或内脏病变的穿刺细胞学诊断。细胞病理学主要用于：①诊断肿瘤。②发现癌前病变。③监测癌前病变。④肿瘤治疗前的评价。⑤癌前病变及肿瘤治疗后随访。⑥诊断某些良性病变。⑦评估雌激素水平，指导内分泌治疗等。其优点是简单、快速、经济、准确、损伤小。局限性是：①影响检出率的因素多，如病变的早晚、大小、部位、病理类型、工作人员的技术水平等。②几乎无组织结构，对病变的分类和诊断不如组织病理准确。细胞的结构和功能活动及其变化是细胞病理学诊断的基础。

正常细胞的特征 细胞是所有生物体的基本单位。人体细胞是由细胞核、细胞质和细胞膜组成的。

结构 ①细胞核：启动和调节细胞的大部分功能活动。大多数细胞核是圆形或卵圆形，也有肾形、分叶状、杆状等不规则形。细胞核含有染色质，能被苏木素染为紫蓝色。②细胞质：由细胞器及其周围的胞质溶胶组成。细胞内主要的细胞器有线粒体、溶酶体、内质网、核糖体、高尔基体、过氧化物酶体。胞质溶胶占据细胞器之间的全部空间，主要成分是蛋白质。光镜下巴氏染色大多数细胞胞质均匀，有时可见颗粒和包涵体。③细胞膜：把细胞内含物包围起来的一层界膜，又称质膜。质膜与细胞内膜（即各种细胞器的膜）具有共同的结构和相近的功能，统称为生物膜。相邻细胞的质膜、质膜下胞质和细胞间隙共同组成细胞连接结构。细胞连接装置有四种：桥粒连接，紧密连接，缝隙连接和中间连接。在不同功能的细胞，细胞连接装置也有所不同。

形态 ①细胞的大小：各种分化成熟的细胞虽然由于类型不同大小各异，但都在一定范围之内。细胞过大、过小都是不正常现象。②细胞形状：分化成熟的细胞都有一定的形状，如食管鳞状上皮表层细胞为多边形，气管腺上皮细胞为高柱状等。③细胞核：嗜苏木素，染为紫蓝色。不同类型细胞的胞核大小不同，但都在一定范围内；数目一般为一个；形态多数为圆形或卵圆形；位置多数居中或偏位；核膜光滑；染色质细，分布均匀；核仁可见或不可见，嗜酸性染色。④细胞质：不同类型的细胞由于功能活动不同，胞质的表现不相同，如鳞状上皮细胞的胞质厚实，可以有角化；腺上皮细胞胞质脆弱，可以有分泌。同一种类型的细胞由于分化程度不同，表现也会不尽相同，如鳞状上皮表层细胞分化成熟，胞质常较多、含角蛋白、嗜伊红或是嗜橘黄染色；而外底层细胞分化不成熟，胞质常较少、嗜碱性染色。⑤核质比例（N/C）：即核面积与胞质面积的比例。每种类型细胞都有一定的核质比例，过大即属不正常。⑥核仁与核的比例（NO/N）：一般小于1∶5。

恶性肿瘤细胞的特征 细胞群中细胞大小、形态不一，细胞核着色不同，细胞极向及排列紊乱、拥挤、重叠、弥散，可出现特殊排列方式。单个细胞核增大、大小不一，可以有双核或多核，核膜不规则，染色质增多、颗粒增粗、分布不均匀，核质比例明显升高。核仁可以增大、数目可增多，核分裂象增多或出现病理性核分裂象。涂片背景中可有陈旧性出血、坏死物、黏液、炎细胞等肿瘤素质。

细胞病理学工作程序 （图）。

标本采集 细胞学取材的原则是尽可能获取丰富的、病变部位的细胞，尽量保持标本新鲜、绝对避免污染，标本标记清晰、绝对避免混淆，取材后尽快制作涂片。

直接涂片 将取材器上的细胞直接涂于载玻片上，涂片要快、薄、均匀，充分将取材器上的标本转移到载玻片上，并使细胞分布在载玻片右侧2/3范围内。涂抹时切忌用力挤压或摩擦，以防细胞损伤或变形。

液基制片技术 诞生于20世纪90年代初。液基制片技术改变了传统涂片的制备方法，采集到的细胞学标本不是从取材器上直接涂到载玻片上，而是从取材器上洗入细胞保存液中，然后经过特定的机器制成薄层涂片。该技术的优点是：避免了直接涂片过程中异常细胞可能滞留于取材器

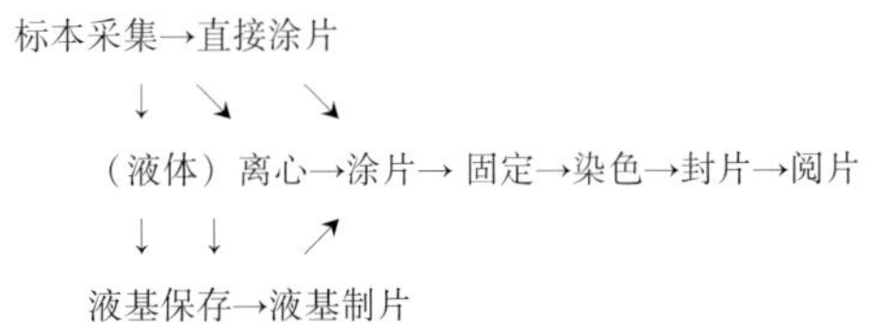

图 细胞学工作流程

而未被转移到载玻片上；细胞单层平铺避免了直接涂片的细胞重叠及被炎细胞、血细胞等覆盖而难以被识别；涂片被湿固定，避免了直接涂片过程中细胞干燥引起的蜕变。液基制片机主要有两种类型：过滤模式和离心沉降式。

过滤膜式液基薄层制片　采集的细胞被收集到含有甲醇的保存液小瓶中，经自动制片机进行制片。标本瓶在制片机内经过高速旋转将细胞混匀，然后负压抽吸，使液体通过过滤膜进入过滤器，细胞贴附在过滤膜的外表面。过滤膜被细胞覆盖后，过滤器自动提起与其上方预置的特制载玻片相对，依靠过滤器内微弱的正压及载玻片与细胞间正、负电荷的作用，滤膜上的细胞被转移到载玻片上，在界定位置内形成一个直径2cm的细胞薄层。制成的液基薄片需经95%乙醇固定、巴氏染色。

离心沉淀式液基薄层制片　标本采集到保存液小瓶中，自动化移液器将标本移入盛有比重液的试管中，进行梯度离心，除去样本中的非诊断性细胞碎屑、黏液、过多的炎细胞和血细胞，使有诊断价值的细胞富集于试管底部。富集的细胞经机械手装置重新悬浮、混匀并被转移到沉降管中，细胞由于重力作用而沉降并黏附在置于沉降管下的特制载玻片上，形成一个直径1.3cm的细胞薄层，在操作平台上直接进行95%乙醇固定、自动巴氏染色。

巴氏染色及固定技术　国际通用的细胞学染色方法。通常需要苏木素、EA50和橘黄三种染料。巴氏染色步骤如下：涂片在95%乙醇中至少固定15分钟（不超过1周）→自来水中清洗→苏木素染色→自来水清洗→0.1% HCl水溶液分化→稀碳酸锂溶液（1滴饱和碳酸锂液/100ml蒸馏水）返蓝→95%乙醇清洗→橘黄染色1分钟→95%乙醇清洗→EA50染色4分钟→95%乙醇清洗4次→无水乙醇脱水→二甲苯透明→树胶盖片封固。染液要新鲜，苏木素液要每天过滤，染完后要盖上染缸，妇科和非妇科标本涂片最好分开染。染色时间长短应根据室内温度的变化及染液所染过的片量多少而确定。巴氏染色细胞核结构清晰，能明确显示细胞分化。

Diff-Quick染色及固定技术　是一种简单、快速的染色方法，常用于对穿刺细胞学标本的即刻评价。需要三种商品化试剂：固定液（100ml甲醇含1.8mg三芳基甲烷），伊红-Y（EosinY）缓冲液，亚甲蓝缓冲液。染色步骤：涂片风干→固定液内固定20秒→伊红-Y缓冲液染色5秒→亚甲蓝缓冲液染色5秒→水中清洗。清洗后的涂片可以立即显微镜下观察，如需保存可入二甲苯透明，树胶盖片封固。Diff-Quick染色细胞核结构不如巴氏染色清晰，但细胞质内物质，如黏液、分泌颗粒等显示优于巴氏染色。

诊断结果及评价　一般分为四级：良性、非典型、可疑恶性和恶性。①良性：细胞形态学表现在正常或反应性改变范围内。②非典型细胞：细胞形态学改变超过了正常或反应性改变范围，但缺乏恶性特征。③可疑恶性细胞：细胞形态学改变有了恶性特征，但在质量或数量上都不足以诊断为恶性。④恶性细胞：细胞具备恶性细胞的形态特征。

细胞学的检查结果常用敏感性、特异性、阳性预示值、阴性预示值、假阳性率和假阴性率来评价其对组织学和（或）临床确定的病变的检出能力，以及对组织学和（或）临床阴性结果的识别能力。

另外，已用于细胞病理学辅助诊断的技术有：免疫细胞化学检测，荧光原位杂交技术，DNA定量分析及基因测序。

（潘秦镜）

fùkē xìbāoxué zhěnduàn

妇科细胞学诊断（diagnostic gynecologic cytology）

根据来自女性生殖道的脱落细胞形态改变进行诊断的方法。经由女性下生殖道采集脱落细胞，脱落细胞主要来自子宫颈和阴道上皮，亦可来自子宫内膜和输卵管上皮，偶尔也可来自卵巢。将采集的脱落细胞涂片、固定、染色后在光学显微镜下进行分析，1941年由帕帕尼古劳（Papanicolaou GN）创立，俗称巴氏涂片检查。该检查简单、经济、无痛苦，检查结果敏感性高、可重复性强，1950年开始广泛用于子宫颈癌前病变及子宫颈癌的筛查，自应用以来已有效降低子宫颈癌的发病率和死亡率。

细胞学取材及制片　标本采集最好在月经干净后3~7天进行。受检者取样前48小时应避免性生活、阴道冲洗及用药。标本采集部位包括子宫颈外口、子宫颈管和阴道，采集前不应采用醋酸或碘染试验，不能擦洗、清洁子宫颈，除生理盐水外不能用其他润滑剂润滑窥器。采集应在直接观察下进行，取材器对所取部位应有一定压力。标本采集后立即制片，可以采用传统手工涂片，也可以采用液基制片，细胞片制好后立即用95%乙醇固定，然后进行巴氏染色。制片、固定及巴氏染色方法见细胞病理学诊断。

细胞学判读　1988年前采用

巴氏五级分类法，1988 年后改用子宫颈、阴道 TBS 报告系统，该报告系统于 1991 年和 2001 年曾先后两次进行修改和补充，以下是 TBS（2001）内容。

标本满意度评估　①满意标本（具备以下三点）：有明确的标记；有相关的临床资料；有足够量保存好的鳞状上皮细胞（传统涂片至少有8 000～12 000个，液基涂片至少有5 000个）。此外，只要有异常细胞（非典型鳞状细胞、非典型腺细胞或更严重者）的标本都属于满意的范围。②不满意标本（具备下述任意一项）：申请单及标本缺乏明确标记；玻片破碎，不能被修复；保存好的鳞状上皮细胞在传统涂片不足8000个，在液基薄片不足5000个；由于血液、炎细胞、细胞过度重叠、固定差、过度干燥、污染等因素影响对 75%以上的鳞状上皮细胞观察。

总体分类　分三类：未见上皮内病变细胞或恶性细胞（NILM），上皮细胞异常和其他（NILM，在 40 岁以后妇女涂片中出现子宫内膜细胞）。

判读内容　NILM 主要强调病变的阴性性质，判读内容（图 1）；上皮细胞异常常与癌前病变甚或癌相关，判读内容（图 2）；鳞状上皮内病变（SIL）分为低度鳞状上皮内病变（LSIL）和高度鳞状上皮内病变（HSIL），它们与非典型增生及原位癌、宫颈上皮内瘤变（CIN）的相互关系（表）。

鳞状细胞异常的理解及判读标准　①LSIL：由低危型或高危型人乳头瘤病毒（HPV）感染引起，大多数病例 HPV 感染短暂，病变能自然恢复，很少进展到 CIN3 或浸润癌。异常细胞一般是中层或表层鳞状细胞，核增大是正常中层鳞状细胞核的 3 倍及以上伴有染色质增加，挖空细胞和角化不良细胞常见。②HSIL：由高危型 HPV 感染引起，大多数病例 HPV 感染持续，有较高的危险性进展到 CIN3 或浸润癌。异常细胞一般是不成熟鳞状细胞（中层、外底层、基底层或不成熟化生细胞）或是角化型细胞，核增大、核质比例明显增高，染色质增多，核膜不规则，一般无核仁。③鳞状细胞癌（SCC）：除 HSIL 特点外细胞出现明显多形性，染色质分布不均匀、深浅不一，可见核仁及肿瘤素质。④非典型鳞状细胞（ASC）：鳞状上皮细胞的异常提示鳞状上皮内病变，但在数量或质量上不足以确定诊断。临床随访结果显示，ASC 可与低危型或高危型 HPV 感染、上皮内瘤变甚或癌有关，也可与炎症、涂片过度干燥、萎缩伴有退变等有关。在许多病例，产生 ASC 的原因还不能确定。ASC 又分为两类：非典型鳞状细胞，不能明确意义（ASC-US）和非典型鳞状细胞，不除外高度上皮内病变（ASC-H）。ASC-US：可以提示 LSIL，或者提示不能确定程度的鳞状上皮内病变（SIL）。临床随访结果发现，ASC-US 病例中有 CIN2 或 CIN3（占 10%～15%）发生。

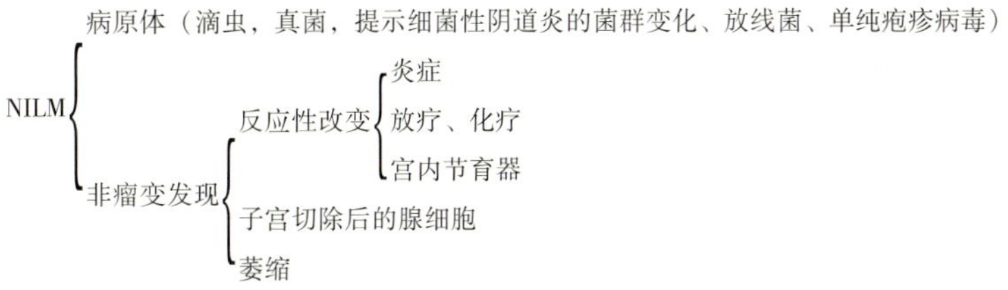

图 1　未见上皮内病变细胞或恶性细胞判读

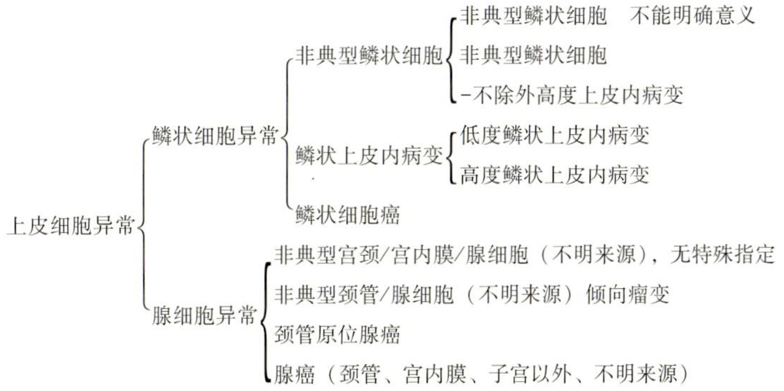

图 2　上皮细胞异常判读

表　SIL 与非典型增生及原位癌、CIN 的相互关系

SIL	非典型增生及原位癌	CIN
LSIL	轻度非典型增生	CIN 1
HSIL	中度非典型增生	CIN 2
HSIL	重度非典型增生	CIN 3
HSIL	原位癌	CIN3

ASC-H：具有 HSIL 的特征，但在数量或质量上又不足以确定诊断。临床随访结果显示，ASC-H 较 ASC-US 发生 CIN2 或 CIN3 比例高，可达 30%~40%。

腺细胞异常的理解及判读标准 ①子宫颈颈管原位腺癌：是子宫颈管腺上皮的高度病变。特点是颈管腺细胞核增大、深染、拥挤、成层，核分裂活跃，胞质量减少，出现特殊排列形式（假复层、羽毛状、玫瑰花样等），但没有浸润。②子宫颈管腺癌：异常腺细胞量多、可以出现乳头状、腺腔样或玫瑰花样排列形式。单个细胞核质比例高，核增大、偏位、多形性，染色质分布不均匀，大核仁可以存在，胞质常有大小不等的空泡，肿瘤素质可见。③非典型颈管腺细胞倾向瘤变：颈管腺细胞形态学改变有原位腺癌或浸润腺癌的特点，但无论在数量上还是在质量上均不足以诊断为原位腺癌或浸润腺癌。④非典型颈管腺细胞，无特殊指定：颈管腺细胞的非典型改变超过了反应性或修复性改变，但缺乏原位腺癌或浸润腺癌的特点。⑤子宫内膜腺癌：宫颈涂片中异常腺细胞量常较宫颈管腺癌少，多表现为孤立的细胞团，分化好的肿瘤脱落细胞少，细胞的异常改变少，可能被判读为非典型宫内膜细胞；高度恶性的子宫内膜腺癌有明显的恶性特征，易于辨认。⑥非典型宫内膜细胞：宫内膜细胞核增大，染色质增多，核仁较明显。虽然非典型宫内膜细胞脱落可见于宫内膜息肉、子宫内膜增生和宫内节育器等，但发生癌的危险也随年龄增加。在育龄妇女月经的后半周期或是在绝经后妇女，即使形态正常的宫内膜细胞出现在宫颈涂片中，也有发生子宫内膜癌的危险，这种危险在 40 岁以下的妇女几乎不存在，但 40 岁以后危险度随年龄增加。⑦子宫以外的腺癌：卵巢和输卵管的肿瘤细胞可以出现在宫颈涂片中。⑧其他恶性肿瘤：原发于子宫颈和子宫体的不常见肿瘤及转移或浸润到子宫颈及子宫体的子宫以外的恶性肿瘤很少见，在宫颈涂片中可表现出不同的恶性特征，常需借助临床资料及辅助诊断技术确定诊断。

（潘秦镜）

jīyè xìbāoxué zhěnduàn

积液细胞学诊断（diagnostic effusion cytology） 抽取体腔积液包括胸腔积液、腹水、心包积液、脑积液等，进行涂片细胞形态分析从而诊断病变的方法。也包括乳头溢液、尿细胞学涂片检查，通常用于恶性肿瘤的诊断。

浆膜腔积液细胞学诊断 包括胸腔积液、腹水和心包积液涂片诊断，对良性病变的判断有很大局限性，对恶性肿瘤的诊断准确性很高，结合影像学检查、细胞形态特征和免疫细胞化学结果常能明确原发灶和组织类型。浆膜腔积液细胞学对恶性肿瘤的诊断意味着病变为肿瘤晚期，对临床治疗和预后意义非常大，诊断需十分谨慎，有时需反复送检。很多情况该诊断可能是唯一的形态诊断依据。浆膜腔积液细胞学诊断的敏感性为 70%~80%，特异性 98%~99%。

送检样本以 150~200ml 为佳，至少需 50ml，抽出样本应立即送检，如有引流管避免送引流出的陈旧液，应现抽新鲜积液，以防细胞退变影响诊断。如果不能立即送检或路途较远可将样本放冰壶内或外用冰保鲜送检。送检样本内须加抗凝剂（肝素：100ml 积液加5 000~10 000单位，或用 3.8% 枸橼酸钠 1 份加 10 份积液），样本送到后静放 20 分钟取材，尽量取样本下面部分更富有细胞。涂片中常见的良性细胞有间皮细胞、组织细胞和炎细胞，在超敏反应性病变如红斑狼疮、风湿、类风湿或过敏性疾病时，组织细胞极活跃，细胞和核可出现一定畸形，经验不足时易误诊为恶性细胞。在恶性积液中也常同时出现多样甚至大量炎细胞成分，因而炎细胞的种类和数量并不能提示炎症型病变。骨髓中不成熟细胞偶可出现于积液里。通常在非肿瘤性积液中不应该出现上皮细胞成分。偶尔在女性腹水中可见纤毛柱状细胞，多为输卵管上皮经伞端脱落而致。有报道间皮偶可鳞化或腺上皮化生。

术中冲洗液或心包积液时由于机械损伤或心脏运动，间皮细胞可大量剥脱下来，称为创伤间皮细胞，细胞的增生和退变都表现得尤其突出，细胞和核比自然积液中间皮细胞都大，可出现在自然积液中不常见的小乳头细胞团甚或砂砾体，无经验者可造成误诊。

恶性积液中 80% 为转移性腺癌，其形态特征依原发灶和病理类型而异。细胞学主要依靠临床资料和免疫细胞化学检查来判断原发灶。有时判断相当困难，单个、小的、分化差的癌细胞有时需与淋巴细胞相区别，积液中可见转化淋巴细胞或骨髓中的未成熟细胞，可误诊为恶性细胞或淋巴瘤。胸腔积液中恶性细胞主要原发灶来自肺、食管、纵隔等，腹水在女性主要原发灶为卵巢、子宫内膜、子宫、输卵管等，其次为消化道，男性主要为消化道包括胃、结直肠、肝、胆囊、胰腺，少数来自前列腺、膀胱等，极少数不能发现原发灶。主要类型为腺癌，较少见的有鳞癌、小细胞癌及其他恶性肿瘤如恶性黑色素瘤、未分化多形性肉瘤等。

间皮原发肿瘤很少见，最多的类型是上皮型恶性间皮瘤。其形态特征相似于腺癌，二者的鉴别很大程度上依赖于影像学诊断和免疫细胞化学检查。免疫细胞化学表达对诊断帮助很大。Ber-Ep4、Moc31、B72.3 通常只对上皮源细胞表达，间皮细胞阴性或弱阳性。上皮膜抗原（EMA）染色模式有助于二者区别，间皮瘤主要是胞膜着色，腺癌主要是胞质着色。另有文献报道细胞角蛋白（CK5/6）对间皮瘤表达阳性在二者的鉴别中有一定意义，上皮钙黏素则在区别良、恶性间皮细胞中有意义，恶性细胞表达，间皮细胞阴性。

术中冲洗液和积液诊断对肿瘤的分期、治疗和判断预后有很大意义。一般采取开腹或开胸后有积液即抽出液送检，无积液但有可疑病灶即用生理盐水冲洗然后收集冲洗液送检，注意所收集液均需加抗凝剂。术中积液和冲洗液细胞学诊断标准与常规积液一样，但需注意术中间皮细胞形态特征以免误诊。卵巢交界瘤与高分化腺癌的鉴别单依靠细胞形态学诊断难度很大甚至不可能，其二者异型性不明显也可造成与反应间皮细胞的鉴别诊断困难。

尿液细胞学诊断　利用自然尿或导尿留取样本进行细胞学检查，主要检查下泌尿道肿瘤包括输尿管、膀胱、尿道肿瘤，也可用于治疗后患者随访和高危人群的监测。诊断的敏感性低，在低级别尿路上皮癌中约为 50%，高级别尿路上皮癌中可达 80%。

注意尿液属酸性非等渗液，极不易保存细胞，送检样本尽可能新鲜。晨起排掉第一次尿（其内含有的细胞多为夜间脱落下来的退变细胞），饮水 250～500ml 后收集该次尿放入干净瓶中送检。送检尿不少于 100ml。肾实质肿瘤一般在尿中不易查到，只有当肿瘤破坏肾盂、肾盏时才会脱落在尿中。

尿涂片中常见的良性细胞有尿路上皮细胞、腺细胞、鳞状细胞以及炎细胞，在导尿或膀胱镜刷片或冲洗时由于器械对黏膜的损伤，尿路上皮细胞可大量脱落，大片甚或乳头状排列，切忌过诊。尿道前列腺切除术、膀胱肿瘤电切术、膀胱镜活检时尿路上皮细胞易出现修复改变，持续 2～3 周，因而应在 4～6 周后进行尿检。正常尿中细胞成分稀少，可出现较多结晶体，如果出现较多血细胞或炎细胞属异常，有时能见到管型，多属有泌尿系病变。前列腺增生、尿结石症或肿瘤常伴有不同程度的炎症，炎细胞的数量可提示有感染存在，但须仔细寻找恶性细胞，以防被炎细胞遮盖而漏诊。病毒感染可引起尿路上皮细胞核增大，核质比高可导致误诊。膀胱癌术后卡介苗治疗可引起类似结核肉芽肿改变。尿结石症可引起尿路上皮细胞的不典型改变，是导致假阳性诊断的主要原因。肾移植后尿涂片中出现较多量的红细胞、淋巴细胞、管型、细胞碎片坏死物时，提示有排斥反应，排斥反应控制后涂片背景干净，细胞少。肾实质肿瘤只有在肾盂、肾盏被破坏后才能在尿中出现，泌尿系肿瘤以膀胱癌最常见，主要病理类型为尿路上皮癌（移行细胞癌），其次为鳞癌、腺癌、神经内分泌癌等。

低级别尿路上皮癌细胞异型性不明显，易导致低估病变甚至漏诊，其敏感性较低，免疫细胞化学 CK20 肿瘤细胞阳性表达有助诊断。高级别尿路上皮癌细胞异型性明显，诊断敏感性高。泌尿道鳞状细胞癌很少见，占泌尿道恶性肿瘤<5%，预后差。高级别尿路上皮癌伴鳞状分化很常见，单一成分为鳞癌时诊断才成立。膀胱继发性腺癌比原发更多见，主要为结直肠、前列腺等邻近器官肿瘤直接蔓延。尿路上皮癌伴腺上皮分化也很常见。单纯性腺癌发生率很低，仅占泌尿系恶性肿瘤的 2%。

脑积液细胞学诊断　脑积液中由于细胞量含甚微，一般离心沉淀很难获得理想涂片，应选用微量细胞制片设备如微量细胞离心涂片机、液基薄层制片技术等。正常脑积液为无色透明液体，偶见淋巴细胞或小单核细胞；如果红细胞、白细胞、淋巴细胞、浆细胞、组织细胞的细胞数增多均属异常，可见于细菌、病毒、寄生虫等感染；另外还可见到脉络丛、室管膜、蛛网膜细胞，此类细胞在脑脊液中易退变、破损；原发及转移性恶性肿瘤播散于蛛网膜下隙或脑室，恶性细胞数可能很少，即便一个也有临床诊断价值。脑积液中恶性细胞以肺转移性腺癌最多见，其形态特征与其他涂片相似。白血病和淋巴瘤常累及脑，在涂片中如果出现单一淋巴细胞数量增加需考虑淋巴瘤。脑原发肿瘤除髓母细胞瘤外很少作为直接诊断脑肿瘤的方法。

乳头溢液细胞学诊断　乳头溢液是乳腺疾病的临床表现之一，大多数为良性病变所致。乳腺癌发生溢乳有文献报道约为 5%，癌的检出率约占 60%，溢乳涂片细胞学可发现很早期的乳腺癌。

标本采集应顺导管引流方向轻轻挤压后，在乳头处用玻片承接直接涂片，良性病变时细胞成分较复杂，常见泡沫细胞、炎细胞、导管细胞、大汗腺化生细胞、鳞状上皮细胞，细胞常退变，结构模糊，常见病变有内分泌失调、导管扩张症、炎症、导管内乳头状瘤等。引起溢乳的恶性肿瘤主要为发生于较大导管的乳腺癌，癌细胞异型性明显不难诊断，分化好的导管癌部分异型性不明显时，可能造成诊断困难。

（潘秦镜　曹　箭）

hūxīdào xìbāoxué zhěnduàn

呼吸道细胞学诊断（diagnostic respiratory tract cytology）　利用呼吸道分泌物或黏膜刷片/灌洗进行细胞形态分析从而诊断疾病的方法。呼吸道分上呼吸道（包括鼻、咽和喉）和下呼吸道（包括气管、支气管和肺），细胞学主要通过痰涂片和支气管镜刷片对下呼吸道恶性肿瘤即肺癌进行诊断。口、咽、喉的恶性肿瘤可在腔镜下进行刮片或刷片细胞学检查。

痰细胞学诊断　利用下呼吸道分泌物（痰）经过制片、染色后显微镜下进行细胞形态分析对疾病作出诊断，主要用于肺癌诊断。最大的优势是无创检查，无需复杂的设备，患者易于接受。可用于疑似肺癌患者的首选检查方法，也可用于肺癌患者治疗后的随访或肺癌高危人群的监测。近年许多学者用痰样本进行DNA或RNA水平的研究寻找肺癌筛查的有效方法。痰细胞学检查对肺癌的检出率低，为30%~40%，原因主要与肿瘤的生长部位有关，周围型肺癌检出率低于中央型，小细胞癌和鳞癌的检出率高于腺癌。中晚期肿瘤堵塞气道导致癌细胞不能随痰排出，恶病质患者咳嗽无力等因素也是导致检出率低的原因。检出率与样本送检质量密切相关，送检样本应从肺深部咳出，一般采取连续三次自然痰送检，清晨嘱患者刷牙、清理口咽喉分泌物后活动，轻拍患侧肺，深呼吸、深咳嗽，咳出痰量1~3ml装入特制的容器中（一般选白色不吸水的浅盒利于观察痰性质和挑选可疑部位痰），尽快送检，避免咽喉部及口腔分泌物混入痰中。血丝痰检出率最高，纤支镜检查后送痰检能提高癌细胞的检出率。提高送检痰质量和仔细挑选可能存在病变细胞的样本是增加检出率的有效方法，增加送检次数和制片数量可提高检出率，但效果不明显。

痰细胞学检查不能对病变定位，发现异常细胞后需结合影像分析。痰细胞学检查可发现很早期的肺癌，有报道痰中发现癌细胞而影像无异常发现，随诊5年后方得到影像和病理证实。痰细胞学检查对良性病变的诊断价值有限，涂片中炎细胞数量和种类并无太大的诊断价值。

异常细胞数量少或形态不典型不能明确归类诊断时细胞学常用非典型细胞诊断术语，包括非典型鳞状细胞和非典型腺细胞，此类细胞可能为良性反应细胞、癌前病变细胞或癌旁细胞，临床应结合影像学和其他检查结果分析，对患者采取进一步纤维支气管镜（纤支镜）或穿刺检查，也可重复痰检或随诊。可疑癌细胞或高度可疑癌细胞的诊断很多情况是由于异常细胞量少所致，提高送痰标本质量是关键；少数情况是由于分化好的癌恶性特征不明显导致不能明确诊断，此为细胞形态学的局限性，需要临床结合其他检查或采取其他诊断措施。

痰细胞学检查的准确性很高，对癌诊断的特异性达到99%，大多数可准确地分型，分型的准确性高达90%以上，小细胞癌诊断的准确性最高可达95%，低分化癌或一些特殊类型的肿瘤可能导致分型错误。

支气管镜刷片细胞学诊断　利用支气管镜经口腔、咽喉到气管、支气管，在直视下对病变处刷检或远端支气管肺泡灌洗从而对支气管肺部病变进行细胞学诊断，为肺癌诊断的主要检查方法之一。阳性检出率受许多因素影响，如肿瘤生长部位、肿瘤大体类型、肿瘤大小、纤支镜质量和类型、操作者的水平、取材方式方法、实验室制片技术、阅片水平等；大多数文献报道对肺癌的检出率为60%~80%，特异性80%~90%，分型诊断准确性为80%，并可对病变定位。

由临床医生或腔镜科医生完成，如果腔镜直视下发现肿块，临床医生会先取活检再刷取细胞，此时活检损伤易出血，取材常不满意导致假阴性，最好是刷取细胞后再取活检。取出样本后立即制片防细胞退变，注意涂片要轻柔，切忌来回用力涂抹挤压损坏细胞导致细胞结构模糊无法辨认，制好片后要即刻放入95%乙醇中固定不少于15分钟。纤支镜不能达到的区域可通过灌洗取材对支气管远端肿瘤进行诊断。

痰涂片中的癌细胞多为衰老死亡的细胞，纤支镜刷片易展示生长、繁殖活跃的细胞，在分化差时判断类型有时较困难；纤支镜刷片中出现炎细胞，其种类和数量对诊断良性病变有一定参考价值，结核病变时有时能出现典型类上皮细胞、朗汉斯巨细胞和干酪样坏死，具有诊断价值。

纤支镜刷片分型诊断的准确率很高，鳞癌和小细胞癌分型准确率均达到 95%，腺癌略低，分型诊断对患者选择治疗方案和判断预后有指导意义。在少数分化差的癌如分化差的鳞癌和腺癌或者部分小细胞癌易发生分型错误。原则是能分型则可分，如果不能肯定但有一些特征可提示类型供临床参考，有时细胞学仅能诊断小细胞或非小细胞甚至低分化癌而已。有条件应做免疫细胞化学辅助分型诊断。特殊类型的肿瘤细胞学准确诊断有很大难度，除非很有特征如腺样囊性腺癌、恶性黑色素瘤等，细胞学有时仅能判断良恶性。

（潘秦镜　曹　箭）

shíguǎn lāwǎng xìbāoxué zhěnduàn

食管拉网细胞学诊断（diagnostic esophageal balloon cytology）

用细胞采集器通过摩擦获取食管和贲门的脱落细胞进行诊断的方法。可用于高危无症状人群筛查，发现食管癌前病变和早期癌，也用于食管癌的临床诊断。

方法　细胞采集器常用的有以下几种：①双腔管带网摩擦气囊：由树胶管、气囊及线网组成。优点是树胶管较软，吞管时很少擦伤咽部黏膜。②单腔塑料管摩擦气囊：由塑料管、乳胶气囊及线网组成。塑料管不易盘绕，有利于进网时迅速推进，较易通过贲门。③76 型食管细胞采集器：由单腔塑料管和乳胶制气囊组成，无线网。优点是体积小，较少引起受检者恶心感和损伤，使用操作方便。④77 微型食管细胞采集器：组成同单腔塑料管摩擦气囊，但乳胶囊较小，可以减少受检者恶心感和损伤。⑤贲门细胞采集器：在上述食管细胞采集器的基础上，将线网和气囊加大，利于在贲门采集到较多细胞。⑥日本海绵胶囊：由粗线、胶囊和粗海绵组成。利于吞咽、损伤较少。

步骤　①检查前应消除受检者紧张情绪，取得密切配合。②受检者先用清水漱口，如有活动性义齿应取下，并将痰及鼻涕排尽。然后取端坐位。③嘱受检者张口，将网囊轻轻放置在舌根部，嘱受检者立即用力吞咽，顺势将网囊徐徐送下。④进管至距中切牙 50~55cm 时，网囊已进入胃内，此时可以充气 20~25ml，然后慢慢回抽。回抽过程中要保持网囊与食管黏膜紧密接触，以检查者有摩擦感为宜。⑤在网囊至距中切牙 18cm，即颈段食管狭窄部时，应将空气全部慢慢抽尽，然后迅速将网囊取出。

注意事项　①必须了解患者的病史，以便拉网时注重可疑部位。②注意有无禁忌证，如食管静脉曲张、食管溃疡、胃十二指肠溃疡合并出血、严重心脏病、血压过高、急性喉炎或身体极度衰弱等。③一般应在清晨空腹时进行检查，必要时可在食后 5~6 小时进行。当日曾行 X 线钡餐检查者，应在 2~3 天后再做细胞学检查。

涂片制备　①常规涂片：取出网囊后，将网前部与后部分开涂片各 2~3 张（可根据需要增减）。涂好后立即用 95% 乙醇固定，巴氏染色。②液基制片（见细胞病理学诊断）。

拉网涂片中的正常细胞　包括有鳞状上皮细胞、腺上皮细胞和非上皮源性细胞。①鳞状上皮细胞：主要是中层细胞，表层细胞少，偶有副基底层细胞。②腺上皮细胞：主要是贲门腺细胞，拉网器误入气管或吞咽痰液时可有纤毛柱状细胞。③非上皮源性细胞：红细胞、白细胞、淋巴细胞、组织细胞、植物细胞、细菌、真菌等。

细胞学诊断　过去一直采用已故细胞病理学教授沈琼的五级分类法，即：正常、轻度增生、重度增生、近癌和癌。随着宫颈细胞学的发展，2000 年后拉网细胞学开始参照宫颈细胞学 TBS 判读标准，因为食管鳞状上皮与宫颈鳞状上皮同属非角化鳞状上皮。拉网细胞学在宫颈细胞学 TBS 系统判读内容的基础上增加了可疑癌，具体如下：①阴性（无癌或癌前病变）：包括正常上皮细胞和良性反应性改变（感染，炎性，放疗后等）。②上皮细胞异常的判读内容（图）。

上皮细胞异常判读标准　见

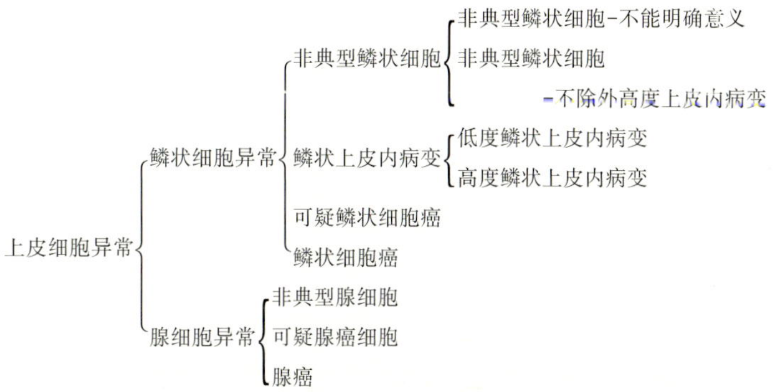

图　上皮细胞异常的判读内容

妇科细胞学诊断。

准确性评价 食管拉网细胞学检查是诊断食管癌的有效手段之一，对于医院就诊食管癌患者的阳性检出率可达87.8%～98.2%；在1961～1990年中国食管癌高发区普查中，对278 208人进行食管拉网细胞学检查，检出食管癌和贲门癌3683例，其中早期癌1499例，早期癌的检出率远远高于医院就诊病例。但近年来在对食管癌高发区拉网细胞学筛查的准确性研究显示，其诊断的敏感性和特异性均不够理想。

（潘秦镜）

tǐbiǎo zhǒngwù xīqǔ xìbāoxué zhěnduàn

体表肿物吸取细胞学诊断

（diagnostic cytology of superficial mass aspiration） 通过细针针吸采集体表可触及肿物的细胞标本，观察细胞的异常变化，从而对人体肿瘤及非肿瘤性病变进行诊断的检查方法。通常用于人体肿瘤的诊断，以确定肿瘤的良、恶性及可能的组织学类型。常见的针吸部位包括乳腺、甲状腺、涎腺、淋巴结、皮肤及软组织等。

优点及准确性 与其他活检方式相比，体表肿物针吸细胞学检查的优势如下：操作简便，不需要特殊设备，可由细胞学医生独立完成；不需要麻醉，不遗留瘢痕，必要时可重复进行操作；针吸细胞学诊断准确性高，对病变良恶性诊断的准确性接近组织病理学诊断；诊断迅速，有助于加快患者的诊治速度。

针吸细胞学的准确性包括敏感性和特异性两方面。针吸细胞学的敏感性与操作者技术的熟练程度及诊断经验密切相关，另外，不同器官针吸细胞学检查的敏感性也略有差异，但总的来说针吸细胞学的敏感性可达到80%～95%。针吸细胞学假阳性率极低，只有0.1%～0.5%。也就是说针吸细胞学报告的恶性病例，准确性非常高。

局限性 针吸细胞学检查与组织学检查相比最大的不同是细胞涂片中缺乏组织结构，无法显示肿瘤与间质的关系，即无法区分原位癌与浸润癌。并且，由于采集的标本量少，对某些肿瘤的分型也不够准确。另外，细胞学诊断有时会与组织学诊断存在差异，即使由经验丰富的医生来进行针吸细胞学检查，细胞学仍不可避免的会出现假阴性甚至假阳性病例。

禁忌证及并发症 体表肿物针吸检查损伤轻微，禁忌证极少。有作者提出有严重出血倾向的患者，可疑包囊虫病的患者和怀疑颈动脉体瘤的患者不宜针吸。体表肿物针吸检查并发症也很少，最常见的是皮肤局部的淤血，针吸后正确的局部按压可防止淤血的发生。偶尔出血较多者可出现局部血肿，但血肿往往较小，可自行吸收。有些患者在针吸后因血管神经反应导致轻度头晕甚至晕厥。颈部肿物穿刺后偶可致喉返神经损伤，但非常罕见。锁骨上区、乳腺和腋下等部位的肿物穿刺偶可出现气胸。

尚无任何证据证明针吸检查可以引起远处转移的增多和患者生存率的降低。伯格（Berg）和罗宾斯（Robbins）曾总结1576例乳腺癌，对比各种活检方式对患者的影响，结论明确指出针吸活检与其他活检方式相比患者的生存率无差异。针吸引起针道种植确有报道，但针道种植的发生率不超过1/20 000。

针吸技术 针吸的主要器械为注射器，常用10ml注射器，7号、8号针头（对应的国外规格为22G和21G）。针吸操作时不需要麻醉，因为注射麻药与针吸几乎同等疼痛。针吸物打在玻片上制成细胞涂片由细胞病理学医生阅片诊断，涂片完成后可将针筒内剩余的细胞入细胞保存液保存或制备成细胞块保存，以备免疫细胞化学及分子检测之需。

乳腺肿物吸取细胞学诊断 乳腺位于体表，发生肿物时很容易被触及，因此乳腺是体表肿物针吸最常见的器官。乳腺针吸细胞学检查的意义有：①乳腺肿物良、恶性的鉴别诊断。②乳腺癌的术前确诊：对于可进行手术治疗的乳腺癌病例，针吸细胞学检查可使大部分乳腺癌病例（约80%）明确诊断。并且在临床物理检查，影像学检查和针吸细胞学检查均诊断为癌的情况下，可免去术中冰冻病理活检，直接实施手术。③对于乳腺囊肿患者，针吸细胞学检查不但可明确诊断，还可达到治疗目的。④乳腺癌术后胸壁复发病灶的确诊。⑤乳腺癌腋下淋巴结转移的术前诊断：术前由针吸细胞学检查对腋下淋巴结转移进行确诊，可以省去术中前哨淋巴结活检。

甲状腺肿物吸取细胞学诊断 在美国及欧洲，甲状腺针吸细胞学检查已成为甲状腺结节良、恶性鉴别的首要方法，临床根据甲状腺针吸细胞学检查的结果来决定是否需要进行外科手术，这样可使大部分良性结节的患者免于手术之苦。2007年10月，美国国立癌症研究所（NCI）在马里兰州贝塞斯达市（Bethesda）召开会议规定了甲状腺针吸细胞学的诊断分级及相应的临床管理措施，此分级系统被称为甲状腺TBS诊断系统。TBS诊断系统规定，超声怀疑恶性的结节和直径大于1.0cm的实性或囊实性结节均应行针吸细胞学检查。

涎腺肿物针吸细胞学诊断 涎腺肿物组织病理学类型多样，良、恶性病变细胞形态存在交叉，造成涎腺针吸细胞学对某些肿瘤的良、恶性鉴别存在局限。因此，有学者质疑此项检查的必要性。涎腺肿块是临床常见疾病，可由涎腺肿瘤、炎症或腺体内淋巴结肿大所致，这些肿块中只有肿瘤才是外科手术的指征。常规影像学检查虽能确定肿块大小及其与周围的解剖关系，但是很难判断其性质，针吸细胞学检查可帮助临床鉴别涎腺肿瘤性病变与非肿瘤性病变，从而使非肿瘤患者免于手术之苦，这正是涎腺肿物针吸细胞学检查的必要之处。

淋巴结针吸细胞学诊断 肿大的淋巴结是继乳腺肿物之后第二常见的针吸部位，针吸细胞学诊断有以下意义：①可鉴别淋巴结反应性增生，使绝大多数淋巴结反应性增生的患者免于淋巴结活检。②可使大部分结核患者得到确诊。③对淋巴结转移癌诊断的准确性高，并可初步分型，为寻找原发灶提供检查方向。④对于肿瘤复发患者，针吸细胞学对淋巴结转移癌的确诊可作为临床放化疗的依据。⑤可诊断绝大多数的霍奇金淋巴瘤和非霍奇金淋巴瘤，为进一步的淋巴结活检提供依据。

软组织及皮肤肿物针吸细胞学诊断 软组织病变的范围往往较大，易于进行针吸检查。针吸细胞学检查的意义有：①可使一些软组织来源的非肿瘤性病变，如结节性筋膜炎、脂肪坏死、结节性肌炎等病变，免于不必要的手术活检。②可对部分肿瘤的良、恶性进行鉴别诊断。但针吸细胞学在良性与低度恶性软组织肿瘤的鉴别中有难度，并且对软组织肿瘤的分类诊断有较大局限，因此软组织肿物针吸细胞学检查的应用受到一定限制。皮肤肿物针吸细胞学检查的局限性更为明显，但对于有肿瘤病史的患者，临床怀疑恶性肿瘤皮肤转移的病灶，针吸细胞学检查具有不争的诊断价值。

（潘秦镜 郭会芹）

nèizàng zhēnxī chuāncì xìbāoxué zhěnduàn

内脏针吸穿刺细胞学诊断（diagnostic cytology of deep-seated organ aspiration） 在影像引导下对人体器官上的占位性病变用细针进行吸取，吸出物做成涂片或者放入液基薄层保存液中，机器制成涂片进行诊断的检查方法。所谓细针即为穿刺针头外径小于0.9mm穿刺针。制出的涂片经过固定、染色后在光学显微镜下进行诊断分析。细针穿刺技术通过细针吸取，采集细胞标本，观察人体实质性器官的肿瘤与非肿瘤性组织异常变化的细胞学表现，确定细胞的良、恶性质及可能的组织类型。这项技术是自20世纪80年代以后随着影像学的发展而开展起来的。

内脏针吸穿刺细胞学主要包括腹、盆腔肿物穿刺以及胸腔肿物穿刺、颅内肿物穿刺细胞学。因为腹、盆腔及胸腔肿物的发病率高，并且穿刺容易操作，所以腹、盆腔和胸腔肿物穿刺开展比较广泛。腹、盆腔肿物穿刺包括：肝、胰腺、肾、肾上腺及腹膜后、腹腔内肿块及盆腔内肿物。胸腔肿物穿刺包括：肺、纵隔及胸膜等部位的肿物。颅内肿物穿刺包括：通过脑穿刺及脑脊液检查。穿刺针类型的选择取决于临床穿刺目的，为安全起见，内脏肿物穿刺应当首选细针，多选用针头外径在0.7~0.9mm。

注意事项 ①操作时必须严格遵守无菌操作规程。②重复针吸次数以2~3次为宜，最多不超过5次。每次可以轻轻改变角度。③如肿物过大，最好避开中心部位。因为中间大多坏死，常导致诊断困难。④特殊细胞学技术和免疫细胞化学染色，须另留涂片，或微量细胞离心涂片，或用液基细胞学涂片。⑤穿刺后患者须留观3~4小时，脉搏血压无异常后方可离去。

并发症 细针吸取检查的并发症发生率仅为0.16%，该项检查是非常安全的。

腹、盆腔肿物穿刺 腹、盆腔肿物穿刺在中国的开展是20世纪80年代初，以超声引导最为常用，因为超声具有普及、实时显示、引导准确、无X线损伤、操作简便、费用低廉等优点。

肝 临床肝穿刺主要是超声引导下进行。其适应证及优缺点如下：①影像学发现肝内有局限性或弥漫性占位病变时均可施行针吸穿刺。②临床或其他检查方法诊断或怀疑原发肝细胞肝癌，影像学检查不能肯定者，行穿刺诊断可以免去开腹探查。③对于肝脓肿、囊肿或血肿可确诊。④对血管瘤、转移癌能起诊断作用。⑤弥漫性病变，如肝炎、肝硬化、肝变性疾病等，细胞学诊断只起辅助作用，需结合组织切片检查。细针吸取细胞学诊断肝恶性肿瘤的准确性、敏感性达90%以上，特异性达100%。

胰腺 常用的胰腺穿刺有：在CT、超声等影像学仪器的引导下，进行经皮肝穿刺胆管造影

(PTC)；在内镜逆行胰胆管造影（ERCP）、超声内镜（EUS）等设备引导下，穿刺针经消化道（口腔、食管、胃、十二指肠）进入胰腺进行针吸穿刺；在手术中行胰腺细针穿刺。胰腺细针穿刺的优点：①穿刺针均为细针，对肿物损伤小，患者痛苦少，在临床上也减少了胰漏、出血及感染等并发症。②比一般活检取材广泛。③可以在术前明确诊断，晚期患者也免去不必要的开腹探查。胰腺癌患者得到细胞学结果证实后，术中就可以置入放射性核素粒子，便于治疗。④胰腺细针穿刺敏感性可达到50%~85%，手术中为85%~100%，如果术中同时取细针穿刺和活检标本，敏感性可提高到95%~100%。

前列腺、肾、肾上腺肿物 适应证及优缺点：①确定前列腺、肾、肾上腺肿物的性质。②确定肿物的组织来源及细胞学类型。③血清学检查前列腺酸性磷酸酶和特异抗原升高，临床症状和直肠指诊可疑前列腺恶性病变者，针吸可明确诊断。④偶尔有血尿。

卵巢 临床常用的穿刺方法有两种：在超声引导下经腹部进针取标本和经阴道进针取标本。适应证：①影像学检查有占位性病变，难以确定良恶性时。②影像学检查、临床诊断为恶性，不适宜手术，放疗、化疗前需要细胞学结果者。③卵巢囊肿。

腹膜后肿物 腹膜后肿物以转移性肿瘤居多。一般原发性肿瘤常为软组织来源，如梭形细胞肉瘤、恶性淋巴瘤等。优点为在免疫细胞化学技术的帮助下，原发和转移性肿瘤的诊断率大大提高，可以鉴别淋巴瘤、转移癌、软组织肿瘤等。

胸腔肿物穿刺 国际上在1883年开始用肺穿刺吸取细菌诊断肺炎，1886年用针吸穿刺诊断肺癌。1934年开始系统地介绍了胸腔肿物穿刺技术。胸腔肿物穿刺以CT引导下最为合适。穿刺部位包括：肺部病变、纵隔病变、胸膜病变等。纵隔及部分肺肿物穿刺还可以采用电子支气管镜超声引导（EBUS-TBNA）进行。胸腔肿物穿刺细胞学的敏感性为88.5%。

肺部病变 适应证：①性质未定的肺内孤立性病变，术前需要明确诊断者。②肺外有转移怀疑肺内孤立性病变为原发病变者。③肺尖部病变需与肺上沟瘤相鉴别者。④肺弥漫性病变，难以确定诊断者。⑤肺炎症性病变，不能确定致病菌需要鉴定者。

纵隔病变 纵隔肿物穿刺除了在CT引导下，还可以采用EBUS-TBNA下进行。影像学怀疑恶性需要明确诊断以及临床怀疑恶性需要组织分型、判断来源者均可以适用穿刺。

胸膜病变 原发恶性病变如胸膜间皮瘤发病率低，多数病变为肺癌转移。其穿刺多为鉴别胸膜间皮瘤或转移癌。

胸腔肿物穿刺禁忌证 ①患者不合作不能控制咳嗽者。②严重的肺气肿。③严重的肺动脉高压、动脉瘤、肺动脉静脉瘘、上腔静脉综合征。④有出血素质者。⑤弥漫性、慢性肺部疾病或一侧肺已全部切除者。⑥肺棘球蚴病，可能产生过敏反应者。

胸腔肿物穿刺并发症 ①气胸：细针穿刺产生气胸的概率非常小，即使产生也是轻度气胸，无需处理也能很快被吸收。②咯血：细针穿刺产生咯血的概率非常小，如果出现也无需处理。③局部肺出血：常见于老年人，一般在1~2周后完全吸收，不需要特殊处理。④空气栓塞：细针穿刺不会发生空气栓塞。

内脏针吸穿刺细胞学的优越性及应用 通过物理检查或影像学检查发现肿物时，利用针吸穿刺方法，为临床提供一种快速可靠的诊断依据。在许多医院，特别是肿瘤专科医院，已经成为一项常规的诊断措施。由于本方法具有快速、简便、创伤小、经济又可靠等优点，其应用也越来越广泛。此方法仅需要局部皮下麻醉，在门诊就可以完成，不需要住院。有了内脏针吸穿刺细胞学技术，使许多患者避免了开胸开腹探查的外科手术，减少了痛苦。因为细胞学是形态学诊断，其准确性高，诊断可靠性好。针吸穿刺细胞学也有其固有的缺点，因为针细，提供细胞标本材料不足，因此，针吸穿刺细胞学报告阴性的病例不能完全排除恶性病变。

利用针吸穿刺提供的细胞学标本，可以进行免疫细胞化学检测，使部分肿瘤组织的来源更加明确。针吸穿刺提供的细胞学标本还可以作为分子生物学诊断，指导临床的靶向用药，如非小细胞肺癌 *EGFR*、*K-ras* 的基因突变和 *ALK* 的基因融合检测，乳腺癌、胃癌 *Her-2* 基因扩增的检测等。还可以利用取得的活细胞进行组织培养，研究肿瘤生长特性、肿瘤细胞的药物敏感性、肿瘤细胞对生长因子的感应性等。针吸细胞还可以用于肿瘤免疫治疗中监视宿主对肿瘤的免疫反应。

（潘秦镜 张智慧）

zhǒngliú miǎnyì zǔzhī huàxué

肿瘤免疫组织化学（immunohistocheminstry of tumor）

基于肿瘤细胞内的抗原-抗体相互识别，在光学显微镜下利用抗体的特异性，对组织或细胞内的特异性抗原进行定位的一种方法。又称肿瘤免疫细胞化学。

原理 免疫组织化学（IHC）是免疫学的方法之一，建立在组织化学染色基础之上，作为组织化学染色的重要补充方法，其本质是利用免疫学原理和技术用已知特异性抗体通过化学反应，寻找组织或细胞中的相应抗原的方法。由于是在组织或细胞原始部位上进行的化学反应，如在细胞膜、胞质或胞核，甚至在某一细胞器上发生的抗原-抗体反应，因此具有特异性强、敏感性高、定位准确、亲和性强和实用性强等特点。免疫组织化学染色最重要的原则是在满意的信-噪比基础上，在细胞和组织中清楚地定位靶成分。免疫组织化学已在现代生物学领域得到广泛应用，并成为病理实验室的常规染色技术，该项染色技术对许多肿瘤的准确判断和分类具有重要辅助作用。

应用 在肿瘤病理诊断中的应用分为三方面：①肿瘤的诊断和鉴别诊断：对肿瘤组织分化方向的判断，如上皮性、间叶性、肌源性、血管源性、神经源性、淋巴细胞源性等；对恶性肿瘤的恶性程度（分化程度）判断；发现微小病灶或转移灶。②肿瘤的靶向治疗：肿瘤的基因分型是靶向治疗的重要依据。如胃肠道间质瘤的CD117，乳腺癌的雌激素受体（ER）、孕激素受体（PR）及CerbB-2，肺腺癌的EGFR以及B细胞淋巴瘤CD20等。③评估肿瘤的预后：如弥漫大B细胞淋巴瘤分子亚型分类、乳腺癌的分子亚型分类、对肿瘤细胞抗药性的检测等。HE染色、免疫组织化学染色以及分子病理检测已成为肿瘤病理诊断的常规手段。在进行诊断时，除了观察肿瘤镜下形态，还应结合临床特点、病史等多项资料综合考虑。但有时无关的抗原间可能发生交叉反应，抗体间也可能出现非特异性着色，因此应该联合使用一组抗体，并设立严格的阳性和阴性对照以及标准化的质量控制。另外，并非免疫组化就能鉴别肿瘤的良恶性，例如反应性增生性病变或富于细胞的良性肿瘤其细胞增殖指数（Ki67）有时也会很高。

分类 用于肿瘤诊断的免疫组织化学抗体主要有以下几类。

上皮性抗体 ①细胞角蛋白（CK）：商品化的细胞角蛋白有几十种之多，从理论上讲大多数腺上皮表达低分子量的角蛋白，而高分子量的角蛋白多表达复层鳞状上皮。低分子量的CK多在腺癌中表达。高分子量的CK多在鳞癌表达。鳞癌组多表达CK5、6、13、14等，腺癌组多表达CK7、8、18、19、20。但在实际工作中，尚无一种CK能特异性在鳞癌或腺癌中表达。②上皮膜抗原（EMA）：广泛存在于正常上皮细胞及其肿瘤组织中，可作为上皮源性肿瘤的常用标记。但有时也可以表达间皮细胞、某些肉瘤及某些类型的淋巴瘤。

间叶性抗体 ①波形蛋白：是一种分子量为52~58kD的胞质蛋白，主要分布于间叶细胞和其起源的肿瘤。可用于癌与肉瘤的鉴别、黑色素瘤与低分化癌的鉴别、淋巴瘤与低分化癌的鉴别。②结蛋白：是一种分子量为50~55kD的胞质蛋白，在平滑肌和横纹肌细胞及其肿瘤均可表达。③肌动蛋白：是一种具有收缩能力的微丝蛋白，广泛分布于所有肌型细胞，用于肌源性肿瘤的诊断。④肌源性调节蛋白：只在胚胎横纹肌表达，主要用于横纹肌肉瘤的鉴别。

神经内分泌抗体 ①胶质纤维酸性蛋白（GFAP）：在正常和肿瘤性的星形细胞中表达。②S-100蛋白：是广泛存在于中枢和外周神经系统的一种酸性蛋白，用于神经系统肿瘤和黑色素瘤的诊断。③突触蛋白（syn）：是一种突触前酸性糖蛋白，用于神经内分泌肿瘤的诊断。④嗜铬粒蛋白A（CgA）：是一组可溶性酸性蛋白，用于标记神经内分泌细胞和其来源的肿瘤。⑤神经细胞黏附分子（CD56）：神经细胞黏附分子（NCAM）是一大类糖蛋白，在细胞结合、移动和分化过程中发挥重要作用，尽管初期研究表明NCAM局限表达于神经内分泌系统，更多研究表明其分布广泛。⑥神经元特异性烯醇化酶（NSE）：是一种神经内分泌标记物，其对神经内分泌肿瘤的标记与细胞内神经内分泌颗粒无关，即去除神经内分泌颗粒的细胞NSE也呈阳性表达。

淋巴细胞性抗体 用于淋巴造血系统的抗体种类繁多，主要有：①白细胞共同抗原（LCA）：主要位于T淋巴细胞、B淋巴细胞、单核细胞等表面，是区别淋巴瘤/白血病和非造血系统肿瘤的标志物。②CD系列：B淋巴细胞常用抗体（CD19、CD20、CD23、CD79α等）；T淋巴细胞常用抗体（CD2、CD3、CD4、CD5、CD7、CD8等）。③其他用于淋巴瘤诊断的抗体：ALK是间变性淋巴瘤激酶基因的产物，常用于大细胞间变性淋巴瘤的诊断；cyclinD1（周期蛋白D1）是一种细胞周期调节蛋白，用于套细胞淋巴瘤的诊断；Bcl-2通常表达于滤泡套层B淋巴细胞，Bcl-2在多数小淋巴细胞淋巴瘤和80%滤泡性淋巴瘤有较强表达；Bcl-6一般表达于生发中心淋巴细胞，在一系列B细胞淋巴瘤中表达在瘤细胞胞核；CD10是急性淋巴母细胞白血病的共同抗原，见于滤泡性淋巴瘤、生发中心来源的大B细胞淋巴瘤，CD10和Bcl-6通常作为生发中心起源的标志物；CD30表达于间变性大细胞淋巴瘤（ALCL），也表达95%的经典型霍奇金淋巴瘤的里-斯（R-S）细胞，常同时与CD15合用；CD15可标记经典性霍奇金淋巴瘤R-S细胞；CD43主要标记T淋巴细胞，90%的T细胞淋巴瘤和30%的低级别B细胞淋巴瘤可以表达CD43；CD56神经细胞黏附分子，也是NK细胞的理想标志物，用于诊断NK/T细胞淋巴瘤，另外浆细胞淋巴瘤也可表达CD56；TIA-1表达NK细胞和细胞毒T细胞，是一种细胞毒相关蛋白；穿孔素/粒酶B标记皮下脂膜炎样T细胞淋巴瘤、NK/T细胞淋巴瘤；TdT（末端脱氧核苷酸转移酶），一般只有早期B和T淋巴母细胞标记TdT，用于淋巴母细胞型淋巴瘤的诊断。

（张　询）

zǔzhī huójiǎn

组织活检（biopsy）　应诊断、治疗的需要，从患者体内切取、钳取或穿刺等取出病变组织，进行病理学检查的技术。又称外科病理学检查，简称外检。这是诊断病理学中最重要的部分，组织活检对绝大多数送检病例都能做出明确的组织病理学诊断，被视为临床的最后诊断。

组织活检的目的在于协助临床对病变做出诊断或为疾病诊断提供线索；了解病变性质、发展趋势，判断疾病的预后；验证及观察药物疗效，为临床用药提供参考依据；参与临床科研，发现新的疾病或新的类型，为临床科研提供病理组织学依据。活检的应用范围包括手术摘除的器官、组织，如阑尾、甲状腺、胆囊、淋巴结等；穿刺抽取组织，如肝、肾、淋巴结的穿刺组织；自病变部位切取的小块组织，包括用纤维胃镜、纤维支气管镜等内镜钳取的病变组织。

活检的组织病理学诊断过程一般是肉眼观察送检的标本→取材→固定、包埋→制成薄切片→进行苏木素-伊红（HE）染色→在光学显微镜下观察。通过对病变组织及细胞形态的分析、识别，再结合肉眼观察及临床相关资料，做出各种疾病的诊断。但对一些疑难、罕见病例，还需要在上述的常规检查基础上，再通过组织化学、免疫组织化学、电子显微镜或分子生物学等技术进行辅助诊断。

（吕　宁　杨　琳）

qiánshào línbājié huójiǎn

前哨淋巴结活检（sentinel lymph node biopsy）　对原发肿瘤发生淋巴结转移所必经的第一组淋巴结的活检。前哨淋巴结的临床意义在于肿瘤的转移一般是按照淋巴结的分区逐级转移，若前哨淋巴结阴性，则其他非前哨的区域性淋巴结阳性的可能性就非常小，因此手术清扫整个区域性淋巴结的意义就不大。例如乳腺癌患者前哨淋巴结活检术中操作是在腋下作一小切口，准确地将前哨淋巴结切除、活检，若病理活检未发现淋巴结转移，则不再做腋窝淋巴结清扫。前哨淋巴结活检引入外科手术后，对于准确判定恶性肿瘤淋巴结清扫范围、减少不必要的过度手术起到了积极的作用。常用的探测前哨淋巴结的方法有蓝色染料法、核素探测法和荧光探测法。

（吕　宁　杨　琳）

xuèqīng zhǒngliú biāozhìwù

血清肿瘤标志物（serum tumor biomarker）　在恶性肿瘤发生和增殖过程中，由于肿瘤细胞的基因不同表达（高或低表达）而合成、分泌并脱落到体液或组织中的物质，或是由机体对肿瘤反应而异常产生并进入到体液或组织中的物质。俗称肿瘤标志物（TM）。这些物质有的不存在于正常人体内，只存在于胚胎中；有的在正常人体内含量很低，在肿瘤患者体内出现高表达，含量超过正常人。

自1846年第一个肿瘤标志物本-周（Bence Jones）蛋白在治疗多发性骨髓瘤患者时被发现，至今已有100多年的历史。在此期间，科学家们从蛋白质、激素、酶和同工酶的发现到找到与肿瘤相关的抗原，直到1979年在英国召开的第七届肿瘤发生生物学和医学大会上正式确认了肿瘤标志物这个代名词，从此在医学界开始应用。由于肿瘤标志物的来源和性质的复杂，尚无统一的分类方法。

根据生化性质分类：①胚胎类：这类标志物的特点是在人胚胎期高表达，出生后正常人体内不表达或低表达。当肿瘤发生时又重新高表达。如：甲胎蛋白（AFP）、癌胚抗原（CEA）。②肿瘤相关糖类抗原标志物：指当细胞恶变后，胞膜糖蛋白和糖脂或黏蛋白的糖链发生异常糖基化所形成的肿瘤抗原。如：CA125、CA19-9、CA153、CA242、CA50、CA724等。③蛋白类标志物：细胞角蛋白18、19、SCC、转铁蛋白等。④酶类标志物：神经元特异性烯醇化酶（NSE）、前列腺酸性磷酸酶（PAP）等。⑤激素及受体类的标志物：人绒毛膜促性腺激素（β-HCG）、人生长激素（GH）、雌激素受体与孕激素受体（ER、PR）等。⑥病毒性肿瘤相关物质：EBV、HPV等。

根据组织类型分类：①细胞肿瘤标志物：在组织细胞内或表面的标志物。②体液肿瘤标志物：存在于血液（血清/血浆）、体液（尿液、胸腔积液、腹水）中的标志物。

根据肿瘤基因水平可分为肿瘤基因型和基因表型两类。肿瘤基因型标志是指癌基因、抑癌基因。实验室里通过血液、体液检测的大多数肿瘤标志物都属于基因表型标志物。

肿瘤标志物的检测是辅助临床对恶性肿瘤进行诊断、治疗评价及治疗后监测复发、转移的重要手段之一。采用免疫学分析技术较多，如酶联免疫测定技术、放射免疫分析技术、荧光免疫测定技术、化学发光免疫测定技术、蛋白芯片技术、流式细胞术、分子生物学技术等。

（齐　军　王懋杰　胡书生）

áipēikàngyuán

癌胚抗原（carcinoembryonic antigen，CEA）　存在于正常胚胎和胎儿的消化道中，属于酸性糖蛋白，分子量为180kD，是一种癌胚蛋白。出生后正常人体CEA的含量低于25ng/ml，随着胎儿的成长，CEA的含量会逐渐减少。CEA最早是于1965年在结肠癌患者中发现的，因此CEA在早期被认为是结肠癌特异性肿瘤标志物。但随着研究的深入，发现在其他肿瘤患者中CEA同样会升高，因此，CEA被认为是一种非特异性的肿瘤标志物。

临床应用：①70%~90%的结肠癌患者血清CEA检测结果为阳性，并且血清CEA水平变化与结肠癌、大肠癌的杜克斯（Dukes）分期密切相关；在杜克斯分期为C、D期的中晚期结肠癌和肿瘤进展期时，阳性率可达90%以上，大肠癌患者阳性率可达65%~75%。血清CEA水平与肿瘤大小、有无转移存在一定关系，当发生肝转移时，CEA升高更为明显。②内胚层衍生的癌，如胰腺癌、肺癌以及胃癌可导致CEA水平增高；乳腺癌和子宫癌患者也可见CEA水平增高；③一些良性疾病，如肠道炎症、肾功能不全、结肠息肉、肝硬化、慢性肝炎、闭锁性黄疸等也可导致CEA水平增高。妊娠、大量吸烟也可引起血清CEA水平轻度增高。

（齐　军　王懋杰　胡书生）

jiǎtāidànbái

甲胎蛋白（alpha-fetoprotein，AFP）　主要合成于胎儿期的卵黄囊、胚胎肝和胃肠道的一种糖蛋白，属于胚胎抗原。妊娠4周后胎儿血清即可检测到AFP，并且在12~16周时血清中的AFP含量达到高峰，随后AFP的含量会逐渐下降，胎儿出生至一年后体内的AFP水平接近成人正常水平。健康成人血清中AFP的含量低于10μg/L。AFP被认为是诊断原发性肝癌最好的指标。70%~90%的原发性肝癌患者血清AFP的水平会升高，其中50%的患者会表现高浓度AFP。甲胎蛋白含量与肝癌分化程度相关，中等分化肝癌AFP的血清含量要高于高分化和低分化肝癌。AFP对于其他病理类型肝癌的诊断价值较低，如在胆管细胞癌以及纤维板层型肝细胞癌中甲胎蛋白检测阳性率很低。在晚期肝癌患者中，血清甲胎蛋白的升高不再与肿瘤生长相关，相反由于肝功能衰竭、肝细胞坏死等原因甲胎蛋白的含量会呈现下降的现象。由于AFP在原发性肝癌诊疗及判断预后中的重要价值，常将其作为肝癌高危人群筛查的指标。

临床应用：①用于筛查早期原发性肝癌，是较好的早期肝癌诊断指标。②原发性肝癌与其他肝病的鉴别诊断，原发性肝癌患者AFP水平多在1000μg/L以上，而肝炎或肝硬化患者AFP水平很少超过400μg/L。③评价肝癌治疗效果，监测转移，判断预后。肝癌根治性切除后，AFP水平恢复正常。术后AFP浓度不能降至正常者提示有癌细胞残存，术后血清AFP降至正常水平后，在无其他引起AFP升高因素作用下，AFP升高提示肝癌复发或有肝外转移灶的出现。

（齐　军　王懋杰　胡书生）

xuèqīng tiědànbái

血清铁蛋白（serum ferritin）　人体内一种重要的水溶性铁储存蛋白质。其结构是由脱铁蛋白组成的大分子糖蛋白，分子量为450kD，由心脏型和肝型两种不同类型的24种亚基组成。铁蛋白大部分存在于肝、脾、骨髓以及血细胞中。在正常情况下，血清铁蛋白随年龄增长而升高。血清铁蛋白一般用于判断人体内铁储存情况，对于诊断缺铁性贫血、铁负荷过度有重要意义。在一些恶性肿瘤中，血清铁蛋白可见升高，如原发性肝癌、肺癌、胰腺癌等。在原发性肝癌中升高可能与癌细胞侵袭肝细胞引起细胞损伤和坏死，胞质中的铁蛋白释放入血，同时肝功能的破坏影响铁蛋白的降解清除有关。需注意的是在多数肝良性病变中血清铁蛋白同样会升高，20%~40%肝炎和肝硬化患者与肝癌患者的血清铁蛋白含量出现重叠。因此，血清铁蛋白对于原发性肝癌诊断的特异性较差。临床中常将其和甲胎蛋白（AFP）联合应用以提高诊断特异性。单纯血清铁蛋白的增高不能作为恶性肿瘤判断指标。

临床意义：血清铁蛋白与细胞的增殖相关，并且与体内铁储备有关，并不是某种肿瘤的特异标志。临床多用于缺铁性贫血诊断、铁剂治疗的监测、铁负荷过多的诊断。血清铁蛋白在多种恶性肿瘤中升高，包括淋巴瘤、白血病、结直肠癌、乳腺癌及肺癌等。临床上常将血清铁蛋白与AFP一起作为原发性肝癌的联合检测指标。

（齐　军　王懋杰　胡书生）

zhǒngliú zìshēn kàngtǐ

肿瘤自身抗体（tumor autoantibody）　肿瘤在发生发展过程中，肿瘤组织或肿瘤细胞本身诱导机体免疫反应，并产生抗肿瘤相关抗原的自身抗体。在肿瘤抗原表达水平很低的状态下也可检测到，临床用于肿瘤的筛检及治疗监测等。在免疫机制上，监测肿瘤自身抗体就是利用肿瘤患者体内内源性体液免疫反应检测机体内发生恶性转化的细胞。在肿瘤患者血清中，既存在肿瘤抗原，也存在针对该肿瘤抗原的自身抗体。因此，既可以利用抗体检测肿瘤抗原，也可以利用抗原检测肿瘤自身抗体，但利用肿瘤自身抗体检测肿瘤的特异性和敏感性均比利用肿瘤抗原检测肿瘤要高得多。以肿瘤自身抗体作为肿瘤标志物的主要优点是显著提高了检测肿瘤的特异性和敏感性，大部分肿瘤自身抗体的受试者工作特征曲线（ROC 曲线）分析中 ROC 曲线下面积达 0.8 以上，操作简便，重复性好，检测速度快，通过常规的酶联免疫吸附试验或酶联免疫分析就可以检测。

（齐　军　王懋杰　胡书生）

méilián miǎnyì xīfù shìyàn

酶联免疫吸附试验（enzyme-linked immunosorbent assay, ELISA）　以聚苯乙烯等材料作固相载体，将酶催化作用的高效性与抗原抗体反应的特异性相结合的一种固相酶免疫分析技术。ELISA 是酶免疫测定技术中应用最广的免疫技术，用于检测包被于固相板孔中的待测抗原（或抗体）。ELISA 方法的基本原理是将抗原或抗体结合到固相载体表面，并不改变其免疫活性，将抗原或抗体与某种酶链接成酶标记的抗原或抗体，其既保留了免疫活性，又保留了酶的活性。酶标记抗体可与吸附在固相载体上的抗原或抗体发生特异性结合。加入底物溶液后，底物可在酶作用下使其所含的供氢体由无色还原型变成有色的氧化型，出现颜色反应。因此，可通过底物的颜色反应来判定有无相应的免疫反应，颜色反应的深浅与标本中相应抗体或抗原的量呈正比。此种显色反应可通过 ELISA 检测仪进行定量测定，这样就将酶化学反应的敏感性和抗原抗体反应的特异性结合起来，使 ELISA 方法成为一种既特异又敏感的检测方法。常用的 ELISA 法有双抗体夹心法和间接法，前者用于检测大分子抗原，后者用于测定特异抗体。

（齐　军　胡书生）

fēnxī cèliáng fànwéi

分析测量范围（analytical measurement range, AMR）　在临床检验工作中样本不需任何稀释、浓缩或其他不属于常规检查步骤部分的预处理，而直接测量样本的方法得到的分析物值的范围。又称为线性范围或直接可报告范围。是反映分析方法及检测系统分析性能的重要指标。定量检测项目分析测量范围的验证是验证诊断试验所标明的线性范围，在实际工作中对于检测结果非常重要。每个实验室都必须确定一个接受或拒绝分析测量范围验证的界限。AMR 必须至少每 6 个月重新验证一次，以及在主要系统配件上发生改变或主要分析试剂批号改变时也应重新验证。如果验证未通过，应采用新鲜或备用验证材料重复 AMR 验证。重复验证失败，有可能表明检测系统不稳定，应努力排查解决问题，可采取维护、再次校准和进行校准验证等措施。对于检测超过线性范围的结果必须进行稀释，实验室已证实可用的稀释液才能用于稀释标本。

（齐　军　胡书生）

zhǒngliú X xiàn zhěnduàn

肿瘤 X 线诊断（X-ray diagnosis of tumor）　利用 X 线对人体成像，发现、诊断肿瘤的方法。1895 年，德国物理学家威廉·康拉德·伦琴（Wilhelm konrad Röentgen）发现了 X 线，次年 X 线即应用于人体医学检查，从此形成了放射诊断学这门学科，并奠定了影像诊断学的基础。

原理　X 线是由 X 线管发生的一种波长很短的电磁波，X 线管是真空二极管，阴极装有灯丝，阳极由钨靶和附属散热装置组成。X 线的发生过程是高压发生器向 X 线管灯丝供电，阴极产生自由电子，当向 X 线管两极提供高压电后，电子由阴极向阳极高速行进，轰击阳极钨靶而产生 X 线和热能。X 线之所以能使人体组织结构在荧屏或胶片上成像，一方面是因为X线具有穿透性、荧光效应和摄影效应，另一方面是因为人体不同组织结构之间有密度和厚度的差别。当X线透过人体时，因为人体不同组织结构对X线被吸收的程度不同，使到达荧屏或胶片上的X线量有差异，这样，在荧光屏或胶片上就形成明暗或黑白对比不同的影像。同样肿瘤组织因为与人体正常组织的密度有差异导致对X线吸收程度不同，因而能在X线成像中被发现、诊断。

方法 常规X线成像方法包括常规检查、特殊检查和造影检查。常规检查包括荧光透视和X线摄影。特殊检查包括软X线摄影、体层摄影、放大摄影和荧光摄影等。常规X线诊断应用于临床已超过百年，积累了丰富的诊断经验。尽管现代影像技术例如CT、磁共振成像（MRI）的发展日新月异，对肿瘤疾病诊断显示出巨大的优越性，但并不能完全取代常规X线检查。一些部位的肿瘤，例如胸部、骨骼系统和胃肠道多是首先应用常规X线检查。脑与脊髓、腹部与盆部实质器官及软组织病变的检查则主要依靠CT和MRI等现代影像学技术。由于常规X线检查具有普及率高、经济、简便等优点，因此仍是影像诊断中使用最多和最基本的方法，但有逐渐减少的趋势。

荧光透视 简称透视，是指X线穿过被检者身体之后在荧光屏上形成影像并进行视读的检查方法，随着影像增强器和电视辅助技术的引入，传统的荧光透视已经被淘汰，代之以X线透视技术，其优点是价格低廉，操作方便，可在呼吸和体位转动之下观察，了解器官的动态变化。缺点是X线辐射剂量较大，影像对比度及清晰度较差，不能留下记录以复查对比。对于胸部检查，临床上多首先行X线摄影，需要动态观察时，再有目的地进行透视检查。在肿瘤诊断方面透视对肺肿瘤、骨肿瘤有一定诊断意义，同时可快速、方便观察肿瘤疾病导致的胸腔积液、积气，胃肠道穿孔、梗阻以及病理性骨折等。

X线摄影 是指X线穿透被检者身体后在胶片上形成照片影像的检查方法，得到的照片称为平片。X线摄影具有空间分辨率高、辐射剂量少、操作简便、便于保存等优点，缺点是组织分辨率低、结构重叠、不能动态观察。对于人体密度差别大的部位，比如肺部和骨骼，平片组织对比良好。因此，X线摄影一直是肺部肿瘤和骨肿瘤的最基本的和最常用的检查方法，但肺部小肿瘤或特殊部位的肿瘤容易漏诊。X线摄影常需作互相垂直的两个方位的摄影，例如正位及侧位，这样能更好地显示和观察病变。对于组织密度差别较小、厚度较大、结构复杂的部位，X线摄影显示不佳。

软X线摄影 40kV以下的管电压所产生的X线，因其能量穿透力较弱，称为软X线，过去通常由钼靶产生，故又称为钼靶摄影。现多采用复合材料，如钼、钨、铑、钼钒合金或钨铼合金做靶面。软X线摄影最常用于乳腺肿瘤的诊断，是观察乳腺微小钙化最好的检查方法，对鉴别乳腺肿瘤的良、恶性非常重要。

造影检查 对缺乏自然对比的器官，将密度高于或低于该器官的物质引入器官内或其周围间隙，使之与周围组织产生对比差别以显影，此即造影检查。引入的物质称为对比剂或造影剂。造影检查扩大了X线检查的应用范围。肿瘤诊断中造影检查主要应用于消化道和尿路。消化道造影通常采用含钡对比剂，多用气钡双重对比造影法，是诊断食管、胃和大肠肿瘤的首选或初筛影像方法，可清楚显示消化道轮廓、黏膜面和腔内病变，还可在透视下观察胃肠蠕动，但无法观察肿瘤有无外侵和转移。消化道造影可分为：①钡餐检查，用于食管、胃、十二指肠和小肠的检查。②钡剂灌肠，用于大肠的检查。尿路造影采用含碘对比剂，分为静脉尿路造影和逆行尿路造影，用于诊断肾盂、输尿管和膀胱肿瘤，但其诊断价值有限，现已大部分被超声、CT或MRI代替。

数字X线成像 随着计算机和网络等数字化科学技术的发展，传统的X线成像也逐渐被计算机X线成像（CR）和数字X线成像（DR）代替，图像解读也由用胶片观察过渡到屏幕观察。常规X线检查、乳腺X线检查、胃肠道造影检查目前已广泛应用DR。数字化成像的原理与传统屏胶成像并没有太大区别，在屏胶成像中，胶片既作为探测介质也作为存储介质，而数字化探测器只产生数字图像，然后存储在数字化存储介质中，可根据需要，以屏幕或打印显示图像。DR优势很明显，主要表现在：①图像质量高并且具有较强的后处理功能，利于细节和目标病灶的显示。②X线辐射剂量大幅降低。③高效率的图像存储和传输功能，配合图像存档与传输系统（PACS）的使用，实现了图像的数字化保存、传输与利用。由于DR和PACS的应用，影像诊断科逐步成为数字化或无胶片学科，节约了大量资源。在数字化图像基础上开发的计算机辅助检测/诊断（CAD）可以利用计算机辅助检出、诊断疾病，提高工作效率，降低漏诊率，目前已可用于肺结节、乳腺和结肠病变的检查和辅助诊断。

常见恶性肿瘤的X线表现 常规X线诊断在恶性肿瘤的检出、诊断和随访等方面发挥重要作用。X线摄影仍是肺癌和骨肿瘤的最基本检查手段，但早期肺癌漏诊率高；钡剂造影是胃肠道恶性肿瘤的首选影像检查手段；乳腺X线片仍是乳腺癌筛查和临床检查的重要手段。

肺癌 肿瘤发生在肺段和段以上支气管称为中央型肺癌，早期中央型肺癌有时仅可见气道阻塞性改变，如阻塞性肺气肿、阻塞性肺炎等。同一肺叶、肺段反复感染应警惕中央型肺癌造成的阻塞性改变。中晚期肺癌主要表现有：支气管改变，主要包括支气管壁增厚和支气管腔狭窄；肺门肿块，表现为形态不规则的软组织肿块；常伴有阻塞性肺炎或肺不张，阻塞性肺炎表现为受累支气管远侧肺组织实变，肺不张则表现为肺叶或肺段的均匀性密度增高并伴有体积缩小。肿瘤发生于肺段以下支气管称为周围型肺癌，主要表现为肺内结节或肿块，可有以下特点：形态不规则，边缘呈深分叶状（深分叶征）；边缘常可见细短毛刺（毛刺征）；癌性厚壁偏心空洞，可见壁结节；由于肿瘤内成纤维反应造成的瘢痕收缩牵拉局部胸膜，肿瘤与胸膜之间可见线形或三角形影像（胸膜凹陷征）。

胃癌 早期胃癌表现与病理形态相对应，隆起型X线气钡双对比造影表现为息肉状、圆形或椭圆形充盈缺损；表浅型显示较困难，表现为胃小区粗大、紊乱、不规则、较浅的存钡区等；凹陷型以充盈缺损及不规则龛影为主要表现。早期胃癌的影像诊断需结合胃镜检查。进展期胃癌可分为Borrmann Ⅰ型（隆起型）：表现为局限性充盈缺损，形态不规则，与邻近胃壁分界较清楚；Borrmann Ⅱ型（局限溃疡型）：表现为不规则龛影，多呈半月形，位于胃轮廓内，周边形成不规则透明带（环堤）；Borrmann Ⅲ型（弥漫溃疡型）：龛影较大而深，形状不规则，环堤不完整，与正常胃壁界限不清；Borrmann Ⅳ型（弥漫浸润型）：表现为胃腔狭窄，胃壁僵硬，广泛浸润时形成“皮革胃”。

结直肠癌 早期结直肠癌的典型表现多为息肉样病变，结肠气钡双对比造影显示表面涂布钡剂的结节，轮廓不规则或有分叶，部分仅表现为局部肠壁增厚。进展期癌分为隆起型、浸润型和溃疡型，影像学上表现为不同程度、形态的充盈缺损、龛影、黏膜破坏及管腔狭窄的组合。病变区管壁僵硬、不能扩张，局部结肠袋消失，病变与正常肠管间的界限清楚。

乳腺癌 乳腺X线片所见分为直接征象和间接征象两大类，直接征象包括局限性肿块、微小钙化灶、局限致密浸润、乳腺结构扭曲、两侧乳腺结构不对称等。间接征象包括乳腺皮肤增厚或回缩、乳头及乳晕异常、瘤周水肿、异常增粗的血管等。

骨肉瘤和骨转移瘤 骨肉瘤是最常见的原发性恶性骨肿瘤，多见于青少年，好发于膝部、长骨的干骺端。主要表现为不同形态溶骨性骨质破坏；高密度瘤骨形成；瘤软骨钙化，表现为边缘模糊环形或弧形钙化；不同形态骨膜反应，破坏时呈科德曼（Codman）三角；软组织肿块，内可见瘤骨及瘤软骨钙化。骨转移瘤是最常见的骨恶性肿瘤，晚期恶性肿瘤常继发骨转移。骨转移瘤以多发、溶骨性病灶最常见，表现为髓腔内局限骨质破坏，边缘完整或不完整，不伴硬化边。骨转移瘤也可以为成骨性，表现为受累骨质不同形态的高密度灶。有些病灶为混合性转移。

（吴　宁　王建卫）

zhǒngliú jìsuànjī tǐcéng sǎomiáo zhěnduàn

肿瘤计算机体层扫描诊断

（computed tomography diagnosis of tumor） 运用电子计算机X线体层扫描（CT）对肿瘤性疾病进行诊断、分期、预后判断、治疗及治疗后随访的技术。

技术特点 ①CT具有较高的空间分辨率、密度分辨率、时间分辨率及Z轴分辨率，因此CT扫描可以在较短的时间完成大范围检查，并获得对比清晰的图像。②CT扫描可对各种组织的CT值进行定量测量，影像指标客观，为诊断提供更多信息。③多层螺旋CT扫描能真正实现各向同性，为各种重建后处理技术打下良好基础。CT扫描的局限性在于：检查存在电离辐射；多数情况需进行造影剂增强扫描，患者有一定的过敏等不良反应风险。

应用 CT扫描除在上述肿瘤诊断、分期、预后、随访等的方面占有重要的地位外，目前在肿瘤放疗计划的制订、CT引导下穿刺活检、治疗等领域亦发挥出重要的作用。由于肿瘤性疾病通常不仅局限于原发器官，对于CT检查通常范围应包括原发器官及易发生转移器官和区域淋巴结。CT扫描在不同部位肿瘤诊断的应用价值和检查局限性如下：

神经系统肿瘤 脑部是CT最早应用的检查部位。CT平扫可显示肿瘤内的钙化、出血及相邻骨质改变，但对比较差，对脑肿瘤的诊断价值有限。由于恶性肿瘤常伴血管、血-脑屏障的破坏，CT增强扫描可显示为不同程度的强化，从而可对肿瘤做出较准确的定位和定性诊断，对某些类型肿瘤可做出组织病理学判断。普通CT扫描对一些特殊部位，如颅后窝肿瘤，由于颅骨伪影的影响，常常显示欠佳。磁共振成像（MRI）检查由于组织分辨率高，并且不受骨质或空气伪影的影响，对于脑组织的解剖结构以及脑肿瘤的内部结构显示优于CT。

颌面部及颈部肿瘤 颌面部及颈部解剖结构较为复杂。CT三维重建及后处理技术能准确显示肿瘤位置及对周围血管和器官侵犯范围。多数颌面部肿瘤的诊断需要增强检查。对于眼、耳、鼻部肿瘤，CT扫描可以观察肿瘤的形态、大小、密度、强化特征，以及其与周围肌肉、神经和骨壁的关系，有助于判断肿瘤的组织学来源和期别。对颈部肿瘤除常规诊断外尚可通过CT血管成像（CTA）技术多角度显示肿瘤与颈部大血管的关系，为手术计划提供有力帮助。

胸部肿瘤 CT扫描是肺部肿瘤的最佳影像学手段，其诊断价值包括：①清晰显示肺部肿瘤的内部特征，通过多平面重组（MPR）、气管支气管仿真内镜（CTVE）、CT血管成像（CTA）等后处理技术能清晰显示肿瘤与气道、血管及周围软组织结构的关系，从而提高肿瘤定性、分期、可切除性判断的准确性。②CT对肺内小结节的检出率5~10倍于X线胸片，这些小结节性质往往很难确定，需要进行定期随诊观察。由于肿瘤常呈不对称生长，CT三维体积测量更易于精确对比随诊中结节大小的变化，且较少受呼吸运动和扫描层面的影响，因此能对结节性质进行更准确判断。③对高危人群行低剂量CT早期肺癌筛查在世界范围内开展已近20年，这项检查能显著提高肺癌的早诊率，从而可能改变其预后。④CT导引下的肺穿刺活检是CT扫描在肺肿瘤性疾病中的一项重要应用。对支气管镜难以到达的肺周围型病变能直接取得病理诊断结果，以便进行下一步的治疗。

CT增强扫描是纵隔肿瘤的最佳影像学检查方法。对于疑有纵隔异常的患者即使X线胸片未见异常，亦应进行CT扫描。CT扫描能准确显示肿瘤的部位、内部结构，判断病变是血管性、囊性或实性，有无脂肪或钙化；是否浸润周围组织或伴随肺、胸膜、心包、胸廓等病变；在活检前提供可靠的鉴别诊断信息，从而避免对血管性疾病进行活检或进行不必要的手术，指导制订合理的治疗计划。

腹部与盆腔肿瘤 相对于MRI和超声，CT扫描在腹、盆腔肿瘤的检查中具有扫描范围大、速度快，不受肠腔气体、肠道蠕动及呼吸运动影响，既能显示实质脏器又能显示空腔脏器等诸多优势：①对于肝、胰腺、脾、肾等实质器官，CT平扫结合动脉期、器官实质期和延迟期增强扫描能对多数肿瘤做出正确诊断，其诊断准确性接近或等于MRI检查。②空腔脏器的CT检查随后处理技术的发展已取得显著进步，应用渐广。CT结肠仿真内镜检查对结直肠病变的显示优于钡灌肠，对于直径大于0.5cm的病变显示率已接近或等于结肠镜，对肿瘤分期诊断的准确率明显高于后二者。③CT具有扫描速度快，腹腔内低密度脂肪对比良好等优点，对腹膜弥漫性病变的显示率明显高于MRI和超声检查。

（周纯武 罗德红 张 瑾）

zhǒngliú cígòngzhènchéngxiàng zhěnduàn

肿瘤磁共振成像诊断 ［magnetic resonance imaging（MRI）diagnosis of tumor］ 运用磁共振成像（MRI），对肿瘤的形态、功能变化、血流动力学状态及分子水平的改变进行监测与评价，实现肿瘤的诊断与分期，帮助制订治疗方案，评估疗效，判断预后或复发的技术。

优缺点 MRI诊断的优点包括：①无电离辐射，无创伤。②组织分辨率和对比度高。③可以实现被检测对象的任意方位的层面成像。④可进行多参数、多序列成像。⑤可提供组织代谢、功能方面的信息。但也有局限性：①对于不含或少含氢质子的组织如骨骼、钙化灶等的结构显示不佳。②图像质量易受多种伪影的干扰。③受某些禁忌证如体内金属装置、幽闭恐惧症等限制。④设备和检查费相对昂贵。

检查范围 已覆盖了全身各系统，在肿瘤影像诊断中具有很大的优越性。

神经系统肿瘤 除了常规的扫描序列（如自旋回波、快速自旋回波、梯度回波、快速采集梯度回波）之外，扩散成像、灌注成像、质子波谱分析等一些新技术也被逐渐用于神经系统肿瘤的诊断与鉴别诊断。与CT相比，MRI由于组织分辨率高，并且不受骨质或空气伪影的影响，对于

脑组织的解剖结构以及脑肿瘤的内部结构显示优于CT，同时可以发现一些CT容易漏诊的小病灶（如垂体微腺瘤等）。但是，由于MRI的局限性，对于部分肿瘤（如少突胶质细胞瘤）内部钙化的显示，MRI不如CT；大脑凸面的脑膜瘤可以引起局部颅骨骨板增厚，对于脑膜瘤的诊断和鉴别诊断有很大帮助，这一征象在MRI上也很难观察到。

胸部肿瘤 由于软组织分辨率高，MRI可以很好的鉴别纵隔肿瘤的囊实性以及某些组织来源；通过多方位的成像进一步明确肿瘤的位置、大小和范围。在周围流空大血管的映衬下，即使MRI平扫也可以清楚地显示纵隔肿瘤与周围血管、组织的关系。对于中心型肺癌，MRI除了显示肿瘤大小及与周围支气管、血管、心包的关系外，还可以鉴别肿瘤与远端实变肺组织，以及肿瘤残存与放疗后纤维化的肺组织。对于不能进行CT增强扫描的胸部肿瘤患者，MRI是首选的用于肿瘤分期、指导治疗及疗效评估的影像检查手段。但是由于MRI图像易受呼吸及心脏搏动的影响，加之肺组织质子密度低，信号较低，因此常规MRI扫描序列对于肺实质部位的检查，尤其是小结节的检出与定性诊断具有一定的局限性。呼吸触发及心电门控技术、流动补偿技术等一些新技术的开发和应用有望提高MRI肺组织的成像质量。

腹部肿瘤 腹部MRI检查以高场强磁共振（MR）设备为宜。快速扫描序列、呼吸与心电门控及预饱和技术的应用，使得MRI在腹部的成像质量有了很大的进步。其图像软组织分辨率高，在弥漫性或局灶性肝病变、胰腺及胆道系统病变以及肾及腹膜后肿瘤的检出及定性方面具有很大的优势与潜力。

腹部MRI检查的常规序列包括T1WI（目前多为快速梯度回波屏气序列）、T2WI及化学饱和脂肪抑制序列。多期动态增强扫描可以观察肿瘤在不同时相的强化方式，对于肿瘤的定性诊断具有很大的帮助。肝特异性对比剂（包括单核吞噬细胞系统及肝细胞摄取两种）的临床应用进一步提高了肝病变的检出和诊断准确性。

胰胆管MRI水成像（MRCP）及尿路MRI水成像可直观显示胰胆管及尿路系统的走行、有无扩张或狭窄及梗阻部位，对肿瘤的定位、定性诊断均有重要的价值。例如引起低位胆道梗阻的肿瘤主要包括胆总管下段癌、胰头癌、十二指肠球及十二指肠乳头癌等，不同部位肿瘤的MRCP表现具一定的特征性。胆总管下段癌表现为梗阻部位胆总管锥形、鼠尾状或杯口状狭窄，而胰管极少扩张；胰头癌MRCP表现为扩张的胆总管及胰管在胰头区截断，二者分离；而十二指肠球及十二指肠乳头癌的MRCP表现为梗阻位置低，扩张的胆总管与胰管长段伴行，十二指肠球或十二指肠乳头区见类圆形充盈缺损。

盆腔肿瘤 对于子宫内膜癌或宫颈癌，高场强MRI可以很好地显示肿瘤的范围、浸润深度、宫旁及周围脏器的侵犯以及盆腔淋巴结转移，对于肿瘤的治疗前分期具有较高的准确性，但值得注意的是，良好的扫描前准备（肌内注射解痉剂、阴道栓的应用）对于图像的质量控制以及图像评估非常重要。同样，由于较少受到胃肠蠕动及呼吸运动的影响，直肠或前列腺MRI检查也可以获得优质的图像。MRI是公认的直肠癌术前分期及疗效评价的首选影像检查手段。MRI在前列腺疾病的应用也越来越广泛，MRS（MR波谱成像）在前列腺良恶性病变鉴别诊断中发挥着重要作用。

乳腺肿瘤 随着专用乳腺线圈、磁共振对比剂及快速成像序列的开发应用，乳腺MRI图像质量及诊断水平有了很大的提高。同其他影像检查方法（如X线片、超声等）相比，对于乳腺良、恶性肿瘤的诊断与鉴别诊断，MRI可获得更多的信息，对于乳腺癌的分期及疗后随诊，MRI检查可获得更准确的信息。MRI形态学改变可以清楚显示病变的生长类型、病变范围及内部结构，且能检出常规方法不能检出的多灶或多中心病变。动态增强曲线是注入对比剂后病变信号强度随时间变化的特征，反映组织血流动力学的特点。对于乳腺良恶性疾病的鉴别，分析病变的形态学表现与动态增强血流动力学表现具有相同的重要性（图）。MRI功能成像如DWI（扩散加权成像）、MRS对于病变的定性诊断具有一定的辅助作用。

（周纯武　张红梅）

zhǒngliú chāoshēng zhěnduàn

肿瘤超声诊断（sonography in the diagnosis of tumor） 利用肿瘤组织和人体正常组织声学特性的差异，从而在声像图上识别和诊断肿瘤的检查方法。超声波指振动频率在每秒20 000次（20 000 Hz）以上的声波，声像图是利用超声波的反射、折射、散射等特性，将医用超声诊断仪发射的超声波，经人体不同组织器官传播后产生的回波信号接受、放大和处理后形成图像。

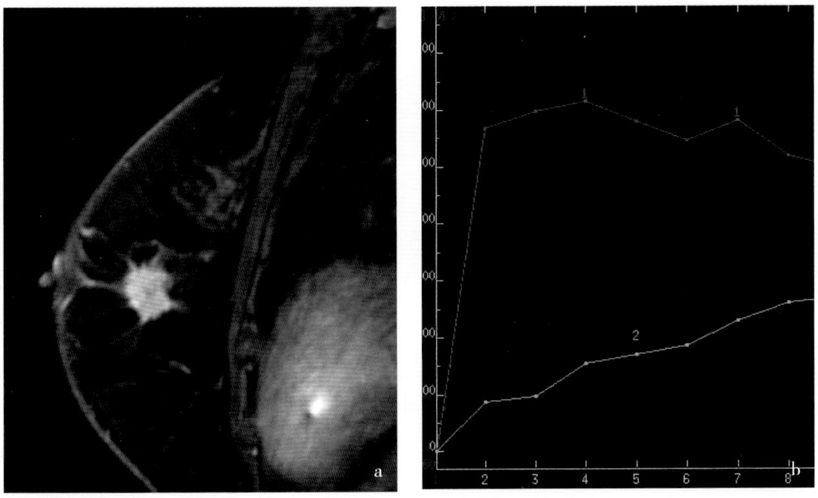

图　乳腺癌的MRI成像

注：增强扫描矢状位（a）示乳头后方见明显强化结节，边缘不整，有毛刺及分叶，内见不规则坏死强化曲线（b）呈流出型，病理为乳腺浸润性导管癌

常用技术　包括：①二维超声检查：以不同辉度的光点来显示不同强弱回声而形成的所扫查组织器官的灰阶断层图像，是超声检查的基础。②彩色多普勒超声检查：利用多普勒频移的原理探测血流信号，用红、蓝、绿三色显示血流信号，并将彩色血流信号显示在二维灰阶图像的相应区域内，可以显示血流分布及方向。③频谱多普勒技术：利用频谱来表达血流速度、方向等血流特征。④彩色多普勒能量图：在二维图像基础上，用色彩代表多普勒频移的能量大小，对血流检测较彩色多普勒更为敏感，缺点是不能显示血流方向。⑤超声造影检查：利用超声造影剂观察靶器官及肿瘤内血供情况。⑥腔内超声检查：包括经阴道、直肠、食管超声等，用于观察女性盆腔、前列腺、纵隔等部位的肿瘤。

优点　无放射性损伤，也无创伤，易被患者接受；取得的信息量丰富，具有灰阶的切面图像，层次清楚，接近于解剖真实结构，也可观察器官及肿瘤的血管、血供情况；对活动的界面能作动态的实时显示，便于观察；能发挥管腔造影功能，无需任何对比剂的情况下便能显示管腔结构，如腹腔内大血管及肝门静脉、肝静脉和胆总管等；对小病灶有良好的显示能力，实质器官内2~3mm的囊性或实性病灶已能清晰显示；能自如地取得各种方位的切面图像，并能根据图像显示的结构和特点对病灶进行定位；能及时取得结果并可反复多次进行动态观察，对危重患者可行床边检查。与其他影像学诊断技术相比，具有很多独特优势，在肿瘤诊断中有重要地位。

浅表器官肿瘤如甲状腺、腮腺、颌下腺、乳腺、阴囊等部位肿瘤，由于高频浅表探头分辨率高，所以超声检查较磁共振成像（MRI）和CT更能显示肿瘤的内部细节及血流血供情况，是这些部位肿瘤的首选影像检查方法之一。其中甲状腺和乳腺肿瘤超声检查，由于良、恶性肿瘤在超声声像图上分别有较为特征性表现，所以诊断准确率较高。对甲状腺癌的诊断准确率达72%~97%，对于甲状腺微小乳头状癌，超声可以检出其内的微小钙化、边缘的毛刺及内部血流信号，诊断准确率高于CT（图1）；乳腺癌的超声诊断准确率可以到达88.7%~98%，对于致密型乳腺、哺乳期乳腺、青年女性乳腺，超声对乳腺病灶的检出及诊断要优于乳腺X线片。在小器官肿瘤的影像诊断中，超声有着非常重要的作用。

超声检查也是肝、胆囊、胰腺、脾、肾、子宫、卵巢等腹部和盆腔器官肿瘤首选检查方法之一，不仅能检出肿瘤，还能显示肿瘤血供情况（图2）；超声检查还是肝、肾等部位癌症大规模人群筛查的主要方法。近年来，超声造影剂的发展和超声造影技术的进步弥补了常规超声缺乏对比剂、不能观察肿瘤血流灌注的不足，使超声对肝、肾等部位肿瘤的诊断准确率大大提高。超声引

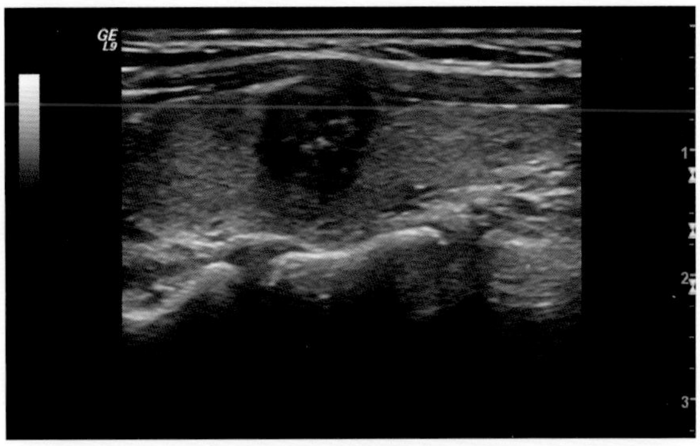

图1　甲状腺乳头状癌

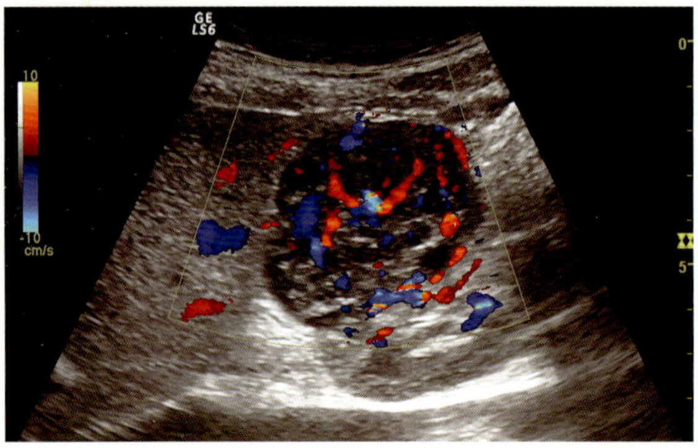

图2 右肾肿瘤，内见丰富血流

导下穿刺更是取得这些部位肿瘤病理诊断的有效、微创的方法，广泛应用于肿瘤诊断中。

（吴 宁 陈 宇 牛丽娟）

zhǒngliú yǐngxiàng fēnqī

肿瘤影像分期（cancer imaging for staging） 利用医学影像技术评估肿瘤的临床分期或病理分期。方法包括常规X线、超声、CT、磁共振成像（MRI）、消化道造影、骨显像、正电子发射体层显像计算机体层扫描（PET-CT）等。肿瘤分期方法中，临床应用最广泛、最权威的是TNM分期，由法国学者皮埃尔·德努瓦（Pierre Denoix）在1943年首次提出，美国癌症联合委员协会（AJCC）和国际抗癌联盟（UICC）在20世纪50年代成立之初，即采纳了该分期方法，随着肿瘤学研究进展及各学科间交叉融合，TNM分期的内容也在不断的调整。其他肿瘤分期方法，如妇科肿瘤FIGO（国际妇产科协会）分期、结直肠癌杜克斯（Dukes）分期等，可作为TNM分期的重要补充。

影像学在肿瘤分期中的作用 现代影像医学不仅可以进行肿瘤临床分期，也同时在改变着TNM分期的结果。例如肝细胞癌的T1期定义为肿瘤单发、没有侵犯血管；T2期定义为小于5cm的多发肿瘤或有血管侵犯的单发肿瘤（《AJCC肿瘤分期手册》第7版）。而实际工作中，一些小于1cm的肝癌病灶，尤其在肝硬化背景下，非常难以被发现，即使在离体标本的薄层切片中也常常被漏诊，但采用新的MRI技术常常可以得到明确诊断，很多T1期肝细胞癌也需要调整为T2期。由于影像诊断学在临床工作中的发挥了日益重要的作用，肿瘤影像学分期的概念深入人心；虽然影像学能非常精准的反映肿瘤临床分期和病理分期，甚至能预测肿瘤治疗的效果、患者的预后等，但实质上并不是真正独立的肿瘤分期方法。

头颈部原发肿瘤 头颈部解剖复杂，该部位肿瘤能严重影响患者的自身形象、语言及社交能力，其诊疗意义不仅在于控制肿瘤本身，也需要最大限度保留患者的解剖结构和生理功能。由于肿瘤侵犯途径最容易沿脂肪间隙、神经束、骨性间隙走行，颅底复杂的骨性结构、神经孔、骨性裂隙等均需要精确显示。头颈部肿瘤生物学表现特征相似，但根据发生部位、侵犯范围的不同，临床表现差异很大，影像学对肿瘤的T分期也非常关键。在癌症分期分类系统中，头颈部肿瘤的分期分类最出色，其所有解剖部位的原发灶都有一个规范的标准。在TNM分期第7版中，所有头颈部不同部位的肿瘤原发灶分为可手术切除的ⅣA T4a、不可切除的ⅣB T4b N2和远处转移的ⅣC。

颈部肿瘤淋巴结转移的第一站，即前哨淋巴结，根据肿瘤原发部位的不同而异；由于颈部肿瘤的淋巴是双向引流，因此双颈均易发生淋巴结转移。TNM分期第三版将主要依据淋巴结活动（N2）或固定（N3）修改为依据淋巴结大小评价肿瘤分期。

CT和MRI都可提供各向同性或近似各向同性的影像学图像，MRI对肿瘤组织及周围结构的浸润显示较CT更佳，CT对骨质结构的显示优于MRI，CT或MRI增强扫描更能最大限度反映肿瘤的解剖范围及生物学行为；CT应采用小于3mm的层间距扫描；磁共振波谱成像（MRS）可以提供肿瘤代谢及生化分析，与正常组织相比，肿瘤中胆碱/肌酸酐比例升高；PET-CT有区别肿瘤坏死组织和肿瘤存活或复发的能力。

胸部原发肿瘤 主要包括肺癌、乳腺癌、食管癌及其他纵隔肿瘤，生物学行为及TNM分期各具特点。癌谱中，肺癌发病及死亡率均居第一位，乳腺癌居女性发病第一位，迪肯斯（Dickens）将二者描述为：一个是当代预后很差的常见肿瘤，一个是预后较好的常见肿瘤。

肺癌的生物学行为及侵袭性与解剖位置关系密切。肺上沟瘤发生于颈内肺尖部分并延伸到锁骨上方和后方，可以直接侵犯臂丛神经，早期即可出现临床症状。腺癌是肺癌最常见的组织类型，以周围肺野多见，鳞状细胞癌以发生于段和段以上支气管多见。乳腺癌可侵犯胸壁、皮肤，容易通过丰富的淋巴丛侵犯腋窝或内乳淋巴结。食管被认为是纵隔器官，但食管癌也可以发生在颈部或腹部，食管癌的TNM分期可以参考腹部胃肠道肿瘤。

胸腔淋巴结主要遵循支气管的树形结构分布，它们之间也存在复杂的相互联系。肺癌淋巴结转移的第一站常是脏层胸膜的肺内淋巴结或支气管淋巴结，并根据所在肺叶或肺段，引流到肺门淋巴结；其第二站为纵隔或隆突下淋巴结。右肺引流到右肺门和同侧上纵隔淋巴结；左下肺通过隆突下淋巴结系统引流到对侧右上纵隔淋巴结；左上肺和舌段肿瘤则引流到同侧的左上纵隔淋巴结；除非肿瘤侵犯胸膜，后纵隔淋巴结很少受累。乳腺癌依据肿瘤发生的部位不同，可引流至腋区、内乳区、跨胸肌区、胸腔内淋巴结；其他途径包括通过交叉淋巴系统引流至对侧乳腺和向下引流至心包横隔组或膈下淋巴结。食管癌通过食管旁淋巴系统引流至后纵隔淋巴结。当然，淋巴结受累顺序并非固定，当一个淋巴结受累后，淋巴液流动发生改变，肿瘤细胞可以达到本不应受累的淋巴结。

胸部肿瘤影像学诊断方法中，X线胸片为肺癌的基本检查方法，但很少能发现早期原发肺癌。所有检查中，CT对肺癌、纵隔肿瘤的TNM分期最常用，是最值得推荐的影像学检查方法。MR扫描对乳腺癌的T分期、N分期价值较高，但对M分期的价值不如CT扫描；乳腺癌最常用的影像学分期方法为超声和X线片。对于胸部肿瘤，骨显像是怀疑骨转移患者的首选检查方法。

腹部原发肿瘤 腹部原发恶性肿瘤主要包括胃肠道来源及肝胆胰等器官来源，65%的消化道肿瘤通过及时诊断和综合治疗可以得到长期生存，而腺体来源肿瘤（肝癌、胰腺癌）早期诊断困难，预后不良。

胃肠道是中空的管状结构，根据管壁受侵犯的深度进行T分期；实质性器官（肝、胰腺）则主要根据肿瘤的大小进行T1、T2分期，根据血管受累情况进行T3、T4分期。

结直肠癌的N分期与淋巴结受累数目相关，N1代表1~3个淋巴结转移，N2代表4个以上；胃癌N1代表1~6个淋巴结转移，N2代表7~15个，N3代表15个以上。对于其他消化系统肿瘤，由于区域淋巴结分期变化很大，缺乏统一的标准，往往只能根据区域淋巴结转移推测N分期，而不论肿瘤大小或转移数目，即如果只有区域淋巴结转移，则定义为N1；肠系膜淋巴结没有被淋巴分期系统采纳作为淋巴结转移参考区域。

大部分腹部肿瘤可以通过影像学检查明确分期。消化道造影可以初步明确胃肠道肿瘤的解剖位置，气钡双对比结肠造影目前逐步被CT结肠成像取代。直肠腔内超声、MRI扫描均可以准确进行直肠癌T分期。CT、MRI扫描可以评估实质性脏器的情况，并进行N分期、M分期；PET-CT对大部分腹部肿瘤分期价值更大。X线胸片可作为肺部转移的最好初筛方法。

妇科原发肿瘤 妇科肿瘤在生育期发病率最高，宫颈癌是发展中国家多产妇女的主要致命因素；卵巢癌和宫体癌多发生于绝经期女性。

宫颈癌在原位期即可通过巴氏宫颈涂片诊断；肿瘤形成后，可通过多个方向侵犯，包括向深部浸润基质和横向侵犯宫体、阴道。最常见的浸润方式是通过侵犯子宫旁的韧带，而累及其内走行的输尿管和血管分支，进而累及侧面的主韧带和阔韧带使子宫侧壁固定；当肿瘤向前、后累及膀胱、直肠时，可发生尿瘘、肠瘘。子宫体癌的主要进展途径是子宫肌层、浆膜层、腹腔、宫颈、阴道、输卵管和卵巢。卵巢癌容易浸透表面薄膜，发生腹膜、肠系膜、肠管浆膜层种植转移，由于横膈下存在丰富的腹腔淋巴管引流通道，晚期可以出现大量腹水合并胸腔积液。

闭孔淋巴结位于髂外淋巴结后部的真骨盆内，是宫颈癌的前哨淋巴结，被引流至髂内淋巴系统；闭孔淋巴结受累后，淋巴液可异常引流至髂外淋巴系统；腹主动脉旁淋巴结是第二站淋巴结。卵巢癌淋巴引流与卵巢静脉引流相关，可以直接通过子宫卵巢淋巴管达子宫旁，也可以直接蔓延到腹膜后淋巴结。

妇科肿瘤常规的影像学检查方法包括超声、CT、MRI，其中超声为筛查手段。CT扫描可以确定肿瘤的位置，腹膜受累情况，腹水发生情况，上腹部淋巴结及肝、腹膜转移等，为常规检查方法；由于CT软组织分辨率不如MRI，尤其对于子宫内膜癌及宫颈癌，MRI可以明确显示肿瘤侵犯的深度、范围，T分期明显优于CT扫描。PET-CT可以通过肿瘤的高摄取，判断肿瘤的良恶性，对N分期、M分期准确性更高。

（周纯武　陈　雁）

zhǒngliú yǐngxiàng liáoxiào pínggū

肿瘤影像疗效评估（imaging evaluation of tumor response to treatment） 通过影像学方法对肿瘤治疗后反应进行监测、评估疗效和判断预后的过程。是影像学的重要临床任务和研究课题之一，对于临床治疗决策和肿瘤的个体化治疗具有重要的指导意义。

现阶段通过影像学手段可以观察到肿瘤治疗后解剖大小、内部结构、代谢活性、血液供应等方面的改变。其中肿瘤大小，特别是实体瘤的大小是临床上最常应用的疗效评估指标（图1，图2）。实体肿瘤的疗效评价标准（RECIST）即是基于对肿瘤大小的观察，由欧美多家临床肿瘤权威机构制定的实体瘤评价标准，被世界公认而广泛应用。

多层螺旋CT、磁共振成像（MRI）、超声等均广泛用于临床评估实体肿瘤的大小。超声价格相对低廉、操作简单、无辐射，对甲状腺、乳腺等表浅器官显示好；MRI软组织分辨率高，在中枢神经系统肿瘤的疗效随访上具有无可替代的价值；多层螺旋CT空间分辨率高、扫描速度快、可重复性好，适用于大多数肿瘤随访。需要指出的是CT检测骨转移的准确性较差，比核素骨扫描和MRI低30%左右，MRI用于骨转移诊断最佳，正电子发射体层显像（PET）与核素骨扫描敏感性相似，但前者的特异性更高。根据不同的病变种类选择合适的影像学评估方法是需要注意的问题。

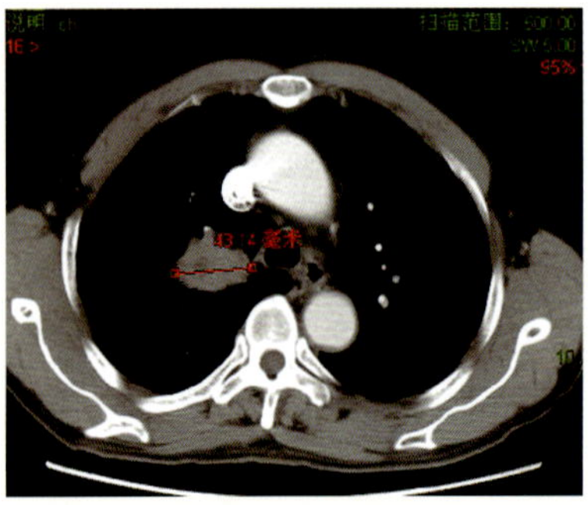

图1　CT图像显示右肺上叶肺癌放疗前表现

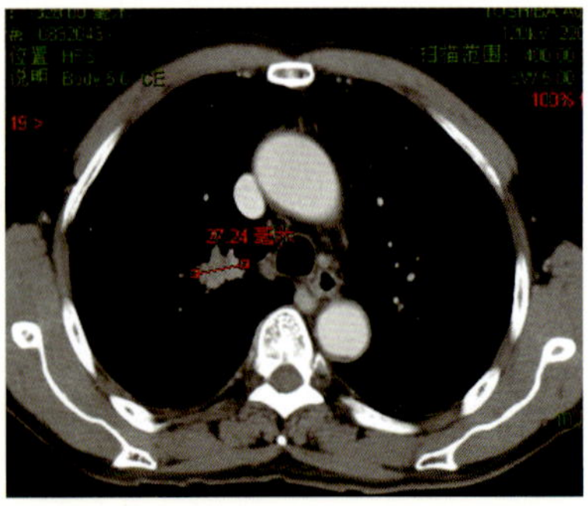

图2　CT图像显示放疗后右肺上叶癌灶缩小

随着肿瘤治疗方法的不断改进和影像学技术的进步，肿瘤疗效的影像学评估不断面临新的挑战和发展机遇。例如肝癌介入治疗后肿瘤血供被阻断，肿瘤活性成分减少，而瘤体大小改变不明显，此时病灶大小并不是衡量其治疗疗效的良好指标。欧洲肝病协会在2000年首次将“存活肿瘤”组织体积的改变作为肝细胞癌局部治疗疗效评估的最优化方法。美国肝病研究学会于2008年对RECIST标准进行了修订，同样提出了“存活肿瘤”的概念，并将其定义为动态增强CT或MRI多期增强时动脉期显示有造影剂强化的病灶。因此通过增强CT、增强MRI或超声造影反映肿瘤内部强化情况，更适用于肝恶性肿瘤介入或消融治疗后疗效的评估。同样靶向治疗药物的抗癌作用有时较少引起肿瘤体积的改变，而多表现为肿瘤坏死和空洞形成，因此将适用于细胞毒性药物的“肿瘤缩小”标准（RECIST）用于靶向治疗药物的疗效评估并不全面。

肿瘤治疗后微观结构、组织代谢、生物活性等分子水平或功能方面的改变要明显早于大体形态学改变。因此分子影像和功能成像势必成为肿瘤疗效评价的研究热点。MRI的扩散加权成像（DWI）、动态增强扫描（DCE-MRI）、波谱（MRS）等技术可以反映出肿瘤治疗后内部结构改变而导致的水分子扩散、血液供应、血管生成、代谢产物等方面的改变，并被证实与肿瘤治疗效果及预后有关。^{18}F标记的氟代脱氧葡糖（^{18}F-FDG）PET-CT可以反映治疗后瘤细胞在葡萄糖代谢水平上的改变，治疗后的病灶标准摄取值（SUV）减低常提示缓解，并与患者的预后相关。临床上通过测定^{18}F-FDG PET-CT的SUV变化判断肿瘤疗效具有良好的应用前景。

影像学检查在肿瘤疗效评估中具有重要价值，除常规成像方法外，PET-CT、功能性CT、功能性MRI（包括动态增强、扩散加权成像、波谱成像、钠显像等）是肿瘤疗效影像评估的重要补充和趋势所向。

（吴　宁　黄　遥　刘　莉）

zhǒngliú yǐngxiàng suízhěn

肿瘤影像随诊（tumor imaging follow-up）　通过影像学方法对肿瘤患者进行的定期检查，是辅助肿瘤诊断、了解肿瘤发展、判断肿瘤预后的重要手段。肿瘤随诊包括病史问询、体格检查、实验室检查以及影像检查。

肿瘤影像随诊的应用主要包括三个方面：①肿瘤诊断前影像观察：恶性肿瘤的确诊需要依靠病理诊断。在病理诊断不易获得的情况下，短期的随诊观察常是辅助诊断的有效方法。例如，肺炎症性病变与肺癌的鉴别常常是影像诊断的难点，短期抗感染治疗常可使大部分炎症性病变获得缓解，有助于肺炎与肿瘤的鉴别。而计算机辅助诊断的三维体积测量技术有助于通过影像随诊了解难以定性的肺结节的倍增时间和体积增长率，为肺结节性质的判

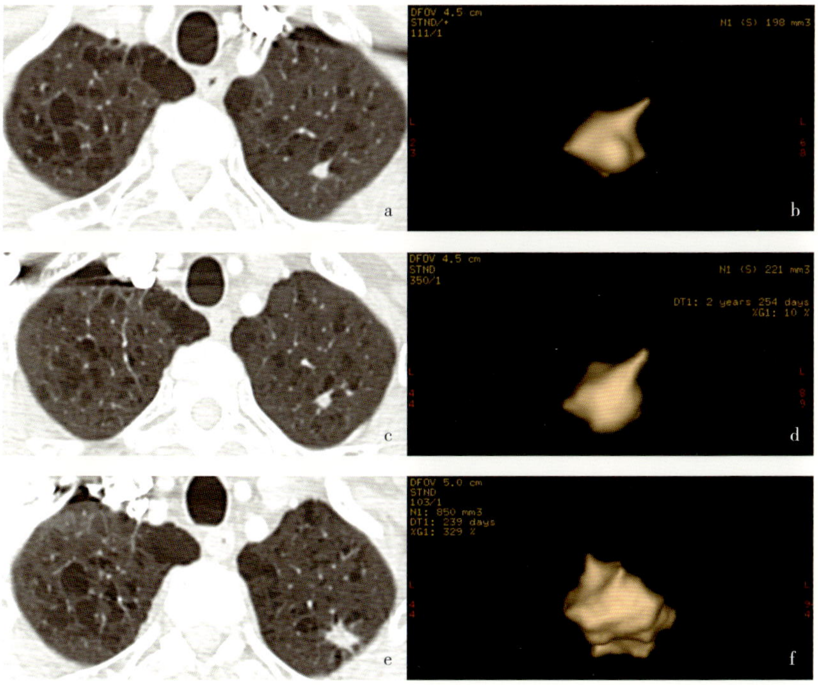

图 1　肺部结节动态变化

注：男，43 岁，查体发现左肺上叶结节。左肺上叶腺癌。a、b：CT 增强扫描薄层横断面和三维重建，示左肺上叶尖后段实性结节，直径<10mm，边缘可见小毛刺，体积为 198mm^3；c、d：4 个月后 CT 增强扫描薄层横断面和三维重建，示结节体积略增大，为 221mm^3，增长 10%，体积倍增时间为 2 年 254 天；e、f：16.5 个月后 CT 增强扫描薄层横断面和三维重建，示结节增大，体积为 850mm^3，与第一次 CT 比较，体积增长 329%，VDT 为 239 天

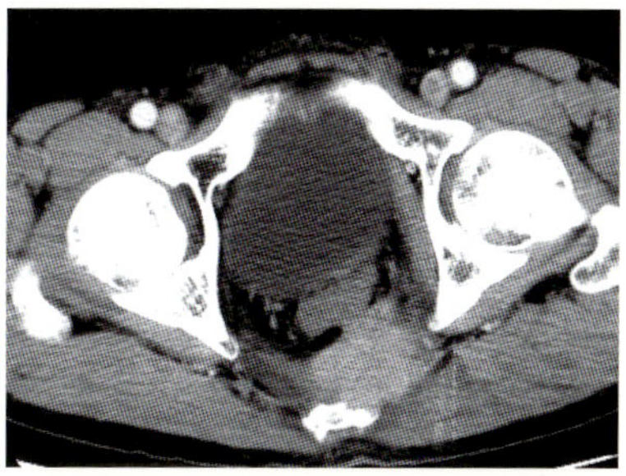

图 2　直肠癌术后复发

注：直肠癌迈尔斯术后，放化疗后 20 年，出现排尿困难。CT 示左侧骶前大约 5.1×3.6cm 肿物，增强扫描可见强化，为肿瘤复发，肿物边缘不清，累及局部肌肉，向后侵犯骶骨，骶骨可见骨质破坏，向前与左侧精囊无界限

定提供较为客观的依据（图 1）。②良性肿瘤及癌前病变的随诊观察：大部分影像表现典型的良性肿瘤可避免创伤性治疗或活检，仅通过随诊观察了解病变有无发展及恶变，以明确是否需要进一步的治疗措施。有研究显示对于肝硬化患者应进行定期影像随诊以早期发现肝癌，而随诊间隔时间的长短与发现的肝癌病灶大小呈正相关，当随诊的间隔在 1 年以内时，发现的肝癌病灶均小于 3cm，90% 为 T1 期病变。③恶性肿瘤治疗后观察：是肿瘤影像随诊最重要的应用，以了解患者疗效及有无合并症、复发或转移，以便给予及早的治疗。肿瘤治疗方法多样，包括根治性手术、微创、放射治疗及化疗等。治疗不但可引起肿瘤缩小或消失，也可对肿瘤邻近结构，甚至远处组织结构产生影响，因此了解这些治疗对肿瘤及患者机体的影响，定期影像随诊并与基线片对照，有助于鉴别治疗后改变与复发。这在鼻咽癌放射后脑坏死与脑转移，直肠癌术后改变与复发等的鉴别中都至关重要（图 2）。一般情况下，患者会被建议在治疗后最初 2~3 年内每 3~4 个月复查一次，之后可以每年复查 1~2 次。但不同的肿瘤，因其所在部位、病理类型、分期、治疗方法以及患者健康情况的不同，所推荐的具体影像随诊方法与随诊时间、随诊间隔也各有差异。例如，对于结肠癌，美国国立综合癌症网络（NCCN）指南认为影像随诊主要针对有复发高危因素或转移的患者，对于存在复发高危因素或淋巴结转移的患者，术后、化疗后可考虑行胸/腹/盆腔 CT 检查，每年 1 次，共 3~5 年；对于有远处转移的患者，如果治疗后无肿瘤残存，最初 2 年每 3~6 个月行 1 次胸/腹/盆腔 CT，然后每 6~12 个月 1 次，总共 5 年。

（周纯武　王　爽　张仁知）

zhǒngliú zhèngdiànzǐ fāshè tǐcéng xiǎnxiàng jìsuànjī tǐcéng sǎomiáo zhěnduàn

肿瘤正电子发射体层显像计算机体层扫描诊断［positron emission tomography-computed tomography（PET-CT）diagnosis of tumor］　正电子发射体层显像计算机体层扫描（PET-CT）是将 PET 和 CT 安装在同一机架、共用同一检查床及同一处理工作站，一次检查可同时获得功能代谢图像和解剖图像的一种新型仪器设备。肿瘤 PET-CT 诊断主要是运用 PET-CT 检查是否存在恶性肿瘤，并对其他影像学检查难以定性的病灶进行进一步诊断，以及评估恶性肿瘤是否有转移及其转移范围。

原理　肿瘤与正常组织之间

代谢和功能存在差异，PET-CT就是利用肿瘤组织对一些显像剂的摄取高于正常组织而进行显像。可以说，显像剂的特性对诊断起着决定性的作用。一种理想的显像剂，能够在肿瘤组织中高浓度地聚集，而正常组织中浓度较低。目前的显像剂尚不能完全达到这样的要求，每一种显像剂都有一定的局限性。用于PET-CT肿瘤显像的显像剂有很多，比如基于葡萄糖代谢原理的氟代脱氧葡萄糖（^{18}F-FDG），基于核酸代谢原理的氟代胸腺嘧啶脱氧核苷（FLT），基于抗体受体原理的各种靶向大分子，基于新生血管生成原理的RGD（精氨酸-甘氨酸-天冬氨酸）等。

显像剂之所以能够显像，是因为用正电子核素进行了标记。正电子核素有^{11}C、^{13}N、^{15}O、^{18}F等。它们的共同特点是能够释放出正电子，与周围的负电子发生湮灭，继而释放出高能γ光子，而PET-CT所探测的正是释放出的γ光子。经过一系列复杂的转换与运算，最终能够呈现出PET与CT的融合图像。在这样的融合图像中，肿瘤组织通常显示得比较“亮”，而正常组织通常显示得比较“暗”，能够相对直观地将它们区分开来（图）。^{18}F-FDG目前最为成熟，是临床工作中最常用的PET-CT显像剂。

PET-CT综合了医学、物理学、化学等多个学科，尤其是将量子物理学与核化学这样的前沿领域中的知识和技术应用到了医学实践中来，可谓现代科技与医学相结合的经典之作。

应用 在肿瘤诊断中的优点包括：①无创，对肿瘤病灶的探测能力较强，一次扫描可以观察全身大部分范围。②结合了PET的代谢信息和CT的解剖学信息，在很大程度上提高诊断的准确性。③能发现一些比较隐匿的、常规影像学检查难以发现的病灶。但PET-CT也有一定的局限性：①检查时间较长。②价格昂贵。③仍然存在着一定程度的假阴性和假阳性。

前文提到，PET-CT融合图像中，肿瘤组织通常显示得比较“亮”，而正常组织通常显示得比较“暗”。PET-CT技术还可以对“亮”或“暗”的程度进行半定量的计算，更好地为肿瘤的诊断提供依据。但是，生命活动是非常复杂的，并不是所有的肿瘤组织或正常组织都遵循这样的规律。首先，如果肿瘤组织体积过小，比如直径小于0.5cm，那么在PET-CT上是比较难显示出来的。其次，一些特殊类型的肿瘤，比如黏液腺癌、高分化肝细胞癌等对^{18}F-FDG的摄取能力不强或者不摄取，在PET-CT融合图像中也会显示得比较“暗”，造成假阴性。此外，一些非肿瘤性病变，比如感染、肉芽肿等也可以摄取^{18}F-FDG，也会显示得比较“亮”，造成假阳性。因此，PET-CT对肿瘤的诊断远不是“亮”和“暗”那么简单。既要分析PET的代谢情况和CT的形态学特点，也要对病史、查体和其他检查进行综合分析和考量。

PET-CT技术的发展仍然有着广阔的空间，那就是新型显像剂的开发。假阳性和假阴性，归根到底还是显像剂本身有缺陷。目前人们逐渐认识到，并不存在一种能够把所有的肿瘤都显示得很好的万能显像剂。针对不同的肿瘤，开发有针对性的特异性显像

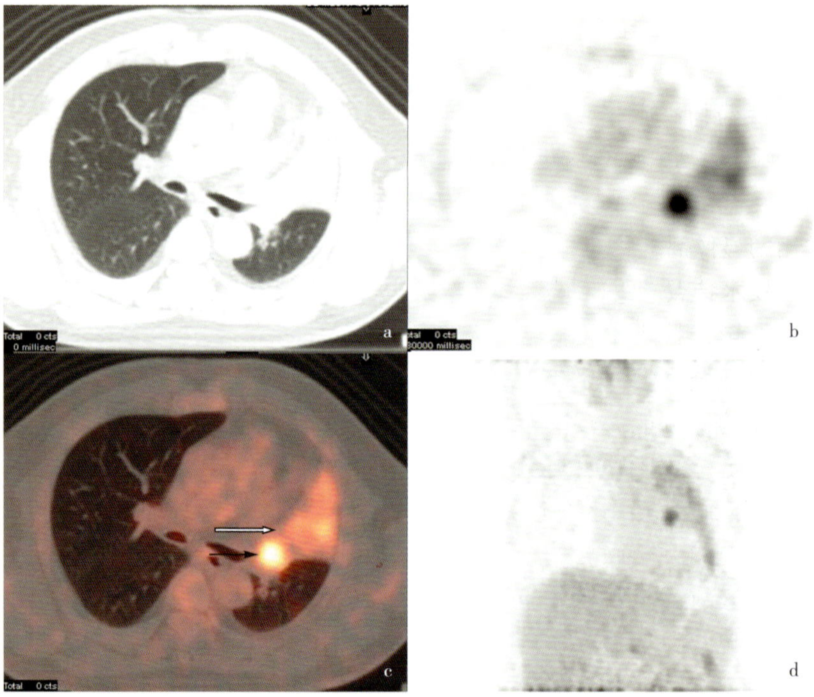

图 肺癌的PET-CT诊断

注：a. CT断层影像；b. PET断层影像；c. PET与CT的融合图像；d. PET正面最大密度投影。图c显示，左肺上叶根部肿物（黑箭头）代谢异常增高，显得尤其“亮”，病理证实为肺癌。左肺上叶肿物远端肺不张（白箭头），同时有轻度代谢增高，可能伴有阻塞性炎症

剂可能是今后PET-CT技术的发展方向之一。

肿瘤的诊断和分期是有机的整体，能够为许多肿瘤提供更加准确的分期同样是PET-CT检查的核心价值，检查的结果可能对治疗方案的选择起着决定性的作用。

（吴　宁　张　瀚）

zhǒngliú zhèngdiànzǐ fāshè tǐcéng xiǎnxiàng jìsuànjī tǐcéng sǎomiáo fēnqī

肿瘤正电子发射体层显像计算机体层扫描分期［positron emission tomography-computed tomography（PET-CT）staging of tumor］　应用PET-CT技术对肿瘤进行分期。主要用于检查恶性肿瘤有无转移及转移范围，对选择合适的治疗方案以及评价预后都十分重要。其原理是利用肿瘤与正常组织之间生理、代谢、功能和结构的差异，肿瘤组织摄取一些正电子放射性药物（显像剂）高于正常组织进行显像。用于PET-CT肿瘤显像的正电子放射性药物有很多，其中氟代脱氧葡萄糖（^{18}F-fluoro-2-deoxy-D-glucose，^{18}F-FDG）是PET-CT最常用的显像剂。

技术特点　①PET-CT是一种无创的影像检查手段，一次扫描可以观察全身大部分范围，对肿瘤病灶的探测能力较强，与其他影像学比，PET-CT在肿瘤分期中的应用具有很大的优势。②PET-CT与单纯的PET比，其CT提供的解剖学信息有利于鉴别生理性改变或转移灶的病理性改变，能减少一些假阳性及假阴性的诊断。③PET-CT与单纯的PET比，可以对病灶进行准确定位，有利于准确的分期。④PET-CT能发现体内一些小的隐匿性病灶，一些常规影像难以发现的病灶，常常改变分期。⑤对一些常规影像难以诊断的病灶，PET-CT进行诊断分期。

应用　大部分恶性肿瘤及其转移灶对^{18}F-FDG有较高亲和力，在PET-CT影像上呈高代谢灶及相应的形态改变，有利于临床观察肿瘤有无转移及转移范围，便于准确分期。肿瘤分期是PET-CT主要的适应证之一，美国国家肿瘤PET登记（NOPR）于2008年对PET及PET-CT应用作了调查，汇总分析了自2006年到2008年两年间美国PET及PET-CT在有病理证实的恶性肿瘤中的应用情况（其中88.7%是PET-CT结果），包括来自1368个中心的34 536名患者的40 863份PET及PET-CT检查结果，其中35%是用于初诊分期，36%用于治疗后再分期，另外29%用于评估肿瘤复发，PET及PET-CT初始分期改变了39.8%预计治疗方案。

头颈部肿瘤　头颈部鳞癌多见，大部分鳞癌及转移灶对^{18}F-FDG摄取高，有利于头颈部鳞癌分期。由于头颈部结构复杂，一些正常组织如淋巴组织、腺体、棕色脂肪、肌肉等可有较强的^{18}F-FDG生理性摄取，PET-CT在准确评估头颈部原发肿瘤侵犯范围（T分期）方面的作用还不肯定，但PET-CT在诊断头颈部肿瘤淋巴结转移及远处转移方面具有优势，美国专家组推荐PET-CT作为头颈部肿瘤淋巴结转移及远处转移分期的常规检查手段。

肺癌　PET-CT用于非小细胞肺癌的分期是NCCN临床实践指南推荐的检查手段。^{18}F-FDG PET-CT显像正常肺部放射性摄取相对较低，PET-CT检测胸部肿瘤相对容易，PET-CT能检出大部分肺癌及其转移灶（图）。但部分病灶较小及一些特殊类型的肺癌如高分化腺癌、细支气管肺泡癌、类癌等可出现假阴性。PET-CT可发现肺癌有无侵犯胸壁、膈肌、纵隔、心包、主支气管、椎体、大血管、气管、食管、心脏等，从而有助于T分期。如有胸腔积液和肺不张的病灶，CT对原发肿瘤大小的诊断较困难，PET-CT可帮助诊断出肿瘤大小。有多个研究显示PET-CT对检测纵隔转移淋巴结优于CT及单独的PET。PET-CT对非小细胞肺癌的远处转移的检出率因转移部位而有差别，PET-CT对非小细胞肺癌常见的大部分远处转移瘤，如肾上腺转移、骨转移、肝转移、淋巴结转移、大部分器官转移等的检出率及诊断敏感度都很高，但对脑转移的检出率低，MRI对脑转移的诊断优于PET-CT。PET及PET-CT对小细胞肺癌转移的检出高，但PET-CT对小细胞肺癌分期的作用尚需更多的研究。

食管癌　大部分食管癌原发肿瘤对^{18}F-FDG有较高摄取，PET-CT能检出大部分T4期病变，未被发现的病变多是T1、T2期，尤其是T1a期。PET-CT在检测食管癌局部淋巴结转移（N分期）的敏感度优于CT，特异性方面二者相仿。PET-CT在食管癌的N分期上的敏感度、准确性、阴性预测值均优于PET。在一项荟萃分析中，比较了超声内镜、CT及PET在食管癌分期中的作用，超声内镜检测食管癌局部淋巴结转移更敏感，但CT及PET更特异，PET在检测食管癌远处转移方面优于CT，美国专家组推荐PET及PET-CT可作为食管癌分期的常规检查手段。

结直肠癌　由于^{18}F-FDG从泌尿系统排出及胃肠道对^{18}F-FDG的

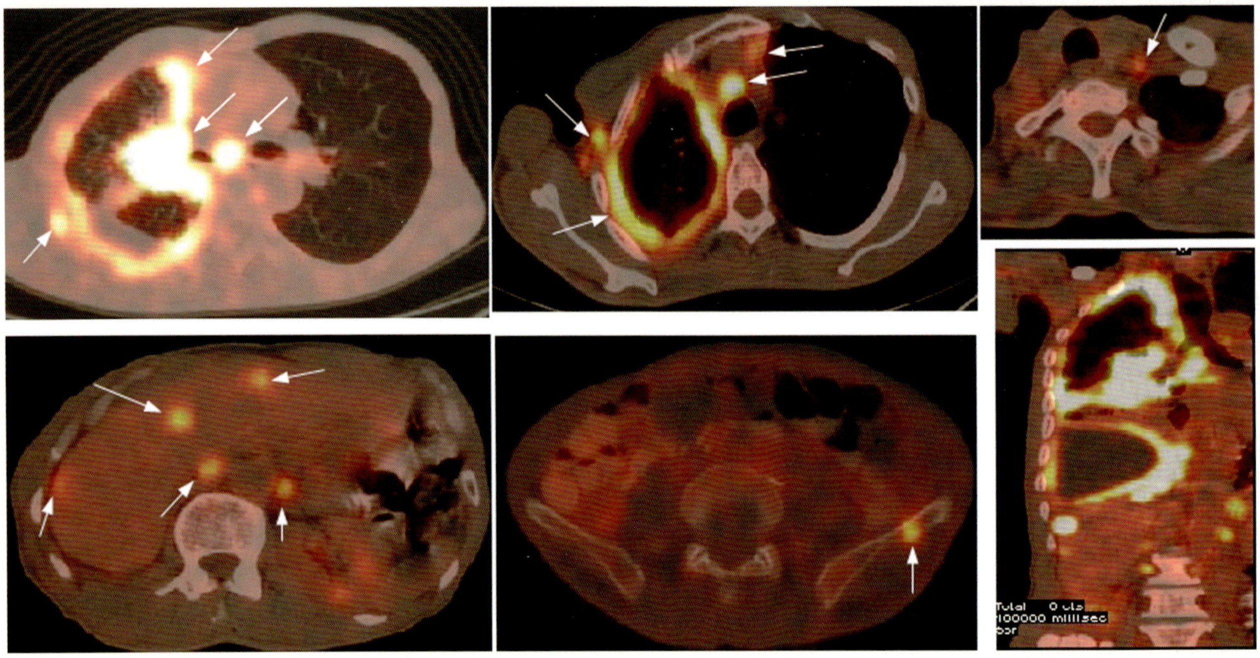

图 非小细胞肺癌 PET-CT 分期

注：男，66 岁，因胸闷、气短 3 个月，在外院做胸部 CT 疑诊为右肺中央型肺癌，行 PET-CT 检查。PET-CT 诊断为右肺癌，右侧胸膜转移，左侧锁骨上区、右肺门、纵隔、右侧腋窝、腹膜后多发淋巴结转移，肝多发转移，骨转移。细胞学检查证实为腺癌，临床根据 PET-CT 结果分期为 T4N3M1，Ⅳ期，行化疗

生理性摄取，使 PET-CT 对结直肠癌原发灶的浸润范围及邻近区域淋巴结的检出受到一定的限制，另外，如病灶的大小、病灶的病理类型、分化程度、病灶的部位等很多因素影响病灶的检出。但 PET-CT 对结直肠癌远处转移的诊断有较大的价值，特别对肝转移的检出高，诊断肝转移敏感度可达 90%，PET-CT 对肝转移检出的特异性比 CT 高出 20%。美国专家组推荐 PET 及 PET-CT 可作为结直肠癌可切除肝转移的诊断及复发病灶的诊断的常规检查手段。

宫颈癌　PET-CT 在局部晚期宫颈癌的术前分期及治疗后再分期具有较大的价值，PET-CT 有助于发现宫颈癌的转移灶，局部晚期宫颈癌腹部 CT 阴性者，PET-CT 对腹主动脉旁淋巴结转移诊断的敏感度为 86%，特异性 94%，准确性 92%。18% 的患者因 ^{18}F-FDG PET 术前分期而改变了治疗方案，PET-CT 有助于制订正确的治疗计划。

淋巴瘤　^{18}F-FDG PET-CT 显像在淋巴瘤的分期具有较高的敏感度及特异性，大部分研究发现 PET-CT 对淋巴瘤的分期优于增强 CT 及镓 67（^{67}Ga）扫描，^{18}F-FDG PET 及 PET-CT 对于Ⅰ期及Ⅱ期淋巴瘤的疗前分期比Ⅲ期及Ⅳ期有更大的临床价值，因为如发现了更多的受侵部位，改变了分期，进而会改变治疗方案。NCCN 临床实践指南及美国专家组推荐 PET 及 PET-CT 用于部分淋巴瘤（霍奇金淋巴瘤，侵袭性非霍奇金淋巴瘤）疗前常规分期。但 PET 及 PET-CT 对小病灶的检出及一些惰性淋巴瘤的检查可能出现假阴性。

乳腺癌　PET-CT 对乳腺癌的诊断受一些因素的影响，如病灶大小、病理类型、生长方式、肿瘤的增殖程度、肿瘤的分化程度及治疗等，所以，PET-CT 不推荐作为早期乳腺癌原发灶及腋窝淋巴结转移诊断的常规检查手段。但 PET-CT 对乳腺癌远处转移的诊断敏感度高，美国专家组推荐当临床怀疑有转移或复发时，PET 及 PET-CT 可作为乳腺癌检测转移及复发的检查手段。

黑色素细胞瘤　PET-CT 对黑色素细胞瘤分期的准确性高于 PET 及 CT，美国专家组推荐 PET 及 PET-CT 可作为黑色素细胞瘤分期及检测复发的常规检查手段。

（郑　容）

zhǒngliú zhèngdiànzǐ fāshè tǐcéng xiǎnxiàng jìsuànjī tǐcéng sǎomiáo liáoxiào pínggū

肿瘤正电子发射体层显像计算机体层扫描疗效评估［positron emission tomography-computed tomography（PET-CT）evaluation of tumor response to treatment］　应用 PET-CT 技术对

肿瘤的治疗反应进行监测、评价疗效和判断预后的过程。是影像学的重要临床任务和研究课题之一，对于治疗决策和肿瘤的个体化治疗具有重要的指导意义。

肿瘤的生物学行为非常复杂，同一种肿瘤在不同患者中表现出来的生物学行为不尽相同，因此，同样的治疗方案用于不同的患者，疗效也会有所区别。因此，个体化治疗就显得非常重要。及时、准确地作出疗效评价，并及时根据评价结果对治疗方案作出调整，就有可能使患者获得更大的益处。

PET-CT 整合了功能分子影像与解剖结构影像，侧重从分子水平显示肿瘤组织的特征。目前最常用的显像剂是^{18}F-FDG，它在体内沿葡萄糖的代谢路径代谢，从而反映出组织的糖代谢水平。大量的实验和临床资料均证实，肿瘤摄取^{18}F-FDG 与细胞代谢状态和细胞增殖水平高度相关。对治疗有反应的肿瘤组织，其代谢活性减低，细胞增殖减缓或停止，而这种变化在治疗开始后早期即可能由 PET-CT 检查发现，具体表现在标准摄取值（SUV）的降低，从而有助于及时准确地评价治疗效果，帮助调整和优化治疗方案。

如果肿瘤病灶在治疗后出现了坏死、纤维化，形态却没有明显的改变，这就很难从形态学上评价治疗的效果。另外，近年来兴起的靶向治疗显效较缓慢，完全缓解率低而疾病稳定率高，形态学检查可能难以对疗效作出准确的评价。而这些病灶在治疗之后常常会有代谢方面的变化，PET-CT 能够比较好地将这种变化显示出来，从而为疗效评价提供了新的手段。

疗效评价不仅包括短期疗效，也应当包括中长期疗效，因为治疗的最终目的是使患者获益。生存期、无病生存期、无进展生存期、疾病进展时间等都是中长期疗效的判断指标。目前已有一些研究表明，PET-CT 检查的结果可以在一定程度上预测患者的生存期或生存质量，不过这个领域仍然需要更深入的研究才能有比较明确的结论。

（吴　宁　张　瀚）

zhǒngliú zhèngdiànzǐ fāshè tǐcéng xiǎnxiàng jìsuànjī tǐcéng sǎomiáo suízhěn

肿瘤正电子发射体层显像计算机体层扫描随诊［positron emission tomography-computed tomography（PET-CT）follow-up of tumor］ 对治疗后的肿瘤患者，利用 PET-CT 检查判断是否有肿瘤病灶残存以及在患者的定期复诊中早期发现复发和转移病灶。

残存病灶的判断：肿瘤经过手术、放疗、化疗等治疗后，判断是否还有活性肿瘤细胞残存，对于下一步治疗方案的制订及预后评估都十分重要。判断疗效最常用的是常规影像检查，如 CT、磁共振成像（MRI）、B 超、X 线片等，基于形态学改变进行诊断的常规影像学检查很难鉴别治疗后的纤维化、坏死、瘢痕组织或肿瘤的残存和复发。^{18}F-FDG PET-CT 肿瘤显像是基于肿瘤组织葡萄糖代谢旺盛，利用坏死、纤维化及瘢痕组织的葡萄糖代谢低甚至没有的特点，PET-CT 能鉴别诊断治疗后改变或坏死组织中有无肿瘤的残存或复发。

监测肿瘤复发或转移：PET-CT 一次性完成全身检查有利于发现有无肿瘤复发及远处转移，尤其适用于在随诊过程中发现肿瘤标志物升高，但常规影像学检查未能找到或不能明确有无复发转移的肿瘤患者（图）。在肿瘤患者的长期随诊中，分子影像 PET-CT 无创、灵敏，可以先于其他临床或影像学检查相当长时间发现病情变化，为临床提供进一步诊治的依据。

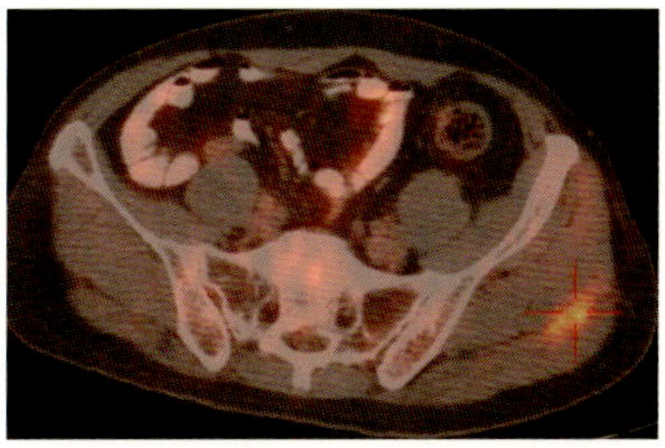

图　降结肠癌术后随诊 PET-CT 检查

注：男性，47 岁，降结肠癌术后、化疗后，复查 CEA 升高，腹、盆腔 CT 阴性，PET-CT 发现左侧臀大肌略低密度结节伴代谢增高，诊断为转移，超声引导下穿刺活检病理证实为转移

（郑　容　张雯杰）

zhǒngliú nèijìng jiǎnchá

肿瘤内镜检查（endoscopy for neoplasm） 依靠内镜设备对腔内器官进行检查，以辅助肿瘤的诊断或治疗的方法。内镜问世已 100 多年，由最初的纤维内镜发展到现在的电子内镜，在窥视范围、分辨能力及操作性能等方面都有了极大的提高，能够对病变拍照、录像、取活检，已经成为临床诊断及治疗上不可缺少的一种工具。内镜根据镜身软硬度分为软式内镜和硬式内镜，根据探查的解剖部位分为消化内镜（胃镜、结肠镜、直肠镜、小肠镜、十二指肠镜、胆道镜、胰管镜）、呼吸内镜（支气管镜、喉镜、鼻咽镜）、膀胱镜、阴道镜、宫腔镜、腹腔镜、胸腔镜、纵隔镜、关节镜等，根据内镜主机及镜身的设计分为纤维内镜、电子内镜、超声内镜、

放大内镜、共聚焦内镜、荧光内镜、窄带成像内镜以及智能胶囊内镜等。

肿瘤内镜检查的内容包括：①通过肉眼直接观察诊断腔内病变，可以明确病变的形态、部位、大小、范围，可以取组织或刷取细胞供病理检查明确病变的性质。内镜检查是发现癌前病变、早期癌及微小癌最有效的手段。②对黏膜下或腔外病变可以通过超声内镜进行诊断及鉴别诊断。超声内镜还可以判断肿瘤的浸润深度及肿瘤周围淋巴结转移情况，对腔外的肿瘤可在超声引导下穿刺获取组织或细胞病理学诊断。③评价病变消退情况及定期追踪随访。

内镜检查已经成为肿瘤诊治过程中一项必要的常规检查，其优势在于能够直观地观察到病变，并可以获得疾病的病理或细胞学诊断，为选择恶性肿瘤的治疗方案及判断预后提供重要参考依据。内镜技术及设备的发展为治疗性内镜的应用奠定了基础，内镜下可以进行止血、息肉切除、异物取出、支架放置、狭窄扩张、圈套结扎、囊肿穿刺引流等治疗，某些腔内良性肿瘤以及浅表或早期癌可以通过内镜下黏膜切除或黏膜下剥离的方法给予根治性治疗，晚期癌可以通过内镜方法给予姑息性治疗，从而缓解症状、延长生存、改善生活质量。

（王贵齐　倪晓光）

zhǒngliú wàikē zhìliáo

肿瘤外科治疗（surgical treatment of tumor）　以肿瘤作为治疗目标的各种外科治疗方法。应用于肿瘤预防、诊断、治疗、重建和康复等方面。肿瘤外科治疗历史悠久，公元前1600年，古埃及已有关于手术切除肿瘤的记载。在中国，也有东汉时代华佗手术治疗内脏肿瘤的描述。现代意义上的肿瘤外科治疗始于1809年，麦克道尔（McDowell）为一名妇女切除了重达10.2kg的卵巢肿瘤，术后患者生存了30年。其后，随着麻醉技术和抗生素药物的发展和应用，肿瘤外科技术和观念得到了长足进步。1890年，霍尔斯特德（Halsted）提出整块切除肿瘤的观点，即将原发肿瘤所在器官和区域淋巴结一并切除，并成功应用于乳腺癌治疗，创建了沿用至今的乳腺癌霍尔斯特德根治术，其合理的手术原则和良好的治疗效果对肿瘤外科的发展起到了很大的促进作用。随着显微外科技术、微创外科技术、麻醉水平的提高，肿瘤外科不仅涵盖肿瘤治疗，而且包括器官移植、重建和修复等方面。

应用　主要用于肿瘤的预防、诊断、治疗、重建和康复等方面。①预防：肿瘤的发生发展具有多步骤、多阶段的特点。某些肿瘤具有明确的癌前病变和癌前疾病，如溃疡性结肠炎有较高的恶变机会，白斑病易发生鳞状细胞癌等。以结直肠癌发展模型为例，切除肠道腺瘤能明显降低结直肠癌发病率和死亡率。因此，预防性外科治疗癌前病变和癌前疾病，将能取得最佳的治疗效果。②诊断：肿瘤治疗往往创伤大，存在致残可能，所以治疗前的病理诊断至关重要。肿瘤外科是获得病理诊断的主要手段，常用方法包括细针抽吸、粗针穿刺、咬取活检、切取活检和切除活检。③治疗：对多数实体肿瘤而言，外科治疗是最有效的方法，在肿瘤综合治疗中占有重要地位。许多良性肿瘤，如纤维腺瘤、子宫肌瘤，通过手术切除可以获得痊愈。早期恶性肿瘤，如乳腺癌、甲状腺癌，根治术后5年生存率可达90%以上。进展期肿瘤通过以手术为主的综合治疗也可以取得可观的生存获益。④重建和康复：现代肿瘤治疗不仅要根治肿瘤，还要兼顾生活质量的提高。尽可能保留患者的器官形态和功能，使其恢复健康心态，更好地融入社会生活。如乳腺癌根治术后的乳房重建，超低位直肠癌保肛手术等。

良性肿瘤的外科治疗原则　良性肿瘤具有局部膨胀性生长的特点，多数有完整包膜，边界清楚，不发生淋巴和血行转移，手术切除即可治愈。手术完整切除肿瘤，包括肿瘤包膜及少量正常组织，避免行肿瘤剜除术；对特殊部位的肿瘤，不允许大范围切除时，如垂体瘤，有时只能剥离肿瘤或大部分切除；所有切除标本必须送病理检查，明确病变性质，避免漏诊恶性肿瘤，失去最佳治疗机会；如最终病理诊断为恶性，则应按恶性肿瘤处理原则重新治疗；对可能发生恶变的良性肿瘤及交界性肿瘤，应扩大切除范围。

恶性肿瘤的外科治疗原则　恶性肿瘤具有侵袭、转移能力，在治疗前必须进行全面的诊断和分期，首先制订最佳的综合治疗方案：①明确肿瘤诊断，包括临床诊断、病理诊断及分期。临床诊断包括肿瘤原发部位和继发部位的诊断，同时进行分期，有助于明确手术适应证，决定手术范围。常用分期方法包括国际抗癌联盟制订的TNM分期法，以及某些肿瘤的习惯性分期法，如结直肠癌杜克斯（Dukes）分期法。首次治疗前根据临床分期（cTNM）制订手术方案。术后病理分期（pTNM）为术后辅助治疗及判断预后的重要依据。术前尽可能获得病理诊断，以免误诊误治。术前难以取得病理诊断者，应在术中行冰冻病理检查。根据恶性肿瘤的生物学行为，采用不同的手术方式。例如胃间质瘤仅作胃部分切除术即可，不必行淋巴结清扫，而胃癌则应作第二站以上的淋巴结清扫。②根据肿瘤生物学特点，制订最佳治疗方案。肿瘤的处理十分强调首次治疗，首次治疗正确与否将直接影响预后。根据肿瘤病理类型、临床分期和患者一般状况综合制订治疗方案。一般原则：早期肿瘤，施行根治术或广泛切除术；局部进展期肿瘤，估计难以根治性切除，则先行新辅助治疗，待肿瘤缩小后再行手术切除；术后病理证实有癌残留或多个淋巴结转移者，需要作术后辅助治疗。③全面考虑，选择合理术式。必须根据肿瘤生物学特性选择术式，保证足够的切除范围，力争行根治性手术。遵循“两个最大”原则，即最大限度切除肿瘤和最大限度保护正常组织和功能。根据患者年龄、一般状况和伴随疾病选择术式。④避免医源性播散。任何由于检查或治疗而引起的肿瘤播散称为医源性播散。预防医源性播散的方法称为无瘤原则。在肿瘤外科治疗中无瘤原则与无菌原则占有同等重要的地位。无瘤原则如下，探查由远及近，动作轻柔。不接触隔离技术，先结扎阻断肿瘤部位输出静脉，然后结扎动脉，减少血行转移的可能。尽量锐性分离，少用钝性分离，避免挤压肿瘤，降低肿瘤播散机会。先清扫远处淋巴结，然后清扫邻近淋巴结，即先从远处开始解剖。根治性手术则遵循整块切除原则，禁忌分块切除肿瘤和淋巴结。切除肿瘤后应更换手套，创面用大量蒸馏水冲洗，消灭可能的脱落肿瘤细胞。

分类 根据不同治疗目的，肿瘤外科手术分为诊断性手术、探查性手术、治愈性手术、姑息性手术、辅助性手术、重建与康复手术以及预防性手术。①诊断性手术：包括各种为明确病理诊断的外科操作，如细针吸取、针穿活检、咬取活检、切取活检和切除活检。根据病变性质不同选择不同的诊断性手术。如临床考虑黑色素瘤时，则不应采用针穿、咬取或切取活检，而应该做好彻底切除的准备，行切除活检。②探查性手术：手术目的包括明确诊断，了解肿瘤范围并争取肿瘤切除，早期发现复发以便及时处理。③治愈性手术：要求在肉眼和显微镜下切缘无肿瘤残留。对上皮源性肿瘤而言即为根治术，切除范围包括肿瘤所在器官的大部分或全部及区域淋巴结。如肿瘤侵犯其他脏器，则被侵犯器官亦作部分或全部切除。治愈性手术对肉瘤而言即为广泛切除术，切除范围包括肉瘤所在组织的全部或大部分以及部分邻近软组织。④姑息性手术：对于失去手术治愈机会的晚期肿瘤，为减轻症状、延长生命，或为进一步治疗创造机会，可采用姑息性手术。包括姑息性肿瘤切除术和减状手术。姑息性肿瘤切除术指部分或大部分切除原发灶或其转移灶，术区尚有肿瘤残留。减状手术则根本未切除肿瘤，而仅仅解除肿瘤引起的相应症状。减积手术通过切除部分肿瘤，降低肿瘤负荷，为放疗/化疗创造条件，具有特殊的治疗效果，如治疗巨大卵巢癌、软组织肉瘤等。⑤辅助性手术：有时为配合其他治疗，需要作辅助性手术。如伴梗阻症状的局部晚期低位直肠癌放疗前，为避免放疗中出现急性肠梗阻，先期行结肠造瘘术。⑥重建与康复手术：为提高肿瘤患者术后生活质量，重建与康复手术也愈来愈受到重视。如舌再造术、乳腺癌术后乳房重建等。⑦预防性手术：手术切除具有恶性倾向的癌前疾病和癌前病变，防止肿瘤发生。如手术切除肠道腺瘤、口腔或外阴白斑等。

注意事项 ①术前注意事项：检查肿瘤时动作要轻柔，避免挤压和反复多次检查。避免对肿瘤局部作不适当治疗，如理疗、热敷、推拿按摩等。活检明确诊断后尽早作治愈性治疗。术前制订综合治疗方案，必要时进行多学科诊治。对伴有合并症的患者，应在术前加以治疗并纠正，作好术前准备。术前必须对患者家属交代有关病情和手术可能出现的问题，特别是致残手术。另外，应对患者进行适当的心理治疗，解除心理负担。②术中防止肿瘤扩散：选择恰当切口，以充分暴露术野为佳。探查由远及近，手法轻柔。遵守不接触原则，尽量先结扎肿瘤部位回流的静脉和淋巴管，减少癌栓脱落、远处转移的机会。③术后处理：除遵守外科术后注意事项外，肿瘤患者应考虑术后辅助治疗，按预定综合治疗方案实施。④术后随访和疗效评价：肿瘤患者要坚持终身定期随访。一般前 2 年每 3 个月复查一次，3~5 年内每 6 个月复查一次，5 年以后每年复查一次。随访复查包括体格检查、实验室检查和影像学检查。通过定期随访观察，能够及早发现复发转移病灶，及时治疗，并可对各种治疗方法的疗效进行评价，帮助提高治疗水平。

发展方向 ①肿瘤外科治疗向细胞分子水平迈进。用分子生物学技术确定用常规方法不能发现的淋巴转移、血道转移，进行精确肿瘤分期的方法称为分子分期。采用分子生物学技术判断肿瘤恶性程度、转移复发风险，补充病理学检查的不足，精确判断预后，为进一步治疗提供依据。②肿瘤外科治疗根治与功能保存并重，注重提高生活质量。③强调综合治疗和个体化治疗。

（赫 捷 郭春光）

zhǒngliú shùqián pínggū

肿瘤术前评估（preoperative evaluation of tumor）

外科手术治疗肿瘤前，对病变原发部位、可能转移部位及重要器官进行评价，划分临床分期，制订最佳手术治疗方案的过程。肿瘤外科手术创伤大、治疗风险高，术前评价除包括肿瘤专项外，还包括患者手术耐受力评估等。恶性肿瘤是一种全身性疾病，治疗与分期密切相关，首次治疗的正确与否直接决定了治疗的成败。通常肿瘤外科的治疗原则是：良性肿瘤和早期恶性肿瘤，施行单纯肿瘤切除或根治性手术；局部进展期肿瘤，估计难以根治性切除者，先行新辅助治疗，待肿瘤缩小后再行手术切除；术后病理证实有癌残留或多个淋巴结转移者，需要作术后辅助治疗；晚期肿瘤，则以全身治疗为主，手术为辅。肿瘤术前评估包括术前检查、肿瘤分期、手术适应证和可切除性评价几方面内容。

术前检查 包括常规检查和肿瘤专科检查。常规检查包括血、尿、便常规，生化系列，凝血功能，病毒指标，心电图和X线胸片。肿瘤专科检查包括肿瘤家族史采集、体格检查、肿瘤标志物、影像学检查和病理诊断。①采集肿瘤家族史对肿瘤诊断、筛查和早诊早治具有重要意义。结直肠癌筛查经验显示，5%～10%结直肠癌患者具有家族聚集倾向，与遗传易感性相关，如家族性腺瘤性息肉病、遗传性非息肉病性结直肠癌等。对这部分高危人群，美国国立综合癌症网络（NCCN）指南建议筛查时间提前，即从40岁开始筛查结直肠癌，而不是50岁。②体格检查仍然是最简单、快捷的检查手段，有助术者直观感受病变，判断手术难度，制订手术方案。在巨大腹膜后肿瘤的可切除性判断中，仔细的查体常能明确肿瘤与毗邻器官的实际关系，确定手术切除范围。在判断低位直肠癌保肛可能性上，虽然影像检查已能够清晰显示肿瘤与肛门距离，但仍无法代替传统直肠指诊检查。③肿瘤标志物是肿瘤发生、增殖过程中，宿主体液内出现的浓度异常的生化物质，可以是肿瘤细胞的产物，也可以是宿主反应产物。主要用于肿瘤的早期发现、诊断、定位、分期、预后、治疗监测和预测复发转移等，是肿瘤治疗的重要评价指标，如甲胎蛋白（AFP）与肝癌、CA125与卵巢癌等。理想的肿瘤标志物应具有特异性高、敏感性强、浓度水平反映肿瘤负荷大小、与临床分期相关、半衰期短等特点。④影像学诊断是肿瘤术前评估的重要组成部分，包括X线片、超声、造影检查、CT、磁共振成像（MRI）、正电子发射体层显像计算机体层扫描（PET-CT）以及内镜检查等。其中，CT已成为恶性肿瘤术前常规检查。20世纪90年代螺旋CT的出现，特别是64排螺旋CT，大大缩短了检查时间，提高了图像分辨率。与CT相比，MRI在神经系统疾病、腹盆腔实质器官、软组织肿瘤诊断中更具优势。由于PET-CT诊断肿瘤复发、转移的敏感性高于增强CT，NCCN指南建议PET-CT作为晚期肿瘤分期，特别是晚期肿瘤转化治疗后拟重新手术前的重要评估手段。⑤病理诊断是一切肿瘤治疗的基础。通过病理诊断，明确肿瘤的良恶性及组织来源，为选择治疗方法、确定手术方式提供依据。例如，胃间质瘤行胃部分切除术即可，胃癌则需扩大手术切除范围，另加第二站以上淋巴结清扫。根据标本来源，病理诊断分为细胞学诊断、组织学诊断和分子诊断。细胞学诊断取材方便，易被接受，广泛应用于临床，如体液脱落细胞检查、内脏器官黏膜细胞检查以及细针穿刺涂片等。细胞学诊断的质量与取材技术、标本处理和诊断者经验密切相关。组织学诊断根据取材方法分为粗针穿刺、咬取活检、切取活检和切除活检。活检方式的选择要综合考虑疾病诊断、检查损伤、是否进一步治疗等因素。对术前无法获得病理诊断者，应在术中行快速冰冻病理检查，决定手术方式。禁忌在无病理证实情况下进行可能致残的高风险性手术。病理诊断有可能促使肿瘤扩散，因此在明确诊断后，应尽早开始治疗。随着人类基因组计划的完成，越来越多的致病基因得到定位，为在病因水平上治疗肿瘤奠定了基础。分子诊断已成为肿瘤诊断治疗的重要组成，发挥巨大的作用，如*CD*117和胃肠间质瘤、*Her*-2和乳腺癌。

肿瘤临床分期 完善术前检查后，做出准确的肿瘤诊断和临床分期并不困难。为分析和比较疾病预后，规范肿瘤治疗，有必要建立统一的肿瘤分期系统，帮助选择治疗方法，评价预后，便于多中心间的信息交流。通行分期原则是依据病变的解剖学侵犯范围进行分类，以提供一种相互交流时不会产生歧义的方法。TNM 分期是国际上最为常用的恶性肿瘤分期方法，由美国癌症联合委员会（AJCC）和国际抗癌联盟（UICC）联合修订，广为临床医生接受，已成为标准的恶性肿瘤分期方法。

手术适应证的选择 肿瘤外科治疗首先要遵守外科治疗原则，其次兼顾肿瘤治疗的自身特点。术前评价患者一般状态和重要器官功能，这些伴随疾病的诊断及治疗至关重要，决定着围术期安全。患者能否从肿瘤外科治疗中获益，在于手术适应证的正确把握。肿瘤外科治疗的一般原则是：多数良性肿瘤通过手术切除可以获得痊愈；早期恶性肿瘤以手术切除为主，根治术后 5 年生存率 90%以上；进展期肿瘤采用以手术为主的综合治疗；晚期肿瘤采取多学科综合治疗延长生命，改善生活质量，适时采取外科治疗。在肿瘤治疗过程中，人们逐渐意识到肿瘤是一种全身性疾病，寄希望于局部手术治愈肿瘤是难以做到的。同时，不恰当的手术治疗造成患者免疫功能下降也会加速肿瘤生长。所以，在认识外科治疗的优缺点后，应有选择的使用外科手术，取得最大的治疗效果。多学科综合治疗协作组（MDT）在此环境下应运而生，成为当代肿瘤治疗的标准模式。在 MDT 中，复杂的疑难病例将得到最佳的治疗方案，得到最大程度的获益。现代肿瘤学的发展趋势表明，外科医生除精通手术技艺，也要熟知其他专业特点，善于利用各种治疗方法，在延长生命的同时，注重生活质量的提高。例如，同时性结直肠癌肝转移以化疗为主，择机实施手术切除，若伴随出血、穿孔、梗阻等急症时，则首选外科治疗。肛管鳞癌无需行直肠迈尔斯（Miles）术，外放疗即可获得同样的效果。早期乳腺癌的治疗已进入保乳时代，革命性地提高了乳腺癌患者的长期生活质量。

肿瘤可切除性评估 影响肿瘤局部可切除性的因素较多，如术者经验、手术团队的配合、麻醉水平、肿瘤解剖关系、生物学特性、患者预后等。其中，术者技术能力和整体医疗水平关系最大。对于同等条件下浸出浆膜的胃体癌，术者既可以选择左上腹联合脏器切除术，同期切除胃、胰体尾、脾、部分横结肠及系膜等，也可选择姑息性切除或短路手术。无疑，此时术者的经验和整体医疗水平是保障患者安全和根治效果的关键。鉴于肿瘤外科手术的技术难度和风险，一般建议在诊治经验丰富的大型医疗中心进行肿瘤外科手术，降低手术并发症和死亡率。手术可切除性是相对的，随技术水平和认识程度而变化。传统上认为侵犯肠系膜血管的局部晚期胰腺癌是无法切除的。随血管外科技术的进步，这类肿瘤已不再是手术禁忌。肠系膜血管的修补、切除甚至血管置换都可以安全完成，手术切除率有了极大提高。术后疗效显示，虽然增加了手术切除率，但复发率和总生存率并无明显改善，且伴随并发症率的上升，提示一味追求手术切除率，不考虑肿瘤自身的生物学特性，最终是难以获得良好疗效的。因此，外科理论和技术的发展应建立在设计严谨的循证医学证据基础上。

（赫 捷 郭春光）

gēnzhìxìng shǒushù

根治性手术（radical surgery）

彻底消灭存在于机体内的肿瘤原发病灶，连同周围正常组织和区域淋巴结作整块切除，达到“治愈”目的的手术方式。根治性切除除了完整切除原发肿瘤外，同时实施区域性淋巴结的完整清扫，追求达到所有切缘无肿瘤残留，也称无瘤性（R0）切除。根治性手术是肿瘤外科手术治疗的主要方法，也是可能治愈恶性肿瘤的有效方法之一。根治性手术目的是力求达到根除疾病，然而很多癌症在手术时已存在远处微转移灶，根治性切除时也可能导致播散转移，因此根治手术后仍有部分患者会在术后复发和转移。应当指出的是，外科根治性手术，并非真正意义上的根除肿瘤，要取得好的疗效，还是要通过多学科的综合治疗，才能提高肿瘤的长期生存率。

根治性手术原则主要包括：充分切除原发灶及罹患的周围组织器官，保证切缘安全；彻底清扫淋巴结；尽量消灭潜在肿瘤细胞，即术中无瘤操作原则。

原发病灶切除 肿瘤根治性手术主要是对肿瘤原发病灶，连同周围相关组织和器官及区域淋巴结作整块切除。恶性肿瘤往往自原发病灶向周围组织浸润和扩散，有些肉眼可见，有些不能见到，手术原则是切除原发病灶和可能累及的周围组织和器官。如果原发病灶在某一器官，则要将该器官作全部或大部切除，如胃癌行胃大部切除术或全胃切除术，肺癌行肺叶切除术。原发病灶侵犯到附近脏器则一并切除，如胃癌侵犯到横结肠或横结肠系膜根部则应同时切除横结肠，胃癌侵犯到肝左叶时将肝左叶同时切除。原发病灶的整块切除，有助于最大程度对肿瘤行根治切除，减少复发/转移可能。

根治性切除原发病灶的手术方式多年来经历了较大的演变，在几十年前认为手术切除的愈多，如全肺切除、乳腺癌扩大根治术，便是所谓的根治术。因而早期所谓的根治术患者生活质量严重下降，术后并发症并未下降，而且长期生存期并未获得延长。近年来，肿瘤根治性手术原则强调“最大限度的切除病灶，最大限度的保护器官功能”，认为只要“彻底”地切除了肿瘤病灶，手术切缘阴性，就属于“根治性”手术。如乳腺癌经历了乳腺癌根治术、乳腺癌改良根治术以及乳腺癌保乳手术，目的即是在保证根治性切除的前提下，保留器官功能，提高生活质量。

手术范围的安全性即手术在可见肿瘤外切除部分附近组织才可能基本将肿瘤细胞切尽。根据临床经验及病理所见，临床已经形成各种肿瘤手术治疗的最少切缘，如胃癌为6cm，结直肠为3~5cm，小肠为10cm等。为防止手术切除不够广泛，常用冰冻病理切片来判断切缘是否残存肿瘤。并非所有切缘阴性的病例均不复发，有时候病理上无癌变，但可能在细胞分子水平上已有恶性前表现，局部如何手术达到根治性切除，决定于肿瘤自身生物学特征或者综合治疗的应用，以及外科医生的经验和技术。因此，应该结合肿瘤的生物学特性和扩散转移规律，对于某些恶性肿瘤的晚期阶段，不宜立即进行手术切除，可行新辅助治疗，如新辅助放化疗等，放疗能够控制局部和区域病变，化疗能够控制亚临床转移病灶。术前新辅助化放疗能够提高手术切除率，降低术后癌残留的可能性。如胃癌及直肠癌T3期患者，美国国立综合癌症网络（NCNN）指南均要求行术前新辅助治疗后再进行手术治疗。术后的辅助治疗同样有助于降低术后残留，降低复发概率。

联合脏器切除 晚期肿瘤因出现浸润周围器官组织或者淋巴结广泛转移或者远处转移，手术中为了彻底切除癌灶以达到根治目的，在完整切除原发癌灶的基础上，常常需联合其他器官切除，联合脏器切除主要包括：①肿瘤直接侵犯邻近器官，患者需接受联合脏器切除，如胃癌侵犯胰腺、肝、结肠等，患者需接受联合部分胰腺或胰十二指肠切除、联合部分肝切除、联合部分结肠切除等手术。②肿瘤远处转移，如结直肠肝转移者接受联合部分肝切除的结直肠癌手术。③为清扫淋巴结而实施的联合脏器切除，如为清扫No10、No11组淋巴结而施行联合胰体尾及脾切除的胃癌根治术。随着医学的进步，联合脏器切除并发症发生率及围术期死亡率显著下降，尽管如此，仍应该谨慎把握适应证。除了研究较深入的常规联合脏器切除手术方案以外，应尽量避免对晚期肿瘤患者实施常规联合脏器切除术，因技术未能达到而事实上实施了“姑息性”的联合脏器切除的扩大术式是不可取的。

淋巴结清扫 根治性手术一般是将相关区域淋巴结与原发病灶一起作整块切除。如乳腺癌根治术，将原发病灶连同整个乳腺以及腋下脂肪、淋巴组织作整块切除，这种手术方式是典型的根治性手术。

对于不同恶性肿瘤的不同分期阶段，是否行淋巴结清扫以及淋巴结清扫范围，是临床医生必须综合考虑的问题。如胃癌，目前临床上比较广泛接受的是D2手术，即清扫至第二站淋巴结。

淋巴结清扫范围在某些肿瘤同样得到积极的演变，如黑色素瘤和阴茎癌的临床研究中引进了前哨淋巴结这一概念，即淋巴引流区域中的第一站淋巴结。临床上相关前哨淋巴结检测技术正广泛应用于乳腺癌手术治疗中，即术中若发现前哨淋巴结阴性，可避免行腋窝淋巴结清扫术。胃肠道肿瘤的前哨淋巴结相关研究正在进行中。

术中无瘤原则 恶性肿瘤有局部播散及远处转移的特点，手术过程中任何不规范的操作，均可能造成医源性播散。现代肿瘤外科对不同癌症手术提出不同规范以及术中“无瘤技术”，即“无瘤原则”，术中除根治性切除肿瘤清扫淋巴结外，无瘤原则具体表现为：①术中探查严格遵循先非肿瘤区、后肿瘤区，由远及近的顺序，探查时动作要轻柔，切忌挤压。探查完毕后，更换手套。②手术操作要轻柔，减少对肿瘤的刺激与牵拉。尽量采取锐性分离，减少对肿瘤的挤压或牵拉，用电刀或双极电凝分离可使术野清晰，还可封闭小的淋巴管，同时亦有杀灭癌细胞的功能，减少癌细胞的种植。③肿瘤侵出浆膜层或肿瘤侵出脏器表面时，应以肿瘤浆膜面封胶涂在浆膜表面或肿瘤表面，以防肿瘤细胞脱落、播散，必要时外加纱布垫缝合遮盖瘤面，以避免进一步操作中肿瘤细胞脱落。④肿瘤切除操作前，先结扎肿瘤所在器官或区域的输出静脉，后结扎供血动脉，以免肿瘤细胞血行转移。⑤各区域淋巴结的清扫应遵循完整切除的原则，先处理手术切除的周围部分再处理肿瘤的邻近部分，淋巴结清扫时，先清扫较远淋巴结，再清扫肿瘤近侧淋巴结，一般将原发灶与区域淋巴结做整块切除。⑥如腹部肿瘤手术，术中肿瘤切除后行温生理盐水冲洗腹腔，必要时加氟尿嘧啶冲洗或行热灌注化疗。

（赫　捷　车　旭）

zhěngkuài qiēchú

整块切除（en bloc resection）在手术治疗恶性肿瘤时，广泛整块切除肿瘤，包括肿瘤包膜、周围软组织、筋膜和肌肉，禁忌行肿瘤挖出术或切割肿瘤，同时完整切除区域性淋巴结的手术方式。是19世纪末美国外科学家和病理解剖学家威廉·斯图尔特·霍尔斯特德（William Stewart Halsted）提出的手术治疗恶性肿瘤的原则之一。

在1894年霍尔斯特德发表对乳腺癌的外科报告之前，乳腺癌手术多以肿瘤单纯切除为标准，其局部复发率高达51%～82%。霍尔斯特德以局部解剖为基础并运用细胞病理学的观点，通过大量的临床观察和对大量实体解剖研究后认为：乳腺癌是一种局部疾病，区域淋巴结具有屏障功能；乳腺癌的扩散分阶段并遵循解剖学规律，肿瘤细胞先是局部浸润为主，后沿淋巴道转移，最后出现血行播散。1882年，霍尔斯特德在纽约罗斯福（Roosevelt）医院实施了第一例全乳房切除术；1889年，霍尔斯特德提出较为完整的乳腺癌根治术的概念，切除范围包括相当数量的乳腺皮肤、周围组织、胸肌、腋窝淋巴结。从1894年至1895年，霍尔斯特德共完成了50例乳腺癌根治术，仅3例（6%）局部复发，长期生存率明显提高。1891年，约翰·霍普金斯（Johns Hopkins）医院的迈耶（Meyer）医生也开展了这种手术方式。1894年，霍尔斯特德和迈耶医生撰写论文阐述了该术式，并得到了医学界的认可。这一术式的诞生，开创了乳腺外科手术史的新纪元，使乳腺癌术后局部复发率从80%下降到16%左右，长期生存率明显提高，霍尔斯特德所倡导的整块切除治疗原则，与肿瘤外科手术的不切割原则、无瘤原则一样，也逐步成为手术治疗其他实体肿瘤时所遵循的基本原则。

根据霍尔斯特德所提出的恶性肿瘤根治原则，1904年，杨（Young）实施了前列腺癌根治术；1906年，美国的戈尔热·克赖尔（Gorge Crile）描述了颈淋巴结整块切除术，副神经、胸锁乳突肌及颈内静脉等一并被切除；1906年，韦特海姆（Wertheim）实施了子宫癌根治性切除术；1908年，迈尔斯（Miles）发表了直肠癌经腹、会阴联合切除术；1935年，惠普尔（Whipple）成功实施了胰十二指肠切除术；1945年哈金斯（Huggins）报道了肾上腺切除术治疗晚期前列腺癌；1948年，亚历山大·布伦瑞克（Alexander Brunschwig）创建了盆腔多个脏器一并整块切除治疗晚期盆腔肿瘤的技术；1949年，纽约纪念医院开始应用将区域淋巴结和原发肺癌一起整块切除的方法治疗肺癌；1952年，洛尔塔－雅各布（Lortat-Jacob）实施了肝规则切除术。霍尔斯特德提出的治疗恶性肿瘤的整块切除原则，已经广泛应用到包括神经外科、头颈外科、胸外科、腹部外科、骨科、泌尿外科、妇科、小儿外科等在内的多个专业组，成为手术治疗恶性肿瘤的最基本原则之一。

（赫　捷　车　旭）

línbājié qīngsǎoshù

淋巴结清扫术（lymph node dissection）恶性肿瘤实施根治性切除手术时，在彻底切除原发病灶的同时，对可能接受原发病灶引流区域的淋巴结连同原发肿瘤一并切除，以期最大限度根除肿瘤的手术方式。如乳腺癌根治术中的腋窝淋巴结清扫术，治疗头颈部肿瘤中的颈部淋巴结清扫术，肺癌外科治疗中的纵隔淋巴结清扫术，妇科肿瘤手术时的盆腔淋巴结清扫术等。

1890年，美国外科学家和病理解剖学家威廉·斯图尔特·霍尔斯特德（William Stewart Halsted）提出了肿瘤整块切除的原则，即将原发肿瘤所在的器官连同区域淋巴结一并切除。这一概念是在手术治疗乳腺癌的过程中提出的。在其提出乳腺癌根治术概念之前，乳腺癌治疗仅行单纯切除术，由于未能彻底切除肿瘤及清扫区域淋巴结，该术式术后复发率高达51%～82%。1894年，霍尔斯特德明确阐述了乳腺癌根治术，即将乳腺组织、胸肌及区域淋巴结整块切除，确保肿瘤细胞不被切割脱落，引起肿瘤种植及局部复发。由于治疗彻底，局部复发率下降至6%。此后，霍尔斯特德提出的淋巴结清扫术原则逐渐运用到胃癌、大肠癌、宫颈癌等实体肿瘤的外科治疗中，在脏器切除同时连同周围淋巴结一并清除，成为恶性肿瘤外科治疗的常规。

病理解剖学基础　远处转移

是恶性肿瘤的最本质特征。淋巴结转移是恶性肿瘤特别是癌最常见的转移方式，是指浸润的肿瘤细胞穿过淋巴管壁，脱落后随淋巴液被带到汇流区淋巴结，并且以此为中心生长出同样肿瘤的现象。肿瘤发生淋巴道转移可通过淋巴管渗透和淋巴管栓塞的途径，尤以后者为重要。淋巴结转移，一般是首先到达距肿瘤最近的一组淋巴结（第一站），然后依次侵犯距离较远的第二站、第三站淋巴结，当瘤细胞在每一站浸润生长的同时也向同组内邻近的淋巴结扩展。部分患者也可循短路绕过途径中的淋巴结直接向较远一组淋巴结（第二站或第三站）转移，临床上称这种转移方式为跳跃式转移。因肿瘤细胞具有区域淋巴结转移的特性，故在根治性切除恶性肿瘤时，需将接受肿瘤引流的区域淋巴结一并切除。

注意事项 区域淋巴结清扫术虽可提高局部控制率及远期生存率，但如运用不当亦可产生不良影响。如乳腺癌根治术时过分强调腋窝淋巴结的清扫可导致淋巴回流障碍而致上肢明显水肿；胃癌根治术时过分强调清扫第三站甚至更远处淋巴结可使出血、胃瘫等并发症发生率明显升高。并且有学者认为区域淋巴结对肿瘤播散具有防御功能，临床上大量切除无明确转移的淋巴结可能会损伤机体的局部免疫功能，对患者的术后康复及生存显然是无益的。有学者提出前哨淋巴结的概念，即最先接受肿瘤引流的区域淋巴结。如前哨淋巴结活检阴性，则说明肿瘤未发生转移，可不必行淋巴结清扫术，从而避免了不必要的淋巴结清除及由此引起的一些后遗症。目前，这项技术已广泛应用到包括乳腺癌在内多个恶性肿瘤的诊治中。

（赫　捷　车　旭）

gūxīxìng shǒushù

姑息性手术（palliative surgery）

为解决患者肿瘤相关的症状或并发症而采取的外科手术。许多晚期或进展期肿瘤伴有广泛远处转移，或因直接浸润邻近脏器而难以进行根治性手术，但医学技术的进步为晚期肿瘤治疗开辟了许多新的途径，许多以往无法治疗的肿瘤，或者肿瘤引起的症状都能够得到一定程度的治疗或控制。但治疗过程中需要外科手术解决出血、梗阻、感染、穿孔等严重并发症，改善患者的状况，为进一步治疗奠定基础，同时减轻患者痛苦，延长患者生命。

评估标准 晚期肿瘤患者的病情较为复杂，应根据各种检查结果准确地评价不同部位、不同类型的肿瘤对机体的威胁，而后开展治疗。对患者病情全面合理的评估是正确选择手术方式的关键。评估要点包括：原发肿瘤的位置和周围器官受侵程度，及其功能受累程度；远处转移瘤分布情况及对各个转移器官功能的影响情况；原发肿瘤或转移瘤的所致症状对机体的影响情况；残存肿瘤对机体的影响和后续治疗效果。以伴有黄疸的转移性胰腺癌为例，此时主要症状是梗阻性黄疸，如不能及时解决将导致短时间内肝功能恶化，因此需要首先解除胆道梗阻，缓解黄疸，才能对胰腺原发肿瘤和其他部位的转移瘤开展治疗。

分类 包括姑息性肿瘤切除术和减状手术，前者指切除肿瘤的原发灶与转移灶的大部分，肉眼尚有癌残留；后者则根本不切除肿瘤，只是通过手术解除肿瘤引起的症状，例如胃肠造瘘术、膀胱造瘘术、内分泌腺去势术等。

注意事项 姑息性手术是通过外科治疗解除肿瘤对机体最致命的威胁，为患者赢得生存时间，保证生活质量，并能够改善身体的一般状况，争取治疗的机会。但是手术本身的创伤对机体的影响仍是巨大的，手术后免疫力降低和医源性播散等加重了肿瘤生长和转移的风险。另外，大多数晚期肿瘤患者的一般情况较差，难以耐受大手术的应激，术后恢复时间延长、手术并发症概率增加都是治疗中需考虑的问题。因此，在姑息性手术中，应当选择创伤小、恢复快的术式，争取让患者在相对较短的时间里达到术后康复，接受介入、化疗、放疗等治疗。而且姑息性手术是随着肿瘤治疗的不断进展而变化的治疗方法，它所适用的范围和所采用的术式都应和肿瘤后续治疗的要求相符合。

姑息性手术是肿瘤综合治疗的一个重要手段。晚期肿瘤患者通过姑息性手术可以获得延长生存期和提高生活治疗的机会。因此通过合理的治疗前评估和正确的术式选择，姑息性手术能够使患者受益。但随着肿瘤筛查的开展和早期诊断率的提高，姑息性手术的应用程度将逐步降低。

（王成锋　张建伟）

zhěnduànxìng shǒushù

诊断性手术（diagnosis surgery）

为正确诊断疾病寻找病理等方面依据的手术方式。对疾病的正确诊断是制订合理治疗方案的基础。做出一个诊断需要具备以下几个条件：收集资料、评价资料和分析推理判断。肿瘤性疾病的诊断性手术主要是通过手术的方式取得组织学资料，为肿瘤定性、分期提供重要的依据。病理学诊断是肿瘤诊断的金标准。在诊断肿瘤之前，需有病理学证据的支持。病理学诊断不仅可判断肿瘤的良、恶性及其预后，更重要的是为治疗提供可靠的依据。病理学通常分为组织病理学和细胞病理学两大部分。目前常用的病理检查办法有：常规病理组织学切片、术中冰冻组织学切片、针吸及脱落细胞学检查、组织化学及免疫组织化学检查、流式细胞学等。在病理学诊断前均需要通过不同手段取得有代表性的组织标本，其中诊断性手术是重要的途径之一。

特点　诊断性手术具有目的直接、范围宽广、方式多样、技术发展迅速等特点。诊断性手术以获得诊断为目的，在手术中只需获得少量组织用于诊断即可。因此手术原则是通过最小的创伤而获得病理诊断。诊断性手术和传统意义的手术是有联系和区分的。诊断性手术包括的手术范围十分宽广，凡是以诊断为目的进行的手术均可归入其中。诊断性手术可以通过多种途径进行，既有传统的手术方式，又有穿刺、腹腔镜、胸腔镜等新方法，还有类似胃镜下黏膜切除的通过老技术实施的新方法。在各种技术不断涌现的科技大发展时代，每一种新技术的出现和使用，都能够推动诊断性手术的进步，提高肿瘤的诊断水平。

术前评估和准备　诊断性手术通常为较简单的手术操作，但术前还应评估患者的一般状况和肿瘤的临床分期。询问患者既往的疾病史和药物过敏史。必要的实验室检查也是必备，例如患者的凝血功能是否正常可以直接决定患者能否接受手术。手术毕竟是有创的诊疗方式，术后的创伤恢复需要一定的时间和条件，而且诊断性手术取材的部位多在肿瘤生长活跃的部位，创面难以愈合。因此除常规的术前评估外，诊断性手术前需对肿瘤的性质和进一步治疗具有初步判断，目的是选择正确的手术时间和方式，确保手术不会影响下一步治疗的开展。

诊断性手术的术前准备包括患者的心理和生理两方面的准备，基本等同于普通手术，无特殊。但需要指出的是，诊断性手术对患者的精神压力是巨大的，在手术前后需要对患者进行心理疏导，帮助患者树立信心，配合治疗。

分类　根据肿瘤位置和取样组织，例如淋巴结、皮肤、肝、肺、血运丰富的肉瘤等不同，诊断性手术可以分多种类型，常用的外科技术包括穿刺活检、切除活检、切取活检、探查手术等。

穿刺活检　是对位于浅表位置的肿瘤使用穿刺针进行活检的方法。因为穿刺活检操作简便，并发症低，准确率高，已成为获取组织病理诊断的重要方法。穿刺活检可分为粗针穿刺和细针穿刺两种方法。细针穿刺获得组织较少，仅能进行良恶性判断等较为简单的细胞学诊断。细针穿刺还可在手术当中应用，在诊断后即可施行手术，缩短了诊断和治疗的时间间隔。粗针穿刺则能够取得相对多的组织，除判断良恶性之外，尚能进行免疫组化、病理分型等较为详细的病理诊断。但临床上采用何种穿刺方法，需要对不同肿瘤根据实际情况而定。

切除活检　指将肿瘤完整切除进行组织学检查。切除活检适用于较小的或位置较浅的肿瘤，既达到活检目的，也是一种治疗措施，是肿瘤活检的首选方式。优点是可以提供最后诊断，如果是良性肿瘤可不必作进一步处理，若为恶性肿瘤其损伤也最小。切除活检的切口须仔细设计，以适合再次扩大手术之需要。

切取活检　指在病变部位切取一块组织作组织学检查以明确诊断。切取活检多用于病变体积较大、部位较深的肿瘤。也适用于开胸和剖腹探查时确定病变性质和肿瘤有无转移。作切取活检时必须注意手术切口及进入途径，使手术切口和操作间隙在以后再次根治手术时能一并切除。

探查手术　是创伤较大的手术方式，有开胸、开腹探查等，主要用于其他方法无法明确诊断，又无法排除恶性肿瘤时，可考虑行探查术。探查可获取组织进行病理诊断，为治疗肿瘤赢得时间，同时也可识别非肿瘤性病变。若恶性肿瘤已转移至其他部位，如左锁骨上淋巴结，则可从转移部位活检以明确诊断，此时已无开胸或开腹探查指征。

诊断性腔镜　腔镜技术是已广泛开展的诊断性手术新途径。胃镜、结肠镜等传统腔镜除可以对肿瘤组织进行活检外，还可以对腺瘤、早期肿瘤进行黏膜下切除，更加提高了诊断的准确性。胸腔镜、腹腔镜等技术快速发展，95%以上的胸部、腹部及盆腔各器官的手术几乎均可以在腔镜下完成。腔镜将外科医生的视线极大地延伸，通过腔镜可以清晰地放大胸腔、腹腔内各个器官，其表面发生的各种病变均清晰可见，不仅能直接观察正常器官和病变组织，能在直视下活检、取得病变的证据、评估基本情况，而且可以进行辅助治疗。胸腔镜、腹腔镜技术的开展降低了既往的探查术的使用。

手术注意事项 ①手术方式：诊断性手术的手术方式需要根据肿瘤的不同位置、诊断所需要组织来源不同而异。如肿瘤位置浅表，采取穿刺活检的方法即可，如肿瘤位置深，毗邻关系复杂，甚至需要剖腹探查手术才能明确诊断。手术的目的是明确诊断，手术方式的选择还要遵循创伤小、恢复快的原则。对肿瘤而言，早诊、早治是改善预后的关键因素。采用简便快捷的诊断方法为治疗提供依据即达到了诊断性手术的目的。另外，诊断性手术应尽量采用微创方法，降低手术后并发症概率，缩短手术后的恢复时间，利于患者尽早接受抗肿瘤治疗。因此选取正确的手术方式是诊断性手术的重点。②手术时间：诊断性手术是肿瘤治疗前诊断的一部分，大部分诊断性手术不具有治疗价值，因此在诊断性手术后应尽快开展治疗。如肿瘤需要外科治疗，则诊断性手术和根治性手术相距的时间不应当超过两周；原诊断性手术的手术区域由于存在肿瘤播散的可能性，需要包括在根治性手术的范围内。③医源性播散的预防：医源性播散是指在诊治过程中因各种诊疗方法造成或促进了恶性或有种植潜能的细胞脱落或播散，形成转移灶，使肿瘤局部复发或远处转移。诊断性手术是对肿瘤的侵扰，且大部分手术是取得小部分肿瘤组织进行组织学诊断，因此诊断性手术是肿瘤医源性播散的重要危险因素。对可能进行根治性手术的患者，在进行诊断性手术的过程中应当严格遵循无瘤原则，避免肿瘤细胞播散至手术区域之外。对无根治性手术计划的患者，诊断性手术应尽量采用微创的手术方法，避免对肿瘤组织大量刺激。穿刺术时避免反复穿刺，腹腔镜手术时要保护好腹壁的穿刺孔道，将组织装入标本袋中再由穿刺点取出腹腔镜，避免肿瘤细胞沿此通道播散。

诊断性手术的地位和发展方向 通过手术获得组织学诊断是肿瘤诊断的重要途径，诊断性手术在恶性肿瘤的诊断中具有不可替代的位置。随着肿瘤诊断技术的不断提高，诊断性手术也在不断变化当中。传统的切除、切取和探查术等手术方式存在创伤大、医源性播散危险高等缺陷，在临床的使用范围已经逐渐缩小。微创性治疗是诊断性手术的发展方向。新技术、新方法的出现提高了诊断性手术的水平，如穿刺细胞学、腹腔镜等创伤小、诊断效率更高的新方法大量开始应用。

（王成锋　张建伟）

yùfángxìng shǒushù

预防性手术（prophylactic surgery）

对癌前疾病或癌前病变采用外科切除的方法。属于肿瘤的一级预防策略。一级预防又称为病因学预防，是在肿瘤尚未发生时采取相应的预防措施，也是预防和消灭肿瘤的根本措施。预防性手术采用外科切除的办法，对可能出现病变的组织或器官进行切除。预防性手术主要应用于癌前病变、癌前疾病和遗传性肿瘤的治疗和预防。遗传性肿瘤是由于遗传性基因变异决定某一部位肿瘤的发生危险大增，采用外科切除的方法将可能癌变的组织去除是预防肿瘤发生的唯一途径，目前尚无其他有效的预防方法。预防性切除在某些肿瘤的预防中具有重要作用。

应用 预防性手术是针对高危人群的预防，旨在通过手术切除的办法去掉受到肿瘤相关危险因素影响的组织和器官，从根源上预防肿瘤产生。预防性手术主要是应用于已经明确证实和肿瘤相关的癌前病变和癌前疾病。癌前疾病及癌前病变是指某些统计上具有明显癌变危险的疾病及病变，如不及时治愈即有可能转变为癌。因此，采取外科切除的方法开展治疗，可以预防肿瘤发生。

癌前病变是一个细胞病理学概念，是指一类具有细胞不典型性和分化异常的增生性病变。癌前病变具有和肿瘤细胞相类似的生物学特征，比如基因异常改变、细胞凋亡功能失常和细胞表型异常。因此，癌前病变具有发展成肿瘤的潜在趋势。常见的癌前病变是黏膜白斑和宫颈柱状上皮异位。①黏膜白斑：常发生在食管、口腔、子宫颈及外阴等处黏膜。主要病理改变是黏膜的鳞状上皮过度增生和过度角化，并出现一定的异型性。肉眼上呈白色斑块，故称白斑。如长期不愈就有可能转变为鳞状细胞癌。②慢性子宫颈炎伴子宫颈柱状上皮异位：是妇女常见的疾患。在慢性子宫颈炎的基础上子宫颈阴道部的鳞状上皮被来自子宫颈管内膜的单层柱状上皮所取代，使该处呈粉红色或鲜红色，好像发生了黏膜上皮的缺损，称为子宫颈柱状上皮异位。随后，局部又可被再生的鳞状上皮所替代，称糜烂愈复。如果上述过程反复进行，则少数病例可变为子宫颈鳞状细胞癌。

癌前疾病是一个临床学概念，是一类具有独立诊断疾病，包括病因、病理、临床症状、体征和辅助检查的异常改变。癌前疾病和肿瘤具有联系而又相互独立，不具有明确的因果关系。临床上定义的癌前疾病众多，常见的包括：①纤维囊性乳腺病：本病由内分泌失调引起，常见于40岁左右的妇女，主要表现为乳腺小叶导管和腺泡上皮细胞的增生、大汗腺化生及导管囊性扩张，间质纤维组织也有增生。伴有导管内乳头状增生者较易发生癌变。②结肠、直肠的腺瘤性息肉：较为常见，可以单发或多发，均可发生癌变。多发性者常有家族史，更易发生癌变。③慢性萎缩性胃炎及胃溃疡：慢性萎缩性胃炎时，胃黏膜腺体可有肠上皮化生，这种肠上皮化生与胃癌的发生有一定关系，如久治不愈可发生癌变。慢性胃溃疡时溃疡边缘的黏膜因受刺激而不断增生，过去认为有5%可能转变为癌，现在认为其癌变率大约为1%。④慢性溃疡性结肠炎：在溃疡反复和黏膜增生的基础上可发生结肠腺癌。⑤皮肤慢性溃疡：经久不愈的皮肤溃疡和瘘管，特别是小腿的慢性溃疡，由于长期慢性刺激，表皮鳞状上皮增生，有的可发生癌变。

遗传性肿瘤综合征是由于遗传性原因导致的染色体和基因异常，特别是常染色体及定位其上的显性基因，使患某些肿瘤的机会大大增加。遗传性肿瘤综合征分为两类：常染色体显性遗传的遗传性肿瘤综合征（如家族性视网膜母细胞瘤）和常染色体隐性遗传的遗传性肿瘤综合征（如着色性干皮病）。随着分子医学的不断进步，特别是基因检测技术的提高，许多家族性遗传性肿瘤的致病基因不断被发现。家族性结肠息肉病是临床较常见的遗传性肿瘤综合征，其特点是在结直肠内常布满息肉状腺瘤，如不及时治疗，大部分患者将在40岁前发生癌变，终生癌变率几乎为100%。根据发生息肉部位、数量可选择部分或者全结肠切除术，虽然全结肠切除术会令患者生活质量下降，但可阻断癌变过程，是治疗该病的最终途径。*BRCA*1基因和乳腺癌的关系越来越多地受到关注。该基因为抑癌基因，对肿瘤生长起负性调节作用，它在DNA损伤修复、转录活化与抑制、细胞周期的调节等方面起着极其重要的作用。该基因的多态性可导致乳腺上皮细胞增生的改变，进而影响乳腺癌的易感性。研究认为45%的遗传性乳腺癌患者和大多数的乳腺癌、卵巢癌患者带有这种突变的基因。具有这种基因的50~65岁的妇女发生乳腺癌的概率在50%~80%之间。对携带有突变的*BRAC*1的患者施行预防性乳腺切除已经受到临床医生的重视。

分类 ①病变部位的局部切除：应用于病变较小、程度轻、单中心发生的病变。局部切除少量组织即可满意控制病变发展。采用局部切除治疗的病变包括呼吸道或消化道黏膜的不典型增生、腺瘤和皮肤黑痣等。②病变器官的部分和全部切除：器官切除在预防性手术中主要用于治疗某一器官多发性病变，且多发病变均具有癌变可能。病变器官切除治疗癌前疾病彻底，使肿瘤失去发生地，是最为根本的治疗方法，但缺点是治疗创伤大，对生理功能影响较大。典型的疾病即为家族性结肠息肉病，根据息肉生长部位和数量不同，可采用手术方式包括部分结肠切除、全结肠切除等手术方式。

注意事项 ①预防性手术的时间：预防性手术的重要特点是在癌前疾病或癌前病变发生癌变之前即进行手术。因此一经明确诊断应尽早施行手术。对癌前疾病和病变程度较轻、尚可观察的患者，要制订规范的随访计划并认真执行，如在随访中发现病情变化也应尽快治疗。②预防性手术的切除范围：预防性手术是在具有正常生理功能的器官进行部分和全部切除的手术，术前需考虑手术对机体生理功能的影响。预防性手术要根据病变的部位、种类、严重程度和术后对正常生理功能的影响决定手术范围。手术前应详细检查，明确是否存在多中心病变，避免在手术中遗漏病变的情况。如手术中发现病变已经癌变且具有浸润和转移迹象时，需按照恶性肿瘤的手术标准进行切除。③预防性手术的手术后复查：预防性手术后的定期复查是相当重要的。大部分预防性手术不能将病变脏器全部切除，因此还有继续出现癌前病变的可能。预防性切除的术后复查一般类似于根治性手术的术后随访策略。即术后第一年每3个月复查一次，第二年每半年复查一次，此后每年复查。具体检查方法根据不同疾病而异。

发展方向 现代外科技术几乎可以在人体的所有器官进行手术，但是对预防性手术而言，可施行的范围仍很狭窄。究其原因是因为恶性肿瘤的形成往往经历一个漫长的、逐渐演进的过程，通常需要10~20年的时间，而且癌变过程中涉及的因素众多。这就造成预防性手术进行的时间和范围无法准确决定。目前的预防性手术仍然限制于几个发病率较高的遗传性肿瘤综合征。对于散发性肿瘤，缺少有效的诊断方法，能做到早期诊断已属不易，预防性手术基本无法开展。现在已有充分证据表明，恶性肿瘤是基因突变累积造成的，癌前疾病和癌前病变仅是基因改变的表型而已。

随着肿瘤分子诊断、基因诊断技术的完善，肿瘤发生、发展过程中的基因变化规律逐渐被掌握，肿瘤的早期诊断将被提至基因水平，在出现病理改变之前将有可能开展治疗。

（王成锋　张建伟）

zhuǎnyíliú qiēchúshù

转移瘤切除术（metastatic tumor resection）　将转移肿瘤切除的手术方式。恶性肿瘤细胞从原发部位，经淋巴道、血管或体腔等途径，到达其他部位继续生长，称转移瘤。恶性肿瘤容易发生转移，有人统计60%以上的肿瘤患者于初次就诊时已发现有转移，在临床肿瘤患者中，有80%～90%死于侵袭和转移。可以说肿瘤转移最终成为大多数肿瘤患者的死亡原因。恶性肿瘤转移的方式有四种：①直接蔓延到邻近部位。②淋巴道转移：原发癌的细胞随淋巴引流，由近及远转移到各级淋巴结，也可能越级转移；或因癌阻碍顺行的淋巴引流而发生逆向转移。转移癌在淋巴结发展时，淋巴结肿大且变硬，起初尚可活动，癌浸透包膜后趋向固定。转移癌阻碍局部组织淋巴引流，可能引起皮肤、皮下或肢体的淋巴水肿。③血行转移：癌细胞进入血管随血流转移至远隔部位如肺、肝、骨、脑等处，形成继发性肿瘤。④种植：瘤细胞脱落后种植到另一部位，如内脏的癌播种到腹膜或胸膜上。显然，恶性肿瘤转移将增加对机体的损害作用，而且影响转归。转移瘤切除术是治疗转移肿瘤的手段之一，从而减轻患者症状，提高生活质量，延长生命。

评估标准　肿瘤转移患者的病情较复杂，应根据各种检查结果准确地评估不同部位转移瘤对机体的威胁，然后进行综合治疗，对患者病情全面合理的评估是选择正确治疗方法的前提。评估要点包括：①原发肿瘤的部位及其周围脏器受侵程度。②转移瘤分布情况及对转移脏器功能的影响情况。③原发肿瘤及转移瘤是否能完整切除及切除后机体的受益情况。④手术切除后的进一步个体化、综合化治疗。以结直肠癌的肝转移为例，如果主要症状是结直肠癌引起消化道梗阻或出血等症状，若不能及时解决消化道症状将导致短时间内各器官衰竭，因此需要首先解除消化道症状，才能进行肝转移瘤的治疗。如果患者消化道症状较轻，而肝转移瘤较大，手术切除困难，经术前介入或放化疗治疗后肝转移瘤仍有切除可能。因此转移瘤切除应综合考虑患者病情，从而制订合理治疗方案。综合治疗是提高转移性肿瘤患者术后存活率的基本疗法。结直肠癌肝转移行手术治疗近期疗效与微创治疗相仿，而远期疗效优于微创治疗组，有手术指征者应首选手术治疗。对于拒绝手术或有手术禁忌证的患者，微创治疗可作为手术治疗的替代治疗手段。

分类　根据转移瘤切除效果可分为根治性转移肿瘤切除术和姑息性转移肿瘤切除术，前者指将转移肿瘤完整切除，无肉眼及镜下癌细胞残留，后者指切除转移肿瘤的大部分，肉眼尚有癌残留。姑息性手术还包括减状手术即根本不切除肿瘤，只是通过手术解除肿瘤引起的症状，例如胃肠造瘘术、膀胱造瘘术、内分泌腺去势术等。根据切除手术时机的不同，可分为同期转移瘤切除与延期转移瘤切除。同样以结直肠癌肝转移为例，以前认为同期肝转移瘤切除的手术死亡率及术后并发症发生率较延期切除高，仅少数位于肝表面、孤立的肝转移瘤行同期肝切除，较多同时性结直肠癌肝转移患者接受延期肝切除，但目前认为对合适的患者行同期肝切除是安全的，手术死亡率与并发症发生率与延期肝切除术相似。国外报道同期肝切除术后5年生存率较高，而中国国内关于结直肠癌肝转移同期肝切除的报道较少，更缺乏较大宗病例报道；面对同时性结直肠癌肝转移患者，外科医生如何选择适当的治疗方式与手术方式是值得关注的问题。结直肠癌肝转移行肝切除术治疗时，手术切缘宽度小于2mm时预后较差，当手术切缘宽度超过2mm时，手术切缘的宽度对预后的影响没有差别。同样转移瘤也存在切除后复发的情况，有研究表明，再次肝转移瘤切除明显延长患者生存期，对于结直肠癌肝转移术后肝内复发的患者，能耐受手术者，首选再次肝转移瘤切除治疗。

注意事项　转移瘤切除手术是通过外科手术治疗解除转移肿瘤对机体致命的威胁，为患者赢得生存时间与生活质量，并能够改善身体的一般状况。但是手术本身的创伤对机体的影响仍是巨大的，手术后免疫力降低和医源性播散等各方面因素加重了肿瘤生长和转移的风险。另外，大多数有转移肿瘤的患者一般情况较差，难以耐受大手术的打击，术后恢复时间延长，手术并发症概率增加都是治疗中需考虑的问题。因此，在转移瘤手术的术前评估中，应当选择创伤小、恢复快的术式，争取让患者在相对较短的时间里达到术后康复，接受介入、化疗、放疗等治疗。而且转移瘤切除手术是随着肿瘤治疗的不断进展而变化的治疗方法，它所适用的范围和所采用的术式都应和肿瘤后续治疗的要求相符合。

通过单因素分析，转移瘤的大小、数目、有无其他远处转移、转移瘤发生顺序、术中输血多少、转移瘤分化程度以及转移瘤有无包膜等因素对转移瘤切除术后预后影响有统计学意义。临床预后因素可以用来预测转移瘤行手术治疗的效果，但不能作为选择手术的指征或禁忌证，因为部分患者即使存在不利预后因素仍可长期存活，对于此类患者，应根据患者的具体情况决定是否行手术治疗。

值得关注的是，转移瘤手术治疗与其他治疗方式的结合模式，或者说手术时机的选择至关重要。以结直肠癌肝转移为例，原发灶与肝转移灶同时切除为一期切除；无手术切除指征的转移性肝癌，经过化疗、放疗或介入治疗后病灶缩小，获得手术切除的机会，称为二期切除。同时性肝转移，大多一期同时行肝转移灶切除。决定一期还是二期手术，要从患者的身体耐受情况、肿瘤的解剖位置及能否根治等方面综合考虑。对肝有广泛转移不能手术切除者，根据患者全身及原发肿瘤情况和肝转移癌灶部位、数量等可选用肝动脉化疗栓塞（TACE）、无水乙醇注射（PEI）、射频消融、冷冻、热疗、磁共振导向的激光治疗等局部治疗，上述局部治疗也可与手术切除相互补充，有可能扩大手术范围。

但并非所有的转移瘤均可手术切除，也并非所有的转移瘤切除均可取得良好的效果。以胃癌腹膜转移为例，日本静冈癌症中心的研究结果提示，伴腹膜转移的胃癌患者行姑息性胃切除并未显著延长生存期，此类患者的首选治疗为化疗。

转移瘤切除手术是肿瘤综合治疗的一个重要手段。晚期肿瘤患者通过转移瘤切除手术可以获得延长生存期和提高生活质量的机会。因此通过合理的治疗前评估和正确的术式选择，转移瘤切除手术能够使患者受益。但随着肿瘤筛查的开展和早期诊断率的提高，转移瘤切除术的应用程度将逐步降低。因此对待肿瘤还是要坚持“早期发现，早期诊断，早期治疗”的原则，尽量防止转移瘤的发生。

（吴健雄　陈应泰）

chóngjiàn yǔ kāngfù shǒushù

重建与康复手术（reconstruction and rehabilitation surgery）　因疾病治疗需要移除或损坏原有正常组织或器官之后进行的手术方式，以达到恢复或改进生理、形态或心理状态的目的。其在中国还是一门较年轻的外科专业，但重要性和实用意义已愈来愈为医学界所重视。肿瘤患者除了要面对疾病的威胁外，还要面对身体外观及功能上的重大改变。肿瘤根治术对人体形象的破坏，会让患者感到自我不再完整，心理上产生相当大的冲击，其中所隐含的痛楚，并不亚于癌症本身。重建与康复手术的目的是为了保证患者一定的生存质量，手术切除肿瘤后需对组织进行修补，进行组织的重建，改善患者的外形及功能。应用较多的有头颈部肿瘤、乳腺肿瘤、关节和骨肿瘤、软组织肿瘤等。

评估标准　患者被诊断患恶性肿瘤之后，需经过部分或整个脏器或联合脏器切除术，会不同程度地影响患者的外形或器官功能。在患者对术后形体和生活质量的要求不断提高的情况下，必须要考虑到脏器缺损后的重建与修复问题。有条件的医疗单位，肿瘤外科医生有义务去评估患者，以决定最佳的重建手术方式和最妥当的时间，然后充分告知患者，以符合个体化治疗的目标。

多年的临床实践证明，重建手术与修复手术有它自身的特点，方得以形成一门独立的外科专业，并得到不断发展。①形态与功能统一：其他外科专业都是以切除病变组织或器官，以所谓“祛病”为终极目标，而重建手术和修复手术除改善形态外，还有恢复功能的双重任务。因此，在重建手术和修复手术时，必须对手术方案中涉及的器官或组织的形态和功能之间的相互关系有明确认识。②原则性与创造性：重建手术与修复手术有自成体系的手术原则和方法，多数原则是相对成熟的，但具体手术方法则应根据每个患者的具体情况而有所调整，较其他手术更加灵活。首先是某一种方法可以应用于多种器官或组织的重建与修复，其次是某一种器官或组织的损伤或改变可能有几种手术方案可供选择，而具体选择哪一种则常依靠手术者的经验进行判断和选择。

对于肿瘤患者，要正确评估重建与修复手术，需从以下几个角度去考虑：①原发肿瘤的位置和周围脏器受侵程度及其功能受累程度。②患者本身情况、体型、生活习惯及社会角色等。③肿瘤后续治疗情况。④经济收入。只有充分考虑了这些因素，才能给患者提供一个完整的重建手术方案，以达到最理想的治疗效果，提高患者的满意度，并尽可能减少并发症。

分类 肿瘤根治术后的重建与康复手术分为两大类：①更加注重外形重建与康复：如乳腺癌、头颈部肿瘤、骨与软组织肿瘤，最典型的例子是乳腺癌乳房切除后的重建，包括植入物重建和自体组织重建。②更加注重功能重建与康复：如消化道及器官移植。功能的重建与修复最为经典的是胰十二指肠切除术后的蔡尔德（Child）法消化道重建，该方法实现了胃肠功能、胆道功能以及胰腺功能的最大程度上的修复。

注意事项 ①治疗方案的选择：重建与修复手术的方法具有多样性，一种方法可适用于多种器官或组织的损伤，某一器官或组织的损伤又可由多种方法修复，而最终方案的确定往往由高年资医生根据个人经验制订。因此，治疗方案主观性较强，有可能未选择最佳手术方案。应当由多位医生讨论制订，最好能由外科及相关专业的医生，如影像科医生等共同讨论制订，力争选择最佳手术方案。②重建修复时间的选择：应当正确对待重建修复的时机，这主要是针对以形态修复为主的患者。选择一期重建、择期重建还是急症重建，应当根据具体患者采用个体化对待。③微创技术：在重建修复手术操作中，每一项操作都应尽量避免不必要的损伤，使手术创伤尽可能降到最低限度。尽可能避免不必要的拉扯、挤压、钳夹扭转及撕裂；使用手术器械要力求精密；缝合线要精细，引起的组织反应小；小心保护创面，确切止血，防止术后血肿形成。上述细节将有利于创缘的正常愈合，减少瘢痕形成。④符合生理结构和功能：新建的结构应当尽可能满足原有的生理功能。如胃癌根治术后，如条件满足，应尽可能选择毕（Billroth）Ⅰ式吻合；如条件不允许，毕Ⅱ式吻合也能够达到预期效果。⑤切口选择：切口愈合与术后外形恢复关系密切。在躯干和四肢等切口张力较大的部位切开时，应注意切口对未来功能活动的影响。⑥对于恶性肿瘤患者而言，不可因为重建修复，而放弃根治恶性肿瘤的机会。大量证据表明，恶性肿瘤细胞有迅速失控生长的特性，因此，一味追求微小创伤以利于重建修复的想法是错误的。⑦对于肿瘤患者重建与康复手术治疗后的患者，医生应给予系统指导，详细交代注意事项、功能锻炼方法等。⑧重建修复手术术后的功能锻炼：应选择正确的方法进行术后功能锻炼。如全胃切除重建术后患者应养成良好的饮食习惯，少食多餐，不暴饮暴食，戒烟酒，忌食辛辣、硬、烫、煎炸及酸性刺激性食物，以防病变部位出血和梗阻；应进食高热量、高蛋白质、高维生素、易消化食物，少食甜食，每日进食后均应喝适量水，以冲洗附着于病变部位的食物。乳腺癌术后的功能锻炼，要科学安排，循序渐进，分期分阶段进行，即卧床期、下床活动期及出院后。

（吴健雄　陈应泰）

gōngnéng bǎoquánxìng shǒushù

功能保全性手术（function-preserving surgery）

在不影响生存率的基础上保留器官的结构和功能，以取得满意的生存质量而采取的外科手术方式。其特点在于保证肿瘤治愈率的前提下，在综合治疗的基础上，缩小手术范围，加强修复手段的应用，保留患者的器官功能，提高生存质量。值得注意的是，功能保全性手术的应用不能牺牲肿瘤治愈率。许多晚期或进展期肿瘤伴有广泛远处转移，或因直接浸润邻近脏器而影响器官功能，但医学技术的进步为器官功能的保全开辟了许多新的途径，使许多以往无法保全器官功能的手术方式得到进一步改进，从而最大限度的保全器官功能，有益于患者术后康复，明显提高患者术后生活质量。

评估标准 功能保全性手术的特点是根据肿瘤具体情况根治性安全切除，再加以手术修复，尽最大可能保全器官的生理功能。患者的病情各不相同，应根据各种不同疾病的检查结果准确地评价不同部位、不同类型的手术对机体的威胁，而后开展治疗。对患者病情全面合理的评估是正确选择手术方式的关键。评估要点包括：①原发肿瘤的位置、大小和周围脏器受侵程度及其功能受累程度。②原发肿瘤类型、是否有远处转移、转移瘤分布情况及其对各个转移脏器功能的影响情况。③原发肿瘤或转移瘤所致症状对机体的影响情况。④功能保全手术对机体的影响和后续治疗效果。⑤是否合并其他内科疾病及其严重程度。

分类 不同部位功能保全性手术的手术方式各不相同。目前开展的功能保全性手术包括喉癌功能保全性手术，贲门、幽门切除术中贲门、幽门功能保全性手术，胰十二指肠切除术后的消化道蔡尔德（Child）法重建，功能保全的颈清扫术，外伤性脾破裂保留脾脏手术，乳腺癌保乳根治术，低位直肠癌保肛手术，保胆取石术，骨折后血管、神经损伤后的功能恢复术等。

注意事项 ①治疗方案的选择：建议由多学科医生讨论制订，包括外科及相关专业的医生，力争选择最佳手术方案最大限度保留术后功能。②微创技术：在手术操作中，对每一项操作都应尽量避免不必要的拉扯、挤压、钳夹扭转及撕裂，使手术创伤尽可能降到最低限度。使用手术器械要力求精密，缝合线要精细。应小心保护创面，确切止血，防止术后血肿形成。不可因为力求功能保全，而放弃根治恶性肿瘤的机会。③切口选择：切口选择与术后功能恢复关系密切。在躯干和四肢等切口张力较大的部位切开时应注意切口对未来功能活动的影响。④对肿瘤术后患者给予系统的术后恢复指导，详细交代注意事项、功能锻炼方法等。如全胃切除重建术后患者治疗后的注意事项及功能锻炼方法：患者应养成良好的饮食习惯，少食多餐，不暴饮暴食。戒烟酒，忌食辛辣、硬、烫、煎炸及酸性刺激性食物，以防病变部位出血和梗阻。应食高热量、高蛋白、高维生素、易消化食物，少食甜食，每日进食后均应喝适量水，以冲洗附着于病变部位的食物。而乳腺癌术后的功能锻炼，要科学安排，循序渐进，分期分阶段进行，即卧床期、下床活动期及出院后。

功能保全性手术是通过外科治疗最大限度保留器官功能，为患者提高生活质量，并能够改善身体的一般状况，达到治疗疾病的最佳效果。但是功能保全性手术操作时间通常较一般手术长，手术本身的创伤对机体的影响仍是巨大的，手术后免疫力降低等因素加大了手术失败的风险。另外，如果患者的一般情况较差，难以耐受大手术的应激，术后恢复时间延长、手术并发症几率增加都是治疗中需要需考虑的问题。各种手术有各自手术适应证及手术方式，应根据患者病情做出合理评估，不可因为过度强调功能保全而影响治疗效果。

示例 以喉癌为例介绍功能保全性手术的重要性，喉全切除术作为最有效的喉癌治疗手段，自 1873 年开展以来，在 20 世纪曾被广泛应用，尽管各种发声重建手术和电子喉等人工发声手段可以恢复患者发声功能，但其永久性气管造口却对患者生存质量带来了严重的负面影响，喉癌的外科治疗在根治肿瘤的前提下，喉功能的保留越来越受到重视。现代头颈外科技术的发展，要求术前和术中准确地判断肿瘤的部位和范围，术中根据肿瘤切除后喉部的缺损情况，采用不同方法进行修复和重建，以恢复喉的呼吸、发声、保护和吞咽等功能。实践证明只要正确掌握手术适应证，在相当一部分喉癌病例喉部分切除术可以取得与喉全切除术相同的疗效，进而提高患者生存质量。

功能保全性手术是肿瘤综合治疗的一个重要手段。患者通过功能保全性手术可以在治疗原发肿瘤的同时提高生活质量。因此，通过合理的治疗前评估和正确的术式选择，术前或术后合理选择辅助治疗，功能保全性手术能够使患者受益。

（吴健雄　陈应泰）

liánhé zàngqì qiēchúshù

联合脏器切除术（multivisceral resection）

晚期肿瘤因出现浸润周围脏器组织或者淋巴结广泛转移或者远处转移，手术中为了彻底切除癌灶以达到根治目的，在完整切除原发癌灶的基础上，常常需联合其他脏器切除的手术方式。晚期肿瘤合并周围脏器侵犯手术范围的大小尚存争议，过去认为联合脏器切除手术创伤大，并发症多，病死率高，不能提高长期生存率。随着外科手术技术的提高、先进仪器的应用、围术期监护的发展，手术切除率和生存率在不断提高，联合脏器切除日益受到重视，其指征也愈来愈受到关注，积极进行联合脏器切除可有效提高患者术后生存期与生活质量，因此在一般情况允许且能保证根治性切除的前提下，晚期肿瘤可行联合脏器切除术，以期提高远期生存率。

适应证 大多情况下，联合脏器切除术手术难度大，术中出血多，手术操作要求高，而且易出现副损伤和严重并发症，手术费用高及手术耗时长，对术者和患者都是一个严峻的考验和挑战。但只要手术指征掌握恰当，多脏器联合切除还是安全的。一般临床上掌握的联合脏器切除的指征包括：①无严重心、肝、肺及肾等功能不全的表现。②肿瘤的直接浸润或孤立性的转移和种植，无脏器如腹膜的广泛转移。③原发肿瘤能切除，肿瘤未侵犯主要脏器大血管等。④患者一般情况良好，可以耐受手术。例如胰腺癌若侵犯肠系膜上动脉、腹腔干等大血管，则已丧失原发肿瘤切除机会，联合脏器切除术亦无法实施。胃癌若出现广泛腹膜种植转移，则无法根治性切除转移病灶，不具备联合脏器切除术手术指征。

分类 ①肿瘤直接侵犯邻近器官，患者需接受联合脏器切除，如胃癌侵犯胰腺、结肠、肝等，患者需接受联合部分胰腺或胰十二指肠切除、联合部分结肠切除、联合部分肝切除等手术。②肿瘤远处转移，如结直肠癌肝转移者接受联合部分肝切除的结直肠癌手术。③为清扫淋巴结而实施的联合脏器切除，如为清扫No10、No11组淋巴结而施行联合胰体尾及脾切除的胃癌根治术。

注意事项 联合脏器切除应综合评价，原则是在保证患者一般情况能够耐受联合脏器切除，且能够做到根治性切除即无癌残留的前提下进行。对于术前影像学检查提示可能需行联合脏器切除的患者，为使其安全度过围术期，术前应常规改善一般情况。

术中力争根治性整块切除是手术成功的关键，应仔细探查，评估原发肿瘤以及联合脏器的可切除性。有些肿瘤累及周围脏器并非肿瘤浸润，而有相当一部分是肿瘤引起的炎性粘连，因此对肿瘤的浸润程度应在手术中加以准确辨认。炎性粘连通过钝性分离很容易被分开，不需要行联合脏器切除。肿瘤浸润则无明确的分界，此时要求术者正确判断能否对肿瘤已浸润的周围脏器实施根治性的整块切除。为保证根治性整块切除，应在细致的探查后，设计规范合理的手术方案及程序，界定足够的无瘤切缘，由此范围的周边正常组织向肿瘤中心分离。因此，一经选择行联合脏器切除，应该保证足够的联合脏器切除范围，保证无癌残留，否则，联合脏器切除术并没有达到根治性手术的目的。必要时术中行病理检查，保证切缘阴性。

联合脏器切除手术，对于邻近脏器受侵犯的肿瘤患者可实现根治性切除效果从而延长患者生存预期。随着医学的进步，联合脏器切除并发症发生率及围术期死亡率显著下降。尽管如此，仍应该谨慎把握适应证。因技术未能达到而事实上实施了“姑息性”的联合脏器切除的扩大术式是不可取的。如胰腺体尾癌的胰腺体尾部切除联合脾切除已经形成传统的手术术式，而胰头癌因远处脏器转移行联合脏器切除或者淋巴结转移而行扩大淋巴清扫常因手术创伤过大、手术范围过大而增加手术死亡率、并发症发生率，生存期并无显著性提高。

晚期肿瘤发生远处转移，传统理念中被作为手术禁忌证，随着医学技术的进步和医学理念的更新，手术完整地切除远处转移灶已经成为目前治疗恶性肿瘤远处转移的最佳方法。可以根据患者身体可否耐受选择行同期或者二期转移病灶切除手术。评估远处转移病灶切除术需保证能够完整切除孤立或者局限于小范围的病灶，并且切除范围能够保证残余脏器功能。

多学科综合治疗 对于术前明确可行联合脏器切除的晚期肿瘤患者，为保证术中的可切除性以及降低术后癌残留的可能性，可考虑应用术前新辅助放化疗等治疗。对于晚期肿瘤侵犯周缘脏器及广泛淋巴结转移或者远处转移需行联合脏器切除的病例，术前新辅助化放疗对于提高联合脏器的根治性切除效果具有重要的意义。但是术前化放疗存在放化疗治疗失败后病情进展的可能性，而失去根治性切除机会，故外科医生应同内科及放疗科医生行多学科综合评价，决定辅助治疗方案，新辅助治疗过程中应及时评价治疗效果，酌情选择手术治疗时机。另外，加强术后综合治疗也是非常必要的，这同样需要在多学科综合评价治疗的基础上，酌情行术后辅助放化疗及其他辅助治疗，延长生存时间，降低复发率，改善预后。我们需要通过多学科综合治疗协作组（MDT）来进行综合治疗的最佳选择。

（王　翔　于　琦）

wēichuāng wàikē zhìliáo

微创外科治疗（minimally invasive surgery） 在保证治疗效果的前提下，尽量减少手术对机体局部解剖和整体内环境的近期和远期创伤、干扰及痛苦，以达到在生理和心理上最大限度、尽快康复的目标的手术方式。微创外科治疗具有创伤小、疼痛轻、恢复快的优越性。微创手术更注重患者的心理、社会、生理（疼痛）、精神风貌、生活质量的改善与康复，最大程度体贴患者，减轻痛苦；降低了传统手术对人体的伤害，极大地减少了疾病给患者带来的不便和痛苦。

起源和发展 传统的微创外科治疗是指通过腔镜技术在人体内施行手术。1983年，英国泌尿外科医生威克姆（Wickham）首先提出了微创外科（MIS）的理念，但直到1987年，法国医生穆雷（Mouret P）完成标志着新的医学里程碑的首例腹腔镜胆囊切除术，微创外科的概念和意义才逐渐被真正认识并得到丰富完善。微创外科理念体现了倡导整体治疗观念的外科技术发展大趋势，包含了诸如损伤控制外科、功能保护外科以及精准外科等理念。微创概念的形成是因为整个医学模式的进步，是在整体治疗观带动下产生的。随着科学技术的发展进步，微创这一概念已深入到外科手术的各种领域，监控系统也不仅限于内镜，更多是采用介入的方式，显微外科也广泛应用于外科治疗。

从微创外科的发展和医学界认知的过程来看，腔镜外科手术的广泛应用在推动微创外科发展中具有代表意义。腔镜外科手术是借助现代高清晰光学电子技术手段，通过微小切口入路，提供尽可能充分的手术视野暴露；借助各种先进的电子外科设备和专用手术器械，而完成复杂手术操作的。一种外科新概念的提出，除了理论和伦理需要外，还需具有其技术可行性高的基础，微创外科理念的发展需要依靠微创外科技术的支撑。微创外科手术的发展过程充分显示，绝大多数微创外科新技术是依托在高科技医学设备器械的研发基础之上。近年来外科无瘢痕手术引起微创外科界的关注。其代表技术主要为经自然腔道内镜手术（NOTES）和经脐单孔腹腔镜手术（TU-LESS）。目的主要在于达到瘢痕隐蔽的腹壁美容效果（包含心理微创理念）。所以腹腔镜外科由传统腹腔镜手术向自然腔道内镜及经脐单孔腹腔镜的演变，均是建立在相关腹腔镜器械演变的基础之上的。

与传统腔镜外科相比，经自然腔道内镜手术（NOTES）尚存在一些没有完全解决的理论、伦理和技术等问题，如自然腔道损伤与腹壁软组织损伤的代价比问题、自然腔道损伤的近远期修复问题、自然腔道的手术污染问题以及软性内镜器械操作的局限性问题等。与NOTES比较，TU-LESS具有更多优势，更接近常规腹腔镜技术，技术可行性更高。相对于NOTES手术入路，TU-LESS避免了在健康空腔脏器上的切口，经脐入路途径更短、更便捷。经脐进入腹腔途径更安全，更符合医学伦理学的理念，同时亦避免了自然腔道切口漏及腹腔污染问题。利用较NOTES更为成熟的腹腔镜技术，TU-LESS克服了软性内镜过长及过多弯曲的弱点，大大降低了对软性内镜器械的依赖及操作难度，更有利于提高内镜手术器械操作的方便性与安全性。TU-LESS手术需要使用专门设计的多通道、可变形穿刺套管；需要使用加长的、有角度、可弯曲、直径细的摄像镜头和专用可弯曲器械等。由于经脐单孔入路较常规腹腔镜手术就近穿刺套管的操作距离更长，所以需要加长的专用腹腔镜器械。

广义微创外科技术的范畴与发展 广义的微创外科不仅指腔镜外科技术，还包括内镜外科技术、超声介入技术、放射介入技术以及微创化外科技术等基本技术，其内涵远大于通常所说的微创外科。

随着内镜学的发展及其临床应用，内镜技术的问世，具有划时代的意义，是医学史上的一次革命。内镜技术已经广泛应用于临床外科治疗，如应用于胃肠道的一些良性或早期癌的治疗，以及胆道镜用于胆道结石取石的治疗等，避免了开腹手术，真正做到了微创。多种内镜结合或内镜腔镜结合的外科治疗技术也在积极快速的发展中，微创治疗的模式进一步得到拓展和应用。

放射介入技术也得到飞速的发展。如肝癌的超声或CT引导下消融治疗以及肝癌的肝动脉栓塞化疗等治疗，均已经成为肝癌外科治疗中除手术治疗外主要的治疗手段，另外介入对于消化外科术后出血止血的治疗也使很多患者避免接受更大的手术创伤。在微创趋势的大背景下，放射介入技术在其他外科中均得到了非常广泛的应用。因此，放射介入技术已经成为微创外科治疗非常重要的组成部分。

另外，微创化外科技术也在外科治疗中得到了根本的体现。如恶性肿瘤手术经过百余年的发展历程，从过去的根治、扩大根治，又逐渐缩小根治范围，经历了从小到大，到再扩大，继而再缩小，直至逐渐走向合理的过程。如胃癌最终确定了以D2淋巴结清扫为进展期胃癌的标准根治手术，对部分乳腺癌提出了保乳式乳腺癌根治术，而在结直肠癌手术中，继全直肠系膜切除术成为中低位直肠癌的金标准术式之后，近年来全结肠系膜切除术（CME）又开始成为结肠癌手术的新热点。

微创外科技术正在经历着迅猛的发展，新的微创外科器械和技术也在经历着快速的交替更新，但是，临床外科医学在很大程度上仍然是经验性科学。外科学的一些基本理论、原则不应随意改变。微创手术本身并不能代表微创外科的全部，微创外科更多的是贯穿于外科诊疗中的一种理念。

（王　翔　于　琦）

bùjiēchù yuánzé

不接触原则（no-touch principle）

在恶性肿瘤术前及术中为减少或防止癌细胞的脱落、种植和播散而遵循的原则。又称无瘤技术。目的是防止癌细胞沿血行、淋巴道扩散及防止癌细胞种植。大量研究已证实，不接触原则可有效减少根治性手术后肿瘤的局部复发和远处转移，从而改善患者预后，延长无瘤生存期。

术前不接触原则 ①尽量减少手术前对肿瘤的检查次数，对肿瘤所在的部位和肿块本身接触时手法应轻柔，避免不必要的挤压。肢体恶性肿瘤术前应尽可能减少肢体的活动，防止肌肉伸缩、牵拉。②术前皮肤准备时应减少局部摩擦以防止癌细胞的局部播散或进入脉管。③术前如需吸针活检时，应尽量选用细针穿刺，应尽量缩短肿瘤活检术与根治手术之间的间隔时间。④对皮肤表面有溃疡的肿瘤，术前应先用纱布覆盖创面、胶布封闭，或先用浆膜封闭胶涂在溃疡面，再以纱布覆盖。

术中不接触原则 ①术中探查严格遵循先非肿瘤区、后肿瘤区，由远及近的顺序，探查时动作要轻柔，切忌挤压。探查完毕后，更换手套。②手术操作要轻柔、稳、准，减少对肿瘤的刺激与牵拉。尽量采取锐性分离或电刀、双极电凝，禁用钝性分离，减少对肿瘤的挤压或牵拉，用电刀或双极电凝分离可使术野清晰，还可封闭小的淋巴管，减小肿瘤细胞进入脉管的机会，同时电刀亦有杀灭癌细胞的功能，减少癌细胞的种植。③肿瘤侵出浆膜层或肿瘤侵出脏器表面时，应以肿瘤浆膜面封胶涂在浆膜表面或肿瘤表面，以防肿瘤细胞脱落、播散，必要时外加纱布垫缝合遮盖瘤面，以避免进一步操作中肿瘤细胞脱落。④在肿瘤切除操作前，先结扎肿瘤所在器官或区域的输出静脉，后结扎供血动脉，以免肿瘤细胞血行转移。⑤各区域淋巴结的清扫应遵循完整切除的原则，先处理手术切除的周围部分再处理肿瘤的邻近部分，淋巴结清扫时，先清扫较远淋巴结，再清扫肿瘤近侧淋巴结，一般将原发灶与区域淋巴结做整块切除。⑥术中肿瘤切除保证充分的切除范围，切除后行温生理盐水冲洗腹腔，必要时加氟尿嘧啶冲洗或行热灌注化疗。

不接触原则或无瘤技术，是肿瘤外科医护人员在术前及术中必须遵循的基本原则。对于恶性肿瘤手术，医护人员应充分认识这一原则的重要性，掌握其原理和方法并严格执行，避免癌细胞的医源性扩散，从而提高肿瘤患者的根治效果及增长无瘤生存期。

（王　翔　于　琦）

zhǒngliú nèikēxué

肿瘤内科学（medical oncology）

以药物为主要手段治疗肿瘤的治疗模式。这里的药物是广义的，包括化疗药物、生物治疗药物、分子靶向药物等。肿瘤内科学是肿瘤学的一个分支学科，是在不断发展中的学科，因治疗手段的不同与肿瘤外科学、放射肿瘤学并列。

简史 应用药物治疗肿瘤在国内外早有历史记载，但近代肿瘤内科学的开端以1946年美国医生吉尔曼（Gilman A）发表的氮芥用于治疗淋巴瘤获得的成功为标志。它代表烷化剂临床应用的开始，被认为是近代肿瘤内科治疗的第一个里程碑。随后逐渐发现抗代谢类药物甲氨蝶呤（MTX）治疗急性白血病以及绒毛膜癌的疗效；抗肿瘤抗生素类药物放线菌素D治疗绒毛膜癌和肾母细胞瘤有效；越来越多的抗肿瘤药物进入人们的视线，但此时的新药大多是随机筛选通过动物移植性肿瘤寻找的。

到1957年，环磷酰胺和氟尿嘧啶被合成出来，并在临床上取得相当成功，肿瘤内科治疗受到更广泛的重视，这两种药物目前仍是临床常用的化疗药物。虽然这些药物的作用机制通过后来的研究并不完全符合最初的设想，但这是根据一定理论而合成的有效抗肿瘤药物，因此被认为是肿瘤内科治疗的第二个里程碑。

在20世纪70年代初进入临床的顺铂和多柔比星（阿霉素）由于适应证更广，疗效也有进一步提高，被认为是肿瘤内科治疗的第三个里程碑。这时，由于经验的积累，肿瘤内科治疗在睾丸肿瘤、滋养层细胞肿瘤和儿童白血病已能取得根治性疗效。所以，人们不再把内科治疗只当是姑息性治疗手段，而是追求根治。虽然内科治疗迄今还未能治愈多数晚期肿瘤患者，但化疗根治的概念已被普遍接受，而且是指导临床取得成功的原则之一。

在20世纪90年代，作用机制新颖的几种抗肿瘤药物进入临床，比如抑制微管蛋白解聚的紫杉类和拓扑异构酶Ⅰ抑制剂喜树碱衍生物等。同时，由于多药耐药基因的发现、生物治疗和基因治疗在临床上取得一定成功，使得肿瘤内科治疗成为学术界最活跃的一个研究领域。而更重要的是，人们对影响疗效的内在因素——肿瘤细胞免疫和抑癌基因等的认识也愈来愈深入；辅助治疗如造血因子的输注和解决化疗引起的严重呕吐的成功；对化疗的剂量强度的掌握，化疗后患者骨髓功能和内在抗病能力的恢复等方面也都积累了一定经验，使得治疗更为合理。

进入21世纪以来，根据肿瘤的基因、信号传导通路的受体和激酶等分子水平的研究发展出的靶向治疗使得疗效大幅度提高而且更为个体化，比如针对EGFR酪氨酸激酶的抑制剂吉非替尼、厄洛替尼，针对B细胞淋巴瘤CD20抗原的单克隆抗体利妥昔单抗等药物。分子靶向治疗已成为肿瘤内科治疗的新热点，是肿瘤内科学发展的重要方向。

现状 肿瘤内科治疗是从姑息性治疗开始，主要是治疗不适于手术和放疗的晚期转移性肿瘤患者，但随着学科的发展，治疗手段的增加以及综合治疗理念的广泛接受和实际应用，它在肿瘤的根治性治疗中越来越重要。通过肿瘤内科治疗或参与综合治疗而获得治愈的肿瘤逐步增多。

能够获得治愈的（治愈率在30%以上）有淋巴瘤、睾丸肿瘤、滋养叶细胞肿瘤、某些儿童肿瘤和急性白血病等；术后应用能在一定程度上提高治愈率的肿瘤有：乳腺癌、大肠癌、卵巢癌和软组织肉瘤等；可以明显延长生存期（治愈率在30%以下）的晚期肿瘤有：小细胞肺癌、非小细胞肺癌、大肠癌、胃癌、卵巢癌、头颈部癌等。

特别值得一提的是分子靶向药物的出现使许多肿瘤的治疗模式发生了变化，使治疗更加个体化，可以在治疗前通过基因水平或分子水平的检测项目来合理地选择适合某种药物的患者，而对于这类有选择的患者，其治疗的有效性将较以往大大提高。

肿瘤内科治疗的适应证 有以下几点。

血液系统肿瘤和化疗敏感肿瘤 化疗是白血病、多发性骨髓瘤等血液系统肿瘤的主要治疗方式。睾丸肿瘤、恶性葡萄胎、绒癌、小细胞肺癌、某些类型的恶性淋巴瘤等，对化疗敏感，部分患者可以治愈，其治疗手段是以内科治疗为主的综合治疗。

晚期肿瘤的姑息性治疗 对于已发生全身播散，无治愈可能的实体瘤，内科治疗可以延长生存期或改善生活质量，如晚期的乳腺癌、肺癌、大肠癌、胰腺癌、肾癌、恶性黑色素瘤、胃肠间质肿瘤等。

复发肿瘤的解救治疗 手术或放疗（有时还包括辅助化疗）后肿瘤复发时常有远处转移，化疗是此类患者常用的解救治疗手段。这种治疗往往是姑息性的，如复发的肺癌、乳腺癌、大肠癌等，但少数肿瘤仍有可能通过解救治疗达到长期生存，如睾丸肿瘤、某些类型的恶性淋巴瘤等。

手术或放疗后的辅助治疗 某些类型的肿瘤在手术或放疗后进行化疗可以减少复发，提高治愈率。如乳腺癌、大肠癌、非小细胞肺癌、卵巢癌、骨肉瘤等。乳腺癌等肿瘤的辅助内分泌治疗亦很重要。

手术前的新辅助治疗 对于骨肉瘤、头颈部肿瘤、非小细胞肺癌、乳腺癌等，可以采用术前的新辅助治疗以清除体内微小转移病灶、减轻肿瘤负荷、降低术前分期、明确肿瘤对药物的敏感程度、提高手术切除率、保留器官及其功能。

同步放化疗 放疗的同时进行化疗，可以通过化疗药物的增敏作用，提高放疗对肿瘤的局部控制效果，有时也可减少远处转移，以提高治愈率，改善生活质量，如小细胞肺癌、头颈部肿瘤等，近年研究结果显示，对晚期头颈部肿瘤，放疗联合单抗类药物，也可以延长生存期。

肿瘤急症的抢救性化疗 对化疗敏感的肿瘤引起急症时，可用化疗缓解症状，挽救患者的生命，为进一步的治疗赢得时间，如脊髓压迫征、上腔静脉压迫征、脑转移瘤所致的颅内高压等。

特殊途径给药 某些情况下需要通过特殊途径给药来达到治疗效果，如局部给药治疗某些类型恶性淋巴瘤的皮肤损害、腔内给药治疗恶性体腔积液、鞘内注射预防或治疗白血病或恶性淋巴瘤的中枢神经系统受侵、动脉给药治疗原发性肝癌等。

抗肿瘤治疗的辅助用药 肿瘤化疗导致的各种毒副反应（恶心呕吐和腹泻等）的防治、针对化疗后骨髓抑制的各种造血生长因子的应用等。此外，双膦酸盐类药物可以减少恶性肿瘤的骨相关事件。止痛治疗以及其他肿瘤所致不良症候群（如慢性疲劳、胸闷、头晕、情绪低落等）的治疗也是肿瘤内科治疗的一部分。

（石远凯　汪　麟）

huàxué yàowù zhìliáo

化学药物治疗（chemotherapy）

以一种或多种药物进行全身性抗肿瘤治疗的治疗方式。简称化疗。化学药物治疗的目的是通过杀死肿瘤细胞来治愈肿瘤、预防肿瘤复发或者控制病情、改善症状、延长生存。化疗常常与其他治疗手段联合进行抗肿瘤治疗：手术前进行*新辅助化疗*以减少肿瘤负荷，降低分期，以达到更好的手术效果，并能够将一部分不能或不宜手术的患者转化成可手术切除的；术后进行*辅助化疗*以消灭可能存在的微转移灶，降低复发转移的机会，提高生存率；在某些情况下与放疗序贯或同步进行，以获得更好的疾病控制等。根据化疗开始的阶段不同可分为一线治疗、二线治疗等，根据化疗用药的组合不同可分为单药化疗、联合化疗。

（石远凯　汪　麟）

fǔzhù huàliáo

辅助化疗（adjuvant chemotherapy） 对于原发肿瘤完全切除且并未发现复发或转移的术后患者所进行的化学治疗。有时也将根治性放疗后序贯进行的化疗归于这一类。这一治疗方式始于20世纪50年代，并因其有望提高某些肿瘤的生存期而逐渐普及。肿瘤术后的复发或转移主要是由于某些隐匿的微转移灶的播散而致，辅助化疗的目的就是消灭这些微转移灶以降低复发/转移的机会，从而延长生存期。用于辅助化疗的都是对于晚期病变有一定疗效的化疗方案，这样才能保证其治疗的有效性。多项随机对照的Ⅲ期临床研究结果已经表明，在乳腺癌、结肠癌、胃癌、非小细胞肺癌、卵巢癌、子宫颈癌、骨肉瘤等多种肿瘤中，术后辅助化疗对无病生存期和总生存期均有提高作用。分子靶向药物等新型抗肿瘤药物在辅助治疗阶段也起着十分重要的作用。

（石远凯　汪　麟）

xīnfǔzhù huàliáo

新辅助化疗（neoadjuvant chemotherapy）　对于肿瘤较局限，但手术和（或）放疗难以达到根治的情况，在术前和（或）放疗前进行的化学治疗。其目的是清除体内微转移灶、减轻肿瘤负荷、降低术前分期、明确肿瘤对药物的敏感程度、提高手术切除率、保留器官及其功能。目前，这种治疗手段已经应用于局部晚期的直肠癌、膀胱癌、乳腺癌、胃癌、食管癌、头颈部癌、非小细胞肺癌、骨肉瘤等。

（石远凯　汪　麟）

liánhé huàliáo

联合化疗（combination chemotherapy）　两种或两种以上药物共同进行的化学治疗。很多情况下，单一药物治疗就能治疗肿瘤，但联合多种药物更加有效。不同的药物针对肿瘤细胞周期的不同阶段，其组合可能对肿瘤细胞杀伤力更强，而且多药联合可能降低耐药的发生，肿瘤异质性的存在也需要多种不同机制药物的联合以克服单药的局限性。选择联合化疗的药物时首先要考虑的是每种药物是否对这种肿瘤有效；此外还有一点十分重要，要对药物联合治疗所可能导致的不良反应进行全面评估。要想整合更多的药物进行治疗，则需要进行有效的临床试验，要有完善的实验设计来评估联合治疗的有效性及安全性。

（石远凯　汪　麟）

kàngzhǒngliú yàowù nàiyàoxìng

抗肿瘤药物耐药性（anticancer drug resistance）　肿瘤细胞对化学治疗药物敏感性降低的特性。主要是指获得性耐药，即肿瘤细胞开始时对化疗敏感，以后逐渐产生耐药性。1979年，戈尔迪（Goldie）和科尔德曼（Coldman）认为在细胞增殖过程中有一定概率发生突变，导致耐药细胞的产生，倍增的次数越多，产生耐药细胞的概率越高。但后来的研究表明，有些肿瘤细胞在化疗开始时即有抗药性，称为天然耐药性；另一些则是开始时对化疗敏感，以后逐渐产生耐药性，即获得性耐药性。

耐药的发生有以下机制：药物运转或摄取机制发生改变；药物分解酶活性或数量增高；靶酶质或量改变；修复机制变异；药物活化异常；受体减少或被封闭；代谢途径变异细胞保护性基因产物的过度表达或变异影响肿瘤细胞对于抗肿瘤药敏感性；改变肿瘤氧化作用或血液供应可以影响药物对肿瘤的直接作用或药物达到肿瘤细胞；能够明显影响药物达到肿瘤细胞的宿主正常组织方面的因素，如肾和肝药物代谢的改变或造血组织对抗肿瘤药物的耐受性等。

一般来说，对一种抗肿瘤药物产生耐药性，可能会对结构和功能相似的药物产生交叉耐药性，但对其他非同类型的药物则仍敏感。后来发现当肿瘤细胞对某一药物耐药时，对其他一些结构不同，作用机制也不同的药物也具有耐药性，这就是多药耐药（MDR）现象。已知和MDR有关的药物是抗肿瘤抗生素如多柔比星（阿霉素）、柔红霉素、博来霉素、丝裂霉素等；植物药如长春碱、鬼臼碱、紫杉类等；其他如顺铂等。还发现这和多药耐药基因（mdr-1）以及由它们调控的P-糖蛋白（P-gP，P-gp）有关。P-gp实际上是一种跨膜蛋白，能够通过ATP将药物从细胞内泵出。mdr-1在肝、肾、大肠和肾上腺等组织高表达。mdr-1的发现和广泛研究正在促使人们寻找克服耐药的各种途径。实验研究已发现很多可以改善耐药的药物，比较重要的有：抑制P-gp泵出作用的药物如维拉帕米、利血平、酚噻嗪和环孢素A等；肿瘤坏死因子、免疫毒素、反义寡核苷酸和抗P-gp抗体等，但临床上取得成功的还不多。

另外还发现某些耐药细胞株DNA拓扑异构酶Ⅱ活性具有变异。拓扑异构酶Ⅱ是肿瘤化疗的一种重要靶酶，它的表达下降导致细胞对药物的敏感性低下。以拓扑异构酶Ⅱ为靶酶的抗肿瘤药有：多柔比星、米托蒽醌等嵌合性药物，鬼臼类药物如依托泊苷（VP-16）和替尼泊苷（VM-26）。

抗肿瘤药物耐药是一个复杂的问题，涉及基础和临床研究的许多方面。细胞耐药机制依所用药物种类和肿瘤类型而异。不同肿瘤细胞对同一种药物可能有不同耐药机制，而一种肿瘤对一种药物也可能产生多种耐药机制。为了成功地克服临床上肿瘤耐药，应首先确定该肿瘤的耐药机制，必要时联合应用多种拮抗剂或治疗手段。另外，应注意监测血药浓度，因为拮抗剂只有达到有效血浆浓度才能克服耐药。MDR 的临床逆转仍有许多有待解决的问题，需要进一步加强基础和临床研究才能确定有效的 MDR 逆转能否提高肿瘤的化疗效果。

（石远凯　汪　麟）

gāojìliàng huàliáo

高剂量化疗（high-dose chemotherapy）　提高化疗药物的剂量强度进行的治疗。根据戈尔迪-科尔德曼（Goldie-Coldman）假说，某些周期非特异性的细胞毒性药物，对肿瘤细胞的杀伤符合一级动力学效应，即提高药物的剂量强度可以相应增加对肿瘤细胞的杀伤比例，基于此而进行的针对特定肿瘤的高剂量治疗被广泛进行了研究。而自体造血干细胞移植技术的出现，则使其应用成为现实。高剂量化疗联合自体造血干细胞移植治疗恶性实体瘤开始于 20 世纪 80 年代初，在恶性淋巴瘤、睾丸生殖细胞瘤、乳腺癌、多发性骨髓瘤、神经母细胞瘤等肿瘤的治疗中进行了有益的探索，在某些肿瘤取得了优于常规化疗的良好疗效，因此这一疗法越来越受到了人们的重视。在恶性淋巴瘤的治疗中，这种高剂量化疗联合自体造血干细胞移植的治疗方式应用得最为广泛。

（石远凯　汪　麟）

jìliàng qiángdù

剂量强度（dose intensity，DI）

每种药物按体表面积每平方米的剂量［$mg/(m^2 \cdot w)$］。剂量强度的基础是剂量-反应曲线为线性关系，这样剂量愈高疗效也愈大。在动物肿瘤由于一般均较敏感，这种线性关系很明显。在临床上这种线性关系只见于淋巴瘤、睾丸肿瘤、乳腺癌和小细胞肺癌等。这也是临床上应用高剂量化疗的基础。骨髓和造血干细胞移植、预防性造血因子的应用及获得成功也充分说明 DI 在提高肿瘤化疗疗效上的重要意义。通过支持治疗和造血刺激因子的进展，有可能给予过去认为是致死剂量的抗肿瘤药物。由于开展高剂量化疗，有可能使对化疗抗拒的血液系统肿瘤，甚至某些上皮肿瘤缩小和达到长期无病生存。虽然对于每一种肿瘤和每一例患者的具体情况如何确定剂量强度上有待确定，在肿瘤化疗中应当给予最大耐受剂量强度则是一个重要的概念。

（石远凯　汪　麟）

línchuáng liáoxiào píngjià

临床疗效评价（evaluation of clinical response）　用以评价肿瘤治疗疗效的标准。1979 年，世界卫生组织（WHO）确定了实体瘤疗效评价标准，并作为通用标准在全世界范围内沿用多年。它将肿瘤病灶分为可测量病灶、单径可测量病灶、可评价不可测量的病灶以及不可评价病灶。对于不同类型的病灶提出了完全缓解（CR）、部分缓解（PR）、无变化（NC）、进展（PD）的标准，以此对肿瘤治疗的疗效作出评判。但这一评价方法存在如下问题：①WHO 标准中将“可评价”和“可测量”的概念混为一谈，使得疗效评价出现差异。②缺乏对最小病灶的大小及最少病灶数量的明确规定。③单个病灶进展和肿瘤整体（所有病灶测量的总和）进展的概念界定不清。④高质量 CT 和磁共振成像（MRI）及重建技术可以测量病灶的三维直径，使双径测量不再准确。因此，该标准越来越多地影响了不同医疗机构特别是国际性研究组之间对实体瘤疗效评价的统一性。为此，1994 年，欧洲癌症研究与治疗组织（EORTC）、美国国立癌症研究所（NCI）和加拿大 NCI 在回顾 WHO 疗效评价标准的基础上，进行了充分的讨论，直至 1998 年 10 月取得了一致的意见，在 WHO 疗效评价标准的基础上进行了必要的修改和补充，采用简易精确的单径测量代替传统的双径测量方法，新的实体瘤疗效评价标准（RECIST）首次在 1999 年美国的 ASCO 会议上报告，并于次年的《美国国立癌症研究所杂志》上正式发表。在 RECIST 1.0 版中，肿瘤病灶被分为可测量病灶和不可测量病灶，进行疗效评价时，每个器官最多选择 5 个可测量的病灶，全身病灶数最多 10 个，作为目标病灶，而其他所有病灶作为非目标病灶进行评价。目标病灶的评价分为：完全缓解、部分缓解、病变稳定、病变进展；非目标病灶的评价分为：完全缓解、未完全缓解/病变稳定、病变进展，并将目标病灶与非目标病灶共同进行总疗效评价（表）。随着新型药物及治疗模式和检查手段的不断出现，RECIST 也在 2009 年进行了 1.1 版的更新，其中对于目标病灶数量的定义、淋巴结的测量方法及正常的标准、进展的定义、新发病变的描述等都作出了修订，还对于氟代脱氧葡萄糖-正电子发射体层显像（FDG-PET）的作用进行了阐述。

（石远凯　汪　麟）

huàliáo yàowù

化疗药物（chemotherapeutic agent）　化学治疗所用的药物。简称化疗药。根据药物来源和作用机制进行分类，一般分为烷化剂、抗代谢物、抗生素、植物药、

表　总疗效评价

目标病灶	非目标病灶	新病灶	总疗效
CR	CR	无	CR
CR	未达 CR/SD	无	PR
PR	无 PD	无	PR
SD	无 PD	无	SD
PD	任何	有/无	PD
任何	PD	有/无	PD
任何	任何	有	PD

激素和其他（包括铂类、门冬酰胺酶、靶向治疗等）六大类。另一分类是根据药物作用的分子靶点分为：作用于 DNA 化学结构的药物（包括烷化剂、蒽环类和铂类化合物）；影响核酸合成的药物（主要是抗代谢物）；作用于 DNA 模板影响 DNA 转录或抑制 DNA 依赖 RNA 聚合酶而抑制 RNA 合成的药物；影响蛋白质合成的药物（如高三尖杉酯碱、紫杉类、长春碱和鬼臼碱类等）；其他类型的药物（如激素、门冬酰胺酶、维 A 类化合物等）。

肿瘤细胞的生长、繁殖、分化、游走、死亡等各种运动变化也适用细胞动力学的规律。增殖中的细胞均需经过 G_1（或 G_0）、S、G_2 与 M 各期，使其本身一分为二，因而能继续繁殖。根据化疗药物对细胞增殖周期与其各时相的不同作用，可分为以下两类：①细胞周期非特异性药物：本类药物可杀伤处于各种增殖状态的细胞，包括休止期（G_0）细胞在内。此类药物均在大分子水平上直接破坏 DNA 的双链，与之结合成复合物，因而影响 RNA 转录与蛋白质的合成。它们的作用与 X 射线相似。②细胞周期特异性与时相特异性药物：本类药物只能杀伤处于增殖周期中各时相的细胞，在小分子水平上阻断 DNA 的合成，因而影响 RNA 转录与蛋白质的合成。这些药物之间关系密切，其杀伤作用很难截然分开，有时能在几个时相同时发挥作用。

非特异性药物对癌细胞的作用较强而快，能迅速杀死癌细胞；特异性药物的作用较弱而慢，需要一定时间才能发挥其杀伤作用。非特异性药物的剂量反应曲线接近直线，在机体能耐受的毒性限度内，其杀伤能力随剂量的增加而增加；剂量增加一倍，杀灭癌细胞的能力可增加数倍至数十倍。特异性药物则不然，其剂量反应曲线是一条渐近线，即在小剂量时类似于直线，达到一定剂量后不再上升，出现平坡。因此，为使化疗药物能发挥最大的作用，非特异性药物宜静脉一次注射，而特异性药物则以缓慢静脉滴注或肌内注射为宜。而在联合化疗方案中常常有两类药物共同应用才能取得良好临床疗效。

（石远凯　汪　麟）

zhǒngliú shēngwù zhìliáo

肿瘤生物治疗（cancer biotherapy）　应用生物技术或生物制剂直接或间接的介导抑瘤和杀瘤效应的治疗方法。其中包括采用微生物制剂、细胞因子、单克隆抗体、疫苗、免疫细胞和基因等进行治疗。参见肿瘤学（二）卷。

（石远凯　汪　麟）

zìtǐ zàoxuè gànxìbāo yízhí

自体造血干细胞移植（autohematopoietic stem cell transplantation，AHSCT）　采集患者自体的造血干细胞，而后给予高出常规剂量几倍甚至十几倍的化疗或联合全身/全淋巴结照射，之后再回输采集的自体造血干细胞，以重建造血功能，达到既最大限度地杀伤肿瘤细胞的目的，又保护患者造血功能的一种特殊治疗方式。AHSCT 包括自体骨髓移植（ABMT）和自体外周血干细胞移植（APBSCT）两种，两者差别在于造血干细胞的采集来源。与 ABMT 相比，APBSCT 具有如下优点：①造血及免疫重建早，因而感染、出血等并发症相应减少。②外周血干细胞对射线的敏感性低，在受者体内植活率高。③自身外周血中残存的肿瘤细胞比骨髓少，减少了肿瘤细胞污染的风险。④骨盆接受过放疗或受肿瘤细胞破坏时，也可应用 APBSCT，从而扩大了临床的应用范围。⑤外周血干细胞采集方便，不需要麻醉，也不需要骨髓穿刺，容易被患者接受。由于 APBSCT 具有上述优点，所以近年来得到了迅速而广泛的应用，已经成为 AHSCT 时造血干细胞的主要来源。AHSCT 的治疗流程包括：适应证的选择；常规的诱导化疗；骨髓造血干细胞的采集或外周血干细胞的动员采集；造血干细胞的体外保存；高剂量化放疗（即造血干细胞回输前的预处理）和骨髓或外周血干细胞回输；造血干细胞回输后的支持治疗和特殊无菌护理；移植后治疗。

（石远凯　汪　麟）

fàngshè zhǒngliúxué

放射肿瘤学（radiation oncology）　关于产生、保护和传播放射治疗相关的肿瘤病因、预防、治疗知识的学科。放射肿瘤学研究单纯放疗模式或与手术、药物、氧和热等联合治疗模式的肿瘤治疗方法。作为和物理、生物学有交叉的临床医学学科，放射肿瘤学还研究肿瘤生物学的基本原理，放射线和正常组织及肿瘤组织的生物学交互作用，以及放射治疗的物理学基础。作为讲求学术的职业，放射肿瘤学关注于临床医疗、科学研究和放疗相关的专业教育。

放射治疗是应用放射线对恶性肿瘤（也少量用于良性疾病）患者进行治疗的临床手段。放疗的目的是针对指定的肿瘤靶区给予剂量精确的照射，同时尽可能减少对周围健康组织的损伤，以有效的投入根除肿瘤，获得好的生存质量，并延长生存期。除了对肿瘤的根治性治疗外，放疗还可以发挥有效的姑息治疗和预防疾病症状的作用，以最小的损伤来缓解疼痛，恢复管腔通畅、保留骨骼结构和恢复器官功能。

（李晔雄　任　骅）

fàngshè wùlǐxué

放射物理学（radiation physics）

肿瘤放射治疗的医用物理学基础，关注于电离辐射基本理论和放射肿瘤学相关应用研究的物理学分支学科。放射物理学的研究内容包括各种电离辐射的物理特性和临床剂量分布、放疗设备的结构性能和临床应用、放射治疗计划和质量保证等多个方面。三维适形和调强放射治疗等现代放射物理的成果在提高剂量同时加强了正常组织保护，深刻影响了肿瘤放射治疗的临床实践。

（李晔雄　任　骅）

diànlí fúshè

电离辐射（ionizing radiation）

凡是与物质直接或间接作用时能使物质电离的一切辐射。电离辐射种类包括两大类：粒子辐射和电磁辐射。

粒子辐射：包括电子、质子、中子、负介子和氦、碳、氮、氧、氖等重离子，除去中子不带电外，所有其他粒子都带电。除中子外，它们的物理特点之一就是在组织中具有一定的射程，这一特点在临床中有重要的意义。位于射程以外的组织可以免受辐射作用，有利于保护肿瘤周围的正常组织。

电磁辐射：由 X 线和 γ 射线组成，前者由 X 线治疗机和各类加速器产生，后者在放射性核素蜕变中产生。临床常用的是钴（Co），铯（Cs），铱（Ir）。电磁辐射强度按照距离平方反比定律衰减。电磁辐射按照其能量的大小可产生三种不同的吸收机制。①光电吸收：低能时以此为主，光子作用于原子轨道内层电子，将它激出，其空缺由同一原子外层轨道上电子或其他原子外层电子来补充，光子失去其全部或绝大部分能量。光电吸收与原子序数的立方成正比，因此，用低能 X 线照射时，骨吸收放射线明显多于软组织。②康普敦效应：入射光子把原子外层轨道上的电子击出，损失部分能量；剩余能量以散射光子能量形式出现。康普顿吸收和电子密度相关，因此骨和软组织的吸收无明显差异。③对子生成效应：入射光子能量高于 1.02MeV 时可同时产生正、负电子，待正电子静息时和电子结合湮灭，产生两个能量为 0.511MeV 的光子，各自向反方向运动。

（李晔雄　任　骅）

jìnjùlí fàngshè zhìliáo

近距离放射治疗（brachytherapy）

将放射源放置于需要治疗的部位内部或附近的治疗方法。又称内照射放疗，广泛应用于宫颈癌、前列腺癌、乳腺癌和皮肤癌的治疗，也同样适用于其他部位的肿瘤治疗。近距离放疗可单独进行或与其他疗法，如外科手术、外照射放疗和化疗结合。不同于外照射放疗，近距离放疗是将放射源准确地放置于恶性肿瘤的区域。近距离放疗最大的特点是：照射只影响到放射源周围十分有限的区域。因而可减小距离放射源较远的正常组织受到的照射量。此外，在治疗中患者或肿瘤发生移动，放射源能保持相对于肿瘤的正确位置。近距离放疗使得肿瘤可以接受局部高剂量治疗，同时周围健康组织的不必要损伤大大降低。目前使用的远程后装系统的发展使治疗时放射源从一个带屏蔽的储源罐中进出，结合 20 世纪 50~60 年代新放射源的应用，使操作者及患者接受有害照射的风险大大降低。随着三维成像技术、计算机化的治疗计划系统和治疗设备的发展，近距离治疗更加安全、有效。界定不同类型的近距离治疗，可依据治疗靶区放射源的放置方式和肿瘤接受到的剂量率。

根据放射源的放置方式，近距离放疗可分为两大类型：①组织间插植近距离放疗是将放射源直接放置于靶区组织内，如前列腺或乳腺。②接触式近距离放疗是将放射源放置于靠近靶区组织的空间。这个空间可以是体内的空腔（腔内近距离治疗，如宫颈、子宫或阴道），也可以是体内管腔（管腔内近距离治疗，如气管、食管）或外部（敷贴式近距离治疗，如皮肤）。放射源也可放置于血管中（血管内近距离治疗）治疗冠状动脉支架内再狭窄疾病。

近距离放疗的剂量率指的是放射源对周围介质的照射剂量的水平或强度，以戈瑞每小时（Gy/h）来表示。①低剂量率（LDR）近距离放疗：是指植入的放射源的照射剂量率在2Gy/h之内，通常适用于口腔癌、咽癌、肉瘤和前列腺癌。②中剂量率（MDR）近距离放疗：是应用中等剂量率的放射源进行治疗，剂量率范围为2~12Gy/h。③高剂量率（HDR）近距离放疗：是指剂量率超过12Gy/h的情况，最常见的治疗部位包括宫颈、食管、肺、乳腺和前列腺。多数高剂量率治疗是以门诊的形式进行，但也会因为治疗身体部位的不同而有所变化。④脉冲式剂量率（PDR）近距离放疗：包括短时脉冲式照射。通常每次治疗一小时，以模拟低剂量率治疗的总剂量率及疗效。可治疗妇科及头颈部肿瘤。

（李晔雄　任　骅）

yuǎnjùlí zhàoshè

远距离照射（teletherapy）

放疗机将高能射线通过体表照射肿瘤的治疗方法。又称外照射。用于体外照射的放射治疗设备有X线治疗机、^{60}Co治疗机和直线加速器（高能X线/电子线）等。外照射放疗设备通常保持和人体表面一定距离进行照射。

用于体外照射的主要放射治疗设备有：①X线治疗机：根据不同能量射线可分为X线治疗机（10~60kV）、浅层X线治疗机（60~160kV）和深部X线治疗机（180~400kV）等。X线治疗机的缺点是能量低，穿透力弱，皮肤受量大，现已较少使用。②医用加速器：医用加速器输出高能电子束（8~14MeV，主要针对浅表层肿瘤）和高能X线（4~10MV），穿透力强，皮肤受量少，是应用范围最广的放疗设备。③放射性核素：用^{60}Co制成的放射治疗机，因γ射线穿透力强、深部剂量高，皮肤受量少，适用于深部肿瘤的治疗。

远距离照射的治疗计划应该满足下列临床剂量学四原则：①肿瘤剂量要求准确。②治疗的肿瘤区域内，剂量分布要均匀，剂量变化梯度不能超过±5%，即要达到≥90%的剂量分布。③照射野设计应尽量提高治疗区域内剂量，降低照射区正常组织受量范围。④保护肿瘤周围重要器官（如食管治疗时保护脊髓），不能使它们接受超过允许耐受量的范围。

（李晔雄　任　骅）

bǎqū dìngyì

靶区定义（definition of target）

包括对治疗区域和剂量参数均由国际辐射单位与测量委员会62号报告（ICRU62）和50号报告（ICRU50）给予规定。ICRU50对靶区定义主要有：肿瘤区（GTV）、临床靶区（CTV）、计划靶区（PTV）；ICRU62在ICRU50基础上增加定义了内靶区（ITV）、危及器官（OAR）和计划危及器官区（PRV）等。

肿瘤区：是可证实的实体瘤范围，为达到根治的目的，必须将足够的剂量完全覆盖GTV。手术切除后不能定义GTV。GTV的形状、大小和位置可用临床检验（如视检、触诊、腔镜等）和（或）各种影像技术来确定。

临床靶区：包含可证明的GTV和（或）必须要消灭的亚临床恶性灶。为根治目的，此体积必须给予足够的治疗剂量。大体上肿瘤有可明显区分边界或无任何边界之分，但微观上（如病理镜检）常常可发现GTV周围的亚临床扩散范围。CTV包含临床实践的概念，它可包括临床上可疑的但还未被证明的结构及任何已知的肿瘤（如亚临床灶）。

内靶区：为补偿治疗时预期的生理运动和相对于内参考点及相应坐标系的CTV大小、形状、位置的变化，必须对CTV加一扩边，称之为内边界（IM）。它在CTV周围常是非对称的。可由呼吸、膀胱及胃肠的不同充盈、心脏的搏动、内脏的运动等引起，一般不易控制。

计划靶区：摆位边界（SM）摆位变化不确定度是相对于外坐标系的，需要包括ITV、治疗摆位、照射野位置变化等因素。摆位边界的范围称为PTV。PTV以保证CTV接受计划处方剂量的照射，包括CTV、ITV和由于日常摆位和治疗中靶体积和位置变化引起的扩大照射的组织范围。体位固定和相关控制技术和训练等措施可影响摆位边界的宽度，应包含在PTV考虑因素中。

危及器官：是对辐射敏感、距CTV近、对治疗计划和处方剂量有显著影响的正常组织。计划危及器官区（PRV）像PTV与CTV的关系及原理一样，OAR范围外加上IM及SM即为PRV，PTV和PRV可以重叠。

（李晔雄　任　骅）

mónǐ dìngwèi

模拟定位（simulation）

包括体位确定、固定，建立原始坐标系，图像采集、传输、重建，靶区勾画和确定，射野选择和布置，射野等中心确定和将原始坐标系原点移至等中心的一系列步骤和过程。模拟定位的完成通过模拟机完成，按照模拟机的功能可分为二维常规模拟和三维CT模拟。

常规模拟定位：应用一台特殊的X线机模拟放射治疗机治疗

的几何条件而定出照射部位。模拟定位机的X线影像系统准确定出肿瘤的照射位置、照射面积、肿瘤深度、等中心位置等几何参数，以及机架旋转、机头旋转角度、源瘤距、源皮距、升床高度等机械参数，确保放射治疗的正确实施。

模拟定位机在整个放射治疗计划设计过程中有着重要作用：①靶区及重要器官的定位。②确定靶区（或危及器官）的运动范围。③治疗方案的确认。④勾画射野和定位、摆位参考标记。⑤拍射野定位片和证实片。⑥检查射野挡块的形状及位置。

CT模拟定位：其应用基于三维适形调强放疗中，要求高剂量区分布的形状在三维方向上与肿瘤靶区的形状高度一致，精确的放疗计划必须要求精确的三维图像进行空间定位。CT模拟是将患者在治疗体位下进行CT扫描，并将CT图像传入图像工作站，为计划系统提供了准确的病变靶的形状、大小、方位等信息的模拟定位机。

CT模拟就是以CT为基础的模拟定位系统，CT模拟定位系统由一台CT扫描机、一套虚拟定位及计划系统和一套三维（或四维）移动激光射野模拟系统三部分组成。三大部分通过数据传输系统在线连接。CT模拟的特点：①CT模拟过程中无需患者在整个模拟过程中保持治疗体位，主要完成CT扫描和体表中心标记。②CT模拟过程中图像质量、大小、观察角度都可以按照需要进行调整，肿瘤靶区器官和组织的三维轮廓的精确性可由CT扫描层厚和间距的控制，可清晰显示计划者感兴趣的结构。③CT模拟使得常规模拟难以实现的复杂的射野设计，通过计划系统实现。

（李晔雄　任　骅）

sìwéi jìsuànjī tǐcéng sǎomiáo

四维计算机体层扫描（four-dimension computed tomography，4D CT）　建立在三维CT重建图象的基础上，在一个呼吸周期可以获得10~20个呼吸状态的三维图像，以评价单次治疗内的器官运动（ITV），进而可用于四维治疗计划和治疗实施的技术。四维CT可以记录呼吸运动造成运动伪影和图像扭曲，以便在放射治疗的成像、治疗计划和治疗实施阶段减少由于呼吸运动引发误差。2003年9月在美国麻省总医院第一台四维CT通过伦理批准进入临床研究应用。

完整的四维治疗流程包括四维CT成像、四维治疗计划和治疗实施三部分，四维CT成像主要包括实时跟踪、扫描、排序。治疗计划主要包括定量评价器官运动和靶区勾画、非刚性匹配算法、呼吸运动条件下的剂量分布和计算。四维治疗实施是指按照获取图像的条件或设定控制条件实施治疗。四维CT在一个呼吸周期可以获得10~20个呼吸状态的三维图像，为更准确的评估器官运动提供了很好的方法。在扫描的同时，患者同步呼吸信号记录由RPM系统完成。RPM系统通过摄像头红外线装置探测放置在患者上腹部塑料盒上的荧光标记点，两个荧光标记点形成运动轨迹，运动轨迹被转换为呼吸运动信息。依据RPM系统记录的呼吸信号，应用软件系统将CT资料回顾性分类，以10%为时相间隔将每个呼吸周期图像分为10个呼吸时相，从0、10%、20%，一直到90%结束。将获得的图像很好地排序，在CT图像和固定的呼吸时相间建立联系，才能把简单的CT变成是真正的四维CT。通过四维CT的连续运动图像可以发现，无论正常组织或肿物都不是刚性物体，在随呼吸运动而运动的同时，自身也发生变形。将变形匹配算法应用到运动描述和剂量分布计算才有可能更准确地说明物体运动和运动对放射治疗的影响。

在评估呼吸运动方面四维CT的价值已经获得公认，最常采用的最大密度投影（MIP）图像融合技术自动生成全部10个时相的融合图像ITV。MIP是呼吸周期中所有时相的每个像素的最大值，表示肿瘤在各呼吸时相中所有出现位置的一套图像，代表了呼吸周期中肿瘤出现的最大范围。技术方面的创新和临床应用研究的深入可以发挥四维CT成像、四维治疗计划和四维治疗实施的作用。

（李晔雄　任　骅）

fàngshè zhìliáo jìhuà

放射治疗计划（radiotherapy treatment plan）　确定一个放射治疗方案的完整过程。它可以被理解为计算机根据输入的患者治疗部位的解剖材料，如外轮廓、靶区及重要组织和器官的轮廓及相关组织的密度等，在专用计算机系统的帮助下确定照射方式，安排合适的射野和合理布源，包括使用楔形滤过板、射野挡块或组织补偿器等进行剂量计算，计算出该照射方式的结果，再调整照射方式，得到所需要的剂量分布。广义的放射治疗计划可以理解为确定放射治疗方案量化的全过程，包括图像的输入处理、医生对治疗方案的要求及实现、计划确认及执行检查和误差分析。放射治疗计划是放疗技术特别是精确放疗技术实现的中枢环节。

放射治疗中使用最广泛的是

三维适形和调强放疗计划系统。三维适形计划肿瘤定义准确度高、人体位置重复性好、剂量精确度高，可以从三维方向计算和调整射线剂量分布，提高了肿瘤剂量并降低正常组织的放射剂量。调强照射计划使用了逆向计算机优化系统，可自动计算出最佳治疗方案，可以比三维适形计划更精确、有效地进行放射治疗。三维适形和调强放疗计划系统的使用需要具备专业经验的经过特别培训的物理师和医生，其中医生确定肿瘤靶区和危及器官、临床剂量要求、评价治疗方案，物理师则负责设计并修改照射方案、从剂量学角度协助医生评价结果、输出各种治疗所需资料等其他技术工作。放射治疗计划过程包括患者数据获取、照射方案设计优化、照射方案实施准备三个环节。三维放射治疗、调强放射治疗、立体定向放射治疗患者数据通常是通过精确定位下的 CT（或 MRI）获取数据。治疗方案设计首先由医生定义肿瘤区域和其他组织器官区域，然后由物理师做放疗方案设计并计算出剂量分布结果，再由医生和物理师一起进行评价、修改、确定方案。在确定技术方案后，物理师输出各种技术数据，保证放疗设备可以安全正确地完成治疗计划。

（金　晶　任　骅）

shìxíng hé tiáoqiáng fàngshè zhìliáo

适形和调强放射治疗（conformal and intensity modulated radiotherapy）包括三维适形放射治疗（3D-CRT）和三维逆向设计调强放射治疗（IMRT）。首先在适形和调强放疗中应用的现代影像诊断技术对肿瘤范围的认识起到重要的作用，提高了治疗体积确定的准确程度，使放疗的定位、计划和治疗进入三维时代。适形和调强放疗技术的应用使得高剂量射线在靶区内均匀分布，同时最大限度地降低对正常组织的照射，有利于提高总放疗剂量，使临床一些不能接受常规放疗的患者能够完成放疗。同时适形和调强放射治疗可以提高肿瘤区域的单次照射剂量，改善肿瘤的控制。

3D-CRT 是通过采用立体定位技术，在直线加速器上附加特制铅块或多叶准直器等技术实施非共面不规则野照射，使各野的合成后的照射形状方向上与靶区形状一致，使高剂量照射区域在三维空间分布上紧扣靶区，靶区获得了大剂量照射，而靶区周围正常组织的照射量减少。由于计算机技术的进步，放射物理学家用更先进的多叶光栅代替手工制作的铅挡块以达到对射线的塑形目的，影像诊断图像的计算机处理使得人体内的放疗靶区和邻近的重要组织器官可以三维重建，因而实现了临床上以三维放疗计划指导的三维适形放疗。在世界范围内三维适形放疗已被越来越多的医院及肿瘤治疗中纳入常规应用。其实施主要靠以下四个方面的技术支持：①多叶光栅系统。②三维放疗计划系统，它的主要特点是在 CT 影像三维重建基础上的进行放射治疗设计和显示，通过剂量-体积直方图和等剂量曲线对包括治疗体积、剂量和危及器官状态等方面的整个方案作出评价，显示治疗计划的合理性。③计算机控制的放射治疗机。④定位固定和验证系统。

IMRT 是在 3D-CRT 的基础上，使靶区内及表面的剂量处处相等，要求射野内各点的输出剂量能按要求的方式进行调整，从而最大限度地将剂量均匀地传递到病灶区域，而使周围的正常组织接受最小的剂量。其优势在于：①采用了精确的体位固定和立体定位技术；提高了放疗的定位精度、摆位精度和照射精度。②采用了精确的治疗计划：逆向计算，即医生首先确定最大优化的计划结果，包括靶区的照射剂量和靶区周围敏感组织的耐受剂量，然后由计算机给出实现该结果的方法和参数，从而实现了治疗计划的自动最佳优化。③采用了精确照射：能够优化配置射野内各线束的权重，使高剂量区的分布在三维方向上可在一个计划时实现大野照射的同时完成小野的同步加量照射。调强放疗和三维适形放射治疗相比可进一步提高肿瘤的放射剂量，并减少正常组织的放射剂量。

（金　晶　任　骅）

túxiàng yǐndǎo fàngshè zhìliáo

图像引导放射治疗（image-guided radiotherapy，IGRT）放射治疗机与成像设备结合在一起，在治疗时采集有关的图像信息，确定治疗靶区和重要结构的位置、运动，并在必要时进行位置和剂量分布校正的放疗方法。IGRT 旨在减少三维适形放疗和调强放疗间靶区位移误差和摆位误差，监测和校正放疗时肿瘤和正常组织运动引起的误差，实时监测肿瘤或其标志物，是调强放射治疗得到精确实施的技术保证。图像引导设备包括二维 X 线影像系统、CT 影像系统、磁共振成像（MRI）影像系统以及超声影像系统，二维 X 线影像系统和 CT 影像系统是常用设备。

二维 X 线影像系统：电子射野影像系统（EPID）应用能量为兆伏（MV）的 X 线，当射线束照射靶区时，采用电子技术在射线出射方向获取图像，是一种二维剂量测量系统，既可以离线校正验证射野的大小、形状、位置和患者摆位，也可以直接测量射野内剂量。而kV级X线摄片/透视设备与治疗设备结合在一起，摄片较清晰。kV级X线球管和相对应的射线探测器阵列可固定安装在治疗室的墙壁，或安装在直线加速器与机架垂直的机架臂上。

CT影像系统：CT-on-rail技术是将模拟机、kV级CT和直线加速器都安装在治疗室内，共用一张床，患者通过床沿轨道移动在这三者间转换，进行在线校正，但无法对治疗时的肿瘤运动进行实时监测管理，系统占用空间很大。锥形束CT（CBCT）技术是将X线源旋转一周所获取的透视图像通过计算重建出相应体积范围内的三维图像，该技术体积小、重量轻、可直接整合到直线加速器。通过该技术重建后的三维模型可以与治疗计划的患者模型匹配比较并得到治疗床需要调节的参数。根据获取图像采用的放射线能量的不同分为两种：采用kV级CBCT和MV级CBCT。

（金　晶　任　骅）

lìtǐ dìngxiàng fàngshè zhìliáo

立体定向放射治疗（stereotactic body radiotherapy，SBRT）　采用立体定向放射外科技术，将一次大剂量照射变为分次照射，高定位精度、大分割剂量治疗全身恶性肿瘤的放射治疗方法。立体定向放射外科（SRS）是神经外科和放疗科的跨学科治疗技术，用于颅内良性疾病和小灶性肿瘤治疗，采用立体定向技术，有创头架固定，一次大剂量照射。SBRT采用SRS技术，临床适应范围为全身体积较小的早期肿瘤或少发孤立转移灶的根治放疗。SBRT治疗定位精度高，分割剂量大，单次量可达15～20Gy，必须体位固定，甚至需要呼吸控制系统。在计划靶区确定时只需在肿瘤基础上适当扩野。剂量分布特征：SBRT高剂量集中在靶区，靶区外剂量递减十分陡峭，剂量分布锐利，半影区（20%～80%等剂量线范围）小，正常组织的保护好，剂量均匀度要求在80%～150%范围变化。SBRT大多采用50%等剂量线作为处方剂量参考点，计划要求50%的等剂量线覆盖靶区。

SBRT时间-剂量-分次模式：SBRT能使高剂量集中于靶区，较好地保护正常组织，采用提高分次剂量，缩短总疗程的分割方案，与常规分割放疗相比，明显提高部分肿瘤的局部控制率。但就不同分次剂量的等效生物量的换算方法尚不统一，常用TDF值或基于LQ模型的分次-剂量因子（TDF）评估SBRT对应常规分次照射的等效生物剂量（BED）。常用公式：$BED=nd\times[1+d/(\alpha/\beta)]$（n：分次数；d：分次剂量；$\alpha/\beta$：组织对放射线的反应类型，肿瘤组织$\alpha/\beta$通常取10）

（金　晶　任　骅）

fàngshè zhìliáo de zhìliàng bǎozhèng/zhìliàng kòngzhì

放射治疗的质量保证/质量控制（quality assurance/quality control in radiotherapy，QA/QC）　质量保证是为提供对于合乎质量标准的产品或服务的充分信任，所必须进行的有计划的系统的行为。具体到放射治疗的质量保证，就是使患者的靶区获得足量照射，同时尽量减少正常组织照射量和正常人群的照射剂量，确保肿瘤患者获得有效治疗的同时安全实现该目的而制订和采取的规程和方法。质量控制：监督质量保证体系的有效性，使其不断完善，并发展相关质量控制的方法。

放射治疗是对肿瘤患者提供的一个复杂的医疗服务和医疗过程。高度精确的放射治疗计划也对放疗物理技术的QA/QC带来了更高的要求，精确的计划需要有更加准确的执行。肿瘤患者获得安全有效的治疗，需要各类技术人员的素质、专业水平及相互之间的配合和协调，也需要放射治疗设备的合理配置、完好状态及正确操作和使用。具体措施包括完善质量体系，建立流程规范，加强人员培训。质量体系：按照国家颁布的相关标准，制订放射治疗中心质量保证的方针，建立和完善人员和设备的质量保证体系。流程规范：放射治疗流程必须明确和规范，并应参照或制订相关病种的治疗规范。人员培训：放射治疗中心应系统培养和提高所有工作人员的知识和技能，并按时更新。

（金　晶　任　骅）

fàngshè shēngwùxué

放射生物学（radiation biology）　研究电磁辐射对生物学系统影响的学科。对生物学系统的影响可能包括所有事件，例如，基因突变、染色体缺失、细胞杀伤、打乱细胞周期或细胞增殖、新生物变形、正常组织早晚期反应、癌基因产生等。电磁辐射可以以波或粒子形态的运动出现，包括低频的射波或MV级辐射及辐射产生的次级照射。放射治疗相关的放射生物学集中研究电磁波谱中能够有能量使原子电离的那部分，该类电磁辐射可以使化学键断裂，损伤重要的生物分子，其显著的结果是细胞杀伤，而直接或间接导致患者的正常组织或肿瘤组织的反应。自伦琴发现X线后即开始了放射生物学研究，至20世纪40~50年代，以线性二次公式表达辐射生物效应和细胞存活曲线的概念提出，放射生物学的实验技术和实验方法基本建立。放射治疗相关的放射生物学主要研究正常组织及肿瘤组织相关的放射生物学问题，包括电离辐射生物效应、早反应和晚反应组织、分次照射生物学、放射敏感性以及不同放射粒子和联合治疗模式的生物学影响等。

电离辐射生物效应 电离辐射将能量传递给生物物质，引起生物体组织细胞功能、调节和代谢改变的反应。自由基的产生和生物分子损伤是电离辐射生物效应的物质基础。自由基是指一些独立存在的、带有一个或多个不成对电子的原子、分子、基团或离子。电离辐射生物学效应有两种方式：①直接作用：电离辐射直接引起DNA分子电离和激发而发生物理化学变化，生成生物分子自由基。②间接作用：电离辐射作用于生物分子的周围介质（主要是水）生成水射解自由基，这些自由基再与生物分子发生物理化学变化生成生物分子自由基。

早反应组织和晚反应组织 不同的正常组织对放射的反应不同，按其正常组织的生物学特性和对放射线的反应发生的情况，一般认为增殖活跃、更新快的组织是早反应组织，如表皮、骨髓、消化道黏膜等，早反应组织的α/β比值较高，放射损伤很快出现，表现为急性反应。而增殖缓慢、更新慢的组织，如中枢神经系统和周围神经系统、肾、软骨和骨等是晚反应组织，晚反应组织的α/β比值较低，放射损伤出现慢，表现为晚期反应。反应产生的速率还与剂量有关，照射剂量越高，放射损伤也越大，损伤出现得越快。

早、晚反应组织在分割照射中反应的不同有重要的临床意义。1978年，威瑟斯（Withers）发现分割照射时，单次剂量大对晚反应组织的损害更大。用两个不同的分割照射方案获得相同的急性反应时，单次剂量大的方案晚期反应严重。采用单次最小有效剂量治疗肿瘤时可提高晚反应组织的耐受量，从而提高治疗增益。由于绝大多数肿瘤均含有一定比例的增殖迅速的细胞，肿瘤对分割照射中的反应通常被视为早反应组织，因此在急性反应可以接受的情况下，缩短总治疗时间可增加肿瘤控制。

分次照射生物学基础 主要有放射损伤的修复、细胞增殖周期的再分布、再氧合、细胞再增殖四方面，常称4Rs。

放射损伤的修复 是分割放射中最普遍的生物学现象，正常组织和肿瘤组织中的增殖细胞内均有这类修复。细胞受照射后可产生致死性损伤，其中部分损伤可被修复，不引起细胞死亡。放射损伤修复分为两类：①潜在致死损伤修复：是指在某些情况下可导致细胞死亡的损伤，如果照射后条件改变允许修复时，原本要死亡的细胞可得到挽救。但若得不到适宜的环境和条件则将转化为不可逆的损伤使细胞最终丧失分裂能力。照射后细胞分裂受到抑制时有利于潜在致死损伤修复。潜在致死损伤和许多因素相关。高LET射线照射时没有潜在致死损伤修复。②亚致死损伤修复：是指细胞生存曲线中有肩区的存在，表明细胞能够修复某些损伤，即亚致死损伤。Dq和α/β比值均表示细胞生存曲线的相似特性，除骨髓干细胞外，早反应组织均有一个大Dq值和大α/β比值。亚致死损伤和许多因素相关。高LET射线照射后没有亚致死损伤修复。乏氧细胞亚致死损伤修复减少。亚致死损伤修复通常进行得很快，照射后1小时内出现，4~8小时即可完成。

细胞增殖周期的再分布 细胞处于不同的增殖周期时对放射敏感性是不同的，M期最敏感，G_2期也敏感，G_1后期及S期抗拒。最抗拒时相与最敏感时相间的差异比氧效应还大。单次剂量照射后，处于敏感时相的细胞优先被杀灭，其结果是原来不同步的细胞群会同步处于比较抗拒的增殖时相。当这些较为抗拒的细胞更新进行增殖时，会进入较为敏感的时相。细胞的增殖速度有很大的差异，这就使得部分同步化的细胞群出现早期的增殖时相再分布，结果随着时间的推移，存活细胞群中有较大的比例处于增殖周期敏感的时相。这种细胞增殖周期的再分布产生了“自身增敏作用”。但是如果未能进行有效的细胞周期内时相的再分布，则也可能成为放射耐受的机制之一。

再氧合 电离辐射生物效应最重要的修饰剂是氧分子。要获得相同的细胞杀伤，乏氧条件下所需的剂量比有氧条件下的剂量要高。氧效应可用氧增强比（OER）表示，用X线照射时，哺乳动物细胞的OER在2.5~3.5，表示要获得相同的杀伤，乏氧条件下的照射剂量是有氧时剂量的3倍。肿瘤在生长过程中，乏氧细胞逐渐增加至处于相对密集生长状态，一次照射后杀灭了部分氧合好的细胞，乏氧细胞可能变为有氧细胞，这与在分割照

射过程中肿瘤细胞的再氧化有关。照射后，由于肿瘤细胞总数减少，血供不变时血管密度相应增加，缩短了血管与原来乏氧细胞之间的距离。照射后肿瘤细胞总数减少降低了氧的消耗，因与血管距离加大而产生的氧分压降低的梯度变浅。由于这些因素的存在，肿瘤组织在分次照射过程中出现再氧合。

细胞再增殖　在分割照射过程中，两次分割照射间歇期可有细胞增殖出现。该现象在大鼠横纹肌肉瘤和小鼠乳腺癌的动物放射实验研究中已经证实。从头颈部肿瘤治疗结果的分析中表明，人类肿瘤在放疗期间也有加速再增殖。一些回顾分析表明，治疗时间延长伴随有局部区域控制率降低。据计算，治疗时间在30~55天的范围内，如果要获得相同控制率，治疗时间每延长一天，总剂量要增加60cGy。这时肿瘤克隆源性细胞的倍增时间为3~4天，而治疗前肿瘤平均倍增时间一般为45~60天，表明在治疗后30天内肿瘤生长时间发生了明显变化。从TD_{50}的分析中发现头颈部鳞癌的再增殖时间在治疗后4周左右开始，以后就出现加速再增殖。肿瘤加速再增殖在头颈肿瘤、膀胱肿瘤、皮肤肿瘤、炎性乳腺癌及黑色素瘤的治疗中是影响疗效的因素。

放射敏感性　是人体组织对一定量射线的反应程度。不同组织器官以及各种肿瘤组织在受到照射后出现变化的反应程度各不相同。通常根据放射治疗肿瘤的效应可以把不同肿瘤分为放射敏感、中等敏感及放射抗拒的肿瘤。影响肿瘤放射敏感性的因素很多，包括组织来源、分化程度、大体类型、贫血、感染、患者表现评分（PS）。一般认为放射敏感性的主要因素包括肿瘤细胞的固有敏感性、是否存在乏氧细胞、乏氧克隆细胞所占比例以及肿瘤放射损伤的修复等。放射敏感性与肿瘤细胞的增殖周期和病理分级有关，增殖活跃的细胞比不增殖的细胞敏感，细胞分化程度越高放射敏感性越低，反之愈高。

（金　晶　任　骅）

fàngliáo hé shǒushù liánhé

放疗和手术联合（combination of radiotherapy and surgery）　标准的放疗和手术联合不是简单的先手术，手术失败后放疗，而是根治性手术和放疗的规范组合，经过临床研究的证实可以获得治疗增益的两种或多种治疗手段的有机结合。临床实践中放疗和手术联合的具体组合包括术前放疗/放化疗、术中放疗和术后放疗/放化疗三种基本模式。

术前放疗/放化疗：基本原理是照射可使肿瘤缩小，减少手术野内癌细胞的污染，降低癌细胞的生命力，尽可能减少播散，增加根治性手术切除机会。术前放疗的模式还提供了观察肿瘤放/化疗敏感性的机会，进而筛选出可以接受器官保留治疗的患者。缺点是缺乏手术病理分期指导。手术前放疗/放化疗是局部晚期头颈部癌、直肠癌的标准治疗模式。

术中放疗：在直视下进行照射，需要专门的术中放疗设备，靶区暴露清楚，可以在手术条件下通过推移、牵拉等方式保护正常组织。通常只能术中照射一次，无法多分次照射，但可以和术后的放射治疗结合。

术后放疗/放化疗：主要指原发肿瘤已被根治性切除，根据明确的术后病理分期完成放射治疗。其缺点是损伤了血运，可能造成残存的癌细胞乏氧而不敏感。术后放疗/放化疗是乳腺癌、胃癌、软组织肉瘤的标准治疗模式。

（李晔雄　任　骅）

shùzhōng fàngliáo

术中放疗（intraoperative radiotherapy, IORT）　通过手术暴露肿瘤和相关区域，在手术过程中给予放射治疗，以提高肿瘤控制疗效水平的治疗方式。IORT的原理是术中精确暴露治疗区域并结合术中周围正常组织移位和屏蔽保护，使IORT在最小的治疗风险下实施高剂量的辐射。IORT结合术后传统的放射技术，可提供更精确的靶组织照射，避免正常组织的损伤。IORT包括术中X线、术中电子线放疗（IOERT）和近距离放疗。现代IORT的早期直线加速器和手术室相邻在一起，也有应用术中放疗专用手术室的。近来，微型化和移动性提供电子能量的可变范围（从3~12MeV）的加速器开始进入临床。可移动的电子线辐射系统的辐射穿透深度有限，传统的墙壁足以保证手术室没有额外的辐射散射，更多的医院开始采用IOERT。IORT可以成为实体肿瘤多学科治疗的手段，同时需要进一步的研究，以确定临床获益的循证依据。研究报告IORT应用的病种包括乳腺癌局部晚期和胃肠道肿瘤、腹膜后软组织肿瘤、胰腺癌、妇科和泌尿生殖系统恶性肿瘤等，对于一些局部复发患者外照射放疗结合IORT也是可行的。

（李晔雄　任　骅）

fàngliáo hé huàliáo liánhé

放疗和化疗联合（combination of radiotherapy and chemotherapy）　在临床上应用一种或几种药物加上全程放射治疗，达到改进局部控制率和（或）减少肿瘤远地转移目的的治疗方法。一般认为放疗和化疗这两种手段联合达到治疗比增益的过程包括独立的杀灭肿瘤细胞和疗效或空间上的协同效应。独立抗肿瘤作用是指应用两种治疗手段达到相应强度，即使没有相互作用也可以获得比单独手段更好的疗效。空间协同效应是指用化疗和放疗打击不同解剖部位的疾病，通常放疗作用于局部区域，而化疗作用于全身性扩散。在临床实践中，放、化疗的联合应用获得了实际的局部控制率和生存率的提高。

放疗和化疗合并应用的方法包括序贯放化疗和同步放化疗。诱导化疗、新辅助化疗或夹心化疗，统称为序贯放化疗，即按照一定的顺序计划性的分段采用不同的肿瘤治疗措施的模式。明确放化疗治疗时序，有效组合肿瘤治疗手段，可以提高肿瘤综合治疗的疗效。序贯放化疗在乳腺癌的术后辅助治疗和淋巴瘤为代表的肿瘤综合治疗上仍然是标准的治疗模式。在序贯放化疗的基础上，同步放化疗的研究逐步开展。同步治疗的优势在于既可以应用化疗药物的放射增敏作用增加对局部肿瘤的作用和化疗对远地亚临床转移灶的杀灭作用，又可以保证两种治疗形式在治疗的开始同时介入，对局部病变和远地亚临床转移均不存在治疗延迟。20世纪90年代以来的临床研究已经显示，同步放化疗对多种肿瘤的提高局部控制和生存率的作用（见同步放化疗）。

（金　晶　任　骅）

tóngbù fàng-huàliáo

同步放化疗（concurrent chemoradiotherapy）

在放射治疗分次照射的同时应用化疗的肿瘤综合治疗模式。采用该模式的理由是基于期望两种治疗间能起到相互作用，既可以使一种措施能直接影响肿瘤细胞对另一措施的细胞内在敏感性或其他相互作用，还可以避免耽搁放疗或化疗的实施。同步放化疗可能增加治疗增益比的作用：空间协同作用；时间协同作用；作用于不同细胞周期时相的协同作用。药物和放射相互作用的潜在生物学机制包括：①增加放射损伤。②抑制放射损伤的修复。③影响细胞周期。④加强再群体化。⑤降低乏氧细胞比例，影响肿瘤微环境。⑥细胞死亡的旁路效应。大量临床研究证实同步放化疗可以改善肿瘤的控制率和生存，在相关肿瘤的治疗指南中成为标准的根治性治疗（如肛门癌、局部晚期鼻咽癌和局部晚期非小细胞肺癌）或标准的辅助治疗模式（如局部晚期直肠癌术前、局部晚期胃癌术后、局部晚期头颈肿瘤和脑胶质母细胞瘤术后）。和单纯放疗相比，该模式可能增加正常组织损伤风险，临床实践中需要注意治疗指南中同步放化疗条件下对正常组织的相应放射剂量限定。

（金　晶　任　骅）

zhǒngliú rèliáo

肿瘤热疗（hperthermia for tumor）

通过温度升高到超生理水平，使肿瘤组织或细胞发生生物学变化，单独或结合放疗、化疗从而杀死肿瘤细胞的治疗方法。包括局部热疗、区域热疗和全身热疗三种形式。高温可以单独杀死肿瘤细胞，更重要的是它可以提高其他治疗手段对肿瘤细胞的作用；合并放疗有热诱导的再氧合效应和减少亚致死损伤修复的作用；合并化疗可以诱导微血管孔径的变化可能导致大分子治疗药物，如单克隆抗体或携带药物的聚合物穿透机会增加。治疗主要通过电磁或超声波原理的热疗机实现，常规高温热疗的温度范围是41℃~45℃。临床应用方面：热疗与放疗结合表现为可提高肿瘤完全缓解率和局部控制率，热疗对放疗增敏可使完全缓解率增加20%~30%；化疗增敏可采用局部热疗技术，肢体温热灌注，整个全身热疗的结合方式。热疗可以单独用于浅表肿瘤的治疗，但疗效不理想且有效时间短，一般不作为单一的控制肿瘤方法。

（金　晶　任　骅）

zhǒngliú zōnghé zhìliáo

肿瘤综合治疗（multidisciplinary treatment of tumor）

在治疗肿瘤的过程中，本着达到最佳的治疗效果以及让患者获得更好的生活质量的目的，综合运用适当的多学科手段进行的治疗方法。综合治疗的理念是随着人们对肿瘤本身认识的不断深入、新的诊治技术及药物的不断研发以及循证医学的不断发展而逐渐深入人心的。综合治疗已是肿瘤治疗的基本原则。从历史上来看，手术是第一种根治肿瘤的方法。对于某些局限性肿瘤，单用手术方法有时即可治愈。但很多患者单靠手术治疗不能防止肿瘤复发和远处转移。如果手术合并放射或化学治疗，使很多肿瘤，即使是姑息性手术也能取得较好的效果。放射治疗虽能根治多种肿瘤，但还有一定的局限性，配合其他治疗方法，则疗效可有相当提高。化学治疗的发展历史较短，其单独应用在多数肿瘤尚处于姑息性治疗的水平，但对于某些肿瘤已取得相当高的治愈率。化疗的缺点在于它对肿瘤细胞的选择性抑制作用不强，全身用药毒性较大。近来不断涌现出一类新型的抗肿瘤药物——靶向治疗药物，它们在治疗时有各自独特的治疗靶点，其治疗更具有针对性，毒副作用比传统化疗药物也相对较轻。通过循证医学手段，人们能够评估综合运用哪些治疗手段才能获得更好的治疗效果和生活质量，并以此来指导临床实践。

事实上，已经有很多形式的综合治疗模式在临床应用。比如：手术+术后辅助放化疗，术前辅助放化疗+手术，同步化放疗，靶向治疗+化放疗等。新的治疗模式的出现都能进一步提高某些肿瘤的治疗疗效，也同时昭示着肿瘤治疗领域的新进步。

肿瘤的综合治疗需要多学科介入，包括影像、病理、临床医生和护士以及康复部门等。利希特尔（Lichter）提出了应包括的专业人员（表）。以多学科综合治疗协作组（MDT）进行肿瘤临床诊治已广泛被国内外学术界所认可，在中国也已经在许多有条件的医院开展。

（石远凯　汪　麟）

表　多学科综合治疗协作组成员

专业	人员
临床肿瘤学医生	外科（一般外科或肿瘤科） 内科肿瘤学家/儿科肿瘤学家 放射肿瘤学家
非肿瘤学医生	病理学家 内科学家/家庭医生 精神病学家 放射学家 物理医学 麻醉学家
其他专业人员	护士（肿瘤学或一般） 社会工作者 营养师 心理学家 药师 职业病/物理治疗 语言治疗

zhǒngliú gètǐhuà zhìliáo

肿瘤个体化治疗（individualized treatment of tumor）　针对肿瘤不同的生物学、病理学特点，临床、理化及基因水平特征，患者的社会背景、经济条件、心理因素等多方面综合考量而“量身定做”治疗方案进行治疗的方法。这是一种较为理想化的治疗理念，希望能够对于每个患病的个体做到“量体裁衣”，不单纯从具体疾病治疗的角度，还要考虑社会、心理、经济等多种因素。实际上，仅就肿瘤治疗而言，从不同的身体条件、肿瘤病理类型、生物学行为等方面也需要临床医生在选择治疗方案时进行综合考量，要在治疗疗效与毒副作用、生活质量等方面进行权衡，这也是一种个体化的治疗。而靶向治疗时代的到来更是从分子基因的水平对患者进行了分类，不同的患者可能选择的治疗方式或药物完全不同，其治疗结局也可能存在差别，这更是一种个体化的治疗。

（石远凯　汪　麟）

áitòng

癌痛（cancer pain）　恶性肿瘤在其发展过程中出现的疼痛。常用分类方法有三种：①按照癌痛起源分类：分为躯体性疼痛和神经病理性疼痛。其中，躯体性疼痛常被表示为钝痛、锐痛，一般由恶性肿瘤损伤机体所致，手术、放化疗及镇痛药可较好控制此类疼痛，治疗方法较为明确。而神经病理性疼痛常被表示为刺痛、烧灼痛，一般由恶性肿瘤损伤神经系统所致（神经系统损伤可由肿瘤本身直接导致，也可由肿瘤治疗的并发症所致），手术、放化疗以及镇痛药难以控制此类疼痛，其治疗方法更复杂。②按照癌痛持续时间分类：分为急性疼痛和慢性疼痛。其中，急性疼痛又可分为三个亚类，分别是恶性肿瘤本身直接损害机体所导致的疼痛（如恶性肿瘤侵犯血管、神经、内脏等）；与恶性肿瘤治疗有关的疼痛（如手术后的神经损伤、幻肢痛；化疗后的黏膜损伤、静脉炎；放疗后的纤维化、放射性脊髓炎等），合并慢性疾病所致的疼痛（如各种骨关节疾病、糖尿病末梢神经痛等）。而慢性疼痛的亚类则更多样，除包含上述三个亚类以外，还包括另外三个亚类：恶性肿瘤所致的并发症疼痛（如病理性骨折、胃肠穿孔、压疮等）；镇痛药成瘾所致的疼痛；恶性肿瘤晚期出现的长时间顽固性疼痛。③按照癌痛严重程度分类：分为轻度疼痛、中度疼痛、重度疼痛和极重度疼痛。恶性肿瘤患者多存在两种或两种以上类别的疼痛，甚至伴有心理状态异常。

（孙　莉　王　猛　王志强）

téngtòng pínggū

疼痛评估（pain assessment）

通常包括以下五个方面：①疼痛

的部位、严重程度及特点。②所用镇痛药的种类、疗程及疗效。③除药物外是否采取其他治疗手段。④与癌痛及恶性肿瘤有关的各项检查（如神经系统检查、影像学诊断、实验室诊断等）。⑤是否存在影响癌痛评估准确性的因素（如患者的理解能力、受教育程度、精神状态、是否配合治疗等）。其中，对癌痛严重程度的评估是癌痛评估的核心内容。其具体方式通常为视觉模拟评分（VAS评分）、表述分级评分（VRS评分）、数字分级评分（NRS评分）。

VAS评分：该评分是最常用的癌痛评估方法。其形式采用线段法，即从左至右划出一条长10cm的线段，将线段的起始端标记为无痛（0分），将线段的终止端标记为剧痛（10分），受试者根据自身的感受在该线段的相应部位做出标记，从起始端到标记点之间的线段长度即是该评分的分值。

VRS评分：该评分将癌痛的程度具体表述为无痛、微痛、中度痛、重度痛、极重度痛、最痛等6个词汇，并将上述词汇按照程度轻重依次标记在一条均匀地分布着6个标记点的线段上，受试者根据自身的感受在相应的词汇上做出标记。

NRS评分：该评分将癌痛的程度具体表示为0至10这11个数字，并将上述这些数字按自然数的顺序进行排列，0代表无痛，10代表最痛，由0到10依次反映癌痛的程度由轻到重，受试者根据自身的感受在相应的数字上做出标记。

必须强调的是这些癌痛的评估方法本身并无优劣之分，在评估的具体操作中应遵循因人而异的原则，尽量采用患者自觉更直观更贴切的评分方式，并根据患者痛觉感受的变化进行多次评估，进而实现癌痛评估的个体化、动态化。

（孙　莉　王　猛　王志强）

áitòng chǔlǐ

癌痛处理（management of cancer pain）　根据恶性肿瘤的病理分型及患者全身状态，合理应用多种手段，最大化地延长患者寿命并提高其生活质量的方法。又称癌痛治疗。其原则是综合治疗，包括三个方面：药物治疗、减瘤治疗、神经治疗。

治疗癌痛的药物主要包括三类：非阿片类药物、阿片类药物和辅助镇痛药。其中，常用非阿片类药物为吲哚美辛、布洛芬缓释胶囊（芬必得）、双氯芬酸钠、酮洛酸、曲马多；常用阿片类药物为吗啡、派替啶、芬太尼及其衍生物、可待因等；常用辅助镇痛药包括抗抑郁药如阿米替林、神经安定药如氯丙嗪、糖皮质激素等。

治疗癌痛的减瘤途径主要有三种：手术、化疗和放疗。必须注意的是，减瘤治疗更强调上述三种途径的综合运用，只有尽量发挥这些途径各自的优势，才能最大程度地减小甚至根除恶性肿瘤本身，从而减轻其对机体局部或全身的影响，进而实现治疗癌痛的目的。

神经治疗又称侵袭性治疗，主要采取有创操作完成。分为三大类：①神经阻滞。②神经毁损。③椎管内植入镇痛泵。其中，神经阻滞可细化为硬膜外阻滞、蛛网膜下隙阻滞、神经丛阻滞、神经干阻滞、神经束阻滞、交感神经节阻滞。神经毁损可细化为神经射频消融术、神经冷冻术、神经离断术、神经电刺激术。

（孙　莉　王　猛　王志强）

sānjiētī zhèntòng liáofǎ

三阶梯镇痛疗法（three-step analgesic ladder）　癌痛的治疗策略。世界卫生组织推荐：镇痛药应根据癌痛强弱分三个层次依次使用。第一个层次为轻度癌痛，使用非甾体类抗炎药等非阿片类药物；第二个层次为中度癌痛，使用弱阿片类药物，同时合用第一层次药物；第三个层次为重度癌痛，使用强阿片类药物，同时合用第一层次药物。每个层次都可根据具体疗效选择是否增加辅助镇痛药。该治疗策略强调联合用药，且明确提出按癌痛的强弱采取阶梯递进的方式用药，因此，该治疗策略被形象地称为癌痛三阶梯治疗方案，简称三阶梯疗法。

（孙　莉　王　猛　王志强）

zhǒngliú yùhòu

肿瘤预后（tumor prognosis）　预测某种情况下肿瘤患者的可能病程和结局。是一种可能性，所针对的不是患者个体，而是患者群体。对于肿瘤患者而言，无进展生存期和总生存期是最常用的预后指标，能直观的预测患者病程或结局的好坏。在某些肿瘤甚至已经建立了预后评分体系来评估预后的好坏，比如非霍奇金淋巴瘤的国际预后评分（IPI）。患有同一疾病的不同患者，其结局很可能不一样，不同的病理类型、疾病分期、年龄、性别等因素都可能成为影响结局的原因，这些影响预后的因素也正是肿瘤学家们希望了解清楚的。循证医学手段、统计学分析、流行病学调查等方法等能够提供更多、更准确的预后信息，能指导临床医生进行更有针对性的治疗，并给予患者和家属更为准确的疾病信息。

（石远凯　汪　麟）

索　引

条目标题汉字笔画索引

说　明

一、本索引供读者按条目标题的汉字笔画查检条目。

二、条目标题按第一字的笔画由少到多的顺序排列，按画数和起笔笔形横（一）、竖（丨）、撇（丿）、点（丶）、折（乛，包括亅乚く等）的顺序排列。笔画数和起笔笔形相同的字，按字形结构排列，先左右形字，再上下形字，后整体字。第一字相同的，依次按后面各字的笔画数和起笔笔形顺序排列。

三、以拉丁字母、希腊字母和阿拉伯数字、罗马数字开头的条目标题，依次排在汉字条目标题的后面。

一　画

二　画

三　画

四　画

五　画

六　画

七　画

八　画

九　画

十　画

十一 画

十二 画

十三 画

十四 画

十五 画

十六　画

十七　画

拉丁字母

条目外文标题索引

D

E

F

G

H

I

K

L

Q

R

S

T

U

W

X

内 容 索 引

说 明

一、本索引是本卷条目和条目内容的主题分析索引。索引款目按汉语拼音字母顺序并辅以汉字笔画、起笔笔形顺序排列。同音时，按汉字笔画由少到多的顺序排列，笔画数相同的按起笔笔形横（一）、竖（丨）、撇（丿）、点（丶）、折（乛，包括𠃌乚𡿨等）的顺序排列。第一字相同时，按第二字，余类推。索引标目中夹有拉丁字母、希腊字母、阿拉伯数字和罗马数字的，依次排在相应的汉字索引款目之后。标点符号不作为排序单元。

二、设有条目的款目用黑体字，未设条目的款目用宋体字。

三、不同概念（含人物）具有同一标目名称时，分别设置索引款目；未设条目的同名索引标目后括注简单说明或所属类别，以利检索。

四、索引标目之后的阿拉伯数字是标目内容所在的页码，数字之后的小写拉丁字母表示索引内容所在的版面区域。本书正文的版面区域划分如右图。

a	c	e
b	d	f

A

D

M

N

O

P

Q

R

T

W

X

拉丁字母

希腊字母

阿拉伯数字

罗马数字

本卷主要编辑、出版人员

执行总编　谢　阳

编　　审　张立峰

责任编辑　孙文欣

索引编辑　张　安　马丽平

名词术语编辑　吴翠姣

汉语拼音编辑　王　颖

外文编辑　顾良军

参见编辑　王　霞

绘　　图　北京心合文化有限公司

责任校对　李爱平

责任印制　姜文祥

装帧设计　雅昌设计中心·北京